高等职业教育药学类与食品药品类专业第四轮教材

U0196427

中药药剂学 第3版

（供中药学、中药制药、药学、制药应用技术专业用）

主　编　易东阳　林凤云

副主编　唐莹翠　徐芳辉　路　芳　黄欲立

编　者　（以姓氏笔画为序）

王立青（重庆三峡医药高等专科学校）　　王湘妍　（河南应用技术职业学院）

刘　阳（重庆医药高等专科学校）　　　　刘　烨　（通辽职业学院）

孙　妍（黑龙江生物科技职业学院）　　　孙笑宇　（山西药科职业学院）

李　瑾（天津生物工程职业技术学院）　　李柏群　（重庆大学附属三峡医院）

林凤云（重庆医药高等专科学校）　　　　欧阳若水（广东江门中医药职业学院）

易东阳（重庆三峡医药高等专科学校）　　洪巧瑜　（北京卫生职业学院）

郭抗萧（长沙卫生职业学院）　　　　　　唐莹翠　（湖南食品药品职业学院）

徐芳辉（益阳医学高等专科学校）　　　　黄欲立　（济南护理职业学院）

喻　超（重庆三峡医药高等专科学校）　　路　芳　（长春医学高等专科学校）

中国健康传媒集团

中国医药科技出版社

内容提要

　　本教材是"高等职业教育药学类与食品药品类专业第四轮教材"之一。本教材在第 2 版的基础上融入了《中国药典》（2020 年版）对中药制剂的新要求，共 19 章。本教材为书网融合教材，配套有教学课件、微课以及题库等数字资源，即纸质教材有机融合数字化教材，使教学资源更加多样化、立体化。

　　本教材可供高等职业院校中药学、中药制药、药学专业师生使用。

图书在版编目（CIP）数据

中药药剂学/易东阳，林凤云主编 . —3 版 . —北京：中国医药科技出版社，2021.12（2024.7重印）.

高等职业教育药学类与食品药品类专业第四轮教材

ISBN 978 – 7 – 5214 – 2540 – 6

Ⅰ. ①中…　Ⅱ. ①易…　②林…　Ⅲ. ①中药制剂学 – 高等职业教育 – 教材　Ⅳ. ①R283

中国版本图书馆 CIP 数据核字（2021）第 143904 号

美术编辑　陈君杞

版式设计　友全图文

出版　**中国健康传媒集团** | 中国医药科技出版社

地址　北京市海淀区文慧园北路甲 22 号

邮编　100082

电话　发行：010 – 62227427　邮购：010 – 62236938

网址　www. cmstp. com

规格　889 × 1194mm $\frac{1}{16}$

印张　25 $\frac{3}{4}$

字数　766 千字

初版　2014 年 8 月第 1 版

版次　2021 年 12 月第 3 版

印次　2024 年 7 月第 4 次印刷

印刷　大厂回族自治县彩虹印刷有限公司

经销　全国各地新华书店

书号　ISBN 978 – 7 – 5214 – 2540 – 6

定价　**69.00** 元

获取新书信息、投稿、为图书纠错，请扫码联系我们。

出版说明

"全国高职高专院校药学类与食品药品类专业'十三五'规划教材"于2017年初由中国医药科技出版社出版，是针对全国高等职业教育药学类、食品药品类专业教学需求和人才培养目标要求而编写的第三轮教材，自出版以来得到了广大教师和学生的好评。为了贯彻党的十九大精神，落实国务院《国家职业教育改革实施方案》，将"落实立德树人根本任务，发展素质教育"的战略部署要求贯穿教材编写全过程，中国医药科技出版社在院校调研的基础上，广泛征求各有关院校及专家的意见，于2020年9月正式启动第四轮教材的修订编写工作。

党的二十大报告指出，要办好人民满意的教育，全面贯彻党的教育方针，落实立德树人根本任务，培养德智体美劳全面发展的社会主义建设者和接班人。教材是教学的载体，高质量教材在传播知识和技能的同时，对于践行社会主义核心价值观，深化爱国主义、集体主义、社会主义教育，着力培养担当民族复兴大任的时代新人发挥巨大作用。在教育部、国家药品监督管理局的领导和指导下，在本套教材建设指导委员会专家的指导和顶层设计下，依据教育部《职业教育专业目录（2021年）》要求，中国医药科技出版社组织全国高职高专院校及相关单位和企业具有丰富教学与实践经验的专家、教师进行了精心编撰。

本套教材共计66种，全部配套"医药大学堂"在线学习平台，主要供高职高专院校药学类、药品与医疗器械类、食品类及相关专业（即药学、中药学、中药制药、中药材生产与加工、制药设备应用技术、药品生产技术、化学制药、药品质量与安全、药品经营与管理、生物制药专业等）师生教学使用，也可供医药卫生行业从业人员继续教育和培训使用。

本套教材定位清晰，特点鲜明，主要体现在如下几个方面。

1. 落实立德树人，体现课程思政

教材内容将价值塑造、知识传授和能力培养三者融为一体，在教材专业内容中渗透我国药学事业人才必备的职业素养要求，潜移默化，让学生能够在学习知识同时养成优秀的职业素养。进一步优化"实例分析/岗位情景模拟"内容，同时保持"学习引导""知识链接""目标检测"或"思考题"模块的先进性，体现课程思政。

2. 坚持职教精神，明确教材定位

坚持现代职教改革方向，体现高职教育特点，根据《高等职业学校专业教学标准》要求，以岗位需求为目标，以就业为导向，以能力培养为核心，培养满足岗位需求、教学需求和社会需求的高素质技能型人才，做到科学规划、有序衔接、准确定位。

3. 体现行业发展，更新教材内容

紧密结合《中国药典》（2020年版）和我国《药品管理法》（2019年修订）、《疫苗管理法》（2019

年)、《药品生产监督管理办法》(2020年版)、《药品注册管理办法》(2020年版)以及现行相关法规与标准，根据行业发展要求调整结构、更新内容。构建教材内容紧密结合当前国家药品监督管理法规、标准要求，体现全国卫生类（药学）专业技术资格考试、国家执业药师职业资格考试的有关新精神、新动向和新要求，保证教育教学适应医药卫生事业发展要求。

4.体现工学结合，强化技能培养

专业核心课程吸纳具有丰富经验的医疗机构、药品监管部门、药品生产企业、经营企业人员参与编写，保证教材内容能体现行业的新技术、新方法，体现岗位用人的素质要求，与岗位紧密衔接。

5.建设立体教材，丰富教学资源

搭建与教材配套的"医药大学堂"（包括数字教材、教学课件、图片、视频、动画及习题库等），丰富多样化、立体化教学资源，并提升教学手段，促进师生互动，满足教学管理需要，为提高教育教学水平和质量提供支撑。

6.体现教材创新，鼓励活页教材

新型活页式、工作手册式教材全流程体现产教融合、校企合作，实现理论知识与企业岗位标准、技能要求的高度融合，为培养技术技能型人才提供支持。本套教材部分建设为活页式、工作手册式教材。

编写出版本套高质量教材，得到了全国药品职业教育教学指导委员会和全国卫生职业教育教学指导委员会有关专家以及全国各相关院校领导与编者的大力支持，在此一并表示衷心感谢。出版发行本套教材，希望得到广大师生的欢迎，对促进我国高等职业教育药学类与食品药品类相关专业教学改革和人才培养作出积极贡献。希望广大师生在教学中积极使用本套教材并提出宝贵意见，以便修订完善，共同打造精品教材。

数字化教材编委会

本教材为"高等职业教育药学类与食品药品类专业第四轮教材"之一。中药药剂学是中药类专业的主干学科，学科发展较为成熟，教材内容与体系也一直变化不大。《普通高等学校高等职业教育（专科）专业目录（2015年）》明确将中药专业改为中药学专业。国家药品监督管理局的执业药师资格考试大纲要求执业药师应具备药品质量管理和药学服务方面的综合性职业能力，对药学人员应系统掌握"药""用药""用药治病"三方面的综合知识和综合技能提出了更高的要求。

为促进高等职业教育人才培养与经济社会发展实际需要更加吻合，推动中医药高职高专教育的发展，培养中医药高级技术技能型人才。本教材坚持"三基、五性、三特定"原则，按照中药调剂、中药制剂的工作要求，精简理论讲述，满足中药师、中药调剂员、中药购销员、中药检验工、中药固体制剂工、中药液体制剂工以及药物制剂工的岗位能力要求、素质培养及国家执业药师资格考试要求，在第2版教材的成功经验上，融入《中国药典》2020年版对中药制剂的新要求。本版教材的主要特点是：①在各个剂型项下增加该剂型的临床用药指导与代表性中成药介绍；②每个剂型重点在分类、作用特点与质量要求，制剂生产不再作为重点内容进行讲解，制药设备一般不再介绍或仅简单介绍；③紧密对接国家执业药师考试变化，去掉中药制粉（粉体学）、中药制药企业规划、新药研究等内容。本教材为书网融合教材，配套有教学课件、微课以及题库等数字资源，即纸质教材有机融合数字化教材，使教学资源更加多样化、立体化。

本教材共分为19章，各章节编写分工如下：第1章（易东阳）；第2、16章及实训一（欧阳若水）；第3章及实训二（刘烨）、第4章第1、2、3节（王湘妍）；第4章第4、5节及实训三、实训四（喻超）；第5章及实训五、六、七、八（路芳）；第6章及实训九（李瑾）；第7章及实训十（孙笑宇）；第8、14章及实训十一、实训十八（林凤云）；第9章及实训十二（徐芳辉）；第10章及实训十三（王立青）；第11章及实训十四（刘阳）；第12章及实训十五、十六（唐莹翠）；第13章及实训十七（黄欲立）；第15章（孙妍）；第17章（李柏群）；第18章（洪巧瑜）；第19章（郭抗萧）。

本教材参阅了部分专家、学者的研究成果和论著，限于篇幅，未能一一标注，在此一并表示衷心感谢。因编者水平所限，内容疏漏不足之处在所难免，恳请广大读者不吝赐教。

编　者
2021年6月

目录

CONTENTS

1

第一章 绪 论

学习引导

你见过传统中药房"神仙一把抓"吗？你听说过传说中的"大力金刚丸"吗？中药药剂学将带你领略传统中药调剂与制剂的神奇魅力，同时还赋予你现代中药药剂的各项知识与技能。

本章主要介绍中药药剂的历史沿革、发展方向和工作依据，中药药剂学涉及的常用术语，中药剂型的分类和中药制剂常用原辅料。

学习目标

1. **掌握** 中药药剂学涉及的常用术语和中药药剂的工作依据。
2. **熟悉** 中药剂型的分类；中药制剂常用原辅料的类别；中药制剂辅料的选择原则。
3. **了解** 中药药剂的历史沿革、发展方向；中药药剂学的意义。

第一节 概 述

PPT

一、中药药剂学的性质与任务

（一）中药药剂学的含义与简介

中药药剂学是以中医药理论为指导，运用现代科学技术，研究中药药剂的处方设计、基本理论、制备工艺、质量控制和合理应用等内容的一门综合性应用技术学科。其内容不但与本专业的专业课程及其他基础学科有衔接与联系，而且与临床医疗用药实践和工业化生产实践密切相关，是连接中医与中药的纽带，是中药类各专业的主干专业课程。中药药剂学主要包括中药调剂与中药制剂两部分。中药调剂是在中医药理论指导下，研究中药饮片或中成药调配与服用的相关理论与技术的学科；中药制剂是在中医药理论指导下，研究中药制剂的配制理论、生产技术、质量控制和临床药效的学科。

作为中医药学的重要组成部分，随着中医药学的发展，中药药剂学的理论和技术已日趋完善，形成了以中医药理论为指导，兼具现代科学理论与技术的特色鲜明的现代科学技术体系，具体表现在以下几个方面：①中药制剂的处方是在中医药理论指导下组成的。其处方设计必须符合中医理、法、方、药的基本理论要求，其方药构成应遵循基本的"君、臣、佐、使"配方规律，充分注意多成分的相互协同作用，以确保中药方剂特有的疗效。②中药制剂与天然药物一般要进行提取与纯化工艺研究，达到"去

1

粗取精"的目的。但中药制剂提取时,首先应考虑君臣配伍,而且还应注意不单纯要求有效成分或指标性成分,应充分考虑"活性混合物",以最大限度体现原方剂的功能主治。③中药制剂在成型工艺研究中,应充分考虑"方-证-剂"的理念及根据疾病治疗需要和方药性质选择相应的剂型,通过先进技术与方法制成安全、有效、稳定、可控的中药制剂,满足"三效"(速效、高效、长效)、"三小"(剂量小、副作用小、毒性小)、"五方便"(服用、携带、生产、运输、贮藏方便)的要求。④中药制剂质量标准,应显示中药制剂的特点,如评价指标通常选定处方中君臣药中有效成分和(或)指标成分作为制剂的含量控制指标,目前许多中药制剂还采用指纹图谱等手段,以多成分作为指标,保证制剂中所有药效物质的存在及其含量的控制。⑤中药制剂的药效学研究,不仅运用现代药理学方法及模型,而且还尽可能建立符合中医辨证要求的动物模型来进行。⑥中药制剂的药物动力学研究,不仅借鉴了现代药剂学中药物动力学的研究方法,而且还推崇符合中医药理论和中药复方配伍特点的新研究方法,如药理效应法和毒理效应法等。⑦中药的临床应用是在中医药理论指导下因病、因人、因时辨证用药。

综上所述,中药药剂学是以中药制剂和中药调剂等传统理论和经验为基础,广泛吸收现代药剂学及其他学科的相关理论和技术而形成的一门既具有中医药特色又反映现代药剂学理论技术水平的综合性应用技术学科。中药药剂学包含了现代药剂学的各个分支学科,如工业药剂学、物理药剂学、生物药剂学、临床药学及药物动力学等有关内容。

(二)中药药剂学的任务

中药药剂学的基本任务是研究将中药原料制成适宜的剂型,保证以有效、安全、稳定、质量可控的药剂满足医疗卫生保健的需要,并产生较好的社会效益和经济效益。具体任务概括如下。

1. 继承和整理中医药学中有关药剂学的理论、技术和经验。中医药宝库中有关药剂的内容很多,大多记载在历代医书、方书、本草、医案等医药典籍中,但均为散在分布,不系统、不完整。中华人民共和国成立后,在"系统学习,全面掌握,整理提高"方针指引下,进行了较多的继承和整理工作,但与中药现代化的要求还有一定距离,因而需要我们对传统中药药剂学加以继承和发扬,使其系统化、科学化。很多有名的传统制剂还缺少客观的质量控制方法和标准,需进一步完善和提高。

2. 加强中药药剂学基本理论的研究。这是中药药剂从传统经验开发向现代科学技术开发过渡的重要研究内容。中药制剂与化学药制剂最大的差别是制剂的原料,前者是中药材,后者是单一化合物。因此,中药制剂的基础研究,除与化学药制剂一样,包括制剂成型理论和技术、质量控制、合理应用等内容,此外还包括以对中药或方剂中有效成分的提取、精制、浓缩、干燥等内容,其中关键问题是"提取与分离"。

3. 吸收和应用现代药剂学的理论、技术、设备及研究成果,加速实现中药药剂现代化。在中医药理论指导下,积极应用和推广新技术、新设备和新工艺,以提高传统中药制剂水平。如传统的汤剂、丸剂等剂型,很难满足高效、速效、控制药物释放和发挥定向给药作用等多方面的要求,因此积极研究和开发中药的新剂型、新制剂,如缓释制剂、控释制剂、靶向制剂等是非常重要的。

4. 研究和开发新辅料,以适应中药药剂某些特点的需要。辅料包括赋形剂和附加剂。赋形剂是作为药物的载体,赋予制剂一定的形态与结构的物质;附加剂是用于保持药物与剂型质量稳定的物质。没有辅料就没有制剂,研究与开发新辅料,对提高中药制剂整体水平,创新剂型有十分重要的意义。

二、学习中药药剂学的意义

中药药剂学是连接中医与中药的纽带和桥梁,在中医临床医疗用药实践和医药工业化生产实践中占有极其重要的地位。通过学习中药药剂学，一方面可掌握中药常用剂型的含义、特点、生产技术和质量控制及科学合理调配中药的原则、方法、知识与技术，为适应中药制剂和中药调剂工作做好知识与技能储备。另一方面，通过学习本课程，可继承传统中药药剂学的理论、技术和经验，结合现代中药药剂学相关新技术、新设备、新工艺、新辅料，为逐步提升我国中药药剂学的整体技术水平，增强中医药在国际经济环境中的核心竞争力，扩大中医药在国际医药市场中的影响贡献自身的力量。

三、中药药剂学的常用术语

1. 药物与药品　药物系指用于预防、治疗、诊断疾病的物质的总称，包括原料药与药品。药品一般是指原料药经过加工制成具有一定剂型，可直接应用的成品。《中华人民共和国药品管理法》（简称《药品管理法》）将药品定义为：药品是指用于预防、治疗、诊断人的疾病，有目的地调节人的生理机能并规定有适应证或者功能主治、用法和用量的物质，包括中药、化学药和生物制品等。

2. 剂型　系指将原料药加工制成适合于医疗或预防疾病需要的应用形式，称为药物剂型，简称剂型。它是药物施用于机体前的最后形式。如复方丹参片即为"片剂"剂型，六味地黄丸即为"丸剂"剂型。目前常用的中药剂型有片剂、胶囊剂、丸剂、汤剂、胶剂、散剂、煎膏剂、注射剂、气雾剂等40余种。

3. 制剂　系指根据国家药品标准、制剂规范等规定的处方，将原料药物加工制成具有一定规格的药剂。它可以直接应用于临床，如复方甘草合剂。制剂主要在药厂生产，医院制剂室也有少量生产。凡研究制剂的生产工艺和理论的学科，称为制剂学。以中医药理论为指导、中药材为原料制成的制剂称为中药制剂。

4. 调剂　系指根据医师处方，专为某一患者配制，并规定有用法用量的药剂调配操作。调剂一般在医院药房和社会药房中进行。凡研究药剂调配、服用等有关理论、原则和技术的学科称为调剂学。

5. 中成药　系指在中医药理论指导下，以中药饮片为原料，按照法定处方和制法大批量生产，具有特定名称，并标明功能主治、用法用量和规格，实行批准文号管理的药品。

6. 辅料　系指生产药品和调配处方时所用的赋形剂和附加剂。

7. 新药　是指未曾在中国境内上市销售的药品。

8. 有效期　是指该药品被批准的使用期限，表示该药品在规定的贮存条件下能够保证质量的期限。

第二节　中药药剂学的发展概况 🄴微课

PPT

中药药剂学在人类防病治病的长期实践中形成并发展，随着社会的进步、科学技术的发展和医药水平的提高，中药药剂学的制备理论与工艺技术不断发展和完善。

中药药剂的起源可追溯到夏禹时代（公元前2140年），那时已经能酿酒，因此有多种药物浸制成药酒的记载。在酿酒的同时又发现了曲，曲剂具有健脾胃、助消化、消积导滞的功效，这是一种早期应用的复合酶制剂，至今仍在使用。

商汤时期（公元前1766年），伊尹首创汤剂。直到现在，汤剂仍然是中医临床应用最主要的剂型。

战国时期（公元前221年以前），我国现存的第一部医药经典著作《黄帝内经》中提出了"君、臣、佐、使"的组方原则，同时还在《汤液醪醴论》中论述了汤液醪醴的制法和作用，并记载了汤、丸、散、膏、药酒等不同剂型及其制法。

秦汉时代（公元前221～公元219年）是我国药剂学理论与技术显著发展的时期，《五十二病方》《甲乙经》《山海经》就记载将药物制成酒剂、汤剂、药末剂、洗浴剂、饼剂、曲剂、丸剂、膏剂等剂型使用。现存最早的本草学书籍《神农本草经》，成书于东汉时期，该书对中药剂型的运用做了具体描述，"药性有宜丸者，宜散者，宜水煎者，宜酒浸者，宜煎膏者，亦有不可入汤酒者，并随药性，不可违越"。该书提出了根据药性选择剂型的理论，这应该是中药药剂学最终发展成为完整学科的第一块基石。东汉张仲景（公元142～219年）的《伤寒论》和《金匮要略》著作中记载有栓剂、洗剂、软膏剂、糖浆剂等剂型10余种。

晋代葛洪（公元283～363年）著《肘后备急方》，书内记载了铅硬膏、干浸膏、蜡丸、浓缩丸、锭剂、条剂、尿道栓剂，并将成药、防疫药剂及兽用药剂列为专章论述。梁代陶弘景（公元456～536年）所著的《本草经集注》中，有"疾有宜服丸者，宜服散者，宜服汤者，宜服酒者，宜服煎膏者，亦兼服参用所病之源以为其制耳"的论述。总结提出了按病情需要来确定用药剂型和给药途径的理论。

唐代显庆四年（公元659年）由政府组织编纂并颁布了唐《新修本草》，这是我国第一部也是世界上最早的国家药典。唐代孙思邈（公元581～682年）著《备急千金药方》《千金翼方》，对制药的理论、工艺和质量问题等都有专章论著，促进了中药药剂的发展。

宋、元时期（公元960～1367年），由宋代太医院颁布、陈师文等校正的《太平惠民和剂局方》是我国历史上由官方颁布的第一部制剂规范，也是世界上最早的具有药典性质的药剂方典，书中收载的许多方剂和制法至今仍为传统中药所沿用。公元1076年，宋朝设立了卖药所（即太平惠民药局），制备丸、散、膏、丹等成药出售。出现了官办手工药厂"修合药所"，专门从事药物的前处理和制剂成型的加工。元代，忽思慧所著的《饮膳正要》中收载用蒸馏法制备酒的工艺，使酒中含醇量大为提高，有酒参与制剂的质量因此产生了质的飞跃。

明代李时珍（公元1518～1593年）著《本草纲目》，总结了16世纪以前我国劳动人民医药实践的经验，收载的药物有1892种、剂型40多种、附方13000多个，为中药药剂提供了丰富的研究资料，对世界药学的发展也有重大贡献。

中华人民共和国成立后，在"中医药是一个伟大的宝库，应当努力发掘，加以提高"的方针指引下，国家对中药药剂事业的发展十分重视，制定了一系列方针和政策，极大地促进了医药事业的发展。1953年国务院颁布了第一版《中华人民共和国药典》（简称《中国药典》）。1955年成立中医研究院，设有中药剂型研究室。1956年，在全国各地开始设置中医学院并先后开设中药专业。相继建立了各级药品监督管理及检验机构，各省、市、自治区陆续制定了中成药制剂规范和中药制剂质量标准，以及《中华人民共和国药品管理法》《新药审批办法》《中药材生产质量管理规范》（GAP）、《药品生产质量管理规范》（GMP）、《药品非临床研究质量管理规范》（GLP）、《药品临床试验质量管理规范》（GCP）和《药品经营质量管理规范》（GSP），这些标准和法规的施行，从法律意义上对中药的研制、生产、经营和使用进行了规范，在很大程度上保证了中药质量，加之现代科学技术的引入，中药药剂学有了飞速发展，形成了一门独立学科。此后相继出版了各层次《中药药剂学》教材，对中药药剂学的发展起到了积极的推动作用。

近年来，国家投入大量人力、物力和财力进行了中药新剂型、新技术、新设备、新辅料等的研究和攻关，取得了显著成就，如长效制剂、控释制剂、靶向制剂相继问世，促进了中药剂型的发展。超临界流体萃取、超声波提取、超滤、喷雾干燥、一步制粒、悬浮包衣等新技术应用于中药制剂生产。高效液相色谱法、气相色谱法、质谱法、薄层色谱法、紫外分光光度法等现代仪器分析法应用于中药制剂的质量控制，对提高中药制剂质量，强化药品监督管理，加快中药制剂发展起到了重要的推动作用，液质联用、分子鉴定、薄层 – 生物自显影技术等新的质量控制方法也日益普及。新辅料的应用如片剂填充剂新开发了可压性淀粉等；黏合剂开发了聚乙烯醇、聚维酮、羟丙甲纤维素等；崩解剂开发了低取代羟丙基纤维素、羧甲基淀粉钠、交联聚维酮等；微晶纤维素、微粉硅胶的使用，促进了我国粉末直接压片技术的发展。

 知识链接 ....

药剂学的新分支

1. 工业药剂学是研究药物制剂的剂型设计及制剂生产理论与技术的一门学科。

2. 物理药剂学是应用物理化学原理研究和解释药剂制造和贮存过程中存在的现象及其内在规律，并在该基础上指导剂型及制剂设计的一门学科。

3. 生物药剂学是研究药物及其制剂在体内的吸收、分布、代谢和排泄过程，阐明药物的剂型因素、生物因素与药效三者关系的一门学科。

4. 药物动力学是采用数学的方法，研究药物的吸收、分布、代谢和排泄的体内过程与药效之间的关系，为指导合理用药、剂型设计提供量化指标的一门学科。

5. 临床药学主要阐明药物在疾病治疗中的作用、药物相互作用，指导合理用药的一门学科。

6. 药用高分子材料学主要介绍药剂学的剂型设计和制剂处方中常用的合成和天然高分子材料的结构、制备、物理化学特征及其功能与应用的一门学科。

第三节 中药剂型分类与选择原则

PPT

一、中药剂型分类

为了便于学习、研究和应用，把药物剂型分为以下几类。

（一）按形态分类

1. 固体剂型 如散剂、丸剂、片剂、膜剂、胶囊剂等。

2. 半固体剂型 如软膏剂、糊剂等。

3. 液体剂型 如汤剂、糖浆剂、注射剂、合剂、酊剂等。

4. 气体剂型 如气雾剂、烟剂等。

由于形态相同的剂型，在制备和贮运上有相近之处，如液体剂型制备时多采用溶解法、分散法；固体剂型多需粉碎和混合等；半固体剂型多用熔化法和研合法。因此这种分类方法在制备、贮藏和运输上较有意义，但是过于简单，缺少剂型间的内在联系。

（二）按分散系统分类

1. 真溶液型 如芳香水剂、溶液剂、糖浆剂、甘油剂、醑剂、溶液型注射剂等。

2. 胶体溶液型 如胶浆剂、火棉胶剂、涂膜剂等。

3. 乳剂型　如口服乳剂、静脉注射乳剂、搽剂等。

4. 混悬型　如洗剂、混悬剂等。

5. 气体分散型　如气雾剂、吸入剂等。

6. 微粒分散型　如微球剂、微囊剂、纳米囊、纳米球等。

7. 固体分散型　如散剂、颗粒剂、丸剂、片剂、粉针剂等。

这种分类方法便于应用物理化学原理来阐明各类制剂的特点，但不能反映用药部位与用药方法对剂型的要求。一种剂型由于分散介质和制法不同，可以分到几个分散体系中，如注射剂中就有溶液型、混悬型、乳剂型及粉针剂等。

（三）按给药途径分类

1. 经胃肠道给药剂型　有汤剂、合剂（口服液）、糖浆剂、煎膏剂、酒剂、流浸膏剂、散剂、胶囊剂、颗粒剂、丸剂、片剂等。

2. 不经胃肠道给药剂型　①注射给药的有注射剂，包括静脉注射、肌内注射、皮下注射、皮内注射、穴位注射等；②呼吸道给药的有气雾剂、吸入剂、烟剂等；③皮肤给药的有软膏剂、乳膏剂、橡皮膏剂、糊剂、搽剂、洗剂、涂膜剂、离子透入剂等；④黏膜给药的有滴眼剂、滴鼻剂、眼用软膏、口腔膜剂、含漱剂、舌下含片、栓剂等；⑤经直肠给药的剂型有栓剂、灌肠剂等。

此分类方法与临床用药密切结合，并能反映给药途径与应用方法对剂型制备的特殊要求。但由于给药途径和应用方法不同，一种制剂可以在不同给药途径的剂型中出现，如溶液剂可在口服、皮肤、黏膜、直肠等多种给药途径出现。

（四）按制备方法分类

将主要工序采用相同方法制备的剂型列为一类。如将用浸出方法制备的汤剂、合剂、酒剂、酊剂、流浸膏剂和浸膏剂等归纳为浸出制剂。将用灭菌方法或无菌操作法制备的注射剂、滴眼剂等列为无菌制剂。

这种分类方法有利于研究制备的共同规律，但归纳不全，并且某些剂型会随着科学的发展改变其制法，故有一定的局限性。

二、中药剂型选择的基本原则

剂型是药物使用的必备形式。药物疗效主要决定于药物本身，但是在一定条件下，剂型对药物疗效的发挥也可起到关键性作用，主要表现为对药物释放、吸收的影响。同一种药物，由于剂型种类不同，所选用的辅料不同、制备方法不同，以及工艺操作的差异，往往会使药物的稳定性和药物的起效时间、作用强度、作用部位、持续时间、副作用等方面出现较大差异。因此，剂型的选择是中药制剂研究与生产的主要内容之一。

（一）药物制成剂型的目的

1. 改变药物作用性能　如硫酸镁口服可做泻下药应用，而静脉滴注能抑制大脑中枢神经，有镇静、解痉作用。

2. 调节药物作用速度　如注射剂、吸入剂等，属速效剂型，可迅速发挥药效，用于抢救危重患者。丸剂、缓释制剂、植入剂等属慢效或长效剂型。因此在制剂生产中应按疾病需要选用不同作用速度的剂型。

3. 降低或消除药物的毒副作用　如芸香草制成汤剂治疗咳喘病，有恶心、呕吐反应，疗效不佳，但制成气雾剂不仅药效发挥快，副作用小，而且剂量减少。一些控释与缓释制剂，能控制药物释放速度并保持稳定的血药浓度，降低副作用。

4. 具有靶向性　一些具有微粒结构的制剂，如静脉注射乳剂、静脉注射脂质体等，在体内能被单核 – 巨噬细胞系统的巨噬细胞所吞噬，使药物在肝、肾等器官分布较多，能发挥药物剂型的靶向作用。

(二) 中药剂型选择的基本原则

在选用药物剂型时，除了要满足医疗、预防的需要和药物本身性质的要求外，同时需对药物制剂的稳定性、生物利用度、质量控制及生产、贮存、运输、服用等方面加以全面考虑，使药物达到安全、有效和稳定的目的。

1. 根据防治疾病的需要选择剂型　因为病有缓急、证有表里，须因病施治、对症下药。所以病证不同，对药物的剂型要求也就不同。一般而言，急症用药宜选用发挥疗效迅速的剂型，如注射剂、气雾剂、舌下片、合剂（口服液）等剂型；慢性病用药宜选用作用缓和、持久的剂型，如丸剂、片剂、煎膏剂等剂型；皮肤疾患用药，一般选用软膏剂、橡胶膏剂、外用膜剂、洗剂等剂型；而某些局部黏膜用药可选用栓剂、条剂、线剂等剂型。

2. 根据药物本身及其成分的性质选择剂型　剂型是药物的应用形式，为此，药物只有制成适宜的剂型，才能发挥疗效或使用。这一特点与其自身性质和所含成分的性质密切相关。

3. 根据原方不同剂型的生物药剂学和药代动力学特性选择剂型　不同处方、不同药物、不同的有效成分应选择各自相宜的剂型。通过体内药代动力学（如测定血浆原型药浓度或尿中原型药排泄总量、代谢物尿排泄总量计算生物利用度）、药理效应法、体外溶出度法等的研究，反映药物不同剂型生物利用度的差异，从中优选出生物利用度较高的剂型。

4. 根据生产条件和方便性的要求选择剂型　在根据防治疾病的需要和药物本身性质的基础上，剂型的选择还要充分考虑拟生产厂的技术水平和生产条件，同时力求使药物剂型符合"三小""三效""五方便"及成本低廉的要求。

对儿童用药尽量做到色美、味香、量宜、效高，并能多种途径给药。可考虑制成口服液、微型颗粒剂、滴鼻剂、栓剂、注射剂等。

 实例分析

老张买药

实例：去年夏天，老张 10 岁大的孙女由于外感暑湿而感冒，症见头痛昏重、胸膈痞闷，经请教邻居一位中医，让小女孩到楼下药店买些藿香正气水，小女孩到药店后，发现有许多藿香正气制剂，如藿香正气片、藿香正气水、藿香正气口服液、藿香正气颗粒等多种形式，且厂家品牌不一，于是小女孩不敢做主，没有购买药物，又上楼回家了。

问题：1. 你知道的藿香正气制剂还有哪些？

2. 为什么藿香正气制剂有这么多不同形式的剂型？

答案解析

PPT

第四节 中药制剂的原辅料

一、中药制剂原料

中药制剂原料是指中药制剂中使用的中药饮片及其加工品，包括中药饮片、植物油脂和提取物等。中药制剂原料是制备中药制剂的基础，不同的原料对制剂工艺、辅料、设备的选择有较大的影响，在很大程度上决定了制剂成型的工艺选择。同时，作为保证中药制剂质量的源头，其质量直接关系到中药制剂的质量，影响临床疗效的发挥，并直接影响中药制剂成本的高低和生产者的经济效益，在中药制剂的生产实践中占有重要的地位，对中药制剂的可持续、健康、快速发展起着重要的作用。

（一）中药制剂原料的类别

1. 中药饮片 饮片最早是指切制成片状的药材，现在泛指所有用于临床处方调配以及供中药成方制剂和单方制剂生产所使用的中药，包括切制后的饮片（片、丝、段、块等），净制后的花、叶、种子、果实，以及经炒、煅、煨等炮炙后的炮制品，是目前主要的中药制剂原料。《中国药典》（2020年版）明确规定中药制剂处方中的药味，均指中药饮片。

2. 植物油脂 植物油脂分为植物挥发油与植物脂肪油两类。植物挥发油是存在于植物体内的一类具有挥发性、可随水蒸气蒸馏、与水不相混溶的油状液体，大多具有芳香味。如广藿香油、丁香罗勒油、紫苏叶油等。植物脂肪油是指直接经过压榨、精制而得的油状液体。如麻油、茶油、蓖麻油等均为为目前常用的植物脂肪油。

3. 中药提取物 一般分为总提取物、有效部位和有效成分三类。①总提取物：中药总提取物系指根据处方功效、药味性质和制剂制备需要，经提取、分离、浓缩、干燥等工艺制得的各类成分的综合提取物，用作中药制剂的原料，一般包括流浸膏、浸膏或干浸膏。如贝母流浸膏等。同中药饮片相比，总提取物可使制剂缩小体积、减少服用剂量、提高含量、增强疗效，还有利于制剂质量标准化、提高制剂的稳定性和安全性，并方便运输和贮藏。②有效部位：系指从植物、动物、矿物等中提取的一类或者数类有效成分。中药有效部位具有相对明确的药效物质基础和特定的药理活性，且能够代表原料药或原方某一方面或者几方面的功效，有利于发挥中药的综合效能，如绞股蓝总皂苷、丹参总黄酮等。③有效成分：系指起主要药效的物质，一般指化学上的单体化合物，如黄连素、岩白菜素等。以有效成分为原料制备的制剂具有物质基础明确、稳定性好、安全性高等优点，但需要注意的是，单一有效成分往往并不能说明中药或复方中药的综合疗效。

（二）中药制剂原料的特点

多样性是中药制剂原料的突出特点，主要包括以下几个方面。

1. 来源的多样性 中药材来源于各类植物、动物和矿物，其中80%以上来源于植物，具有显著的多样性特征。"一药多基源"现象较为普遍，如川贝母有川贝母、暗紫贝母、甘肃贝母、梭砂贝母、太白贝母和瓦布贝母之分。另外，有些药材虽来源于同一植物，但药用部位不同，作用亦不同，如麻黄茎和根均可入药，但茎能发汗，根能止汗。中药材来源的多样性常会影响中药制剂原料的质量，故在选择原料来源时，应规定基源，明确品种和入药部位，确保源头的可控性。

2. 成分、性味、功效的多样性 中药制剂原料成分复杂，一种药物往往包含多种活性成分，如人参中含人参皂苷有 30 余种。尤其是中药饮片更具备了多样性的属性特征，如天南星与胆南星，一个性温，一个性凉。且中药制剂常以复方入药，其所用原料多以配伍的形式发挥多成分、多靶点、多作用的特性。

3. 质量影响因素的多样性 中药制剂原料质量的影响因素众多，如药材的品种、产地、采收加工、运输、贮藏等。同一药物，基源不同，质量差异较大；即使是同一基源，受生态环境、采收季节、加工方法等的影响，其质量亦有一定的区别。如自古就有"三月茵陈四月蒿，五月六月当柴烧"之说。

（三）中药制剂原料的质量控制

中药制剂中使用的饮片、植物油脂和提取物，均应符合《中国药典》（2020 年版）的相关规定，主要包括以下几方面，即性状、鉴别、检查和含量测定等。另外，2010 年修订的《药品生产质量管理规范》（GMP）中规定了中药提取各生产工序的操作至少应当有以下记录：①中药材和中药饮片名称、批号、投料量及监督投料记录；②提取工艺的设备编号、相关溶剂、浸泡时间、升温时间、提取时间、提取温度、提取次数、溶剂回收等记录；③浓缩和干燥工艺的设备编号、温度、浸膏干燥时间、浸膏数量记录；④精制工艺的设备编号、溶剂使用情况、精制条件、收率记录等。此外，还规定应根据中药材和中药饮片质量、投料量等因素，制定每种中药提取物的收率限度范围；中药提取物外包装上至少应当标明品名、规格、批号等。在企业生产中多参照"两个标准三个规程"，即药材标准、提取物产品的标准、药材栽培规程、提取物生产工艺规程、检验操作规程，对其进行质量控制。

影响中药制剂原料质量的影响因素众多，为了保证中药制剂原料的质量，应在中医药理论指导下，重视中药 GAP 的建设，合理选择原料种类，规范中药制剂原料行业的生产、加工、管理等，提高中药制剂原料的质量标准，尤其是控制重金属、农残的含量，加强中药制剂原料的基础研究，才能逐步实现中药制剂的现代化发展。近些年来，中药标准提取物、配方颗粒等的出现为中药制剂的发展提供了新契机，这对保证中药制剂的质量稳定性，生产和疗效的可重复性，推进中药制剂的现代化，提高中药在国际上的竞争力具有重要意义。

二、中药制剂辅料

中药制剂辅料系指中药制剂成型时，用以保持稳定性、安全性或均质性，或为适应制剂特性以促进溶解、缓释等目的而添加的物质，也可是制剂处方中所含有的某种药物。辅料在中药药剂学中具有独特的地位和作用，它不仅是原料药物制剂成型的物质基础，而且与制剂工艺过程的难易、药品的性质、给药途径、作用方式、释药速度、临床疗效等密切相关。

（一）中药制剂辅料的类别

1. 按药物剂型及制剂物态分类 按药物剂型分类，中药制剂辅料可分为用于一般剂型的辅料和用于新型剂型的辅料。用于一般剂型的辅料按药物剂型的物态又分为固体、半固体、液体、气体等剂型的辅料。固体剂型的辅料包括胶囊剂用辅料、片剂用辅料、丸剂用辅料等；半固体剂型的辅料包括软膏剂用辅料、硬膏剂用辅料等；液体剂型的辅料包括糖浆剂用辅料、合剂用辅料、注射剂用辅料等；气体剂型的辅料包括气雾剂用辅料、喷雾剂用辅料等。用于新型剂型的辅料包括缓控释给药系统用辅料、速释给药系统用辅料、靶向或定位给药系统用辅料等。这种分类法在制剂的制备上具有一定的意义。

2. 按剂型分散系统分类 按剂型分散系统分类，中药制剂辅料可分为溶液型（如糖浆剂、芳香水剂等的辅料）、胶体溶液型（如胶浆剂等的辅料）、乳剂型（如口服乳剂等的辅料）、混悬型（如合剂、混悬剂等的辅料)、气体分散型（如气雾剂等的辅料）、微粒分散（如微球制剂、纳米囊制剂等的辅料）、固体分散型（如胶囊剂、片剂、颗粒剂、丸剂等的辅料）等七种类型的辅料。这种分类方法，便于应用物理化学的原理来阐明辅料对各类制剂的作用，但不能反映用药部位与用药方法对辅料的要求。

3. 按中药制剂辅料的用途分类 按用途分类，中药制剂辅料主要可分为赋予制剂形态结构的辅料，如成膜材料聚乙烯醇等；提高制剂稳定性的辅料，如助悬剂羧甲基纤维素钠等；控制药物释放和吸收行为的辅料，如缓控释材料纤维素衍生物等；提高患者用药依从性的辅料，如矫味剂蔗糖、着色剂柠檬黄等。这种分类方法较常用，可减少重复，在应用、研究、开发新剂型和新制剂时，便于查阅和选择。

（二）中药制剂辅料的特点

中药制剂用辅料种类和作用多样，主要包括赋形剂和附加剂。其中，赋形剂主要作为药物的载体，赋予制剂一定的形态和结构；附加剂主要用于保持药物与剂型的质量稳定。除此之外，中药制剂用传统辅料还具有以下两大显著特点。

1. "药辅合一" 即制剂处方中某些药味，既可作配合药物成型的辅料，也可是药物。如"复方青黛丸"中的青黛，既能粉碎成细粉后用作包衣，同时青黛具有清热解毒、凉血消斑、泻火定惊的功效；又如中药的半浸膏片，一般可利用提取的浸膏作为黏合剂，原生药粉作为填充剂和崩解剂。

2. "药引" 即引药归经，指某些药物能引导其他药物的药力到达病变部位或某一经脉，起"向导"的作用，如在《太平惠民和剂局方》所载中成药中，几乎每一种都记述了应配伍药引及服用方法，常以大枣、生姜、小麦等为引；"肾气丸"用淡盐水送下，即借助"盐入肾"，引诸药到肾经。

（三）中药制剂辅料的地位与作用

1. 中药制剂辅料是中药制剂成型的基础 中药各类制剂多是在汤剂和散剂基础上发展而来，为了便于患者服用、携带、贮藏，通常在中药制剂生产中加入适宜的辅料，赋予药物一定形状。如片剂中常加入淀粉作为稀释剂、微晶纤维素作为干燥黏合剂等制成圆形片或异形片；软膏剂中加入凡士林、羊毛脂、虫白蜡等作为油脂性基质制成半固体剂型。

2. 可改变药物的理化性质 某些难溶性药物，可选用适宜的辅料制成盐、复盐、酯、络合物等前体药物制剂或固体分散制剂，以提高药物的溶解度。如聚乙二醇可增加丹参滴丸中药物的溶解性能，使药物分散呈分子状态，加快药物溶出速度和吸收速度，从而提高药物的生物利用度。

3. 可改变药物的给药途径和适应证 同一种中药制剂原料，可根据药物的性质和临床需要等，加入不同的辅料，制成多种药物剂型，从而丰富药物的给药途径和适应证。如枳实煎剂具有行气宽中、消食化痰的作用，加入适宜辅料将其改制成枳实注射剂后，可发挥升压、抗休克等作用。又如生脉散具有益气生津、敛阴止汗的作用，主要用于湿热、暑热、耗气伤阴证等，加入适宜辅料制成生脉注射液后，可用于治疗心肌梗死、心源性休克、感染性休克等证候。

4. 可促进或延缓药物的吸收 影响药物吸收的因素包括剂型因素和生物因素。在剂型因素中，除药物本身的性质外，辅料与药物的吸收速率和吸收量密切相关。如外用制剂中常加入透皮促进剂，改变皮肤或黏膜的生理特性，增强药物吸收；糊丸和蜡丸以米糊、面糊或蜂蜡为黏合剂，使药物在体内缓慢释放，延缓药物吸收。妇科通经丸中巴豆有大毒，虽经炮制后可降低一定毒性，但仍需采用黄蜡泛丸保证其在体内缓慢释放，防止中毒。

5. 有利于提高制剂的稳定性 在中药制剂的制备过程中，常会根据其所含成分的理化性质，选择性地加入适量的药用辅料以延缓药物的化学降解，避免制剂在贮存过程中发生物理或化学变化，防止微生物污染或抑制细菌繁殖，如抗氧剂、pH 调节剂、防腐剂等，或者选择一些药用辅料将药物制成包合物、固体分散体、脂质体等新中间体，以增强中药制剂的稳定性，如 β - 环糊精包合物等。

6. 可促进新剂型的形成 一种新辅料的出现，往往会促使新的制剂工艺或新剂型的产生，如丙烯酸树脂的出现，改善了传统的包衣工艺；缓控释、速释、靶向材料的发现，直接促进了缓控释给药系统、速释给药系统、靶向给药系统的诞生。

7. 有利于提高患者临床用药的顺应性 制备中药制剂时，常通过加入适宜辅料，以改善成品的形状、颜色、嗅味、口感等，以提高患者的接受度。如将片剂制成形状各异、色泽鲜亮、气香味甜的咀嚼片比普通片剂更容易被儿童患者所接受；在中药注射剂中加入苯甲醇、三氯叔丁醇等止痛剂，可减轻注射时的刺激和疼痛，患者更易于接受。

（四）中药制剂辅料选择的基本原则

一种合格的中药制剂辅料应达到以下要求：①必须符合药用要求，注射剂用辅料应符合注射用质量要求；②安全、无毒害作用；③化学性质应稳定，且不易受温度、pH、保存时间等的影响；④与药物成分之间无配伍禁忌；⑤应不影响制剂的质量检查或主药的含量测定及药效发挥；⑥残留溶剂、微生物限度或无菌检查应符合要求。在中药制剂制备过程中，制剂辅料的选择是中药制剂研究与生产的主要内容之一，通常按下述基本原则选择辅料。

1. 根据制剂剂型的需要选择辅料 同一种药物原料，因辅料的选择不同，可以制成不同剂型，如藿香正气方可制成藿香正气水、藿香正气口服液、藿香正气胶囊等剂型。同一剂型，因所用辅料不同，可以具有不同组成、结构和性质，如丸剂就有水丸、蜜丸、糊丸、蜡丸等。古人云："水丸取其易化""蜜丸取其缓化""糊丸取其迟化""蜡丸取其难化"，这四种丸剂之所以有"易、缓、迟、难"的区别，主要是由于赋形剂的作用。因此根据剂型的不同应选用适宜的辅料，以满足制剂成型性和稳定性的需要。

2. 根据给药途径选择辅料 给药途径包括口服、黏膜、皮肤、注射等，不同给药途径的药物，除了给药部位的差异外，辅料的选择是影响制剂质量及疗效发挥的重要因素之一。如穿心莲，其主要有效部位为内酯类，其在水中溶解度小，故配制注射液时，用95%的乙醇并加聚山梨酯80作增溶剂，才能配成澄明的注射液。若将穿心莲制成口服片剂，则选择淀粉、硬脂酸镁等辅料使其成型。另外，许多辅料可用于多种给药途径，如聚山梨酯80有口服、注射、外用等规格，丙二醇有口服和注射用等规格，在制剂制备过程中，应根据不同的剂型选择不同规格用辅料，以保证临床用药的安全性。

3. 根据主要药效成分的性质选择辅料 根据主要药效成分的性质选择适宜的辅料，可以改善药物的某些性质，如溶解度、稳定性等，以达到提高生物利用度、增加制剂稳定性、提高产品质量的目的。如葛根素水溶性及脂溶性均较小，膜渗透性低，口服给药生物利用度低，吸收较差，当用 PEG 6000 制成固体分散体后，可增加药物的溶解度和溶解速率，提高药物的生物利用度。又如三七通舒胶囊是目前治疗心脑血管疾病的常用药物之一，主要成分是三七三醇皂苷，在胃液酸性环境中易被水解破坏，故选择适宜肠溶材料将其制成肠溶胶囊，以提高其生物利用度。

第五节 中药药剂工作的依据

PPT

一、药品标准

药品标准是为保证药品质量，对药品的质量指标、检验方法和生产工艺等所做的技术规定，是药品生产、经营、使用及监督管理等各环节必须共同遵守的强制性技术准则和法定依据。我国药品标准包括《中华人民共和国药典》（简称《中国药典》）和除《中国药典》以外其他药品标准，其中《中国药典》在整个国家药品标准体系中起核心和导向作用。

（一）药典

1. 概念 药典是一个国家规定药品质量规格、标准的法典。由国家药典委员会组织编纂，并由政府颁布施行，具有法律的约束力。药典中收载药效确切、毒副作用小、质量稳定的常用药物及其制剂，规定其质量标准、制备要求、鉴别、杂质检查及含量测定，并注明适应证或功能主治、用法用量等，作为药品生产、检验、供应与使用的依据。药典在一定程度上反映了这个国家药品生产、医疗和科学技术水平，同时在保证人民用药安全有效，促进药物研究和生产上发挥了重要作用。

2.《中国药典》的发展简况 我国是世界上最早颁布全国性药典的国家，早在唐显庆四年（公元659年）就颁布了《新修本草》，又称《唐本草》。这是我国最早的药典，也是世界上最早出现的一部全国性药典，比欧洲1498年出版的地方性药典《佛洛伦斯药典》早800多年，比欧洲第一部全国性药典《法国药典》早1100年。《太平惠民合剂局方》是我国第一部官方颁布的成方制剂规范，也具有药典的性质。

中华人民共和国成立后即开展了《中国药典》的编纂工作，至今已颁布了十一版，分别是1953年版、1963年版、1977年版、1985年版、1990年版、1995年版、2000年版、2005年版、2010年版、2015年版及2020年版。其中1953年版只有一部；1963年版开始至2000年版均分为两部，一部收载中药材、中药成方及单味制剂，二部收载化学药品、抗生素、生化药品、放射性药品、生物制品及药用辅料等；2005年版和2010年版分为三部，一部收载中药材及饮片、植物油脂和提取物、成方制剂和单味制剂等，二部收载化学药品、抗生素、生化药品、放射性药品及药用辅料等，三部收载生物制品，首次将《中国生物制品规程》并入药典。2015年版和2020年版由一、二、三、四部构成，为解决长期以来各部药典检测方法重复收录，方法间不协调、不统一、不规范的问题，2015年版《中国药典》开始对各部药典共性附录进行整合，将原附录更名为通则，包括制剂通则、检定方法、标准物质、试剂试药和指导原则。重新建立规范的编码体系，并首次将通则、药用辅料单独作为《中国药典》四部。

《中国药典》2020年版自2020年12月1日起实施。2020年版药典收载品种总计5911种，其中一部中药收载2711种，二部化学药收载2712种，三部生物制品收载153种，四部收载通用技术要求361个（其中制剂通则38个、检测方法及其他通则281个、指导原则42个），药用辅料收载335种。

《中国药典》2020年版主要有以下特点：①稳步推进药典品种收载。与2015年版5608种相比，新版药典收载品种增长5.5%。②药典标准体系更加完善。构建并完善了以凡例为基本要求、通则为总体规定、指导原则为技术引导、品种正文为具体要求的药典架构。③进一步扩大应用现代成熟分析检测技术。建立分子生物学检测标准体系，制定相关技术指导原则，新增聚合酶链式反应（PCR）法、DNA测序技术指导原则，为中药材（饮片）、动物组织来源材料、生物制品起始材料以及微生物污染溯源鉴定的推广应用奠定了基础。新增检测方法，强化质控手段。新增X射线荧光光谱法用于元素杂质控制，采用光阻法替代显微法检查乳粒粒径，转基因检测技术应用于重组产品活性检测，新增免疫化学法通则等。扩大成熟检验方法在药品质量控制的应用，如采用液质联用法用于中药中多种真菌毒素的检测，采用气质联用法对农药多残留进行定性鉴别，高效液相色谱法逐步替代薄层色谱法测定化学药有关物质。④提升安全性控制要求。在中药方面重点加强对中药材（饮片）禁用农残、真菌毒素的控制，在化学药方面重点加强药品杂质控制，在生物制品方面加强了对病毒安全性控制。⑤药品有效性控制进一步完善。在中药方面建立了显微检查法、薄层色谱法、高效液相色谱法、聚合酶链式反应法以及核酸序列检测法等一系列中药材（饮片）鉴别方法。在化学药方面完善药品制剂的有效性指标项目，针对不同剂型特点，增订相应控制项目。在生物制品方面增订了人用聚乙二醇化重组蛋白及多肽制品、螨变应原制品和人用基因治疗制品总论等，重组类治疗生物制品增订了相关蛋白检测及限度要求等。⑥全过程质量控制体系逐步构建。进一步加强了涉及药品研发、生产、检测、运输、包装、贮藏等可能影响药品质量环节的相关指导原则的制定，逐步构建全过程质量控制体系。⑦药用辅料标准水平显著提高。重点增加制剂生产常用药用辅料标准收载，与 2015 年版相比增长 19.4%，整体提升药用辅料的控制要求，进一步保证制剂质量。⑧加强国际药品标准协调。加强与国外药典的比对研究，注重国际成熟技术标准的借鉴和转化，推进 ICH 相关指导原则在《中国药典》的转化实施。⑨强化药典标准导向作用。在检测项目和限量设置方面，既保障药品安全的底线，又充分关注临床用药的可及性，进一步强化《中国药典》标准对药品质量控制的导向作用。

即学即练

2020 年版《中国药典》是我国颁布的第（ ）版药典。

答案解析　A. 8　　　B. 9　　　C. 10　　　D. 11

3. 其他国家药典　世界上许多国家颁布了自己的药典，此外还有国际和区域性药典，常用的有：①《美国药典》（简称 USP），1820 年开始出版发行。《美国药典》是目前世界上规模最大的一部药典（美国药典委员会官方网站：http：//www.usp.org/）。②《英国药典》（简称 BP），于 1864 年开始出第一版（英国药典官方网站：http：//www.pharmacopoeia.org.uk/）。③《日本药局方》（简称 JP），于 1886 年出第一版。《日本药局方》是除《中国药典》之外收载各类生药品种较多的药典之一（《日本药局方》分日文版和英文版。日文版，http：//www.mhlw.go.jp/topics/bukyoku/iyaku/yakkyoku/index.html；英文版：http：//www.mhlw.go.jp/topics/bukyoku/iyaku/yakkyoku/english.html/）。④《国际药典》（简称 IP），是世界卫生组织（WHO）为了统一世界各国药品质量标准和质量控制方法而编纂的药典，1951 年开始出第一版。《国际药典》对各国无法律约束力，仅供各国编纂药典时作为参考标准。

（二）其他药品标准

我国现行药品标准除《中国药典》以外，主要还包括《卫生部药品标准》系列（即部颁药品标准）、国家药品监督管理局颁布的国家药品注册标准、《国家中成药标准汇编》《国家药品标准》、化学药品地方标准上升国家标准、中成药地方标准上升国家标准、《进口药品复核标准汇编》《儿茶等 43 种进口药材质量标准》、国家药品补充申请批件、试行未转正标准等各种版本的药品标准。

二、药事法规

药事法规是有关药品生产、经营、管理及应用的国家政策法令、条例、管理规定等的统称。制定和实施药事法规，对促进药品生产、提高药品质量、保证用药安全和维护人民健康具有重要意义。因而所有从事中药专业工作的人员，必须在严格遵守国家药品标准的同时，切实贯彻执行药事法规的各项内容。

（一）中华人民共和国药品管理法

1984 年 9 月 20 日第六届全国人民代表大会常务委员会第七次会议审议通过了我国第一部《中华人

民共和国药品管理法》（简称《药品管理法》），自 1985 年 7 月 1 日起施行。《药品管理法》实施后，在加强药品监督管理、打击制售假劣药品行为、保证人民用药安全有效方面发挥了十分重要的作用。但是，随着我国市场经济体制的推行和加入世贸组织（WTO），原来的《药品管理法》已不能完全适应现实需要，故 2001 年 2 月 28 日第九届全国人民代表大会常务委员会第二十次会议进行了第一次修订。其后，随着我国社会经济的发展，国家又进行了几次修正。最近一次修订是 2019 年 8 月 26 日，新修订的《药品管理法》自 2019 年 12 月 1 日起施行。

（二）药品生产质量管理规范

药品生产质量管理规范（good manufacturing practice for drugs，GMP）系指在药品生产全过程中，以科学、合理、规范化的条件和方法来保证生产优良药品的一整套系统的、科学的管理办法，是药品生产和质量全面管理监控的通用准则。

我国自 1988 年第一次颁布 GMP 至今已有 20 多年，其间经历 1992 年和 1998 年两次修订，截至 2004 年 6 月 30 日，实现了全部原料药和制剂均在符合 GMP 条件下生产的目标。为了进一步强化药品生产企业的质量意识，建立药品质量管理体系，2011 年 1 月 17 日，原卫生部以第 79 号令发布了《药品生产质量管理规范》（2010 年修订），自 2011 年 3 月 1 日起施行。

新版 GMP 包括总则、质量管理、机构与人员、厂房与设施、设备、物料与产品、确认与验证、文件管理、质量控制与质量保证、委托生产与委托检验、产品发运与召回、自检及附则，共计 14 章、313 条。"现行 GMP 附录"包括无菌药品、原料药、生物制品、血液制品及中药制剂等 5 个方法内容。

📖 **知识链接**

飞行检查

飞行检查是对药品生产企业跟踪检查的一种形式，其重点检查对象是涉嫌违反药品 GMP 或有不良行为记录的药品生产企业，检查组在事先不通知企业，不让企业做任何准备的情况下，对其进行现场检查。

我国针对药品生产的最早一次飞行检查是 2005 年 5 月，根据群众举报，原国家食品药品监管总局委派药品认证管理中心对广东省一药品生产企业的违规行为进行核查，此次检查收到了良好的效果。在此工作经验基础上，2006 年 4 月 24 日，原国家食品药品监督管理总局发布了《药品 GMP 飞行检查暂行规定》。

飞行检查与通常的 GMP 检查相比，有五个非常突出的特点：①行动的保密性；②检查的突然性；③接待的绝缘性；④现场的灵活性；⑤记录的即时性。

（三）其他

中药药剂人员在工作中，还必须掌握或熟悉其他许多重要的药品管理法律法规。包括：①针对药品研制与生产管理的，如《药物非临床研究质量管理规范》（GLP）、《药物临床试验管理规范》（GCP）、《直接接触药品的包装材料和容器管理办法》《药品说明书和标签管理规定》等；②针对药品经营与使用管理的，如《药品经营质量管理规范》（GSP）、《处方药与非处方药分类管理办法》（试行）、《医疗机构药品监督管理办法》（试行）、《互联网药品信息服务管理办法》等；③针对中药管理的，如《中药材生产质量管理规范》（GAP）等；④针对特殊管理药品的，如《麻醉药品和精神药品管理条例》《医疗用毒性药品管理办法》等；⑤其他，如《药品广告审查办法》《国家基本药物目录管理办法》以及《城镇职工基本医疗保险用药范围管理暂行办法》等。

目标检测

答案解析

一、名词解释

中药药剂学　　　药物　　　药品　　　制剂　　　中成药　　　新药　　　药典

二、A型选择题

1. 汤剂的创始人是

　　A. 后汉张仲景　　　　　B. 商代伊尹　　　　　C. 晋代葛洪

　　D. 金代李杲　　　　　　E. 明代李时珍

2. 第一版《中国药典》是

　　A. 1953年版　　　　　　B. 1977年版　　　　　C. 1985年版

　　D. 2000年版　　　　　　E. 2010年版

3. 世界上第一部药典是

　　A. 《弗洛伦斯药典》　　B. 《纽伦堡药典》　　C. 《新修本草》

　　D. 《英国药典》　　　　E. 《本草纲目》

4. 药品生产质量管理规范的缩写是

　　A. GSP　　　　　　　　B. GLP　　　　　　　C. GMP

　　D. GCP　　　　　　　　E. GAP

5. 中药材经过加工制成具有一定形态的成品，称为

　　A. 成药　　　　　　　　B. 中成药　　　　　　C. 制剂

　　D. 药品　　　　　　　　E. 剂型

三、X型选择题

1. 药物制成剂型的目的是

　　A. 降低或消除药物的毒副作用　　　　　　B. 具有靶向性

　　C. 调节药物作用速度　　　　　　　　　　D. 适应药物的密度

　　E. 改变药物作用性能

2. 不经胃肠道给药的剂型包括

　　A. 注射剂　　　　　　　B. 片剂　　　　　　　C. 软膏剂

　　D. 洗剂　　　　　　　　E. 滴鼻剂

四、简答题

1. 药物制成剂型的目的是什么？

2. 中药药剂学的任务是什么？

书网融合……

知识回顾　　　　　微课　　　　　习题

第二章　中药调剂

学习引导

中药调剂学是中医药学的重要组成部分，也是药物用于临床医疗的重要一环。在疾病治疗过程中，不仅要求医师诊断准确、处方合理，而且要求调剂人员能按照中医处方内容要求及药品标准等有关规定，准确无误地将中药饮片或成方制剂调配成供患者使用的药物，这样才能保证中医理、法、方、药的一致性。因此，中药调剂是一项具有多学科理论知识和综合性应用技术的工作。

学习中药调剂，必须注重理论和实践的结合，在掌握相关知识和技能的基础上，努力练好基本功，才能保证调剂的质量。

本章主要学习有关中药调剂的基本知识和技能，学会中药饮片的调剂操作程序和处方审查的内容。

学习目标

1. **掌握**　中药调剂、处方的定义及处方审查的内容；特殊中药处方的调剂要求；中药调剂相关的常用术语。
2. **熟悉**　中药饮片的调剂操作程序。
3. **了解**　中药房、中药店的布局和工作环境。

第一节　中药调剂的含义及任务

PPT

一、中药调剂的含义

中药调剂系以中医药理论为基础，根据医师处方和患者要求，将中药饮片或中成药调配给患者使用的过程，是一项负有法律责任的专业操作技术。

二、中药调剂的任务

中药调剂工作主要是针对中药饮片调剂及中成药的调剂，还有临方炮制和临方制剂。

中药饮片调剂，即根据医师处方要求，将加工合格的中药饮片调剂成便于患者内服或外用的制剂。目前临床上50%以上的处方是汤剂处方，故中药饮片调剂仍然是中药零售经营企业和医院中药房的主要工作任务。主要内容有中药调剂常规，中医处方常用术语，常用饮片调剂和鉴别，中药的性能、配伍、禁忌、功效、剂量、用法等，处方应付常规、临方炮制和制剂、中药仓储养护等。

中药调剂工作在医疗中占有重要地位，调剂人员不仅对调配的药物品种和数量负责，而且对药品的真伪优劣、炮制是否得当，以及医师处方有无配伍禁忌、毒剧药剂量、煎服法正确与否等负有监督检查责任。故调剂人员应掌握有关中医处方的知识、处方药与非处方药的调配、调剂工作制度以及常规毒麻药的调剂与管理、中药斗谱排列原则及中药的配伍变化等基本知识，具备熟练的调配技术；具有高度的责任感和高尚的职业道德，调剂工作中严格遵守操作规程，养成准确、迅速、严谨而有规律的工作习惯，努力研究中药应用的基本规律，不断提高调剂技能水平，保证临床用药安全有效，为人民健康事业服务。

PPT

第二节　中药调剂的工作场所及设施

中药调剂室是为患者调配处方、发药的重要场所。为保证药品质量和方便患者购药，调剂室设施与设备应当与其药品经营范围、经营规模相适应，避免药品受外界环境的影响，同时应布局合理，做到宽敞、明亮、整洁、卫生。

目前中药零售经营企业和医院中药房的饮片调剂工作仍以传统模式进行，在工作场所摆放的设施主要有饮片斗架、贵细中药柜、调剂台、戥秤、冲筒、乳钵等。具体布局应根据《药品经营质量管理规范》的要求及自身营业场所、业务量、人员条件而定。

一、饮片药柜

（一）饮片药柜的设置

饮片斗架一般多为木制，现也有用不锈钢、铝合金等金属制品，规格和样式可根据营业间面积大小和业务量而定。药斗分为大小两种，小药斗位于斗柜的上部，可按"横七竖八"或"横八竖八"排列，其中每个药斗隔为两格或三格，可装两种或三种饮片。大药斗设在斗柜最下层，通常为3～4个，宜装体积大而质轻泡的中药饮片，也可盛装用量大的中药。一般中药房可配备此类药斗柜3～5架，多按"一"字形排列。

饮片斗架封闭严实，可防虫蛀、鼠咬，并防串味、防潮，且美观，背面下部可钉一尺高的白铁皮，下端挨地，以防老鼠钻入（图2－1）。

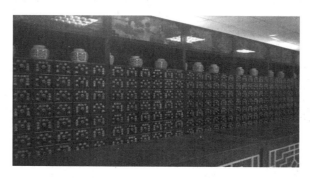

图2－1　中药饮片斗架

斗架上有许多小抽屉叫"药斗子",每个抽屉除了拉手以外,周围写着斗内的中药名称。按照有关规定要求,饮片斗前应写正名正字(图2-2)。药斗前中药名称书写顺序与药斗内饮片摆放顺序因各地习惯不同,并无统一要求。

每个小药斗又分为2~4格,多数药斗内分3格,每格装一味中药饮片,格内壁上缘贴有小标签,标注药名及零售价格。

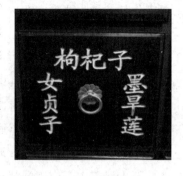

图2-2 格斗与药名

(二)斗谱的编排原则

中药斗谱是中药饮片在药斗橱中的分别排列,是从中药调剂的多年的实践经验中总结出来的。中药品种繁多,各地用药习惯也不相同,所以各中药店或医院中药房的斗谱编排并不一致,但编排均需考虑中药性能、方剂配伍、药物来源以及饮片使用频率等因素,以达到便于调剂操作、提高调剂效率、避免差错事故、利于药品管理等目的。

1. 常用药物应放在斗架的中层,如柴胡、葛根和升麻,防风、荆芥和白芷,金银花、连翘和板蓝根,黄芩、黄连和黄柏,黄芪、党参和甘草等,以便于调剂人员方便称取,提高效率。

2. 质地较轻且用量较少或较少应用的药物,应放在斗架的高层,如月季花、白梅花和佛手花,密蒙花、谷精草和木贼等。

3. 质地沉重的矿石、化石、贝壳类药物和易于造成污染的药物(如炭药),多放于斗架的较下层,如磁石、赭石和紫石英,石决明、珍珠母和瓦楞子,大黄炭、黄芩炭和黄柏炭等。

4. 质地松泡且用量较大的药物,多放在斗架最底层的大药斗内,以便于调剂,减少装斗次数,如茵陈、白花蛇舌草、灯心草、淫羊藿、丝瓜络等。

5. 经常配伍同用的药物,可同放于一个药斗的前后格中,如金银花、连翘,麻黄、桂枝,蒲公英、紫花地丁,酸枣仁、远志等。

6. 性状相似而功效不同的药物,不能装在一个药斗的前后格中,如车前子和葶苈子,益母草和泽兰,山药和天花粉,炙甘草和炙黄芪,当归和独活,蛇床子和地肤子等。以免不易区分而混淆,防止出现差错事故。

7. 同一药物的不同炮制品,常同放于一个药斗的前后格中,如麻黄、蜜麻黄,大黄、酒大黄,白术、麸炒白术,牡蛎、煅牡蛎,何首乌、制首乌等。

8. 处方中常用的"药对"常放于一个药斗的前后格中,如苍术、白术,麦冬、天冬,焦山楂、焦麦芽、焦神曲,乳香、没药,羌活、独活等。

9. 同一药斗中,细小者在前,片大者在后,如泽泻和车前子,编排斗谱时将个大易于挑拣的饮片装于斗中后格,形小不易于挑拣的饮片装于斗中前格,以防调配时后格的饮片撒落在前格中,难以将其拣出。

10. 属于配伍禁忌的药物,不能装于同一药斗或上下药斗中,如甘草和海藻、京大戟、甘遂、芫花,藜芦和丹参、北沙参、南沙参、玄参、苦参、白芍、赤芍、细辛,乌头类(附子、川乌及草乌)和半夏的各种炮制品、瓜蒌(瓜蒌皮、瓜蒌子、天花粉)、各品种贝母、白蔹、白及,丁香、母丁香和郁金等,均不宜放在一起,避免调配时出现差错事故。

11. 为防止灰尘污染,有些中药不宜放在一般的药斗内,而应存放在加盖的瓷罐中,以保持清洁卫生,如玄明粉、青黛、乳香末、血竭末等。

12. 有恶劣气味的药物,不能与其他药物装在同一药斗中,如阿魏、鸡矢藤等。

13. 贵细药品不能存放在一般的药斗内，应设专柜存放，由专人管理，每天清点账务，如人参、西洋参、西红花、鹿茸、冬虫夏草等。

14. 毒性中药和麻醉中药，应按照有关规定存放，绝不能放于一般药斗中，必须专柜、专锁、专账、专人管理，严防意外事故的发生。

（三）查斗和装斗

1. 查斗 查斗是指检查药斗中每格药物的基本情况，了解其日销售量与贮存状态，以便及时填补缺药。一般不常用品种装一斗够多日调配，常用品种需要临时不断给予补充，所以调剂人员应逐日检查药品供应品种及数量情况，对短缺品种及时登记，随时整理补充，以备调剂使用。查斗的内容主要包括以下几点。

（1）药名是否与药物相符。

（2）日间消耗量，有无短缺品种。

（3）药物的清洁度，有无生虫、霉变、走油、结串等现象。

查斗时要做好记录，以此为据来整理和补充药品，并将此信息及时提供给仓库保管员，作为采购进药的依据。

2. 装斗 装斗是指将需要补充的药物装入斗格中。装斗时应注意鉴别饮片品种，核对药名和标签，以免混淆药物，引起调配差错与医疗事故。装斗时应注意以下几点。

（1）清理药斗 在装斗之前，先将原来斗格中药物取出进行筛簸后，放于纸上，将斗格清理干净。需垫纸盛装药物的斗格铺好垫纸，如滑石粉、车前子、葶苈子等细粉或细小的种子药物。

（2）整理待装饮片 预先将要装斗的饮片进行整理，全草类或种子类饮片要过筛或过箩。

（3）先入者先出 新添加的饮片放在斗格下面，原斗中饮片放在最上面，以便于陈药先出，可避免斗底药物日久变质。

（4）装斗不宜过满 一般饮片装至药斗容积的 4/5 处，细小种子颗粒饮片，一般装至药斗容积的 3/5 处，不可装斗过满，以防抽拉或推入药斗时药物溢出，造成相互掺混。装斗过程中不可按压，以防碎乱而影响饮片的外观。

（5）做好装斗记录 装斗后要进行复核，不得错斗、串斗，并做好记录。

二、调剂台

调剂台多为木制，以供调配及包装使用，一般高 90～100cm，宽 60～70cm，长度可按调剂室的大小而定。在调剂台内面的上层可设抽屉，下层设方格，上层抽屉多用来放置饮片调剂常用工具和包装物品，下层方格多用来放置中药饮片。

三、贵细中药柜和毒性中药柜

贵细中药柜为有门货柜，用于存放价格昂贵或稀少的中药，如鹿茸、人参、西洋参、冬虫夏草等。本类药品应分品种、规格登记于专用账册，实行专人、专柜加锁、专用账册的"三专"管理，定期盘存清点，发现短缺及时查找原因。

毒性中药柜也为有门货柜，用于存放治疗剂量与中毒剂量相近，使用不当可致人中毒或死亡的毒性中药，如生川乌、雄黄、生马钱子等。本类药品在调配时，须凭医师签名正式处方或加盖医疗单位公章的正式处方，每次购用量不得超过二日极量，毒性中药柜实行专人、专柜加锁、专用账册的"三专"管理，且毒性药品仓库、专柜及包装容器上必须有毒性药品标志，以示区别。

四、戥秤

戥秤，俗称药戥子、戥子，是中药饮片调剂最常用的称量工具。戥秤根据称重大小不同分为不同规格，一般药品零售部门使用250g戥秤，如称取1g以下的贵细药或毒性中药，需选用毫克戥，其构造及使用方法与戥秤相同。

（一）戥秤的构造

戥秤主要是由戥杆（上有戥星）、戥纽、戥铊、戥盘四部分组成。其工作原理就是杠杆原理，戥纽是支点，戥盘是重点，戥铊是力点。

戥盘是放置饮片的器皿，戥盘与戥铊均为金属制成。每个戥秤的盘与铊是配套的，不可随意换用。戥杆可用木质、金属或骨质制成。戥杆应平直光滑，一端悬挂着戥盘，且其上固定着两个可供手提的短线绳，称为戥纽，俗称"毫"。靠近戥铊的戥纽称为"里纽"或"前毫"，靠近戥盘的戥纽称为"外纽"或"后毫"。提前毫时用来称取较轻的饮片，提后毫时用来称取较重的饮片。

戥杆上有两排铜或铅嵌成的小点，用于指示所称饮片的重量，称为"戥星"。提前毫时，从右向左第一颗星为"定盘星"，表示0g。以250g戥秤为例，提前毫时，从"定盘星"0g起始，每1粒星表示1g，每5粒星表示5g，以此类推，至杆梢为50g；提后毫时，从50g起始，每一粒星表示2g，每5粒星表示10g，至杆梢为250g。

（二）戥秤的使用 🄴微课

戥秤必须经过检定合格，使用戥秤前，首先要熟悉戥杆上指示分量的两排戥星。

1. 持戥 用左手虎口和食指、中指挟持戥杆，无名指、小指从戥杆下方拢住戥绳；右手拇指和食指捏住戥纽，其余三指自然弯曲，向上屈右腕使手心朝前，提起戥杆使戥盘悬空（图2-3）。

2. 校戥 每次使用戥秤前均需校戥，即检查戥秤是否准确。用左手拇指、食指将戥铊绳拨至并固定在定盘星上，右手提前毫举至眉齐，使戥杆与眼睛视线平齐，放开左手，使戥盘悬空，观察戥杆是否呈水平状态，这也称作"齐眉对戥"。如果戥杆处于非水平状态，偏高或偏低，应检查戥盘与戥铊是否配套，戥盘两面是否黏附异物，戥盘绳是否搭缠于戥杆上，并做出相应处理。

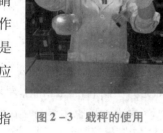

图2-3 戥秤的使用

3. 称量 校戥无误后，方可开始抓药。左手挟持戥杆，左手拇指、食指将戥铊线拨至所需称量的戥星位置上，右手抓药放入戥盘中，右手提起戥纽举至齐眉，左手稍离开戥杆，观察戥星指数与所称药物是否平衡，如有差异增减药物至平衡。

五、冲筒

又称捣筒、捣药罐、铜缸子，是中药调剂工作中临时捣碎药物用的工具，多为铜制。处方中的某些果实种子类、根及根茎类、矿物药、贝壳类中药饮片，如不破碎，不易煎出有效成分，即所谓的完物必破、逢子必炒；若预先破碎，在存放过程中，易导致药材气味散失、走油等变异现象，故需临时捣碎。

知识链接

捣 碎

用冲筒捣药时，捣碎的程度因药而异，以前有杏仁如泥、半夏砸瓣、大枣砸劈这样的说法。就是说杏仁、桃仁应捣烂成"泥"，法半夏应捣成"四六瓣"（大小相近的 4~6 块），大枣打劈即可。目前一般果实种子类饮片，捣碎即可，如苍耳子、砂仁、豆蔻、酸枣仁等。

六、其他

中药调剂工作还经常使用的设施主要有以下几种。

1. 铁研船 又称药碾子、铁推槽等，是我国传统碾药工具之一。多用生铁铸造制成，专供粉碎少量药料之用。

2. 小型粉碎机 俗称打粉机，能快速粉碎各种较硬药物，如三七、灵芝、西洋参、珍珠、山慈菇等，比捣筒操作简单、省时省力。

3. 包装用具 中药饮片调剂过程中所需的包装物品主要有包装纸（俗称"门票"）、装药纸袋、捆扎绳、订书机（纸袋封口用）等。

第三节 中药处方概述

PPT

一、处方的含义

处方，是医疗和药剂配制的重要书面文件。《处方管理办法》指出：处方是指由注册的执业医师或执业助理医师在诊疗活动中为患者开具的，由取得药学专业技术职务任职资格的药学专业技术人员审核、调配、核对，并作为患者用药凭证的医疗文书，包括医疗机构病区用药医嘱单。广义地讲，凡制备任何一种药剂的书面文件，都可称为处方。

处方是医师辨证论治的书面记录和凭证，反映了医师的用药要求，又是中药调剂的工作依据。处方具有法律上、技术上和经济上的重要意义。

法律性：因开写处方或调配处方而造成的医疗差错或事故，医师或调剂人员分别负有相应的法律责任。医师具有诊断权和开具处方权但无调配权；药师具有审核、调配处方权，但无诊断和开具处方权。

技术性：处方中写明了用药的名称、剂型、规格、数量及用法用量，为调剂人员配发药品和指导患者用药提供依据，表现出开具或调配处方的技术性。

经济性：处方是患者已交药费的凭据，也是调剂人员检查和统计药品消耗及药品经济收入结账、预算采购药品的依据。

二、处方类型

处方，又称"药方"，根据不同时期或处方正文内容的来源不同，处方分为古方、经方、时方、单方、验方（偏方）、秘方、法定处方、协定处方和医师处方等八类。

1. 古方　泛指古医古籍中记载的处方，如古代房中秘方、古方八阵等。

2. 经方　中医学界最为普遍的说法，是指《伤寒论》《金匮要略》《黄帝内经》《神农本草经》等经典著作中所记载的处方。

3. 时方　泛指从清代至今出现的处方。

4. 单方与验方（偏方）　单方是配伍比较单一而有良好药效的处方，往往只有一、二味药。验方是指民间积累的经验处方，简单有效。

5. 秘方　有一定的独特疗效，但秘而不传的处方。

6. 法定处方　指《中国药典》《局颁药品标准》收载的处方，具有法律约束力。

7. 协定处方　指医院药剂科与临床医师，根据医院日常医疗用药的需要，共同协商制订的处方。协定处方药剂的制备须经上级主管部门批准，并只限于在本单位使用，可大量配制成制剂，既可缩短患者取药等候的时间，还可减少忙乱造成的差错，提高工作效率，保证配方质量。

8. 医师处方　系指医师为患者防治疾病用药的书面文件。

三、处方格式与要求

（一）处方的格式

《处方管理办法》规定：处方格式由省、自治区、直辖市卫生行政部门统一制定，处方由医疗机构按照规定的标准和格式印制。因此，各省市的处方样式并不相同，但依据国家中医药管理局 2010 年制定的《中药处方格式及书写规范》要求，完整的处方一般由三部分组成：处方前记、处方正文和处方后记。

1. 处方前记　主要包括一般项目和临床诊断两方面的内容。一般项目包括机构名称、处方编号、科别、病历号、患者姓名、年龄（或出生日期）、性别、婚否、住址（或单位名称）、开具日期等，并可添加特殊要求的项目；临床诊断应填写清晰、完整，并与病历记载相一致。

2. 处方正文　是处方的主要部分，以 Rp 或 R（拉丁文 recipe "请取" 的缩写）标识。汤剂的处方正文包括饮片名称、剂量、剂数、用法用量及脚注。中成药的处方正文包括药品的名称、剂型、规格、数量和用法用量。

3. 处方后记　包括医师签名、调剂人员签名及复核人员签名（包括审核、计价、调配、复核及发药等）、药价及现金收讫印戳（图2-4）。

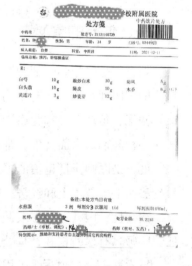

图2-4　中药处方

（二）处方的书写要求

1. 患者一般情况、临床诊断填写清晰、完整，并与病历记载相一致。

2. 每张处方限于一名患者的用药。

3. 字迹清楚，不得涂改；如需修改，应当在修改处签名并注明修改日期。

4. 药品名称应当使用规范的中文名称书写，没有中文名称的可以使用规范的英文名称书写；医疗机构或者医师、药师不得自行编制药品缩写名称或者使用代号；书写药品名称、剂量、规格、用法、用量要准确规范，药品用法可用规范的中文、英文、拉丁文或者缩写体书写，但不得使用"遵医嘱""自用"等含糊不清字句。

5. 患者年龄应当填写实足年龄，新生儿、婴幼儿写日、月龄，必要时注明体重。

6. 西药和中成药可以分别开具处方，也可以开具一张处方，中药饮片应当单独开具处方。

7. 开具西药、中成药处方，每一种药品应当另起一行，每张处方不得超过5种药品，开具处方后的空白处画一斜线以示处方完毕。中药饮片处方根据整张处方中药味多少选择每行排列的药味数，并原则上要求横排及上下排列整齐。

8. 中药饮片处方的书写，一般应当按照"君、臣、佐、使"的顺序排列；调剂、煎煮的特殊要求注明在药品右下方，并加括号，如包煎、先煎、后下等；对饮片的产地、炮制有特殊要求的，应当在药品名称之前写明。

9. 药品用法用量应当按照药品说明书规定的常规用法用量使用，特殊情况需要超剂量使用时，应当注明原因并再次签名。中药饮片用法用量应当符合《中国药典》规定，无配伍禁忌，若有配伍禁忌或超剂量使用时，应当在药名上方再次签名。

10. 中药饮片处方用法用量应在剂数之后，包括每日剂量、采用剂型（水煎煮、酒泡、打粉、制丸、装胶囊等）、每剂分几次服用、用药方法（内服、外用等）、服用要求（温服、凉服、顿服、饭前服、饭后服、空腹服等）等内容，例如："每日1剂，水煎400ml，分早晚两次空腹温服。"

11. 除特殊情况外，应当注明临床诊断。

12. 处方医师的签名式样和专用签章应当与院内药学部门留样备查的式样相一致，不得任意改动，否则应当重新登记留样备案。

药品剂量与数量用阿拉伯数字书写。剂量应当使用法定剂量单位：重量以克（g）、毫克（mg）、微克（μg）、纳克（ng）为单位；容量以升（L）、毫升（ml）为单位；国际单位（IU）、单位（U）；中药饮片以克（g）为单位。

片剂、丸剂、胶囊剂、颗粒剂分别以片、丸、粒、袋为单位；溶液剂以支、瓶为单位；软膏及乳膏剂以支、盒为单位；注射剂以支、瓶、袋为单位，应当注明含量；中药饮片以剂为单位。

四、中药饮片处方调剂及管理规定

《处方管理办法》有关中药饮片处方调剂与管理的内容主要有以下几项。

1. 执业医师和执业助理医师的处方权由各科主任提出，经医院批准后登记备案，并将医师的本人签字或印模留于中药房。

2. 处方一律用钢笔或毛笔书写，不得有涂改，必要时，医生应在涂改处签字或盖章以明确职责。

3. 药品名称以《中国药典》收载或《中国药品通用名称》或经国家批准的专利药品为准。如无收载，可采用通用名或商品名，药品简写或缩写必须为国内通用写法。中成药和医院制剂品名的书写必须与正式批准的名称一致。

4. 药品剂量和数量一般用阿拉伯数字书写。用药必须超过剂量时，医师应在剂量旁重新签字以示负责。

5. 除处方医师外，其他人员不得擅自修改处方，如遇缺药或特殊情况需要修改处方时，要交处方医师修改，并在修改处盖章后方可调配。

6. 处方开具当日有效，特殊情况需要延长有效期的，由开方医师注明有效期限，但最长不得超过3天，过期须经医师更改日期，重新签字后方可调配。

7. 处方一般不得超过 7 日用量；急诊处方一般不得超过 3 日用量；对某些慢性病或特殊情况，处方用量可酌情延长，但医师应当注明理由。

8. 含毒、麻中药处方，除写清一般处方内容外，必须注明病历及简要病情。麻醉中药处方的有关内容应登记造册。应遵照国家有关规定办理，防止差错事故发生。

9. 处方由调剂、出售处方药品的医疗、预防、保健机构或药品零售企业妥善保存。普通处方、急诊处方、儿科处方保存 1 年，医疗用毒性药品、精神药品及戒毒药品处方保留 2 年，麻醉药品处方保留 3 年。处方保留期满后，经医疗、预防、保健机构或药品零售企业主管领导批准、登记备案，方可销毁。

10. 贵重中药处方应每天按不同品种分类登记统计销量，以便掌握库存。

11. 医师利用计算机开具、传递普通处方时，应当同时打印出纸质处方，其格式与手写处方一致；打印的纸质处方经签名或盖章后有效。药师核发药品时，应当核对打印的纸质处方，无误后发给药品，并将纸质处方与计算机传递的处方同时收存备查。

12. 处方由各医疗机构按规定格式统一印制。麻醉药品处方、急诊处方、儿科处方、普通处方的印刷用纸应分别为淡红色、淡黄色、淡绿色、白色，并在处方右上角以文字注明。

第四节 中药处方的审核

PPT

中药处方的调配是完成医师对患者辨证论治，正确用药的重要环节。中药处方的调配程序为：审方→计价→调配→复核→发药。审方计价是调配前的准备，复核是确保用药准确安全的关键，发药是药物到患者手中的最后一环，这是一个不可分割的连续过程。

审方是调剂工作的第一个关键环节，调剂人员不仅要对医师所开处方负责，更要对患者用药安全有效负责，因此对处方所写各项内容必须详细审阅，在审方过程中如果发现问题应及时解决，只有确认处方书写清楚、完整准确，才能进行计价和调配，以避免发生差错。

一、中药名称

中药使用历史悠久，品种繁多，受地区习惯、文化差异以及历史文献记载的不同，造成中药名称繁杂，有同名异物、异名同物等现象。中药饮片处方中的名称包括中药正名、别名、并开药名等，因此调剂人员必须掌握中药饮片的通用名称，并注意了解药品名称的变化政策，做到准确的处方应付，避免调配时出现差错。

（一）中药饮片的正名

中药正名以《中国药典》（2020 年版）一部名称为标准，或以地方药品标准为依据，以历代本草文献作参考。中药正名是中药的规范化名称，一般都有一定的来历和含义，且一药一名，如金银花、大黄、黄连、甘草等。

（二）中药饮片的别名

中药饮片别名是指除正名以外的中药名称。多数中药饮片除正名外，还有一至多个别名。如金银花是正名，忍冬花、双花、二花等都是别名。要求调剂人员能正确掌握常用别名，以顺利调配。

（三）中药饮片的处方常用术语

一般在正名前或后加术语，表明医师对药物的炮制、品种、质量、产地、采收季节、用药部位等方面有要求，如酒黄连、杭麦冬、明天麻、霜桑叶、当归尾等。

1. 炮制类　中药采用不同的炮制方法，可获得不同的疗效。如酒大黄缓和泻下作用；炮附子（制）消除毒性；炙首乌（黑豆、黄酒炙）补肝肾、益精血、乌须发；炙麻黄（蜜炙）缓和麻黄辛散之性，增强止咳平喘之功；醋柴胡增强疏肝解郁之功等。

2. 产地类　药材强调道地性，因药物产地与药物疗效有密切关系，根据病情需要，医师常在药名前标明产地，如怀山药、田三七、杭白菊、广藿香、江枳壳、东阿胶、浙贝母等。

3. 采收季节　药材的质量与采收季节有密切的关系。有的以新鲜者为佳，有的以陈久者为佳。如绵茵陈，以初春细幼苗质软如棉者佳；霜桑叶，于秋后经霜者采集为好。

4. 品质类　药材品质优劣直接影响疗效，历代医家都非常重视药材品质的优劣，医师处方对药材的品质提出要求，如浮水青黛（青黛以色蓝、质轻者为优）、空沙参（正名南沙参，质地松泡，断面有裂隙）、明天麻（天麻以质坚实、略呈透明状为优），以及肥玉竹、细木通、枯黄芩、子黄芩、金毛狗脊、马蹄决明、九孔决明等。

5. 修治类　修治是指除去杂质和非药用部位，以洁净药材，保证符合医疗需要，如山茱萸（去核）、乌梅（去核）、巴戟天（去心）、乌梢蛇（去头、鳞片）、斑蝥（去头、足、翅）等。

6. 颜色、气味类　药材的颜色和气味与药物的质量有密切关系，如紫丹参、红茜草、黑玄参、香白芷、苦杏仁、甜桔梗等。

7. 新陈类　有些药材以新鲜者为佳，有的药材以陈久者为好。医师处方时对此也有不同要求，如绵茵陈、鲜石斛、鲜芦根、鲜茅根、嫩桂枝、霜桑叶、陈佛手、陈香橼、陈皮等。

调剂人员应掌握常用中药饮片处方正名和别名知识，查看处方时应注意有无别名，并根据其正名准确调配处方。

（四）中药饮片的并开药名

医生开写处方时，为使处方简略或使其配伍产生协同作用，常将2～3种疗效基本相似或有协同作用的药物合并一个药名书写，即所谓的"并开"，是一种习惯写法，如龙牡即指煅龙骨、煅牡蛎；二乌即指制川乌、制草乌；二术即指苍术、白术等。调剂人员应掌握常用中药饮片并开药名，在审方时注意查看处方中有无并开药名，并根据处方书写准确计价与调配。处方常用的并开药物见表2-1。

表2-1　处方常用的并开药物

并开药名	处方应付	并开药名	处方应付
二冬	天冬　麦冬	知柏	知母　黄柏
二门冬	天冬　麦冬	炒知柏	盐知母　盐黄柏
二术	苍术　白术	盐知柏	盐知母　盐黄柏
苍白术	苍术　白术	酒知柏	酒知母　酒黄柏
二母	知母　贝母	生熟麦芽	生麦芽　炒麦芽
二蒺藜	刺蒺藜　沙苑子	生熟谷芽	生谷芽　炒谷芽

续表

并开药名	处方应付	并开药名	处方应付
潼白蒺藜	刺蒺藜　沙苑子	生熟稻芽	生稻芽　炒稻芽
二地	生地黄　熟地黄	生熟枣仁	生枣仁　炒枣仁
生熟地	生地黄　熟地黄	青陈皮	青皮　陈皮
二活	羌活　独活	生龙牡	生龙骨　生牡蛎
羌独活	羌活　独活	龙牡	煅龙骨　煅牡蛎
二风藤	青风藤　海风藤	猪茯苓	猪苓　茯苓
二芍	赤芍　白芍	腹皮子	大腹皮　生槟榔
赤白芍	赤芍　白芍	棱术	三棱　莪术
砂蔻仁	砂仁　蔻仁	乳没	醋乳香　醋没药
砂蔻皮	砂仁壳　紫蔻壳	芦茅根	芦根　茅根
二决明	石决明　决明子	冬瓜皮子	冬瓜皮　冬瓜子
二甲	龟甲　鳖甲	荆防	荆芥　防风
二地丁	蒲公英　紫花地丁	全紫苏	苏叶　苏梗　苏子
二花藤	金银花　金银藤	全藿香	广藿香叶　广藿香梗
忍冬花藤	金银花　金银藤	桑枝叶	桑枝　桑叶
二乌	制川乌　制草乌	焦三仙	焦神曲　焦山楂　焦麦芽
川草乌	制川乌　制草乌	焦四仙	焦三仙　焦槟榔
二丑	黑牵牛　白牵牛	桃杏仁	桃仁　苦杏仁
二芽	炒谷芽　炒麦芽	枳壳实	枳壳　枳实
谷麦芽	炒谷芽　炒麦芽	荷叶梗	荷叶　荷梗
二胡	柴胡　前胡	茯苓神	茯苓　茯神

（五）中药处方应付

中药处方应付是指调剂人员根据医师处方要求及用药意图调配中药处方。各地区由于历史用药习惯和多年积累的丰富经验，形成了本地区的一套处方给药规律，即处方应付常规，使医师与调剂人员对处方名称和给付的不同炮制品种达成共识，在处方中无需注明炮制规格，调剂人员即可按医师处方用药意图给药。除处方中直接写药名即应付切制饮片的品种外，现提供有关处方调配付药习惯、付药常规方面的资料，以供调配处方时参考。

1. 处方直接写药名（或注明炒）时，即付清炒的品种有麦芽、谷芽、稻芽、莱菔子、王不留行、苏子、牛蒡子、苍耳子、白芥子、黑牵牛、白牵牛、决明子、酸枣仁、山楂、槐花、草果等。

2. 处方直接写药名（或注明炒、麸炒）时，即付麸炒的品种有白术、僵蚕、枳壳、半夏曲、六神曲、薏苡仁、三棱、芡实、冬瓜子等。

3. 处方直接写药名（或注明炒、烫）时，即付砂烫、蛤粉烫的品种有穿山甲、龟甲、鳖甲、阿胶、狗脊、骨碎补等。

4. 处方直接写药名（或注明炙、炒）时，即付蜜炙的品种有枇杷叶、款冬花、紫菀、桑白皮、马兜铃等。

5. 处方直接写药名（或注明炙）时，即付酒炙的品种有肉苁蓉、何首乌、山茱萸、女贞子、黄精、蕲蛇、乌梢蛇等。

6. 处方直接写药名（或注明炒、炙）时，即付醋炙的品种有延胡索、五灵脂、乳香、没药、香附、青皮、五味子、莪术、甘遂、大戟、芫花、商陆等。

7. 处方直接写药名（或注明炙、炒）时，即付盐水炒的品种有车前子、益智仁、补骨脂、小茴香、橘核、葫芦巴、巴戟天、杜仲等。

8. 处方直接写药名（或注明炒）时，即付滑石粉炒制的品种有水蛭、象皮、刺猬皮、狗肾、鹿筋等。

9. 处方直接写药名（或注明炙）时，即付炮制的品种有吴茱萸、川乌、草乌、白附子、天南星、远志、厚朴、半夏、淫羊藿、马钱子、巴豆、藤黄等。

10. 处方直接写药名（或注明煅）时，即付煅制的品种有龙骨、龙齿、牡蛎、磁石、赭石、海浮石、炉甘石、瓦楞子、花蕊石、自然铜、寒水石等。

11. 处方直接写药名（或注明炒、煅）时，即付炭的品种有艾叶、地榆、侧柏叶、杜仲、血余、炮姜、干漆等。

12. 处方直接写药名时，即付漂去咸味的品种有肉苁蓉、海藻、昆布、海螵蛸等。

13. 处方直接写药名时，即付姜汁炙的品种有竹茹、厚朴、草果等。

此外，尚有直接写药名或制（炙）时，即煨制、土炒、药汁制及米泔水制等一律按处方要求应付，不一一赘述。

即学即练

请判断以下药名是否正确，不正确的请说出正确名字

答案解析　制南星、法夏、煅龙骨、金银花藤、夜交藤、国老、将军、炙甘草

由于中药调剂给付在全国缺乏统一的规定，国家中医药管理局有关规定要求各医疗机构应当执行本省（区、市）的中药饮片处方用名和调剂给付的相关规定；没有统一规定的，各医疗机构应当制定本单位中药饮片处方用名与调剂给付规定；制定中药饮片处方用名与调剂给付规定应符合国家有关标准和中医药理论，所以处方应付的统一，有待于逐步规范化。

二、中药配伍与用药禁忌

（一）中药配伍

在辨证论治的基础上，根据病情需要和药物的性质，按照一定组方的法则将两味以上的药物配合应用称中药配伍。中药方剂的组合，并不是药物间的堆砌，而是具有一定的法则，除按"君、臣、佐、使"组方外，具体用药时还要注意药物之间的相互关系，讲究配伍方法。古代医家总结归纳出"七情"配伍理论，即单行、相须、相使、相畏、相杀、相恶、相反。

（二）配伍禁忌

配伍禁忌，是指有些药物相互配伍后能产生拮抗作用，属于禁止使用的范畴。这就是上述"配伍"中所提到的"相恶"和"相反"。历代医药书籍对配伍禁忌的论述不尽相同，到金元时期概括为"十八反""十九畏"，并编成歌诀，一直沿用至今。

"十八反"和"十九畏"，是古代医家用药的经验总结，我们必须对歌诀所记述的药对采取慎重态

度，避免盲目配伍应用。

"十八反"歌诀

本草明言十八反，半蒌贝蔹及攻乌。

藻戟遂芫俱战草，诸参辛芍叛藜芦。

十八反其含意为：甘草反甘遂、京大戟、海藻、芫花；乌头（川乌、附子、草乌）反半夏、瓜蒌（瓜蒌皮、瓜蒌子、天花粉）、川贝母、浙贝母、平贝母、伊贝母、湖北贝母、白蔹、白及；藜芦反人参、人参叶、西洋参、北沙参、南沙参、丹参、玄参、苦参、细辛、赤芍、白芍。

"十九畏"歌诀

硫黄原是火中精，朴硝一见便相争。

水银莫与砒霜见，狼毒最怕密陀僧。

巴豆性烈最为上，偏与牵牛不顺情。

丁香莫与郁金见，牙硝难合荆三棱。

川乌草乌不顺犀，人参最怕五灵脂。

官桂善能调冷气，若逢石脂便相欺。

大凡修合看顺逆，炮爁炙煿莫相依。

十九畏其含意为：硫黄畏芒硝、玄明粉；水银畏砒霜；狼毒畏密陀僧；巴豆（包括巴豆霜）畏牵牛子（包括黑丑、白丑）；丁香（包括母丁香）畏郁金；芒硝（包括玄明粉）畏三棱；官桂畏赤石脂；人参、人参叶畏五灵脂；川乌、草乌畏犀角。

《中国药典》2020年版规定的药物中，基本上没有突破"十八反"和"十九畏"的范围。对有配伍禁忌的处方应当拒绝调配。必要时，经处方医师重新签字方可调配。调剂后，原处方留存2年。

（三）妊娠禁忌

凡能影响胎儿生长发育、有致畸作用，甚至造成堕胎的中药为妊娠禁忌用药。我国古代医家将孕妇禁用和慎用的中草药，编成了一首歌诀，叫《妊娠禁忌歌诀》。

妊娠禁忌歌诀

芫斑水蛭及虻虫，乌头附子配天雄；野葛水银并巴豆，牛膝薏苡与蜈蚣；

三棱芫花代赭麝，大戟蝉蜕黄雌雄；牙硝芒硝牡丹桂，槐花牵牛皂角同；

半夏南星与通草，瞿麦干姜桃仁通；硇砂干漆蟹爪甲，地胆茅根与䗪虫。

《中国药典》2020年版将妊娠禁忌药分为：妊娠禁用药、妊娠忌用药和妊娠慎用药三类。

（1）妊娠禁用药 大多为毒性较强或药性猛烈的药物。这类药物孕妇绝对不能使用，如丁公藤、三棱、干漆、土鳖虫、千金子、生川乌、生草乌、马钱子、天仙子、巴豆、水蛭、甘遂、朱砂、全蝎、红大戟、红粉、芫花、两头尖、阿魏、京大戟、闹羊花、牵牛子、轻粉、洋金花、莪术、猪牙皂、商陆、斑蝥、雄黄、黑种草子、蜈蚣、罂粟壳、麝香。

（2）妊娠忌用药 大多为毒性较强或毒性猛烈的中药，应避免应用，如大皂角、天山雪莲。

（3）妊娠慎用药 一般包括行气、活血、通经、祛瘀、通利、重镇、辛热或有毒的中药，如人工牛黄、三七、大黄、川牛膝、制川乌、制草乌、小驳骨、飞扬草、王不留行、天花粉、天南星、天然冰片、木鳖子、牛膝、片姜黄、艾片、白附子、玄明粉、芒硝、西红花、肉桂、华山参、冰片、红花、芦荟、苏木、牡丹皮、皂矾、没药、附子、苦楝皮、郁李仁、虎杖、金铁锁、乳香、卷柏、草乌叶、枳壳、枳实、禹州漏芦、禹余粮、急性子、桂枝、桃仁、凌霄花、益母草、通草、黄蜀葵花、常山、硫黄、番泻叶、蒲黄、漏芦、赭石、薏苡仁、瞿麦、蟾酥。

孕妇禁忌的中药，概括起来大多为活血化瘀药、凉血解毒药、行气驱风药、苦寒清热药。中药调剂员在审核处方时，应注意处方前记中的性别、年龄、婚否等内容，若为育龄妇女处方，且方中有 3 味以上妊娠禁忌药配伍使用，就应询问顾客，患者是否孕妇，如果是孕妇用药可拒绝调配或请原处方医生签字说明后再行调剂，且处方留存 2 年。

三、毒、麻中药的使用

特殊药品是指麻醉药品、精神药品、毒性药品及放射性药品。

（一）毒性中药的使用

毒性中药系指毒性剧烈、治疗量与中毒量相近、使用不当可致人中毒或死亡的中药。

为了加强对医疗用毒性药品的管理，保证用药安全，防止出现中毒和死亡的事故，根据《医疗用毒性药品管理办法》，经营和使用毒性中药应注意以下几点。

1. 毒性中药的收购、经营，由各级医药管理部门指定的药品经营单位负责；配方用药由国营药店、医疗单位负责。其他任何单位或者个人均不得从事毒性中药的收购、经营和配方业务。

2. 收购、经营、加工、使用毒性中药的单位必须建立健全保管、验收、领发、核对等制度，严防收假、发错，严禁与其他药品混杂，做到入库有验收有复核、出库有发药有复核，划定仓间或仓位，专柜加锁保管，有专人专账管理。毒性中药的包装容器上必须印有毒药标志。在运输毒性中药的过程中应当采取有效措施，防止发生事故。

3. 凡加工炮制毒性中药，必须按照《中国药典》或者炮制规范的规定进行。符合药用要求方可供应、配方。

4. 医疗单位供应和调配毒性中药，需凭医师签名的正式处方。每次处方剂量不得超过 2 日极量。调配处方时必须认真负责，使用与剂量等级相适应的戥称或天平称量，保证计量准确，按医嘱注明要求调配，并由配方人员和具备资格的药学技术人员复核签名（盖章），经原处方医师审定后再行调配。处方一次有效，取药后处方保存 2 年。

5. 科研和教学单位所需的毒性中药，必须持有本单位的介绍信，经单位所在县级以上卫生行政部门批准后，供应部门方能发售。群众自配民间单方、秘方、验需用毒性中药，购买时持有本单位或街道办事处、乡（镇）人民政府的证明信，供应部门方能发售。每次购用量不可超过 2 日极量。

6. 毒性中药的品种。《中国药典》2020 年版一部收载下列 22 种中药为毒性中药。

毒性中药品种有水银、雄黄、轻粉、红粉、生川乌、生草乌、生白附子、生附子、生半夏、生天南星、生狼毒、生甘遂、生马钱子、生巴豆、生千金子、生天仙子、洋金花、闹羊花、青娘虫、红娘虫、斑蝥、蟾酥。

（二）麻醉中药的使用

麻醉中药是指对中枢神经有麻醉作用，连续使用易产生生理依赖性，能成瘾癖的药物。它与具有麻醉作用的乙醚、普鲁卡因、利多卡因等麻醉剂是不同的。

国务院颁布的《麻醉药品和精神药品管理条例》是从事麻醉药品研制、生产、经营和使用的法定依据。原国家食品药品监督管理总局颁布的 2013 年版《麻醉药品品种目录》中，中药罂粟壳作为麻醉品被列入其中。

管理和使用中药罂粟壳应做到以下几点。

1. 罂粟壳的供应业务由各药品监督管理部门指定的中药经营企业承担，其他单位一律不准经营。

2. 罂粟壳的供应必须根据医疗、教学和科研的需要，有计划地进行。罂粟壳供乡镇卫生院以上医疗单位配方使用，县以上药品监督管理部门指定的经营单位必须凭盖有乡镇卫生院以上医疗单位公章的医师配方使用，不得单位零售。严禁在中药材市场上销售。

3. 每张处方罂粟壳不超过 3 日常用量（3~6g），即总共 18g，且不得单包，必须混入群药，防止变相套购。连续使用不得超过 7 天。

4. 要有专人负责、专柜加锁、专用账册、专用处方、专册登记。做到账物相符，处方保留 3 年备查。

5. 对执有《麻醉药品专用卡》的患者，可到指定的医疗机构开方配药。对于癌症晚期患者止痛所需，可酌情增加用量。

四、中药审方的操作规程

1. 认真逐项检查处方前记、正文和后记书写是否清晰、完整，并确认处方的合法性。

2. 对处方用药的适宜性进行审核。包括：①处方用药与临床诊断的相符性；②用量、用法；③给药途径；④是否有重复给药的现象；⑤是否有潜在临床意义的药物相互作用、配伍禁忌和妊娠禁忌。

3. 如有临时缺药，应请处方医师改换并重新签字后方可调配。

4. 调剂人员经过处方审核后，认为存在用药安全问题时，应告知处方医师，请其确认或重开处方，并记录在处方调剂问题专用记录表上。

5. 处方一般以当日有效，特殊情况下需延长有效期的，由开具处方的医师注明有效期，但最多不得超过 3 天。对持非正式处方的购药者，更要认真询问，慎重对待。

6. 审方时应特别注意审核是否有配伍禁忌（"十八反""十九畏"）、超剂量用药、超疗程用药、服用方法有异、毒麻药违反规定使用等情况，应向患者说明，不予调配；除药物外，还应考虑到患者的年龄、性别、特殊生理病理状态等因素，保障合理用药。如妊娠妇女使用的处方应避免妊娠禁忌药物的使用，如存在问题，不予调配；如因病情需要超常规使用的，必须经处方医师重新签字后，方可调配。

7. 调剂人员发现药品滥用或用药失误，应拒绝调剂，并及时告知处方医师，但不得擅自更改或配发代用药品。对于发生严重药品滥用或用药失误的处方，药学人员应当按有关规定报告。

8. 审查处方中有无临方制剂加工。处方若需要临方制剂加工，能否按处方制作以及完成期限等应与患者交代清楚，经同意后再计价。在处方中需自备"药引"的应向患者说明。

9. 审查处方有无急重病患者用药，对急重病患者或小儿患者用药，应予优先调配。

 实例分析

> ### 老李看病
>
> **实例**：老李感觉不适，到中医那里看病，医生望闻问切后给老李开了如下药方。
>
> **处方**：山药 12g 白术 12g 陈皮 9g 丁香 9g 杏仁 9g 二母 20g 麦冬 12g 罂粟壳 9g 郁金 9g 蕺菜 9g
>
> **问题**：1. 这张处方调剂人员能否给予调配？
>
> 　　　　2. 这张处方应该如何处理？
>
> 答案解析

PPT

第五节　计　价

　　计价又称"划价"，是执行国家物价政策的体现，同时也是调剂部门收费的依据。中药饮片处方的计价是由计价员按照处方中的药味逐一计算，得出每张处方的总金额，并填写在处方药价处，根据计价结果进行收费。计价的准确度关系到医疗机构的信誉和患者的经济利益，因此在计价时必须执行物价管理规定的中药饮片现行零售价格，准确计价，不得随意估价和改价。

一、计价方法

　　1. 汤剂计价方法

　　（1）计算每味药的价格　按照中药饮片处方所列药味顺序，将每味药剂量和单价相乘，得出每味药价。

单味药价 = 单味药剂量 × 单价

　　（2）计算每剂药的价格　将处方中每味药的价格相加，得出每剂药价。

每剂药价 = ∑ 单味药价　　　（∑ 为求和符号，指每味药价格相加求和）

　　（3）计算处方总价　将每剂药价与剂数相乘，得出处方总价。

处方总价 = 每剂药价 × 剂数

　　2. 散剂计价方法　散剂计价方法是在汤剂价的基数上增收加工费。

　　（1）算出汤剂价格

　　（2）总加工费 = 单位重量加工费 × 全方总重量

　　（3）散剂价 = 汤剂价 + 总加工费

　　其他如丸、膏等剂型的价格计算方法，也是在汤剂价的基数上，分别增收加工费、辅料费或燃料费等。

　　计价员准确计价后，需用蓝色或黑色钢笔在处方上将每剂药的单价、剂数、总金额等内容填写完整，收费并将交费与取药凭证交予顾客。

　　有代煎汤剂或临方制剂加工情况时，计价员需提示顾客办理代煎手续或定配单。

二、计算机计价程序

　　现在各医疗机构和药品经营企业已将中药饮片名称、规格、产地、单价、数量及运算程序录入电脑，计价员需掌握中药名称、医保名录的分类等知识，并有熟练的电脑操作技能，就能准确快速地完成计价工作。

　　1. 录入药名　计价员打开处方计价系统，将处方中药名正确输入计算机相应位置。若同一药品名称有不同规格时，需与顾客及调剂员沟通，以便确定要给付的中药饮片价格。

　　2. 录入剂量　计价员将处方中每味中药所对应的剂量正确输入计算机相应位置。中药饮片的剂量以克（g）为单位，个别饮片以"条""只"为单位，计价时需注意中药饮片的剂量单位。目前中药饮片计价有"元/10 克"或"元/克"两种单价形式，需注意其计价单位，以防出错。

　　3. 录入剂数　计价员将处方剂数正确输入计算机相应位置，按照已设置好的运算程序，计算机将自动计算出总金额。

通常医疗机构和药品经营企业的计价部门完成计价工作后，会出具统一的缴费收据交予顾客，以供顾客留存与取药使用。该收据内容主要包括发票号、患者姓名、日期、药味明细、药费总金额、计价员编号等。

PPT

第六节 调 配

调配又称"配方""抓药"，是将中药饮片处方中的药味按处方要求（如药味、剂量、炮制、煎法等）称准配齐的过程。调配是中药饮片调剂工作中的主要环节，调配质量的好坏直接关系到患者用药的安全与疗效。因此，配方工作人员要有高度的职业道德和责任感，按照《处方管理办法》和中药饮片调剂规程的有关规定进行审方和调配。对存在"十八反""十九畏"、妊娠禁忌、超过常用剂量等可能引起用药安全的问题，应当请处方医师确认（"双签字"）或重新开具处方；同时注意毒麻中药的用法用量、药品的别名、并开药名以及处方脚注和有无临时炮制加工的药品等，经审核无误后方可调配。

一、调配前准备工作

1. 清洁双手 双手的手心、手背及指甲缝清洗干净，手部不能用化妆品，不能留长指甲，不能涂指甲油。

2. 摆包装纸或盛药盘 根据处方标示的剂数取相应的包装纸或盛药盘，在调剂台上整齐摆开，避免叠压。两个或两个以上的处方同时调配时，包装纸之间须保持一定距离。

3. 摆方 将处方放在包装纸的左边，用笺方压住，以方便看方核对。

4. 清洁 戥秤在称量前，使用软布或专用刷洁净戥秤。

5. 校戥 使用经检验合格的戥秤。根据处方药物剂量选用适当的戥秤，一般选用克戥。称取贵重中药、毒性中药及克以下的要使用分厘戥或天平，以保证剂量的准确。另外，每次调配前必须检查戥秤的平衡度是否准确，即校戥。校戥无误后方可开始调配。

二、调配操作

（一）操作要求

1. 按处方药名顺序依次抓配 调配时按照处方药名逐味逐行抓配。如两人同抓一方，则一人从前往后，另一人从后往前，依次抓配。一张处方最多可由两人同时进行调配。

2. 看一味，抓一味 看处方一定要走到处方前，看清楚药名、剂量、脚注，既不要一下看两三味药然后凭记忆操作，也不要远远地瞟一眼就抓，以免出现差错。

3. 铊绳定位，再抓药 先将铊绳移至需要称量的戥星上，用拇指压住，然后找药斗，右手拉斗，抓药。戥盘靠近药斗，手心向上将药取出，至戥盘上方翻手放药。对于海金沙、蒲黄等细小粉末类药物，调配时可用小勺盛取。只可用手或小勺由药斗内向戥盘抓药，不允许直接用戥盘向药斗内撮药。

4. 提戥齐眉，随手推斗 抓药后，右手提毫使戥盘悬空，左手稍离开戥杆，提戥齐眉。戥杆呈水平状态表示称量准确。称完一味药后要顺手将药斗推回，即避免将药味污染，又保持药斗整体美观，也不影响自己和别人操作。

5. 等量递减，逐剂复戥 调配一方多剂时，可一次称出多剂单味药的总量（即称取克数＝单味药剂量×剂数）再按剂数分开，称为"分剂量"。分剂量时要每倒一次药，称量一次，即"等量递减，逐剂复戥"。不可凭主观臆测以手代戥，随意估量分剂或抓配。每一剂的重量误差应控制在±5%以内。调剂员应练就"一抓准"的本领，以提高配方速度。

6. 脚注药物，及时处理 处方中有需要特殊处理的药品，如先煎、后下、包煎、冲服、烊化、另煎等应单包并注明用法；有鲜药时，应分剂量单包并注明用法。不要把脚注药放在最后处理，以免遗忘。

7. 倒药时按方序逐味摆放 为便于核对，向包装纸或盛药盘倒药时应按药物在处方上所列的顺序排列。每味药倒的要集中一些，两味药尽量不要相互压盖，更不可混放一堆，要间隔平放。对体积松泡而量大的饮片如灯心草、夏枯草、淫羊藿、竹茹等应先称，以免覆盖前药；对黏度大、带色的饮片如熟地黄、龙眼肉、瓜蒌等应后称，放于其他饮片之上，以免沾染包装用纸或盛药盘。

8. 部分中药要捣碎 处方中有质地坚硬的矿物药、动物贝壳类或果实种子类中药，应称取后置专用冲筒内捣碎后分剂量，以利于煎出有效成分。冲筒应洁净，无残留物，捣碎有特殊气味或有毒饮片后，应及时将冲筒洗净，以免串味串性，影响疗效或发生事故。临时捣碎以适度为宜。

9. 自查与签名盖章 调配完一方后，先将戥秤放好，自行逐味检查一遍，确认无误后在处方上签名，再交予复核药师进行复核。

（二）操作注意事项

1. 严格按医师处方要求进行调配，不准生炙不分，以生代炙。处方中有需要临时炮制加工的药品，可称取生品后由专人按照炮制方法进行炮制，炮制品要符合质量要求。

2. 调配时若发现有伪劣药品、不合格药品、发霉变质药品等，应及时更换，再行调配。

3. 调配含有毒性中药饮片的处方，每次处方剂量不得超过二日极量，对处方未注明"生用"的，应给付炮制品。处方保存 2 年备查。

4. 罂粟壳不得单方发药，必须凭有麻醉药处方权的执业医师签名的淡红色处方方可调配，每张处方不得超过 3 日用量，连续使用不得超过 7 天，成人的常用量为每日 3～6g。处方保存 3 年备查。

5. 调配过程中，不小心洒落地上的药物，不得捡起放回药斗，更不允许捡起放入戥秤。

三、脚注处理

根据治疗需要和饮片的性质，医师在开汤剂处方时，会对某味药物的煎煮方法和用法提出简明要求，一般用小字写在药名的右下角，称为脚注，其作用是指示调剂人员对饮片采取不同的处理方法。脚注的内容一般包括炮制法、煎煮法、服法等。常见的脚注术语有先煎、后下、包煎、另煎、冲服、烊化等。《中国药典》对需特殊处理的品种都有明确的规定。

调剂人员必须按医师注明的要求进行调配，将有脚注的药按要求处理后单包成小包，在包外面写上药名及脚注要求，并向顾客交代具体的煎服方法，再放入大药包中；有鲜药时，应分剂量单独包成小包并注明药名用法后再另包成大包，不与群药同包，以防干湿相混，发霉变质。处方中若有需特殊处理的，但医生未做脚注注明，调配时仍应按相关规定操作。

PPT

第七节　复核、包装与发药

复核又称校对、核对，是指复核人员对调配的药品按处方逐项进行全面细致的核对。复核是确保用药安全的关键，已经调配好的处方在配方人自查后，需由责任心强、业务水平高、经验丰富的中药师对处方再进行一次全面细致的核对，以确保调配处方的质量，避免用药差错的发生。

包装是将复核好的药物用包装纸或纸袋盛装好、包扎好的操作过程。各地所使用的包装材料和包装方法不太一致。通常用包装纸包药或用中药袋盛药。中药店多采用一定规格的纸，纸上印有药店的名称及经营范围、煎服方法等，这种包装纸又称"门票"。中药饮片包装捆扎是中医药传统文化的体现，中药调剂人员应熟练掌握此项技能。

发药是中药调剂工作的最后一个环节，即将包装好的药物准确地发给患者，并指导患者用药的过程。对调配装（包）好的药剂，发药人员应再次核对，无误后立即发给患者；同时，发药人员需熟练掌握汤剂制备及使用的相关知识，根据不同患者、不同药剂做好发药交代。《处方管理办法》规定，具有药师以上专业技术职务任职资格的人员负责处方发药以及安全用药指导。可见其工作重要性不容小觑。

一、复核

（一）复核常规要求

1. 复验称药工具是否准确。

2. 复核调配好的药品是否与处方所开药味及剂数相符，有无错配、漏配、多配或掺杂异物。

3. 审查配好的药物中有无配伍禁忌、妊娠禁忌。

4. 目测复核称取的份量是否与处方相符，包括单味药的剂量、每剂药的总量、各剂间的分剂量。每剂药的剂量误差应小于 ±5%，必要时要复称。

5. 检查饮片有无生虫、发霉等变质现象，有无以生代炙、生炙不分、处方应付错误，有无籽药、整药应捣未捣的情况。

6. 须特殊处理的药物是否按要求单包，贵重药、毒剧药、自费药剂量是否准确，处理是否得当。

7. 若为代煎药还需复核煎药凭证与处方上的姓名、送药日期、时间、地址、药帖（付）数是否相符。

8. 审查处方上医师签字；审方、调剂人员签字是否齐全。

（二）复核注意事项

1. 饮片调配完后，必须经第二人复核，未经复核的药剂不得发出。

2. 复核人员检查无误后，必须签字或者加盖专用签章，方可包装药品。

3. 复核工作应由具有药师以上专业技术职务任职资格的人员负责，一张处方必须一次复核完毕，不能中断，复核率应达到100%。

二、包装

包药、捆扎的方法各地不尽相同，但均以熟练快速、整齐美观、包扎牢固为目的。纸包不散包、不破不漏、不松不歪。一般来说，中药饮片的包装有以下要求。

1. 根据每剂药物的重量和质地选用大小适宜的包装纸或纸袋盛放中药饮片。

2. 先煎、后下等需要特殊处理的药物单包成小包并注明用法后，再放入群药包；或放在群药包的上面，以提示用药者按规定煎煮和服用。小包应规矩整齐，以不漏药为宜。

3. 鲜药应单包成小包并注明用法后，再另包成大包，不得与群药同包，以免干湿相混，发生霉烂变质。

4. 粉末药、细小籽粒药、贵细药要用两层纸张包装，以防遗漏。

5. 外用药要使用专用包装，并有外用标志。

6. 若为社会药店，最后将处方捆扎在药包之上，处方前记部分外露。

7. 药包捆扎时，需松紧适宜，扎十字结，不变包型，捆包顶端留有提系，便于提拎（图2-5）。

8. 若纸袋装药，要封好袋口，以防撒漏。包装上注明患者姓名以及煎法、服法等内容。

三、发药

1. 首先核对取药凭证，应问清患者姓名、工作单位、药剂剂数以及交款凭证，注意区分姓名相同相似者，防止错发、漏发事故。

2. 向患者或其家属详细交代方药的用法、用量、服药禁忌、煎煮方法，尤其是特殊处理药物的用法、毒麻贵细药的用法、自备"药引"的用法等，耐心回答患者提出的有关用药方面的咨询，最后应附带礼貌用语。

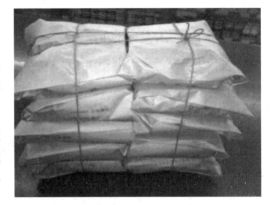

图2-5　多剂捆扎效果

3. 检查药品包扎是否牢固，药袋是否破损。

4. 检查附带药品是否齐全。

5. 检查外用药是否用专用包装，是否标明用法，并向患者（取药者）特别说明。

6. 如发现差错应立即采取措施，予以纠正。

7. 发药人在处方上签字或加盖专用签章。处方留存备查。

第八节　中成药调剂操作

PPT

一、中成药调剂的含义

中成药调剂是以中医药理论为基础，根据中医师处方和患者要求，将中成药按照规定程序调配成方剂供患者使用的操作过程。

二、中成药调剂操作步骤

调剂人员调配中成药处方时应严格执行"四查十对"（即一查处方，对科别、姓名、年龄；二查药品，对药名、剂型、规格、数量；三查配伍禁忌，对药品性状、用法用量；四查用药适宜性，对临床诊断），认真审核处方，准确调配药品，正确粘贴标签，向患者交付药品时，按照药品说明书或处方用法用量，进行用药交代指导。合理、正确的调剂工作程序是确保调剂快速、准确，保证质量的重要因素。调剂工作人员应熟悉常用中成药的主要成分、剂型特点、功能与主治、用法与用量、注意事项与有效期等，帮助患者选用安全有效的药物。中成药调剂程序为：中成药处方→审方→计价→调配→复核→发药。

✍ 实践实训

实训一　中药调剂

【实训目的】

1. 熟悉中药饮片处方的审核内容。
2. 学会中药饮片处方的调配流程。

【实训条件】

1. **实训场地**　模拟中药房。
2. **实验仪器及设备**　戥秤，包装纸，盛药胶片，捣筒，实训用各种中药饮片。

【实验内容】

1. 审核如图2-6所示处方，指出处方中的不恰当之处并加以说明。

```
                    ××××医院处方笺

科别：内科        门诊号：078        日期：

姓名：刘大伟      性别：男          年龄：42岁

临床诊断：支气管炎，痰热壅肺

Rp.

        山药12g    白术12g    陈皮9g    丁香9g    杏仁9g

        二母20g    麦冬12g    罂粟壳9g  郁金9g    蕺菜9g


共三剂，一日一剂，水煎服


医师：王海    配方人：    核对人：    药价：¥
```

图2-6　处方示例

表 2－2　审方实训效果评价表（100 分）

考核内容	技能要求	分值	得分
处方	指出处方前记中缺项	10	
	将中药别名改为正名	20	
	识别并开药名，正确标注药名及剂量	20	
	识别毒性中药或麻醉中药超剂量，指出正确用量范围和用法	20	
	指出处方中配伍禁忌	20	
	指出处方后记中缺项	10	
成绩		100	

2. 调配下列处方，做到操作规范，动作熟练，10 分钟一方三剂（每剂 7 味药）的调配任务。

【处方】二活 24g　桑寄生 10g　益智仁 12g　麦冬 30g　女贞子 10g　木瓜 12g

【实训考核表】

表 2－3　中药调剂操作比赛评分表

项目	要求与扣分标准	扣分	得分
1. 审核处方（10 分）	单独进行审方考试，计算机系统阅卷评分		
2. 验戥准备（5 分）	着装（束紧袖口）戴帽（前面不漏头发），衣帽清洁，双手清洁、指甲合格，得 1 分。否则扣 1 分		
	检查戥秤是否洁净，药袋、包装纸整齐放置，得 1 分，否则扣 1 分		
	持戥（左手持戥，手心向上），查戥，校戥（面向顾客，左手不挨戥），得 3 分。否则扣 3 分		
3. 分戥称量（5 分）	调配时逐剂减戥称量，得 5 分。一次未减戥称量或大把抓药或总量称定后凭经验估分，扣 1 分		
4. 按序调配、单味分包（10 分）	按序调配、单味分列、无混杂、无散落、无遗漏、无错配等现象，得 10 分。称量排放顺序混乱，扣 1 分；药物混杂，扣 1 分；药物撒在台面上未拣回或撒在地上，扣 1 分；每缺 1 味，扣 5 分；抓错一味药，调配不得分（扣 10 分）		
5. 单包注明（5 分）	需先煎、后下等特殊处理的药物按规定单包并注明，得 5 分。脚注处理错误或未单包，扣 5 分；单包后未注明或标注错误，每错一项，扣 1 分		
6. 复核装袋（10 分）	处方调配完毕后看方对药，认真核对，确认无误后装袋折口，处方签字、药袋上注明工位号，得 10 分。核对不认真，没有看方对药，扣 1 分；存在缺味、错配现象没有发现，扣 5 分；装袋后未折口，扣 1 分；处方签字不合要求，扣 1 分；药袋未标注工位号，扣 1 分。每个药袋均需写明患者姓名、性别、年龄，不合要求，扣 1 分		
7. 发药交待（5 分）	发药交待的内容（煎煮器具、加水量、浸泡时间、煎药时间、饮食禁忌等）按要求在药袋上注明，得 5 分。未注明，扣 5 分；标注有漏项，每项扣 1 分。只需标注 1 个药袋		
8. 及时清场（5 分）	调配工作完成后及时清场，做到物归原处、清洁戥盘、戥称复原、工作台整洁，得 5 分。戥盘未清洁，扣 1 分；戥称未复原，扣 1 分；工作台不整洁，扣 2 分；饮片洒落不清理，扣 1 分		
9. 总量误差率（15 分）	低于 ±1.00% 的，得 15 分；±（1.01～2.00）% 的，扣 3 分（得 12 分）；±（2.01～3.00）% 的，扣 6 分（得 9 分）；±（3.01～4.00）% 的，扣 9 分（得 6 分）；±（4.01～5.00）% 的，扣 12 分（得 3 分）；超过 ±5.00% 的，不得分		

续表

项目	要求与扣分标准	扣分	得分
10. 单剂最大误差率 （15分）	低于±1.00%的，得15分；±（1.01~2.00）%的，扣3分（得12分）；±（2.01~3.00）%的，扣6分（得9分）；±（3.01~4.00）%的，扣9分（得6分）；±（4.01~5.00）%的，扣12分（得3分）；超过±5.00%的，不得分		
11. 调配时间 （15分）	在9'内完成的，得15分；在9'01"~10'内完成的，得14分；在10'01"~11'内完成的，得13分；在11'01"~12'内完成的，得12分；在12'01"~13'内完成的，得11分；在13'01"~14'内完成的，得10分；在14'01"~15'内完成的，得8分；超过15'，调配不得分		
合计			

答案解析

目标检测

一、A 型选择题

1. 处方调配完毕后应进行复核，其复核率应为
   A. 100%　　　　B. 99%　　　　C. 90%　　　　D. 80%　　　　E. 50%

2. 调配处方时，首先应
   A. 计价　　　　B. 审方　　　　C. 调配　　　　D. 收费　　　　E. 查看药斗

3. 一般药物饮片的装斗量应为药斗的
   A. 3/5　　　　B. 4/5　　　　C. 3/4　　　　D. 2/3　　　　E. 1/2

4. 毒剧药物处方的留存时间应为
   A. 1 年　　　　B. 2 年　　　　C. 3 年　　　　D. 4 年　　　　E. 5 年

5. 关于罂粟壳，下列说法不正确的是
   A. 用量 3~6g　　　　　　　　B. 处方保存 3 年
   C. 连续使用不得超过 7 天　　　D. 单包
   E. 混入群药

二、简答题

1. 简述处方的意义。

2. 简述中药处方的调配流程。

书网融合……

知识回顾

微课

习题

第三章 中药制剂卫生

学习引导

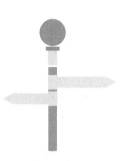

制剂卫生是药品生产管理的一项重要内容，涉及药品生产的全过程，在药品生产的各个环节，落实各项制剂卫生措施，是确保药品质量的重要手段。药品一旦受到微生物污染，在适宜的条件下，微生物就会大量生长繁殖，从而导致药品变质、腐败、疗效降低或失效，甚至会产生对人体有害的物质。

本章主要介绍中药制剂卫生的重要性，中药制剂常用的灭菌方法及常用防腐剂和消毒剂的使用；中药制剂可能污染途径及处理措施及生产环境中不同厂区的洁净度要求。

学习目标

1. **掌握** 中药制剂卫生的重要性；中药制剂常用的灭菌方法及常用防腐剂和消毒剂的使用；中药制剂可能污染途径及处理措施。

2. **熟悉** 中药制剂卫生的含义；能选择适当的灭菌方法对中药制剂进行灭菌，会采用适宜的防腐剂和消毒剂对中药制剂进行防腐和消毒。

3. **了解** 制药卫生的生产环境中不同厂区的洁净度要求。

第一节 概 述

PPT

一、制剂卫生的含义及意义

1. 含义 制剂卫生主要包括中药制剂微生物方面的要求及达到要求所采取的措施和方法。涉及到环境、工艺、厂房、人员等方面的卫生。制剂卫生是药品生产管理的一项重要工作内容，涉及药品生产的全过程，是确保药品质量的重要手段，也是实行 GMP 制度的具体要求。

2. 意义 药品是特殊商品，药品的优劣直接关系到人体的健康和生命的安全。药品一旦受到微生物的污染，在适宜的条件下微生物就会大量繁殖，从而使药品变质、腐败、疗效降低或失效，甚至可能产生对人体有害的物质。因此，药品卫生标准是判断药品质量优劣的重要依据，而采取有效的制药卫生措施则是确保药品质量的重要手段。

社会的进步与发展，使药品卫生标准被人们所重视，制药工业的现代化也对制剂卫生提出了更高的要求，药品生产过程中的每一个环节都应注意制剂卫生的问题。不同的剂型，不同的药物，不同的给药途径，其相应的卫生标准也有所差异。因此，在药品生产过程中，必须根据药物的剂型和给药途径，有目的地采取制药卫生措施，以保证药品质量。

二、中药制剂的卫生标准

中药制剂一般可分为无菌制剂和非无菌制剂（即限菌制剂）。无菌制剂一般指没有活体微生物存在的制剂。限菌制剂是指允许一定限量的微生物存在，但不得有规定控制菌存在的药物制剂。《中国药典》对中药制剂卫生标准的具体要求、检查方法、结果判断等均作出了明确规定，为药品卫生的控制提供了法定依据。主要包括以下几种检查项目。

（一）无菌检查

无菌检查法系用于检查《中国药典》要求无菌的药品、生物制品、医疗器具、原料、辅料及其他品种是否无菌的一种方法。若供试品符合无菌检查法的规定，仅表明了供试品在该检验条件下未发现微生物污染。

中药制剂通则品种项下，要求无菌及标示无菌的制剂和原辅料应符合无菌检查要求。用于手术、严重烧伤、严重创伤的局部给药制剂应符合无菌要求。无菌检查照《中国药典》（2020 年版）通则 1101 检查。

（二）微生物限度检查

微生物限度检查法系检查非规定灭菌制剂及其原料、辅料受微生物污染程度的方法。微生物限度项目检查的主要内容包括染菌量的检查（细菌总数测定、霉菌和酵母菌总数测定）、控制菌的检查（大肠埃希菌、沙门菌、铜绿假单胞菌、金黄色葡萄球菌、破伤风杆菌）。药品的生产、贮存、销售过程中的检验，药用原料、辅料及中药提取物的检验，新药标准制定，进口药品标准复核，考察药品质量及仲裁等，除另有规定外，其微生物限度均以《中国药典》（2020 年版）标准为依据。目前《中国药典》（2020 年版）标准的具体规定如下。

1. 中药制剂的细菌数、霉菌数和酵母菌数及控制菌的限度标准（2020 年版） 不同剂型要求不同，《中国药典》（2020 年版）通则 1107 "非无菌药品微生物限度标准"见表 3-1、表 3-2、表 3-3、表 3-4。

表 3-1　非无菌化学药品制剂、生物制品制剂、不含药材原粉的中药制剂的微生物限度标准

给药途径		需氧菌总数 (cfu/g、cfu/ml 或 cfu/10cm²)	霉菌和酵母菌总数 (cfu/g、cfu/ml 或 cfu/10cm²)	控制菌
口服给药①	固体制剂	10³	10²	不得检出大肠埃希菌（1g 或 1ml）；含脏器提取物的制剂还不得检出沙门菌（10g 或 10ml）
	液体及半固体制剂	10²	10¹	
口腔黏膜给药制剂	齿龈给药制剂	10²	10¹	不得检出大肠埃希菌、金黄色葡萄球菌、铜绿假单胞菌（1g、1ml 和 10cm²）
	鼻用制剂			
耳用制剂		10²	10¹	不得检出金黄色葡萄球菌、铜绿假单胞菌（1g、1ml 或 10cm²）
皮肤给药制剂				
呼吸道吸入给药制剂		10²	10¹	不得检出大肠埃希菌、金黄色葡萄球菌、铜绿假单胞菌、耐胆盐革兰阴性菌（1g 或 1ml）
阴道、尿道给药系统		10²	10¹	不得检出金黄色葡萄球菌、铜绿假单胞菌、白色念珠菌（1g、1ml 或 10cm²）；中药制剂还不得检出梭菌（1g、1ml 或 10cm）
直肠给药	固体及半固体制剂	10³	10²	不得检出金黄色葡萄球菌、铜绿假单胞菌（1g 或 1ml）
	液体制剂	10²	10²	
其他局部给药系统		10²	10²	不得检出金黄色葡萄球菌、铜绿假单胞菌（1g、1ml 或 10cm²）

注①：化学药品制剂和生物制品制剂若含有未经提取的动植物来源的成分及矿物质，还不得检出沙门菌（10g 或 10ml）。

表 3 - 2 非无菌含药材原粉的中药制剂微生物限度标准

给药途径		需氧菌总数 （cfu/g、cfu/ml 或 cfu/10cm²）	霉菌和酵母菌总数 （cfu/g、cfu/ml 或 cfu/10cm²）	控制菌
固体口服给药制剂	不含豆豉、神曲等发酵原粉	10⁴（丸剂 3×10⁴）	10²	不得检出大肠埃希菌（1g）；不得检出沙门菌（10g）、耐胆盐革兰阴性菌应小于 10² cfu（1g）
	含豆豉、神曲等发酵原粉	10⁵	5×10²	
液体及半固体口服给药制剂	不含豆豉、神曲等发酵原粉	5×10²	10²	不得检出大肠埃希菌（1g 或 1ml）；不得检出沙门菌（1g 或 10ml）、耐胆盐革兰阴性菌应小于 10¹ cfu（1g 或 1ml）
	含豆豉、神曲等发酵原粉	10³	10²	
固体局部给药制剂	用于表皮或黏膜不完整	10³	10²	不得检出金黄色葡萄球菌、铜绿假单胞菌（1g 或 10cm²）；阴道、尿道给药制剂还不得检出白色念珠菌、梭菌（1g 或 10cm²）
	用于表皮或黏膜完整	10⁴	10²	
液体及半固体局部给药制剂	用于表皮或黏膜不完整	10²	10²	不得检出金黄色葡萄球菌、铜绿假单胞菌（1g 或 1ml）阴道，尿道给药制剂还不得检出白色念珠菌、梭菌（1g 或 1ml）
	用于表皮或黏膜完整	10²	10²	

表 3 - 3 非无菌的药用原料及辅料微生物限度标准

	需氧菌总数（cfu/g 或 cfu/ml）	霉菌和酵母菌总数（cfu/g 或 cfu/ml）	控制菌
药用原料及辅料	10³	10²	＊

注＊：未做统一规定。

表 3 - 4 中药提取物及中药饮片的微生物限度标准

	需氧菌总数（cfu/g 或 cfu/ml）	霉菌和酵母菌总数（cfu/g 或 cfu/ml）	控制菌
中药提取物	10³	10²	＊
直接口服及泡服饮片	10⁵	10³	不得检出大肠埃希菌（1g 或 1ml）；不得检出沙门菌（10g 或 10ml）、耐胆盐革兰阴性菌应不少于 10⁴ cfu（1g 或 1ml）

注＊：未做统一规定。

2. 有兼用途的制剂 应符合各给药途径的标准。

3. 微生物计数和控制菌检查 非无菌药品的需氧菌总数、霉菌和酵母菌总数照"非无菌产品微生物限度检查：微生物计数法"（《中国药典》2020 年版通则 1105）检查；非无菌药品的控制菌检查法照"非无菌产品的微生物限度检查：控制菌检查法"（《中国药典》2020 年版通则 1106）检查。以上标准所列的控制菌对于控制某些药品的微生物质量可能并不全面，因此，对于原料、辅料及某些特定的制剂，根据原料药及其制剂的特性和用途、制剂的生产工艺等因素，可能还需要检查其他具有潜在危害的微生物。

4. 除了以上标准所列的控制菌外，药品中若检出其他可能具有潜在危害性的微生物，应从以下方面进行评估。

（1）药品的给药途径　给药途径不同，其危害不同。

（2）药品的特性　药品是否促进微生物生长，或者药品是否有足够的抑制微生物生长的能力；药品的使用方法。

（3）用药人群　用药人群不同，如新生儿、婴儿及体弱者，风险可能不同；患者使用免疫抑制剂和甾体类固醇激素等药品的情况；存在疾病、伤残和器官损伤等。

 知识链接 ....

菌落形成单位

菌落形成单位（cfu）为细菌和真菌的测量单位。将稀释后的一定量的菌液通过浇注或涂布的方法，让其内的微生物单细胞——分散在琼脂平板上，待培养后，每一个活细胞就形成一个菌落。与常规利用显微镜对微生物数量进行测量不同，主要是对可见的细菌数量进行测量的单位。

....

（三）热原检查

本法系将一定剂量的供试品，静脉注入家兔体内，在规定时间内，观察家兔体温升高的情况，以判定供试品中所含热原的限度是否符合规定。热原检查是保证中药注射液在临床使用时不发生热原反应的一种检测方法，对临床安全用药具有十分重要的特殊意义。热原检查的具体操作遵照《中国药典》（2020 年版）通则 1142 执行。

（四）细菌内毒素检查

本法系利用鲎试剂来检测或量化由革兰阴性菌产生的细菌内毒素，以判断供试品中细菌内毒素的限量是否符合规定的一种方法。细菌内毒素检查包括两种方法，即凝胶法和光度测定法，后者包括浊度法和显色基质法。供试品检测时，可使用其中任何一种方法进行试验。当测定结果有争议时，除另有规定外，以凝胶限度试验结果为准。具体操作照《中国药典》（2020 年版）通则 1143 执行。

三、微生物污染中药制剂的途径及处理措施

药品生产过程中被微生物污染的途径较多，为预防微生物的污染，确保制剂符合相应的《药品卫生标准》的要求，必须针对微生物污染的途径，采取相应的、积极的防菌及灭菌措施。微生物污染药剂的途径及防治措施主要由以下几点。

1. 原料　主要是指植物类药材和动物类药材，这类药材不仅直接带有各种微生物，而且在采集、贮藏、运输过程中还会受到各种污染，所以应当对原药材进行洁净处理，以减少微生物的污染。

对原药材进行洁净处理，应根据药材不同的性质采取适当的方法。一般耐热且质地坚硬药材，可采用水洗、流通蒸汽灭菌、干燥的综合处理方法；对含热敏性成分的药材，可采用乙醇喷洒或熏蒸，也可采用环氧乙烷气体灭菌或 γ 射线辐射灭菌的方法处理，这些方法杀菌效果好，且不影响药材的外观和有效成分含量。

2. 辅料　中药制剂制备过程中常会使用各种辅料，水、蜂蜜、蔗糖、淀粉等常用辅料均存在一定

数量的某种微生物。使用前应进行严格的选择或适当处理，以防止将微生物带入制剂。

3. 环境条件　主要指空气、水源、地面卫生。空气中含有许多微生物，尘埃越多微生物也越多，导致中药制剂被污染。因此必须重视药品生产环境和空气净化，生产区和周围环境应整洁无污染源，解决三废（水、气、渣），实现五无（积水、垃圾、杂物、药渣、蚊蝇滋生地），搞好绿化，美化环境。对不同的生产厂区应根据GMP所规定的要求，达到相应的洁净度级别。

4. 制药器械　直接与药物接触的制药设备与用具，如药碾、药筛、粉碎机、混合机、制丸机、压片机及各种盛装药物的容器等均有可能带入微生物。因此，应采用适当的方法对制药设备和用具及时进行洁净与灭菌处理，使其保持干燥洁净状态，必要时在临用前还应进行消毒灭菌。

5. 操作人员　人体的外表皮肤、毛发及穿戴的鞋、帽和衣服上都带有微生物，尤其手上则更多。操作中难免与药物接触，可能造成污染。为防止污染，操作人员必须注意个人卫生，严格执行卫生管理制度，穿戴专用的工作衣服，并定时换洗。根据GMP的要求，定期对药品生产人员进行健康检查，同时操作人员应严格执行卫生管理制度。

6. 包装材料　药品包装所用的玻璃瓶、塑料瓶、塑料袋、包装纸等若不经消毒和灭菌处理，均有可能带入某些微生物。因此，应采用适当的方法清洗、洁净，并作相应的灭菌处理，以杜绝微生物污染。

7. 贮存条件　药品搬运贮藏过程中，应注意防止由于包装材料破损而引起二次污染。外界的温湿度条件适宜时，微生物就容易滋长和增殖。为保证制剂在贮存过程中不变质，应重视各项防腐措施的落实，并将药品贮藏于阴凉、干燥处。

第二节　提高中药制剂卫生质量的常用技术

PPT

一、灭菌

(一) 概述

灭菌系指用物理或化学等方法杀灭或除去所有致病和非致病微生物繁殖体和芽孢的手段。灭菌法系指杀灭或除去所有致病和非致病微生物繁殖体和芽孢的方法或技术。中药药剂学上将灭菌法常分为物理灭菌法、化学灭菌法和无菌操作法。

与灭菌有关的术语包括：①无菌。系指物体或任一给定的介质中，没有任何活的微生物存在。②消毒。系指采用物理或化学等方法杀灭物体上或介质中的病原微生物。③防腐（抑菌）。系指用物理或化学等方法防止和抑制微生物的生长和繁殖的操作。

(二) 灭菌参数

研究发现在一般灭菌条件下，产品中还存在极微量微生物的可能性，而现行的无菌检验方法往往难以检出被检品中的极微量微生物。为了保证产品的无菌，对灭菌方法的可靠性进行验证，药剂学上引入F值和F_0值作为验证灭菌可靠性的参数。

1. D 值　系指在一定温度下，杀灭90%微生物所需的灭菌时间。D值是微生物的耐热常数，D值越大表示微生物抗热性越强，需要加热灭菌较长时间才能将其杀死。D值单位为分钟。

2. Z 值　在一定温度下对特定的微生物灭菌时，降低一个$\lg D$所需升高的温度或在相同的灭菌时间内，杀灭99%的微生物所需提高的温度。Z值的单位为℃。

3. F值 在一定灭菌温度T，给定Z值所产生的灭菌效果，与在参比温度T_0下给定Z值所产生的灭菌效果相同时所相当的时间。F值常用于干热灭菌，单位为分钟。

4. F_0值 在一定灭菌温度（T）、Z值为10℃产生的灭菌效果，与121℃、Z值为10℃产生的灭菌效果相同时所相当的时间（分钟）。F_0值目前仅限于热压灭菌。为了保证灭菌效果，生产过程应减少微生物的污染，采取更好的措施使每个容器的含菌数控制在10以下。设置F_0值时，一般增加理论值的50%，即规定F_0值为8分钟，实际操作应控制在12分钟。

（三）物理灭菌法

利用蛋白质与核酸具有遇热、射线不稳定的特性，采用加热、射线和过滤方法，杀灭或除去微生物的技术称为物理灭菌法，亦称物理灭菌技术。包括干热灭菌法、湿热灭菌法、过滤灭菌法和射线灭菌法。

1. 干热灭菌法 系指利用火焰或干热空气进行灭菌的方法。分火焰灭菌法和干热空气灭菌法。

（1）**火焰灭菌法** 系指用火焰直接灼烧灭菌的方法。将灭菌物品通过火焰3~4次，每次时间20秒以上。该法灭菌迅速、可靠、简便，适用于耐火材质的物品如金属、玻璃及瓷器等用具的灭菌，不适用于药品的灭菌。

（2）**干热空气灭菌法** 系指用高温干热空气灭菌的方法。该法适用于耐高温的玻璃和金属制品以及不允许湿气穿透的油脂类（如甘油、液状石蜡、脂肪油等）和耐高温的粉末化学药品的灭菌，不适于橡胶、塑料及大部分药品的灭菌。由于干热空气穿透力弱，所以此法采用的温度一般比湿热灭菌法高。干热灭菌的条件一般为，160~170℃需2小时以上；170~180℃需1小时以上；250℃需45分钟。

2. 湿热灭菌法 系指用高压饱和蒸汽、沸水或流通蒸汽进行灭菌的方法。蒸汽潜热大，穿透力强，容易使微生物的蛋白质较快地变性或凝固，灭菌效率比干热灭菌法高。分为热压灭菌法、流通蒸汽灭菌法、煮沸灭菌法、低温间歇灭菌法。

（1）**热压灭菌法** 系指用高压饱和水蒸气杀灭微生物的方法。本法为湿热灭菌中最有效、用途最广的方法，能杀灭所有细菌繁殖体和芽孢。适用于耐高温和耐高压蒸汽的所有药物制剂、玻璃容器、金属容器、瓷器、橡胶塞、滤膜过滤器等。一般情况下，热压灭菌法所需要的灭菌温度、压力和时间的关系：115℃、68.6千帕、30分钟；121.5℃、98千帕、20分钟；126.5℃、137.2千帕、15分钟。 ⊙微课

热压灭菌所用设备很多，基本结构相似。热压灭菌柜应密闭耐压，有排气口、安全阀、压力表和温度计等部件。常用的热压灭菌器有小型的手提式热压灭菌器、大型的卧式热压灭菌器等。

热压灭菌器使用时应注意以下问题：①检查仪表。使用前应先检查压力表、温度表、排气阀等是否完好正常。②自身产生蒸汽者，加水应适量，避免产生过热蒸汽。③排尽空气。饱和水蒸气灭菌效力强于湿饱和蒸汽和过热蒸汽，为保证饱和蒸汽的获得，首先开启放气阀门将灭菌器内空气排尽，使压力与温度相符。④准确记时。一般先预热15~20分钟，再升压和升温，达到预定压力和温度后开始计时。⑤灭菌完毕后，停止加热，待压力表指针降至零，打开放气阀，排尽器内蒸汽，待温度降至40℃以下，再缓缓开启门盖。不可快速放气，骤然减压会导致容器爆裂和药液冲出锅外等伤人事故的发生。

（2）**流通蒸汽灭菌法** 系指在常压下，采用100℃流通蒸汽加热杀灭微生物的方法。该法适用于消毒及不耐高热制剂的灭菌，尤其是1~2ml的注射剂（小剂量）。但不能保证杀灭所有的芽孢，不是可靠的灭菌法。灭菌时间通常为30~60分钟。

（3）煮沸灭菌法　系指将待灭菌物品置沸水中加热灭菌的方法。该法灭菌效果较差，不能确保杀灭所有芽孢。必要时加入适量的抑菌剂，如三氯叔丁醇、甲酚、氯甲酚等，以提高灭菌效果。常用于注射器、注射针等器皿的消毒。煮沸时间通常为 30 ~ 60 分钟。

（4）低温间歇灭菌法　系指将待灭菌物置 60 ~ 80℃ 的水或流通蒸汽中加热 60 分钟，杀灭微生物繁殖体后，在室温条件下放置 24 小时，待灭菌物中的芽孢发育成繁殖体，再次加热灭菌、放置，反复多次，直至杀灭所有芽孢。该法适用于不耐高温、热敏物料或制剂的灭菌。本法费时、功效低、效果差，必要时需加防腐剂。

3. 射线灭菌法　是指采用辐射、微波和紫外线杀灭微生物和芽孢的方法。

（1）辐射灭菌法　系指采用放射性同位素放射的 γ 射线杀灭微生物和芽孢的方法。本法适用于热敏性物料和制剂的灭菌，常用于维生素、抗生素、激素、生物制品、中药材和中药制剂、医疗器械、药用包装材料及药用高分子材料等物质的灭菌。

该法特点是：不升高产品的温度，穿透力强，灭菌效率高；但设备费用较高，对操作人员存在潜在的危险性，使用时要注意安全防护的问题。某些药品经辐射灭菌后，药效有可能降低。

（2）微波灭菌法　是采用微波照射产生的热能杀灭微生物和芽孢的方法。适用于液态和固体物料的灭菌，且对固体物料具有干燥作用。具有低温、常压、高效、快速（一般为 2 ~ 3 分钟）、低耗能、无污染等特点。

（3）紫外线灭菌法　系指用紫外线照射杀灭微生物和芽孢的方法。用于紫外线灭菌的波长一般为 200 ~ 300nm，灭菌力最强的波长是 254nm。紫外线不仅能使核酸蛋白质变性，而且能使空气中氧气产生微量臭氧，进而达到共同杀菌作用。该法适用于照射物表面杀菌、无菌室空气及蒸馏水的灭菌；不适合于药液的灭菌及固体物料深部的灭菌。普通玻璃即可吸收紫外线，因此装于容器中的药物不能用紫外线灭菌。紫外线对人体有害，照射过久易发生结膜炎、红斑及皮肤烧灼等伤害，故一般在操作前开启 1 ~ 2 小时，操作时关闭；必须在操作过程中照射时，对操作者的皮肤和眼睛应采用适当的防护措施。

4. 过滤灭菌法　详见本节四、过滤。

（四）化学灭菌法

用化学药品直接作用于微生物而将其杀灭的方法。对微生物具有杀灭作用的化学药品称杀菌剂。杀菌剂仅对微生物繁殖体有效，不能杀灭芽孢。化学灭菌的目的在于减少微生物的数量，以控制一定的无菌状态。化学灭菌法可分为气体灭菌法和液体灭菌法。

1. 气体灭菌法　系指采用化学品的气体或蒸汽进行灭菌的方法。常用的气体有环氧乙烷、甲醛、丙二醇、甘油和过氧乙酸蒸气。该法特别适用于环境消毒以及不耐加热灭菌的医疗器具、设备和设施等的消毒，亦用于粉末注射剂。同时应注意残留的杀菌剂和药物可能发生的相互作用。

2. 药液灭菌法　系指采用杀菌剂溶液进行灭菌的方法。常用药液有 75% 乙醇、1% 聚维酮碘溶液、0.1% ~ 0.2% 苯扎溴铵（新洁尔灭）溶液、2% 的苯酚或煤酚皂液等。该法作为其他灭菌法的辅助措施，用于物体表面，如皮肤、无菌器具和设备、地面、台面等消毒。

（五）无菌操作法

系指整个操作过程控制在无菌条件下进行的一种操作方法。该法适用于一些不耐热药物制剂、眼用制剂、皮试液、海绵剂和创伤制剂的制备。按无菌操作法制备的产品，一般不再灭菌。无菌操作室或无菌操作所用一切用具、材料以及环境，均须应用上述灭菌法操作，操作需在无菌操作室或无菌操作柜内进行。

1. 无菌室内的灭菌 无菌室的灭菌往往是几种灭菌法同时使用。首先采用空气灭菌法对无菌室进行灭菌，再采用甲醛溶液加热熏蒸法、丙二醇蒸气熏蒸法、环氧乙烷熏蒸法等气体灭菌法并结合紫外线灭菌的方法对无菌室进行灭菌。甲醛熏蒸法灭菌较彻底，是常用的方法之一。使用时，液态甲醛在其中气化成甲醛蒸气，经蒸气出口送入总进风道，由鼓风机吹入无菌室，连续 3 小时后，关闭密熏 12 ~ 24 小时，并应保持室内湿度 >60%，温度 >25℃，以免低温导致甲醛蒸气聚合而附着于冷表面，从而降低空中甲醛浓度，影响灭菌效率。密熏完毕后，将 25% 的氨气加热，按一定流量送入无菌室内，以清除甲醛蒸气，然后开启排风设备，并通入无菌空气直至室内排尽甲醛。每天在操作前开启紫外灯照射 1 ~ 2 小时，间隔一定时间再灭菌 0.5 ~ 1 小时，以保证室内的无菌状态。除此之外，还要定期采用药液消毒法喷洒或擦拭室内墙壁、地面、用具等。

2. 无菌操作 操作人员进入无菌操作室前要按规定沐浴风淋，并换上无菌的工作衣、帽、口罩和鞋，内衣与头发不得暴露，双手应按规定洗净并消毒后方可进行操作，以免造成污染。无菌操作所用的一切物品、器具及环境，均需按上述灭菌法灭菌。物料通过适当方式在无菌状态下送入室内。人流和物流要严格分离，以避免交叉污染。

即学即练

油脂性基质的灭菌方法是（　）

A. 流通蒸汽灭菌　　　B. 干热空气灭菌　　　C. 紫外线灭菌

D. 微波灭菌　　　E. 环氧乙烷气体灭菌

答案解析

二、消毒

消毒是杀死物体上病原微生物的方法。本法是以化学药品作为消毒剂，配成有效的液体，用喷雾、涂抹或浸泡的方式达到消毒的目的。多数化学消毒剂仅对细菌繁殖体有效，而不能杀死芽孢，应用消毒剂的目的在于减少微生物的数量。本类药物主要用于人体表面、器械、排泄物和周围环境的消毒。

目前常用的消毒剂有以下几类。

1. 醇类 包括乙醇、异丙醇、氯丙醇等，能使菌体蛋白质变性，但杀菌能力弱。常用于皮肤和物体表面的消毒。

2. 酚类 包括苯酚、甲酚、甲酚皂溶液、氯甲酚等。苯酚（3% ~ 5%）溶液常用于手术器械和房屋的消毒。甲酚又称煤酚，抗菌作用较苯酚强 3 倍，腐蚀性及毒性均较小，2% 溶液用于皮肤、橡胶手套的消毒；3% ~ 5% 溶液用于器械的消毒。煤酚皂液（来苏儿）是常用的消毒剂，可用于皮肤、橡胶手套、器械、金属、地面、门窗、墙壁、环境等的消毒。

3. 表面活性剂 常用的有洁尔灭、新洁尔灭、度米芬、洗必泰等阳离子表面活性剂。本类消毒剂抗菌谱广，作用快而强。常用于皮肤、器械和内外环境表面的消毒。

4. 氧化剂 包括过氧乙酸、臭氧、高锰酸钾等。本类消毒剂具有较强的杀菌效果，常用于塑料、玻璃、人造纤维等器具的浸泡消毒。

5. 卤素类 包括碘伏、漂白粉（含氯 25% ~ 35% 的灰白粉末）、洗消净（由含氯不得低于 5% 的次氯酸钠溶液和 40% 十二烷基磺酸钠溶液等量混合液）等。碘伏是广谱高效、新型的杀菌剂，常用于皮肤消毒。漂白粉杀菌谱广、杀菌力强，用于非金属用具和无色衣物的消毒。洗消静为广谱、高效、快速的杀菌剂，可用于医疗器械及各种用具的消毒。

三、防腐

防腐系指用物理或化学方法防止和抑制微生物生长繁殖，亦称抑菌。能防止或抑制病原微生物生长发育的化学药品称为防腐剂。在滴眼剂和注射剂中使用的称抑菌剂。

防腐的措施有控制辅料和原料的质量、防止污染（加强生产环境、操作人员、用具设备等卫生管理）和添加防腐剂几种途径。常用的防腐剂有以下几种。

1. 对羟基苯甲酸酯类　亦称羟苯酯类或尼泊金类，包括羟基苯甲酸的甲酯、乙酯、丙酯和丁酯，是一类优良的防腐剂。无毒，无味，无臭，化学性质稳定，用量少，对霉菌抑制能力好，对细菌抑菌较差。羟苯酯类抑菌作用随着酯基的碳原子数增多而增强，在水中的溶解度随碳原子的增加而减小。混合使用羟苯酯类具有协同作用。这类防腐剂在酸性或中性介质中抑菌效果较好。

2. 苯甲酸及其盐　苯甲酸亦称安息香酸。在酸性溶液中抑菌效果最好，最适 pH 是 4，苯甲酸防发酵能力较尼泊金类强，苯甲酸和尼泊金类联合应用对防止发霉和发酵最为理想，特别适用于中药液体制剂。

3. 山梨酸及其盐　山梨酸对真菌的抑制作用强。山梨酸与其他抗菌剂联合使用产生协同作用。山梨酸依靠其未解离的分子发挥防腐作用，因此在酸性水溶液中效果较好，一般介质的 pH 以 4.5 左右为宜。

4. 苯扎溴铵　又称新洁尔灭，为阳离子表面活性剂。本品在酸性和碱性溶液中稳定，耐热压。

5. 其他防腐剂　醋酸氯己定、薄荷油、桂皮油、桉叶油等均可做抑菌剂。

 实例分析

液体制剂的防腐

实例：液体制剂品种很多，应用广泛，无论在药店还是在医院药房都占有不少的比重，常见的有溶液剂、糖浆剂，特殊用途的有搽剂、洗剂、滴耳剂等。液体制剂尤其是以水为溶剂的液体制剂，容易被微生物污染而变质。

问题：结合本教材相关内容的描述，谈一谈液体制剂是否使用防腐剂以及可供选用的品种。

答案解析

四、过滤

过滤除菌法系指采用过滤法除去微生物的方法。是使药物溶液通过无菌的特定滤器，除去活的或死的微生物而得到不含微生物的滤液。灭菌用过滤器应有较高的过滤效果，能有效地除尽物料中的微生物，滤材与滤液中的成分不发生相互交换，滤器易清洗，操作方便等特点。过滤灭菌应在无菌条件下进行操作，为了保证药品的无菌，必须对过滤过程进行无菌检测。

目前，常用的滤过除菌器主要有微孔滤膜滤器、垂熔玻璃滤器、砂滤棒、钛滤器等。

1. 垂熔玻璃滤器　是用硬质中性玻璃细粉烧结而成。分为垂熔玻璃漏斗、垂熔玻璃滤球和垂熔玻璃滤棒三种。具体规格可详见表 3 - 5。

表 3 - 5　垂熔玻璃滤器规格表

滤板号	1	2	3	4	5	6
滤板孔径/μm	80～120	40～80	15～40	5～15	2～5	2 以下

垂熔玻璃滤器在注射剂生产中常用作精滤或膜滤器前的预滤。由于厂家不同，代号则不同。1 号、2 号常用于粗滤；3 号多用于常压精滤；4 号可用于减压或加压精滤；5 号用于除去较大的细菌、酵母菌；6 号用于无菌滤过。

2. 砂滤棒　国内生产的砂滤棒主要有两种，一种是硅藻土滤棒。有三种规格，细号孔径为 3～4μm，可滤除介质中颗粒杂质及一部分细菌。此种过滤器质地较松散，一般适用于黏度高、浓度较大的滤液过滤。另一种是多孔素瓷滤棒，滤速慢，特别适用于黏度低的液体过滤，按孔径大小有 8 种规格，孔径在 1.3μm 以下的滤棒可滤除细菌。

3. 微孔滤膜过滤器　微孔滤膜是由高分子材料制成的多孔性薄膜过滤介质。在薄膜上分布有大量的穿透性微孔，孔径一般不超过 0.22μm，分成多种规格，主要滤除大于 50μm 的细菌和悬浮颗粒。其特点是：孔径小、均匀、截留能力强；孔隙率高（微孔占薄膜总体积的 80% 左右），药液通过滤膜时阻力小，滤速快；质地很薄，吸附损失小；滤膜用后弃去，药液之间不会产生交叉污染；过滤时无介质脱落，不影响药液的 pH。适合于大量生产的精滤操作，在中药制剂生产中可用于精滤，如注射液及大输液的过滤、热敏性药物的除菌净化、液体中微粒含量的分析和无菌空气的净化等。

微孔滤膜种类包括：混合纤维微孔滤膜、聚丙烯滤膜、聚醚砜滤膜、聚偏氟乙烯滤膜、聚四氟乙烯滤膜、尼龙滤膜等。

4. 钛滤器　是采用粉末冶金工艺将钛粉末加工制成滤过元件。钛滤器有钛滤棒与钛滤片，抗热性能好、强度大、重量轻、不易破除、过滤阻力小、滤速大。产品可用于药液脱炭及气体过滤。钛滤器是一种较好的滤材，国内一些制剂生产厂家已开始应用。

5. 其他过滤器　多孔聚乙烯烧结管过滤器、核孔膜过滤器和超滤器等。

应用滤器滤过除菌时，为提高除菌效果，保证成品质量，应注意下列问题：①药液应预处理。先用粗滤器滤除较大颗粒杂质，再用砂滤棒或 4 号、5 号垂熔玻璃滤器滤除细微沉淀物或较大杆菌、酵母菌，最后再用微孔滤膜滤器或 6 号垂熔玻璃滤器滤过。②应配合无菌操作技术进行，必要时在滤液中添加适当的防腐剂。③新使用或已多次重复使用的滤器，须进行灭菌处理，检查滤除效果，必要时可测定滤器的孔径或采样做细菌学检查。

五、空气净化

空气净化技术是以创造洁净的空气为主要目的的空气调节措施。根据不同行业的要求和洁净标准，可分为工业净化和生物净化。工业净化系指除去空气中悬浮的尘埃；生物净化系指不仅除去空气中尘埃，而且除去细菌等以创造空气洁净的环境。中药制剂行业中的空气净化需要生物洁净，即在除掉空气中的各种尘埃的同时除掉各种微生物等。药品的净化过程是在净化的空气环境中进行的防止药品受到污染、提高药品质量的重要措施之一。

（一）洁净室的净化标准

目前国际上没有统一的洁净室净化标准。各国规定主要是尘埃和细菌两个方面的因素。洁净区与非洁净区之间、不同级别洁净区之间的压差应当不低于10Pa。必要时，相同洁净度级别的不同功能区域之间也应当保持适当的压差梯度。洁净室的温度与湿度应与药品的生产工艺要求相适应，如无特殊要求，厂房应当有适当的照明、温度、湿度和通风，确保生产和贮存的产品质量以及相关设备性能不会直接或间接地受到影响。

根据我国2010版GMP规定，洁净室的设计必须符合洁净度的要求，包括达到"静态"和"动态"的标准。其中"静态"是指所有生产设备均已安装就绪，但没有生产活动且无操作人员在场的状态；"动态"是指生产设备按预定的工艺模式运行并有规定数量的操作人员在现场操作的状态。无菌药品生产的洁净区可分为A、B、C、D四个级别。

A级：高风险操作区，如灌装区、放置胶塞桶和与无菌制剂直接接触的敞口包装容器的区域及无菌装配或连接操作的区域，应当用单向流操作台（罩）维持该区的环境状态。单向流系统在其工作区域必须均匀送风，风速为0.36~0.54m/s。应当有数据证明单向流的状态并经过验证。在密闭的隔离操作器或手套箱内，可使用较低的风速。

B级：指无菌配置和灌装等高风险操作A级洁净区所处的背景区域。

C级和D级：指无菌药品生产过程中重要程度较低操作区所处的背景区域。

各级别空气悬浮粒子的标准规定如表3-6所示。

表3-6 洁净区各级别空气悬浮粒子的标准规定

洁净度级别	悬浮粒子最大允许数/m³			
	静态		动态	
	≥0.5μm	≥5μm	≥0.5μm	≥5μm
A级	3520	20	3520	20
B级	3520	29	352000	2900
C级	352000	2900	3520000	29000
D级	3520000	29000	不作规定	不作规定

此外，还应对微生物进行动态监测，评估无菌生产的微生物状况。洁净区微生物监测的动态标准见表3-7。

表3-7 不同洁净区微生物监测的动态标准

净度级别	浮游菌（cfu/m³）	沉降菌（φ90mm）（cfu/4小时）	表面微生物	
			接触碟（cfu/碟）	5指手套（cfu/手套）
A级	<1	<1	<1	<1
B级	10	5	5	5
C级	100	50	25	–
D级	200	100	50	–

无菌药品中最终灭菌产品与非最终灭菌产品的生产操作环境可参考表3-8、表3-9中示例进行选择。

表 3 – 8　最终灭菌产品的生产操作示例

洁净度级别	最终灭菌产品生产操作示例
C 级背景下的部分 A 级	高风险产品的灌装[(1)]（或灌封）
C 级	产品的灌装（或灌封）；高污染风险产品[(2)]配制和过滤；眼用制剂、无菌软膏剂、无菌混悬剂的灌装（或灌封）；直接接触药品的包装材料和器具最终清洗后的处理
D 级	轧盖；灌装前物料的准备；产品的配制和过滤直接接触品的包装材料与器具的最终清洗

注：（1）此处的高污染风险是指产品容易长菌、灌装速度慢、灌装容器为广口瓶、容器须暴露数秒后方可密封等状况。
　　（2）此处的高污染风险是指产品容易长菌、配制后需等待。

表 3 – 9　非最终灭菌产品的无菌生产操作示例

洁净度级别	非最终灭菌产品的无菌生产操作示例
B 级背景下的 A 级	1. 处于未完全密封（轧盖前的产品）状态下产品的操作和转运，如产品的灌装（灌封）、分装、压塞、轧盖等。 2. 灌装前无法除菌过滤的药液或产品的配制。 3. 直接接触产品的包装材料和容器灭菌后的装配及处于未完全密封状态下的转运和存放。 4. 无菌原料药的粉碎、过筛、混合、分装
B 级	1. 未完全密封状态下的产品置于完全密封容器内的转运。 2. 接触产品的包装材料和容器灭菌后的置于完全密封容器内的转运和存放
C 级	1. 灌装前可除菌过滤的药液或产品的配制。 2. 产品的过滤
D 级	直接接触产品的包装材料和容器最终清洗、装配或包装、灭菌

（二）空气净化技术

目前空气净化一般采用空气过滤法，即当含有粉尘的空气通过多孔过滤介质时，粉尘被微孔截留或孔壁吸附而与空气分离。在空气净化系统中，将过滤器按过滤效率分为初效过滤器、中效过滤器、亚高效过滤器和高效过滤器四种。

初效过滤器：适用于空调系统的初级过滤，主要用于过滤 5μm 颗粒灰尘及各种悬浮物，过滤效果可达 20% ~ 80%。中央空调和集中通风系统预过滤通常设在上侧风的新风过滤，除用于捕集大粒子外，还能防止中、高效过滤器被大粒子堵塞，以延长中、高效过滤器的寿命。一般采用易于拆卸的平板型和袋型。

中效过滤器：主要用于过滤 1 ~ 5μm 颗粒灰尘及各种悬浮物。过滤效果可达 20% ~ 70%，滤材有特殊无纺布或玻璃纤维等，具有阻力小、风量大、容尘量高、质量轻、可重复清洁使用等特点。作为高效过滤的前端过滤，可以减少高效滤过的负荷，延长其使用寿命。

亚高效过滤器：主要除去 0.5 ~ 1μm 的颗粒灰尘及各种悬浮物，过滤效果在 95% ~ 99.9%，置于高效过滤器之前以保护高效过滤器，常采用折叠式过滤器。

高效过滤器：主要用于捕集 0.5μm 以下的颗粒灰尘及各种悬浮物。采用超细玻璃纤维纸作滤料，胶版纸、铝膜等材料作分割板，与木框铝合金胶合而成。具有过滤精度高、过滤速度快、纳污量大、滤料经久耐用等特点。另外还有两种高效过滤器，一种是超高效过滤器，能做到净化 99.9995%；一种是抗菌型无隔板高效空气过滤器，具有抗菌作用，阻止细菌进入洁净车间。

过滤器应当尽可能不脱落纤维。严禁使用含石棉的过滤器。过滤器不得影响产品质量。

(三) 净化气流方式

经高效过滤器送出来的洁净空气进入洁净区时候的流向直接影响室内的洁净度。气流的形式有层流和乱流两种。

1. 层流　是指空气流线呈平行，又称平行流或单向流。由于层流的流线为单一方向且相互平行，各流线间的尘粒不易从一个流线扩散到另一流线上去。层流常用于 A 级的洁净区。层流分为垂直层流与水平层流。

(1) 水平层流洁净室　水平层流洁净室的构造如图 3-1 所示。室内的空气净化是由若干台净化单元组成的一面墙体来实现，每台净化单元由送风机、静压箱体、高效空气滤过器组成。净化单元机组将套间内空气经新风滤过器吸入一部分，再吸入洁净室内循环空气，经高效空气滤过器送入洁净室内，以较高的速度从一面墙（壁）向对面墙壁层流流去，当流速≥0.25m/s 时，室内尘粒被气流带走，0.3μm 以上的尘粒可除去99.97%，达到无菌要求。一部分排出室外，大部分经回风道吸到净化单元循环使用。这样在洁净室内形成横向水平层流，达到净化空气的目的。洁净室工作时室内必须保持正压。洁净室的洁净度可达 A 级。

(2) 垂直层流洁净室　其构造如图 3-2 所示。由图可知，垂直层流洁净室的工作原理与水平层流洁净室的相同。洁净空气从天棚沿垂直方向均匀地流向地面回风格栅，房间断面风速≥0.35m/s。洁净室的洁净度可达 A 级。

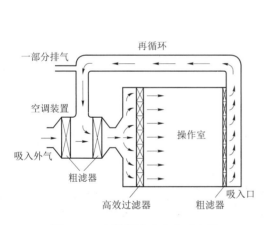

图 3-1　水平层流洁净室示意图

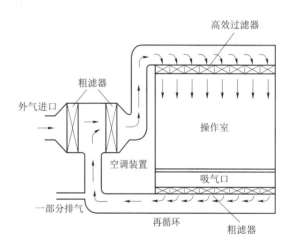

图 3-2　垂直层流洁净室示意图

2. 乱流（紊流）　系指使用高度净化的空气将操作室内产生的尘粒稀释的空气净化方式。乱流洁净室的非层流型空调系统如图 3-3 所示。空气在洁净室中流动特点是：从送风口到回风口之间空气的流动断面是变化的。洁净室断面比送风口的断面大得多，因此不能在整个洁净室或工作区的断面形成均匀的气流。当干净的空气从送风口送入室内后，它将迅速向四周扩散混合，同时将同样数量的空气从回风口排走。即送风的目的是稀释室内受污染的空气，把原来含尘浓度高的空气冲淡，满足规定的含尘浓度。

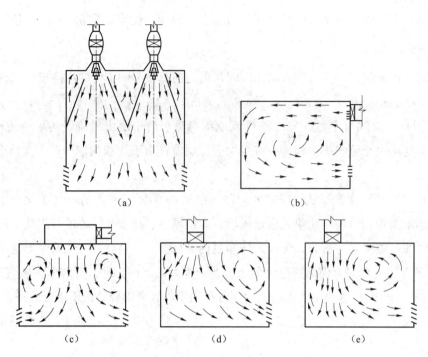

图 3 - 3 乱流洁净室示意图

（a）密集流线形散发器顶送双侧下回；（b）孔板顶送双侧下回；

（c）上侧送风双侧下回；（d）带扩散板高效过滤器风口顶送单侧下回；

（e）无扩散板高效过滤器风口顶送单侧下回

📝 实践实训

实训二　参观中药制剂企业

【实训目的】

1. 熟悉或了解中药制剂企业净化设备、洁净室等级标准及卫生管理、人员和物流进入生产区的各种洁净方法。

2. 熟悉灭菌法、无菌操作的方法和各种灭菌方法常用设备、性能、使用方法和注意事项。

3. 了解中药厂生产各种剂型的主要工艺流程以及质检工作概况、保证药品质量与卫生标准的方法。

【实训内容】

1. 首先听取药厂负责人或生产管理部门负责人介绍药厂概况，以及 GMP 的实施情况。

2. 参观学习中药制药企业无菌操作车间的主要任务及机械设备构造、性能、操作方法。

【实训要求】

1. 统一工作服、工作帽，备一双干净的软底鞋。

2. 参观过程中认真倾听药厂技术人员的讲解，并做好记录。

3. 遵守药厂的记录、规章，并注意安全。

4. 参观后组织讨论，写出参观体会。

【思考题】

1. 写一份参观学习体会。

2. 要使药品的生产环境处于无菌状态应如何操作？

目标检测

答案解析

一、A 型选择题

1. 紫外线灭菌能力最强的波长是

    A. 185nm   B. 245nm   C. 254nm

    D. 285nm   E. 300nm

2. 滤过除菌用微孔滤膜的孔径应为

    A. 0.8μm   B. 0.22μm   C. 0.1μm

    D. 0.4μm   E. 1.0μm

3. 灭菌效率最高的蒸汽是

    A. 过热蒸汽   B. 饱和蒸汽   C. 不饱和蒸汽

    D. 湿饱和蒸汽   E. 流通蒸汽

4. 常用于注射液最后精滤的是

    A. 砂滤棒   B. 4 号垂熔玻璃漏斗   C. 微孔滤膜滤器

    D. 布氏漏斗   E. 框式压滤机

5. 属于气体灭菌法的是

    A. 湿热灭菌   B. 滤过除菌   C. 干热空气灭菌

    D. 紫外线灭菌   E. 环氧乙烷灭菌

二、简答题

1. 使用热压灭菌器应注意哪些问题？

2. 常用的滤器有哪些？

书网融合……

       知识回顾   微课   习题

第四章　中药提取、分离、精制、浓缩与干燥

学习引导

中医药是中华文明的一个瑰宝，凝聚着中国人民和中华民族的博大智慧，并以其在疾病预防、治疗、康复等方面的独特优势受到许多国家民众广泛认可。但与此同时传统中药也存在体积大、煎服不方便等问题，如何使中药携带、服用、生产等更加方便？如何提高中药临床使用的效果？这就往往需要对中药进行提取、分离、精制、浓缩与干燥。

本章主要介绍中药的提取过程及其影响因素，常用的提取方法与选用，各种分离方法的特点与选用，常用精制方法的原理以及常用精制方法的选用，常用浓缩、干燥方法的原理以及常用浓缩、干燥方法的选用。

学习目标

1. **掌握**　中药提取过程及其影响因素；常用的提取方法与选用；各种分离方法的特点与选用；常用精制方法的选用；常用的浓缩方法与选用；常用的干燥方法与选用。

2. **熟悉**　中药提取、分离、精制、浓缩、干燥的目的；常用精制方法的原理；影响蒸发的因素；影响干燥的因素。

3. **了解**　中药提取常用溶剂；会运用中药提取、分离、精制、浓缩、干燥的药剂学知识解决中药制剂在临床应用中的药学问题。

第一节　中药提取

PPT

一、中药提取的含义及目的

中药提取指采用适宜的溶剂和方法使中药材所含的有效成分或有效部位浸出的操作。

（一）中药组分与疗效的关系

为制成适宜的剂型或减少服用量，大多数中药材在使用前均需要进行提取操作。而提取过程中所浸出的中药组分种类（或性质）与中药制剂的疗效具有密切关系。概括来说，可将其分为有效成分（包括有效部位）、辅助成分、无效成分和组织成分等。

1. 有效成分与有效部位　中药材中具有一定的生理活性，能起主要药效的化学成分称为有效成分，

通常是指化学上的单体化合物，能用分子式和结构式表示，具有一定的物理常数，如芸香苷、盐酸小檗碱、青蒿素等。而在实际的提取操作中得到的不仅仅是一种单一的有效成分，而是含有数种有效成分的混合物，称为"有效部位"，比如总生物碱、总蒽醌、总皂苷等。同时，中药复方的综合作用若以单一有效成分来说明其多功效及综合作用也是不够的。制剂生产应用有效部位有利于发挥其综合效能，符合中医用药的特点。

2. 辅助成分 中药材中的有一些化学成分，本身无特殊疗效，但能增强或缓和有效成分的作用，或有利于有效成分的提取，或能增强制剂的稳定性，此类化学成分称为辅助成分。如大黄中所含的鞣质能缓和其泻下作用。

3. 无效成分 中药材中有一些化学成分是普遍存在的，如蛋白质、鞣质、淀粉、树脂、黏液质等，它们不仅没有治疗作用，相反会影响提取效能、制剂稳定性、外观和药效，这类化学成分称为无效成分。如苦杏仁中的酶能导致苦杏仁苷分解而失去止咳效果；注射剂中所含鞣质会造成制剂产生沉淀或浑浊现象，甚至还会导致注射疼痛。

4. 组织成分 主要指中药材中的细胞或其他的不溶性物质，如纤维素、栓皮、石细胞等。

在提取操作中，有效成分或有效部位、辅助成分统称为药用成分，是提取的主要对象，而无效成分与组织成分则应尽量除去。

（二）中药提取的过程

提取是指提取溶剂进入饮片组织细胞内，将药用成分溶解后形成提取液的全部过程。提取的实质就是溶质（中药组分）由饮片固相转移到溶剂液相中的传质过程。中药组分从完好细胞结构中浸出，需经历一个提取过程，一般可分为浸润与渗透、解吸与溶解、扩散等几个互相连续的阶段。

1. 浸润与渗透阶段 溶剂附着在饮片表面而润湿，使饮片膨胀、恢复膜的通透性，从而溶剂进入饮片空隙和裂缝中，进而渗透进入细胞内的阶段。

提取必须经过浸润与渗透阶段。溶剂加入到药材中，首先附着于药材表面使之润湿，然后通过毛细管和细胞间隙渗入细胞内。这种润湿作用对浸出影响极大，如药材不能被浸出溶剂润湿，浸出则无法进行。一般来说，提取溶剂的表面张力越小，药材越易被润湿。比如，水的表面张力较大，以水作为提取溶剂时，其润湿效果较乙醇等其他有机溶剂差。为了帮助溶剂浸润药材，有时可于溶剂中加入适量的表面活性剂，降低其表面张力，提高溶剂对药材浸润与渗透的速度。

浸润的难易还取决于溶剂与药材之间液－固界面情况，浸出溶剂与药粉间的界面张力愈大，药材愈不易被润湿。如药材含蛋白质、淀粉、纤维素等极性成分，水就容易浸润，进而通过毛细管及细胞间隙渗透进入药材细胞内，因此选择合适的提取溶剂有助于提高浸润的速度。反之，如药材富含油脂，直接以水作为溶剂则无法充分浸润药材，有效成分的提取也就无法顺利进行，对于此类药材可以先进行脱脂处理再浸润。

此外，中药所含高分子物质，遇沸水后易形成胶体，亦不利于有效成分渗出。如某些含淀粉、蛋白质较多的药材若不浸泡，立即煎煮，就会因淀粉糊化、蛋白质变性凝固而包在药材表面，形成一个"屏障层"，堵塞了药材表面的毛细孔道，使其有效成分向外的扩散能力大大减小，因此浸润与渗透阶段应在常温下进行。

2. 解析与溶解阶段 进入细胞内的溶剂，克服被提取成分的吸附力，根据"相似相溶"的原理，低分子成分溶解、高分子成分胶溶。药材细胞内有效成分被其他成分及组织所吸附，若渗透进入药材细胞内的溶剂与有效成分亲和力更大时，能够有效地将其溶解、解吸并转移至溶剂中。

提取溶剂通过毛细管和细胞间隙进入细胞组织后，成分能否被溶解，取决于成分结构和溶剂性质，根据"相似相溶"规律，水能溶解极性大的生物碱盐、黄酮苷、皂苷等，也能溶出高分子胶体。由于增溶和助溶作用，还可溶出某些极性小的物质。高浓度乙醇能溶出少量极性小的苷元、香豆素和萜类等，也能溶出蜡、油脂等脂性杂质。

溶剂中加入适量酸、碱、表面活性剂，有助于有效成分的溶解。

3. 扩散阶段 溶剂溶解有效成分后在细胞内形成高浓度，细胞内外出现浓度差，促进药物由细胞内向细胞外扩散，同时细胞外高浓度区药物也逐渐向低浓度区扩散，这一过程为扩散阶段。浸出成分的扩散速度符合 Fick's 第一扩散定律；如式（4-1）所示。

$$ds = -DF\frac{dc}{dx}dt \tag{4-1}$$

式中，dt 为扩散时间；ds 为在 dt 时间内物质（溶质）扩散量；F 为扩散面，代表药材的粒度及表面状态；dc/dx 为浓度梯度；D 为扩散系数，负号表示扩散趋向平衡时浓度降低。

扩散系数 D 值随药材而变化，与浸出溶剂的性质亦有关，可由爱因斯坦公式求出：

$$D = \frac{RT}{N} \cdot \frac{1}{6\pi r\eta} \tag{4-2}$$

式中，R 为气体常数；T 为绝对温度；N 为阿伏加德罗常数；r 为扩散物质（溶剂）分子半径；η 为溶剂黏度。

从以上公式可以看出，扩散速率（ds/dt）与扩散面（F）、浓度差（dc/dx）、温度（T）成正比；与扩散物质（溶质）分子半径（r）、液体的黏度（η）成反比。生产中最重要的是保持最大的浓度梯度（dc/dx），加强搅拌、更新溶剂和动态提取，均有利于成分浸出。

同时，扩散系数由药材本身性质决定，也受浸出条件影响，提高提取温度，降低介质黏度，药物的扩散系数加大，有利于提取。分子较小的扩散物质，扩散系数也较大，有利于扩散；反之，则会使扩散速度变慢，甚至无法扩散。

二、常用提取溶剂

用于中药材提取的液体称提取溶剂，也称提取溶媒。正确选择提取溶媒，不仅可以提高提取效率，还能保证制剂有效、安全、稳定，同时提高生产企业的经济效益。优良的溶剂应能最大限度地溶解和提取药用成分，尽可能地避免无效成分和有害物质的浸出；不与药用成分发生化学反应，也不影响其稳定性和药效的发挥；比热小，安全无毒，价廉易得。提取溶媒要完全满足上述条件是比较困难的，在实际生产中选择的原则是基于上述要求，根据饮片的性质与各成分的特性、医疗要求，通过试验选定适宜的提取溶媒。

1. 水 水为极性溶剂，具有安全价廉，溶解范围广，易透入植物细胞等特点。可溶出生物碱盐、苷类、多糖、氨基酸、微量元素、酶等有效成分及鞣质、蛋白质、黏液质、树胶等无效成分。其缺点是浸出范围广，选择性差，提取液杂质多，滤过、精制纯化、浓缩等操作困难，制剂色泽欠佳。同时水没有防腐性，易霉变，易引起有效成分水解，或促进某些化学变化。适用于有效成分不明确的饮片提取，可做汤剂、合剂、口服液、煎膏剂、糖浆剂的溶剂。

2. 乙醇（或酒） 乙醇为半极性溶剂，溶解性介于极性与非极性溶剂之间，既可溶解极性成分，也可溶解亲脂成分。与水相比，乙醇浸出选择性较强，能溶解生物碱及其盐、苷、有机酸、鞣质、树脂、挥发油等，不能溶解树胶、淀粉、蛋白质、黏液质等，其极性和溶解性能可以通过调节乙醇的浓度而改变。其中90%乙醇适于提取挥发油、树脂、叶绿素等，70%~90%乙醇适于提取香豆素、内酯、某些苷元等，50%~70%乙醇适于提取生物碱、苷类等，50%以下乙醇可提取极性较大的黄酮类、生物碱及其盐类，40%乙醇能延缓酯类、苷类等成分水解，增加稳定性，20%以上乙醇具有防腐作用。常用于酒剂、酊剂、流浸膏剂等浸出制剂的溶剂。

乙醇的比热小，沸点低，78℃即沸腾，气化潜热比水小，故蒸发浓缩等工艺过程耗用的热量较水少。但乙醇具挥发性、易燃性，生产中应注意安全防护。此外，乙醇还具有一定的药理作用，价格较贵，故使用时乙醇的浓度以能浸出有效成分、稳定制备目的为度。

3. 其他 包括乙醚、三氯甲烷、丙酮、石油醚等有机溶剂。以上有机溶剂很少用于中药生产中的提取，乙醚、三氯甲烷等多用于某些有效成分的纯化精制，丙酮、石油醚为良好的脱脂溶剂，丙酮尚有脱水作用，常用于新鲜药材的脱水与脱脂。由于三氯甲烷、丙酮的毒性较大，应注意最终不能保留于制剂中。

三、提取辅助剂

1. 酸 提取溶剂中加酸的目的主要是促进生物碱的浸出，提高部分生物碱的稳定性；使有机酸游离，便于用有机溶剂提取；除去酸不溶性杂质等。为发挥所加酸的最好效能，可将酸一次加于最初的少量提取溶剂中，当酸化溶剂用完后，只需使用单纯的溶剂，即可顺利完成提取操作。常用硫酸、盐酸、醋酸、酒石酸、枸橼酸等。酸的用量不宜过多，以能维持一定的pH即可。

2. 碱 碱的应用不如酸普遍。加碱的目的是增加有效成分的溶解度和稳定性。例如，提取甘草时在水中加入少许氨水，能使甘草酸形成可溶性铵盐，保证甘草酸的完全浸出。再如提取远志时，若在水中加入少量氨水，可防止远志酸性皂苷水解，产生沉淀。另外，碱性水溶液可溶解内酯、蒽醌及其苷、香豆素、有机酸、某些酚性成分。但碱性水溶液亦能溶解树脂酸、某些蛋白质，使杂质增加。加碱操作与加酸相同，常用氢氧化铵（氨水），因为它是一种挥发性弱碱，对有效成分破坏作用小，易于控制其用量。特殊提取时，常选用碳酸钙、氢氧化钙、碳酸钠等。

3. 甘油 甘油与水及醇均可任意混溶，但与脂肪油不相混溶。本品为鞣质的良好溶剂，将其直接加入最初少量溶剂（水或乙醇）中使用，可增加鞣质的浸出；将甘油加到以鞣质为主成分的制剂中，可增强鞣质的稳定性。

4. 表面活性剂 在提取溶剂中加入适宜的表面活性剂，能降低药材与溶剂间的界面张力，使润湿角变小，促进药材表面的润湿性，利于某些药材成分的提取。例如，用水提醇沉淀法提取黄芩苷，酌加聚山梨酯80可提高其收得率。

四、常用的中药提取方法

中药提取方法的选择应依据药材性质、溶剂性质、剂型要求和生产实际等方面综合考虑。广泛应用于中药制剂生产的提取方法有煎煮法、浸渍法、渗漉法、回流法和水蒸气蒸馏法等。近年来一些新的提取技术也逐渐得到应用，如超临界流体提取（SFE）、微波提取、半仿生提取、超声波提取、加酶提取法等。

（一）煎煮法

煎煮法是指用水作溶剂，药材加热煮沸一定的时间，以提取所含成分的一种常用方法，又称水提法或煎浸法。

1. 特点 该法以水为溶剂，价廉易得，操作简单易行，但提取液杂质较多，澄明度差，易霉败变质，遇热不稳定成分或易水解、酶解成分或挥发性成分在煎煮中易被破坏或挥散，应加注意。煎煮技术适用于溶于水的药用成分，不挥发性成分、对湿热稳定的成分的饮片提取，也适用于一些药用成分不明确的饮片提取。

2. 操作方法 煎煮法属于间歇式操作，取规定药物，切碎或粉碎成粗粉，置适宜煎器中，加水浸没药材，浸泡适宜时间后，加热至煮沸，保持微沸一定时间，分离煎出液，药渣依法再煎出数次，至煎液味淡为止（一般为 2~3 次），合并各次煎出液，浓缩至规定浓度。

依据煎煮时加压与否，可分为常压煎煮法与加压煎煮法。常压煎煮适用于一般药材的煎煮，加压煎煮适用于药材成分在高温下不易被破坏，或在常压下不易煎透的药材。生产上常用蒸汽进行加压煎煮。

3. 常用设备 煎煮法常用的设备有夹层锅、多功能提取罐。

多功能提取罐的主体结构一般由罐体、出渣门、加料口、提升气缸、夹层、出渣门，气缸等组成（图 4-1）。附属设备一般有冷凝器、冷却器、油水分离器等。出渣门上设有不锈钢丝网，这样使药渣与浸出液得到了较为理想的分离。设备底部出渣门和上部加料口的启闭均采用压缩空气动力，由控制箱中的电磁阀控制气缸活塞，操作方便。也可用手动控制器操纵各阀门，控制气缸。多能提取罐的罐内操作压力一般为 0.15MPa，夹层为 0.3MPa，属于压力容器。

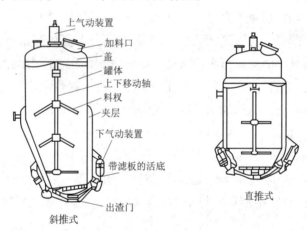

图 4-1 多功能提取罐示意图

（二）浸渍法

浸渍法系用定量溶剂，在一定的温度下，将药材浸泡一定的时间，以提取药材成分的一种方法。常用溶剂为乙醇或酒，也有用酸水、氨水等。通常用于酒剂和酊剂的生产。

1. 特点 该法具有设备简单，操作简便易行，提取液澄明度好，但操作时间长，提取效果差。适用于价格低廉的芳香饮片如陈皮、生姜等，黏软性、无组织结构的饮片如乳香、没药，易膨胀饮片如鲜石斛等；不适用于药用成分含量低的饮片、贵重饮片、毒性饮片及高浓度制剂。

2. 操作方法 浸渍法根据提取的温度和浸渍次数可分为冷浸渍法、热浸渍法和重浸渍法，见表 4-1。

表 4 - 1　浸渍法的分类

分类	操作	特点
冷浸渍法（常温浸渍法）	饮片适当粉碎，置密闭容器中，加入规定量的溶剂，常温密闭浸渍 3 ~ 5 天或规定时间，适时搅拌，取滤液和压榨液合并处理	操作简单，提取液澄明度较好；但提取效率低
热浸渍法	饮片适当粉碎，置夹套密闭容器内，加入规定量的溶剂，水浴或蒸气加热，在 40 ~ 60℃ 浸渍规定时间，适时振摇或搅拌，取滤液和压榨液合并处理	较冷浸法提取时间缩短，生产效率提高；但澄明度稍差
重浸渍法（多次浸渍法）	将溶剂分成几份，先用其中一份浸渍饮片，药渣再用第二份溶剂浸渍，如此重复 2 ~ 3 次，最后合并处理各次浸渍液	提取效果好；但费时费工，操作更繁琐

3. 常用设备　浸渍法所用的主要设备有浸渍器和压榨器，前者为药材浸渍的盛器，后者用于挤压药渣中残留的浸渍液。

（三）渗漉法

渗漉法是将药材粗粉置于渗漉器中，在药粉上连续地添加溶剂，自渗漉器下部流出口收集提取液，从而使饮片中的药用成分浸出的一种方法。渗漉法常用乙醇和酒为溶剂，其次为酸水、碱水，不宜使用挥发性很强的溶剂，不宜用水为溶剂。

1. 特点　渗漉法属于动态提取，由于提取过程中始终能保持最大的浓度差，溶剂利用率高，药用成分提取完全；无需加热，节省能源；也不必滤过，操作简单。但在渗漉过程中若操作不当会影响提取效率，甚至导致渗漉无法进行。渗漉法适用于贵重饮片、毒性饮片及高浓度制剂的制备；也适用于药用成分含量较低的饮片、不耐热或易挥发的饮片；对于新鲜的、易膨胀或无组织结构的饮片则不宜采用。

2. 操作方法　渗漉法根据操作方法的不同，可分为单渗漉法、重渗漉法、加压渗漉法、逆流渗漉法。

（1）单渗漉法　其操作一般包括：粉碎药材→润湿药材→药材装筒→排除气泡→浸渍药材→收集渗漉液 6 个步骤（图 4 - 2）。

若用渗漉法制备流浸膏时，先收集药物量 85% 的初漉液另器保存，续漉液用低温浓缩后与初漉液合并，调整至规定标准；若用渗漉法制备酊剂等浓度较低的浸出制剂时，不需要另器保存初漉液，可直接收集相当于欲制备量的 3/4 的漉液，即停止渗漉，压榨药渣，压榨液与渗漉液合并，添加乙醇至规定浓度与容量后，静置，滤过即得。

（2）重渗漉法　系将多个渗漉筒串联排列，渗漉液重复用作新药粉的溶剂，进行多次渗漉以提高渗漉液浓度的方法。重渗漉法溶剂利用率高，浸出效率高。渗漉液中有效成分浓度高，可不必加热浓缩，避免了有效成分受热分解或挥发损失。但所占容器多，操作较麻烦。

（3）加压渗漉法　此法是给溶剂加压，使溶剂及浸出液较快通过粉柱，使渗漉顺利进行，提高浸出效果，提取液浓度大，溶剂耗量小，对下一道浓缩工序、回收溶剂等很有利。

（4）逆流渗漉法　是将药材与溶剂在浸出容器中沿相反方向运动，连续而充分地进行接触提取的一种方法，属于动态逆流提取。

3. 常用设备　渗漉法常用设备有渗漉筒（图 4 - 3）、渗漉提取罐等。

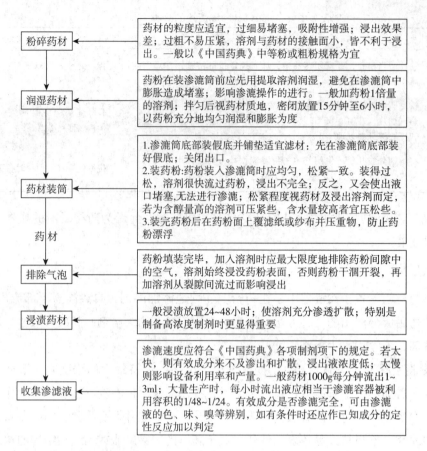

粉碎药材 ← 药材的粒度应适宜，过细易堵塞，吸附性增强；浸出效果差；过粗不易压紧，溶剂与药材的接触面小，皆不利于浸出。一般以《中国药典》中等粉或粗粉规格为宜

润湿药材 ← 药粉在装渗漉筒前应先用提取溶剂润湿，避免在渗漉筒中膨胀造成堵塞，影响渗漉操作的进行。一般加药材1倍量的溶剂，拌匀后视药材质地，密闭放置15分钟至6小时，以药粉充分地均匀润湿和膨胀为度

药材装筒 ← 1.渗漉筒底部装假底并铺垫适宜滤材：先在渗漉筒底部装好假底，关闭出口。
2.装药粉：药粉装入渗漉筒时应均匀，松紧一致。装得过松，溶剂很快流过药粉，浸出不完全；反之，又会使出液口堵塞，无法进行渗漉；松紧程度视药材及浸出溶剂而定，若为含醇量高的溶剂可压紧些，含水量较高者宜压松些。
3.装完药粉后在药粉面上覆滤纸或纱布并压重物，防止药粉漂浮

药材

排除气泡 ← 药粉填装完毕，加入溶剂时应最大限度地排除药粉间隙中的空气，溶剂始终浸没药粉表面，否则药粉干涸开裂，再加溶剂从裂隙间流过而影响浸出

浸渍药材 ← 一般浸渍放置24~48小时，使溶剂充分渗透扩散，特别是制备高浓度制剂时更显得重要

收集渗滤液 ← 渗漉速度应符合《中国药典》各项制剂项下的规定。若太快，则有效成分来不及渗出和扩散，浸出液浓度低；太慢则影响设备利用率和产量。一般药材1000g每分钟流出1~3ml；大量生产时，每小时流出液应相当于渗漉容器被利用容积的1/48~1/24。有效成分是否渗漉完全，可由渗漉液的色、味、嗅等辨别，如有条件时还应作已知成分的定性反应加以判定

图4-2 单渗漉法操作流程图

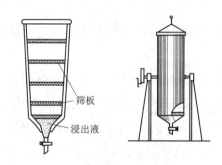

筛板

浸出液

图4-3 常用小型渗漉筒

常用小型渗漉筒，其结构如图4-3所示，多为圆柱形或圆锥形，筒的长度为直径的2~4倍，容易膨胀的药粉多用圆锥形，一般的则用圆柱形；以水为溶剂多用圆锥形，而有机溶剂则常选用圆柱形。渗漉筒的材料包括玻璃、搪瓷、陶瓷、不锈钢等。渗漉筒较大时由于上部药材的挤压，渗漉筒底部的药材易被过度压实，致使渗漉难以进行，因此可在渗漉筒中设若干筛板（假底），使药材分为若干层。

规模渗漉生产时使用的连续渗漉，可以实现长时间、大批量渗漉式生产，渗漉结束时还可以通过蒸气加热，使药渣中的残留浸出溶剂蒸发，经由冷凝器冷凝后回收于储罐内。渗漉进行中也可以视需要予以适度加热。

实例分析 4 - 1

藿香正气水的制备

处方：苍术 160g　陈皮 160g　厚朴（姜制）160g　白芷 240g　茯苓 240g　大腹皮 240g　生半夏 160g　甘草浸膏 20g　广藿香油 1.6ml　紫苏叶油 0.8ml

制法：以上十味，苍术、陈皮、厚朴（姜制）、白芷分别用 60% 乙醇作溶剂，浸渍 24 小时后进行渗漉，前三种各收集初漉液 400ml，后一种收集初漉液 500ml，备用；继续渗漉，收集续漉液，浓缩后并入初漉液中。茯苓加水煮沸后，80℃温浸二次，第一次 3 小时，第二次 2 小时，取汁；生半夏用冷水浸泡，每 8 小时换水一次，泡至透心后，另加干姜 13.5g，加水煎煮二次，第一次 3 小时，第二次 2 小时；大腹皮加水煎煮 3 小时，甘草浸膏打碎后水煮化开；合并上述提取液，滤过，滤液浓缩至适量。广藿香油、紫苏叶油用乙醇适量溶解。合并以上溶液，混匀，用乙醇与水适量调整乙醇含量，并使全量成 2050ml，静置，滤过，灌装，即得。

问题：1. 本品制备使用了几种提取方法，分别是什么？

2. 本品中使用的甘草浸膏、广藿香油分别可以采用什么提取方法获得？

答案解析

（四）回流提取法

回流提取法是用乙醇等易挥发的有机溶剂提取原料成分，将浸出液加热蒸馏，其中挥发性溶剂馏出后又被冷却，重复流回浸出容器中提取原料，这样周而复始，直至有效成分回流提取完全的方法。

1. 特点　回流法提取液在蒸发锅中受热时间较长，故不适用于受热易遭破坏的原料成分的浸出。该法所用的浸出溶剂可以循环反复使用，因此溶剂用量小，利用率高，适用于药用成分易溶于提取溶剂、对热稳定、质地坚硬而不易浸出的饮片。

2. 操作方法　常见的回流法有回流热浸法、回流冷浸法。

（1）回流热浸法　饮片适当粉碎后装入容器内，添加规定量的溶剂，在冷凝器上通入冷却水，饮片浸泡至规定时间后水浴加热，回流提取至规定时间，滤取药液；药渣再添加新溶剂回流 2~3 次，合并各次药液，回收溶剂即得。大生产常用多功能提取罐。

（2）回流冷浸法　用较少的溶剂通过连续循环回流进行提取，使饮片中的药用成分充分浸出的提取方法。少量药粉常用索氏提取器，大生产用连续回流提取器。

（五）水蒸气蒸馏法 微课1

水蒸气蒸馏法系指将饮片放入的蒸馏器中，含有挥发性成分的药材与水共蒸馏，水蒸气通入含有挥发性成分的饮片中，使饮片中挥发性成分随水蒸气蒸馏出经冷凝分取挥发性成分的提取方法。

1. 特点　该法适用于具有挥发性、能随水蒸气蒸馏而不被破坏、难溶或不溶于水的化学成分（如薄荷醇、樟脑、麻黄碱、槟榔碱）的提取和分离，常用于提取饮片中的挥发性成分。

2. 操作方法　分为共水蒸馏法（直接加热）、通水蒸气蒸馏法和水上蒸馏法三种方法。

3. 常用设备　为多功能提取罐、挥发油提取罐。在提取其他成分的同时，挥发性成分和水沸腾气化，蒸气经冷凝器全部冷凝成两种互不相溶的液体，分离除去水层就可获得较纯的挥发性成分。

（六）超临界提取

超临界提取（SFE）是利用超临界状态下的流体为萃取剂，从液体或固体饮片中萃取药用成分并进行分离的操作方法。具有操作范围广、便于调节、选择性好、操作温度低等优点，尤其适宜于热敏性成分的提取。

超临界流体萃取分离是利用超临界流体的溶解能力与其密度的关系，即利用压力和温度对超临界流体溶解能力的影响而进行的。在超临界状态下，将超临界流体与待分离的物质接触，使其有选择性地依次把极性大小、沸点高低和相对分子质量大小不同的成分萃取出来。

在医药工业中，由于 SFE 技术具有优于传统分离方法的特点而受到广泛关注。从动、植物中提取有效药物成分仍是目前 SFE 在医药工业中应用较多的一个方面。有文献报道，用 SFE 提取药用植物中的有效成分已有从黄芩根、西番莲叶、月见草种子中萃取黄芩素、类黄酮和月见草油等几十种之多。从各种动物中提取药物成分也得到了较多的研究，其中从鱼油中提取具有较高药用价值和营养价值的二十碳五烯酸（EPA）和二十二碳六烯酸（DHA）是近年研究的热点，日本已成功地从多种鱼油中获得了这类高纯度生化药品。近年来，超临界流体技术在医药工业上的应用已不仅仅局限于萃取方面，随着研究的不断深入，利用超临界流体技术进行药物的干燥、造粒和制作缓释药丸已成为人们关注的一个新的热点。

（七）其他

1. 超声波提取法 超声提取法的原理是利用超声的空化效应、热效应和机械效应，超声的空化效应使植物细胞破裂，热效应使分散介质或药材的温度升高而促使有效成分溶解，机械效应使介质质点产生振动而强化介质的扩散与传质。与传统提取方法相比，超声法具有提取速度快、溶剂用量少、提取率高、不影响物质活性与化学结构的特点。超声提取可用于酸类、多糖类、黄酮类、皂苷类、蒽醌类等多种成分的提取。在生产设备上，超声提取可与超临界法、连续逆流等设备结合起来，辅助、强化提取效果，但要用于大规模生产，其设备自身的放大问题还需要突破。

2. 微波提取法 微波提取法的原理是极性分子接受微波辐射能量后，分子偶极旋转碰撞而产生热效应，使细胞内的水分子吸收微波而升温，进而使细胞内压增大，细胞壁破裂，细胞内有效成分自动流出，进入萃取溶剂中而被溶解。较于传统提取方法：微波能使物质产生很强的内热效应，内外同时加热，无热阻，加热速度快，且不需要使用蒸汽作为热源，节能效果显著；提取温度 60～70℃，提取时间短，使提取率和目标组分含量提高，药渣中有效成分残存量大大降低，药材利用率大幅度提高；微波是交变频电磁波，随电流而产生，其功率密度可调节控制，提取温度、时间、流量、压力等参数可通过传感器、变频器调节控制，利于实现自动化控制和连续化操作。但微波提取时，被提取物质必须是极性物质，才能吸收微波能，使其转化为热能。在中药领域，微波已广泛用于从植物药材中提取多糖、多酚类、黄酮类、内酯类、挥发油、色素等的活性成分。在制药行业，微波的提取设备多用于高职院校、科研院所和企业小试、中试。微波还存在穿透深度有限、微波泄露等问题，对设备的密闭性和安全性以及周围环境的要求较高，如何保证微波辐射的能量密度、辐射安全，以及如何与连续逆流提取等其他技术的有机结合，是以后的研究热点。

3. 酶提取法 20 世纪 90 年代，国内学者开始将生物酶用于天然药物及中药的辅助提取，以达到提高有效成分浸出率的目的。在国内，上海中药一厂首先应用酶法成功地制备了生脉口服液。目前，酶法在动物类药材的提取应用方面较为广泛。纤维素酶主要用于提取以纤维素为主的中药材中的有效成分，能提高有效成分的收率。目前，有专家将工业纤维素酶应用于中药及药渣中，将纤维素降解为 β - 葡萄糖，变渣为药。生物酶解提取技术就是利用反应高度专一的酶来降解植物细胞壁的成分，破坏细胞壁而提高有效成分的提取率。生物酶法提高了提取收率，降低了溶剂消耗量；中药制剂的杂质大多为淀粉、果胶、蛋白质等，酶解法对植物中大多数杂质进行选择性的降解，有利于提取分离，同时还综合利用药渣，变废为宝。但酶法对实验条件要求较高，酶的最佳温度和最佳 pH 必须严格控制在很小的范围内，还需要考虑酶的浓度、底物的浓度、抑制剂和激动剂等对提取物的影响；酶解过程中还可能存在某些成分的变化，影响产物的纯度和得率，其对药效是否有影响还需进一步研究。

 知识链接

半仿生提取法

半仿生提取法是模拟口服给药后药物经胃肠道转运的环境，为经消化道给药的中药制剂设计的一种新的提取方法。即先将饮片以一定 pH 的酸水提取，再以一定 pH 的碱水提取，提取液分别滤过、浓缩，制成制剂。提取用水的最佳 pH 和其他工艺参数的选择，可用一种或几种药用成分结合的主要药理作用作为指标，采用比例分割法来优选。该方法突破了近半个世纪水煎醇沉的传统模式，将中药口服给药的传统与现代生物药剂学的理论相结合，既符合中医药学重视中药和方剂以综合发挥药效的传统理论和经验，又同西医药学重视单体有效成分和动物试验指标评价药效与安全性的现代科技接轨。但该法仍沿袭传统的高温煎煮法，有效成分易被分解破坏。

五、提高提取效率的常用方法

能够提高提取效率的方法比较多，它们的应用可以加速提取过程的一个阶段或几个阶段，而且彼此之间常有关联和影响。

1. 将药材粉碎到适宜程度 一般来说，饮片粉碎得愈细，扩散面积愈大，有利于药用成分的提取。但实践证明，饮片粉碎过细并不能提高提取的效率。因为过度粉碎常致大量细胞破裂，使提取过程变为"洗涤提取"为主，细胞内不溶性高分子物质被大量洗出，增加成品的杂质含量，增大提取液的黏度而影响扩散速度，并造成过滤困难，提取液浑浊；若用渗漉法提取时，可造成溶剂流通不畅或引起堵塞。对饮片的粉碎程度选择要根据饮片本身的性质、提取溶剂及提取方法决定。

2. 控制适宜的提取温度 温度与扩散速度成正比，温度升高，有利于饮片组织的软化，增加可溶性成分的溶解度和扩散速度；同时温度升高可使蛋白质凝固、提取液的黏度降低；而且高温还能杀灭微生物，使酶失去活性；故升高温度有利于药用成分的提取和制剂的稳定。但提取温度升高会使易挥发性成分挥发损失、某些不耐热成分被破坏失效，还能使无效成分的提取量增加，产生沉淀而影响提取质量。故在提取时一般饮片的提取温度以保持在溶剂沸点温度以下或接近沸点温度。通常将提取温度控制在不破坏药用成分的范围内。

3. 控制适宜的提取时间 提取时间与药用成分的提取量成正比，而当扩散达到平衡后无论时间多长也不会增加药用成分的提取量，反而是时间越长，无效成分的提取量增多，影响制剂质量。故提取时间应根据饮片的性质、提取溶剂、提取方法等来确定。

4. 增加浓度梯度 浓度梯度是指饮片粉粒细胞内的浓溶液与其外面周围稀提取液之间的浓度差。浓度梯度越大，扩散速度越快，扩散的物质量越多；当浓度梯度为零时，扩散停止。在提取操作中，浓度梯度是影响提取的主要因素，浓度梯度所致的渗透压差是提取发生扩散作用的主要动力。因此，在提取过程中，应尽可能地创造有利条件，保证最大的浓度梯度，以加速药用成分的提取。如浸渍法操作中用搅拌、强制循环或及时更换提取溶剂；利用流动溶剂进行渗漉操作以及连续逆流提取法等措施，都有助于增大浓度梯度。在选择提取工艺与提取设备时应以能创造最大浓度梯度为基础。

5. 依据药材成分选择适宜的提取溶剂　提取溶剂的溶解性能、质量以及某些理化性质对药用成分提取的影响较大。由于饮片的成分复杂，如所用溶剂选择不当，就会导致药用成分提取不完全。水和乙醇是饮片成分浸出中最常用的溶剂。水质的好坏直接影响提取效果和提取液的质量，当水中的 Ca^{2+}、Mg^{2+} 过多时（硬水），能影响饮片成分的提取，如水中的含钙量大于 13.5ppm 时，能与饮片中的生物碱、苷类、有机酸等起化学反应而呈色或产生沉淀。当水中重金属含量高时，会影响酚类等药用成分的提取效果及某些药用成分的稳定性，并可导致成品重金属含量超限。因此，一般采用纯化水最为适宜。不同浓度的乙醇对各类成分有选择性溶解作用，一般选用90%以上乙醇提取挥发油、树脂等，用50%～70%乙醇提取生物碱、苷类等，用50%以下乙醇提取蒽醌类化合物等；中药酒剂应用蒸馏酒为溶剂。溶剂的 pH 与提取效果有密切关系，适当的 pH 能增加药用成分的溶解度及制剂的稳定性。

6. 调节溶剂的 pH　调节溶剂 pH，利于某些有效成分的提取。如酸性溶剂提取生物碱，碱性溶剂提取酸性皂苷等。

7. 控制适宜的提取压力　提高提取压力可使饮片组织内部更快地充满溶剂，形成浓提取液，加速溶剂对饮片的浸润与渗透；同时，在加压条件下细胞壁破裂，亦有利于药用成分的扩散。若饮片组织内部充满溶剂之后，加大压力对扩散速度则没有影响。对组织松软的饮片、容易浸润的饮片，加压对提取影响也不显著。

8. 新技术的应用　随着科学技术的发展，超临界流体提取、超声波提取、微波加热提取等方法的使用，均可提高提取的效率。

PPT

第二节　分　离

一、分离的含义及目的

分离是将固体－液体非均相体系用适宜的方法分开的过程。在饮片提取操作中，因加热提取使饮片中成分溶解度增大而进入提取液，提取液温度降低时，蛋白质、淀粉、黏液质等高分子物质的溶解度下降而沉淀析出，或某些有效单体沉淀；由于上述原因使提取液中产生沉淀物。为了得到澄清的液体或纯净的固体，则需将提取液进行固－液分离。常用的有沉降分离法、滤过分离法和离心分离法等。

二、常用的分离方法

（一）沉降分离法

沉降分离法是利用固体微粒与液体介质的密度差异，固体微粒依靠自身重量自然下沉，分离上层澄清液，使固体与液体分离的操作方法。此法简单易行，不需要特殊设备，但所需时间长，分离不完全，工效低，通常将本技术与滤过法或离心分离法配合使用。沉降分离法适用于固体与液体相对密度相差悬殊、不易变质的提取液；不适于固体物含量少、粒子细而轻的提取液。

（二）离心分离法

离心分离法是借助于离心力，利用混合液中不同物质的密度差分离料液的一种方法。对于两相密度相差较小，黏度较大，颗粒粒度较细的非均相体系，在重力场中分离需要很长时间，甚至不能完全分离。若改用离心分离法，由于转鼓高速旋转产生的离心力远远大于重力，可大大提高沉降速率，因此离心分离只需较短的时间即能获得大于重力沉降的效果。

本法适用于分离含细小不溶微粒或黏度大的待滤液，或用一般的滤过或沉淀方法不易分离的待滤液，也可用于两种密度不同且不相混溶的液体混合物。

离心机可按以下两种方法进行分类。

（1）按分离因素 Fr 值分类　Fr 是指物料在离心力场中所受的离心力，与物料在重力场中所受到的重力之比值。①常速离心机：Fr≤3500（一般为 600~1200），此类离心机的转速较低，直径较大，适用于易分离的提取液及固体物料的脱水；②高速离心机：Fr = 3500~6000，此类离心机转速较高，一般转鼓直径较小，而长度较长，用于细粒子、黏度大的提取液及乳浊液的分离；③超高速离心机：Fr > 50000，由于转速很高（50000 转/分钟以上），所以转鼓做成细长管式，主要用于分离高分散度的浸出液和胶体溶液。

（2）按离心机结构和分离要求分类　分为过滤离心机、沉降离心机和分离机。①过滤离心机：用离心过滤方法分离悬浮液中组分的离心分离机。在过滤离心机转鼓壁上有许多孔，转鼓内表面覆盖过滤介质。加入转鼓的悬浮液随转鼓一同旋转产生巨大的离心压力，在压力作用下悬浮液中的液体流经过滤介质和转鼓壁上的孔甩出，固体被截留在过滤介质表面，从而实现固体与液体的分离。过滤离心机又可分为三足式离心机、上悬式离心机、刮刀卸渣过滤离心机、活塞推渣离心机、螺旋卸渣过滤离心机、离心力卸渣离心机、振动卸渣离心机、进动卸渣离心机等。②沉降离心机：沉降离心机是一种新型的卧式螺旋卸料离心机，其工作原理是利用固 - 液比重差，并依靠离心力场使之扩大几千倍，固相在离心力的作用下被沉降，从而实现固 - 液分离，并在特殊机构的作用下分别排出机体。整个进料和分离过程均是连续、封闭、自动的完成。沉降离心机分为间歇操作沉降离心机和连续操作沉降离心机。间歇操作沉降离心机包括三足式沉降离心机和刮刀卸渣沉降离心机等。连续操作沉降离心机包括螺旋卸渣沉降离心机等。③分离机仅适用于分离低浓度悬浮液和乳浊液，包括碟式分离机、管式分离机和室式分离机。

目前制药工业常用的离心机有：三足式离心机、上悬式离心机、管式超速离心机、碟片式高速离心机、卧式自动离心机、离心沉淀机等。

（三）滤过分离法

滤过分离法是固 - 液混悬液通过一种多孔介质，固体粒子被截留在介质上，液体经介质孔道流出，使固 - 液分离的操作方法。

1. 过滤方式　①滤饼过滤：过滤时悬浮液置于过滤介质的一侧。过滤介质常用多孔织物，其网孔尺寸未必一定须小于被截留的颗粒直径。在过滤操作开始阶段，会有部分颗粒进入过滤介质网孔中发生架桥现象，也有少量颗粒穿过介质而混于滤液中。随着滤渣的逐步堆积，在介质上形成一个滤渣层，称为滤饼。不断增厚的滤饼才是真正有效的过滤介质，而穿过滤饼的液体则变为较清的滤液。通常，在操作开始阶段所得到滤液是浑浊的，须经过滤饼之后返回重滤。②深层过滤：颗粒尺寸比介质孔道小得多，孔道弯曲细长，颗粒进入孔道后容易被截留。同时由于流体流过时所引起的挤压和冲撞作用，颗粒紧附在孔道的壁面上。介质表面无滤饼形成，过滤是在介质内部进行的。

2. 影响滤过的因素　影响滤过的因素是多方面的（表 4 - 2），既与料液的性质有关，也受滤器和滤材的影响。在实际操作中，应了解各种因素对滤过速度的影响，才能有针对性地采用各种相应措施来提高滤过速度，确保制剂质量。

表4-2 影响滤过的因素

影响因素	措施
滤过面积	滤过的速度与滤器的面积成正比，滤过面积越大，滤过速度越快。可增加滤过的面积
滤器两侧的压力差	压力差愈大，则滤过速度愈快。通过加压或减压来提高滤过的效率
滤材的性质	滤材的孔径大小、孔数多少、毛细管长度等都会影响滤过的速度。根据料液性质、生产要求选择合适的滤材
滤液的黏度	滤液的黏度与滤过的速度成反比，黏度愈大，滤速愈慢。采用趁热或保温滤过；同时还应注意先过清液，再过稠液
滤饼的性质	先预处理料液，以减少滤饼厚度；或在滤材上加助滤剂（活性炭、滑石粉、硅藻土、纸浆等），以减小滤饼的阻力

3. 滤过方法与设备

（1）常压滤过　利用滤液本身在滤过介质上的重量所产生的压力作为滤过动力进行的滤过操作。本法设备简单，但滤过速度慢，生产能力低，一般用于初滤。常用滤器有玻璃漏斗、搪瓷或金属夹层保温漏斗等。此类滤器采用滤纸或脱脂棉作滤过介质。

（2）减压滤过　又称真空滤过。是通过在滤过介质下方抽真空，增加滤过介质两侧压力差，达到加快滤过速度的滤过操作。此法滤过、洗涤沉淀的速度较快，固-液分离完全，但对滤渣的彻底洗涤和干燥困难，滤液和洗液难以分别排除，减压滤过后所得滤饼一般含液量约为18%~50%。可用于实验室或口服液、注射液配液后的精滤。常用布氏漏斗、垂熔玻璃滤器。

（3）加压滤过　利用压缩空气或往复泵、离心泵等输送混悬液所形成的压力为推动力进行的滤过操作。由于压力差大，滤过速度快，所以本法适用于黏度大、颗粒细小及可压缩性物料的滤过。但滤饼洗涤困难，滤布易损坏。常用压滤器主要有板框式压滤机。

板框过滤机由多块带凸凹纹路的滤板和滤框交替排列于机架而构成。其基本结构如图4-4所示。板和框一般制成方形，其角端均开有圆孔，板、框装好压紧后即构成供滤浆、滤液或洗涤液流动的通道。框的两侧覆以滤布，空框与滤布围成了容纳滤浆和滤饼的空间。板框压滤机对于滤渣的适用范围很广，含有压缩性大或不可压缩颗粒的悬浮液都能使用板框压滤机过滤。板框式压滤机的滤板数目可调，因此板框式压滤机的过滤面积能按照过滤工作需要任意增减。板框式压滤机的板框有铸铁、不锈钢和橡胶等材质，可以根据悬浮液的性质和过滤所需的操作压力来选择。本机应用加压密闭滤过，其效率较高，滤过质量好，滤液损耗小。但应注意尽量使进液压力稳定，以免影响滤过效果。目前口服液配液后的滤过工序仍常使用该设备。

（4）薄膜滤过　薄膜滤过是利用对组分有选择透过性的薄膜，实现混合物组分分离的过滤操作。膜分离过程通常是一个高效的分离过程，被分离的物质大多数不发生相的变化。膜分离一般在接近室温的条件下进行，能耗低；且操作方便，不产生二次污染。该法与蒸发、萃取、离子交换等分离操作比较，不仅能避免组分受热变质或混入杂质，而且还具有显著的经济效益。

常用的有微孔滤膜滤过、超滤等方法。微孔滤膜滤过参见第三章第二节。

超滤是一种能够将溶液进行净化、分离或者浓缩的膜透过法分离法。即在一定的压力下，使小分子溶质和溶剂穿过一定孔径的特制的薄膜，而使大分子溶质不能透过，留在膜的一边，从而使大分子物质得到了部分的纯化。超滤是以压力为推动力的膜分离法之一，以大分子与小分子分离为目的。超滤非对称结构的多孔膜径为1~20nm，主要滤除5~100nm的颗粒，所以超滤又是在纳米数量级进行选择性滤过的方法。

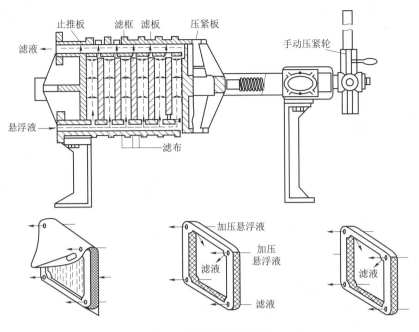

图 4 - 4　板框式压滤机

超滤操作在一个密闭的容器中进行，以压缩空气为动力，推动容器内的活塞前进，使样液形成内压，容器底部设有坚固的膜板。小于膜板孔径直径的小分子，受压力的作用被挤出膜板外，大分子被截留在膜板之上。超滤开始时，由于溶质分子均匀地分布在溶液中，超滤的速度比较快。但是，随着小分子的不断排出，大分子被截留堆积在膜表面，浓度越来越高，自下而上形成浓度梯度，这时超滤速度就会逐渐减慢，这种现象称为浓度极化现象。

　　在中药制剂生产中，超滤膜可有效截留中药无效成分（如淀粉、蛋白质、树脂、果胶等），保留中药大多数有效成分。因此，选择具有适宜截留分子量范围的超滤膜可实现中药有效成分与杂质的分离，并可保留中药原有的复方特色，最大程度上发挥药效。

第三节　精　制

一、精制的含义及目的

　　精制法是采用适当的方法和设备除去饮片提取液中杂质的操作方法。生产中常用的传统精制方法有：水提醇沉淀法、醇提水沉淀法、酸碱法、盐析法、透析法、萃取法等，以水提醇沉淀法应用最多。现代精制法如超滤法、澄清法、大孔树脂吸附法也愈来愈受到重视，并在饮片提取液的精制过程中得到了较多的研究和应用。

二、常用的精制方法

（一）水提醇沉淀法

　　水提醇沉淀法是以水为溶剂，将饮片中的药用成分浸出，再用不同浓度的乙醇沉淀提取液中杂质的操作。通过此法处理，可以达到降低制剂服用量、增加制剂稳定性、改善澄明度等精制目的。

1. 原理 饮片中所含的药用成分大多数在水和乙醇中都能溶解，通过水和不同浓度的乙醇交替处理，可保留生物碱盐类、苷类、氨基酸、有机酸等，而蛋白质、糊化淀粉、黏液质、油脂、脂溶性色素、树脂、树胶及部分糖类等杂质被除去。通常认为，提取液中含醇量达到50%~60%时，可除去淀粉等杂质；当含醇量达到75%以上，除了鞣质、水溶性色素等少数无效成分外，其余大部分杂质均可沉淀除去，而药用成分则仍然保留在提取液中。

2. 操作注意事项

（1）**药液应适当浓缩** 煎煮液应浓缩后再加乙醇沉淀，目的是使沉淀完全，减少乙醇用量。药液浓缩后的相对密度如果太小，由于药液比较稀，形成的沉淀不易聚结，难以下沉，且浪费乙醇；如相对密度太大，药液因长时间煎煮浓缩，易使苷类、萜类、维生素等成分破坏，且造成淀粉糊化，醇沉时形成大块，包裹有效成分。浓缩时最好采用减压低温，特别是经乙醇反复数次沉淀处理后的药液，不宜用直火加热浓缩。药液与乙醇比例一般控制在1∶1~2。

（2）**加醇方式** 采用分次醇沉或以梯度递增方式逐步提高乙醇浓度，有利于除去杂质，减少杂质对药用成分的包裹而引起沉淀损失。在中药生产过程的醇沉工艺中，主要是将乙醇导入常温或低温浸膏中，进行沉析，醇沉初始就加入大量高浓度乙醇，倘若搅拌不匀未能将乙醇分散，造成局部区域含醇量过高，淀粉、蛋白质类迅速沉析并包裹浓缩液，随着乙醇的增加包裹层质地越来越致密而难以分散，势必影响醇沉效果。浓缩液加入乙醇时应缓缓加入并充分搅拌，使乙醇与药液充分接触，沉淀完全。

（3）**乙醇用量及乙醇浓度** 通常认为，水提醇沉法料液中含乙醇量达到50%~60%时，可除去淀粉等杂质；当含醇量达75%以上，可除去蛋白质、多糖，但鞣质、水溶性色素等不能完全除去。

（4）**冷藏** 浓缩液加醇沉淀后应密闭，在5~10℃冷藏放置12~24小时以上，以保证杂质充分沉淀，但温度不能降低太快，否则沉淀颗粒较细，难于滤过。

3. 水提醇沉法存在的不足

（1）**醇沉过程操作周期长** 目前影响醇沉操作周期的因素主要有两个：一是，水提液一般要冷至室温或更低温度才能加入乙醇；二是，醇沉后一般都要静置24~48小时才能抽取上清液。有的药材品种经一次醇沉，杂质沉淀不完全，特别是容易发生包裹浓缩液现象的品种，需要进行多次醇沉操作。醇沉次数的增加，乙醇的用量、单耗、耗能相应增多。

（2）**排渣困难** 醇沉后大量沉淀物因静置而聚集于罐底，造成沉析罐排渣困难。抽取上清液后，沉淀物往往需要再次加入热水使沉淀物融化才能排出，而且有些沉淀物是黏稠的糊状物须经挤压处理后才能排出，这样使处理沉淀物过程费时费工。

（二）醇提水沉淀法

醇提水沉淀法是以适宜浓度的乙醇为溶剂将饮片中的药用成分浸出，再用水沉淀提取液中杂质的操作。原理及操作与水提醇沉淀法基本相同，适用于提取药用成分为醇溶性或在醇水中均有较好溶解性的饮片。其优点是可避免饮片中大量淀粉、蛋白质、黏液质等高分子杂质的浸出；水处理又可较方便地将醇提液中的树脂、油脂、色素等杂质沉淀除去。

使用本法精制应特别注意药用成分在水中难溶或不溶时，则不能采用水沉处理，否则会导致提取液中药用成分沉淀损失，如厚朴中的厚朴酚、五味子中的五味子甲素，这些成分均为药用成分，它们易溶于乙醇而难溶于水，若采用醇提水沉淀法，则水溶液中的厚朴酚、五味子甲素含量甚微，而沉淀物中含量却很高。

（三）酸碱法

酸碱法是利用饮片中所含单体成分的溶解度与酸碱度的性质，通过在溶液中加入适量酸或碱，调节 pH 至一定范围，将单体成分溶解或析出，从而达到分离精制药用成分目的的操作，如芦丁的提取精制。中药制剂生产中常用"石硫法"，即用石灰乳、硫酸调节水煎液使单体成分溶解或析出，杂质沉淀或溶解，从而达到精制的目的。

1. 原理　当水煎液加 20% 石灰乳调至 pH 12 以上时，生物碱游离析出，黄酮类与 Ca^{2+} 生成螯合物析出，鞣质为多元酚类化合物，与 Ca^{2+} 也能形成螯合物析出。继续用 20% ~ 50% 硫酸调 pH 至 5 ~ 6，使游离的生物碱成盐而溶解，黄酮螯合物消除而溶解，但鞣质螯合物不溶解，经滤过，鞣质等被除去。用硫酸调 pH 5 ~ 6 时，也可使一部分在 pH 12 不能沉淀的蛋白质一并沉淀除去。

2. 操作注意事项

（1）煎煮液的浓缩　利用"石硫法"精制药液时，煎煮液应先进行浓缩，浓缩程度一般为 1 : 7 ~ 10，由于个别水煎煮液的黏液质较多，故浓度不宜太高。否则沉淀颗粒太细，导致滤过困难。

（2）石灰乳与硫酸规格　石灰乳应取质量较好的新鲜生石灰配制，硫酸应取药用规格的硫酸。

（3）用石灰乳调 pH 沉淀后不能马上滤过。因为生物碱此时游离析出或与 Ca^{2+} 生成螯合物沉淀，若马上滤过会导致药用成分随沉淀流失。

（4）硫酸调 pH 一般调至 5 ~ 6，但含苷类成分者宜调至 pH 7.5 ~ 8。如蒲公英与益母草经石灰乳处理，再用硫酸调 pH 至 3 ~ 4 时产生较多的沉淀，滤出沉淀后再用石灰乳调 pH 5，药液中药用成分的量并未减少，而稳定性与澄明度却有很大的提高。若提取液中含非水溶性有机酸或黄酮、香豆素、酚性化合物等有效成分时，则不宜用硫酸调 pH 至 3，因为在 pH 3 ~ 4 时，此类成分会产生沉淀。

（四）其他

1. 大孔吸附树脂吸附法　大孔吸附树脂是一类不含交换基团且具有大孔结构的高分子吸附剂。它具有良好的大孔网状结构和较大的比表面积，可以通过物理吸附从水溶液中有选择地吸附有机物。是 20 世纪 60 年代发展起来的新型吸附剂。从问世以来，已在环保、食品、医药等领域得到了广泛的应用。大孔吸附树脂在中药成分精制纯化中的应用也逐年增加，呈现出良好的发展态势。

目前市售的大孔吸附树脂中大都含有未聚合的单体、交联剂、致孔剂、分散剂及防腐剂等。这些有机物可能会在生产过程中带入药品而影响人体健康。所以在研究新药时，一般应在成品中建立树脂残留物及裂解产物的检测方法，制订合理的限量（二类以上新药可仅控制原料），并列入质量标准正文。若使用苯乙烯骨架型大孔吸附树脂，苯、甲苯、二甲苯、苯乙烯、烷烃类、二乙烯苯（二乙基苯类）及其他可能因树脂引入的有机残留物等，其限量不能高于国家标准或国际通用标准。若采用其他类型的大孔吸附树脂，或采用其他类型的致孔剂等添加剂，则应对相应基团或添加剂等进行限量检查。

大孔树脂纯化法是中药制药工业有发展前景的实用新法之一，尽管它在中药有效成分的精制纯化方面还存在着一些问题，但取得的成果是显著的。我们相信，随着有关基础研究的进一步深入，以及相关标准、法规的进一步完善，大孔树脂纯化法必将成为推动中药现代化的重要手段。

2. 澄清剂法　是指在中药提取液中加入澄清剂使之与提取液中部分杂质絮凝沉淀从而达到精制纯化目的的方法。目前常用的澄清剂有壳聚糖澄清剂、101 果汁澄清剂和 ZTC1 + 1 系列澄清剂。

（1）壳聚糖澄清剂　壳聚糖澄清剂是通过吸附架桥和对负电荷的中和作用，除去中药提取液中颗粒较大、有沉淀趋势的悬浮颗粒，同时利用天然胶体保护作用使制剂澄清，并较多地保留有效成分。

（2）101 果汁澄清剂　101 果汁澄清剂是通过吸附与聚凝双重作用，使得药液中大分子杂质快速聚凝沉淀，上清液与渣滓分离，从而达到澄清的目的。

（3）ZTC1＋1 系列澄清剂　ZTC1＋1 系列澄清剂由 A、B 两组分组成，一组分起主絮凝作用，另一组分起辅助絮凝作用。有Ⅰ、Ⅱ、Ⅲ、Ⅳ型，其中Ⅱ、Ⅲ型常用于中药提取液的澄清。

▶▶ 实例分析 4－2

补虚通瘀颗粒的制备

处方：红参 36g　黄芪 143g　刺五加 143g　赤芍 72g　丹参 36g　桂枝 21g　蔗糖 700g　制成 1000g

制法：以上六味饮片，酌予碎断，加水煎煮二次，第一次 4 小时，第二次 3 小时，合并煎液，滤过，滤液浓缩至相对密度为 1.05～1.10（50℃）的清膏，加乙醇使含醇量达 70%，充分搅拌，静置 12 小时，滤过，滤液浓缩至相对密度为 1.28～1.30（50℃）的稠膏，加蔗糖粉，混匀，制成颗粒，干燥，即得。

问题：本品为中药颗粒剂，请问加乙醇的作用是什么？

答案解析

第四节　浓　缩

PPT

一、浓缩的含义及目的

浓缩是指在沸腾状态下，利用气化作用将挥发性大小不同的物质进行分离，除去部分溶剂，获得高浓度药液的工艺操作，是将中药进一步处理生产成半成品或成品的中间环节，如中药合剂、流浸膏等的制备。

二、影响蒸发的因素

影响蒸发快慢的因素较多，如压强、温度、湿度、液体的表面积、液体表面上的空气流动等。一般温度越高、湿度越小、风速越大、气压越低，则蒸发量就越大；反之蒸发量就越小。

影响蒸发的因素，可用式（4－3）来表示。

$$m \propto \frac{S(F-f)}{P} \qquad (4-3)$$

式中，m 为单位时间内的液体的蒸发量；S 为液体暴露面积；P 为大气压；F 为在一定温度时液体的饱和蒸气压；f 为在一定温度时液体的实际蒸气压。从公式（4－3）可知，m 与 S、$(F-f)$ 成正比，与 P 成反比。即蒸发的表面积越大，$(F-f)$ 的差保持最大，液体表面的压力越小，蒸发的效果就越好。故为了提高蒸发的效率，必须注意下列因素。

1. 足够的加热温度　依据热传导及分子动力学观点，气化是由于分子受热后分子动能克服分子内聚力而产生的逸出。要维持液体处于沸点温度，必须要有足够的加热温度。故有效成分耐热的被蒸发液体可适当提高温度，加快蒸发的速度。

2. 药液蒸发面的面积　从式（4－3）可知，在一定温度下，单位时间内的蒸发量与蒸发面大小 S

成正比，S 越大蒸发越快。所以常采用直径大、锅底浅的广口蒸发锅。

3. 搅拌 液体的气化程度在液面最大，由于热能的损失，液面的温度下降最快，加之液面液体的不断蒸发，液面的浓度逐渐增大，液面的黏度也增加，因而液面易产生结膜现象，不利于传热及蒸发。所以，常用搅拌以维持良好的表面状态，克服结膜现象，使蒸气发散加快，提高蒸发速度。

4. 蒸气浓度 在其他因素不变的情况下，蒸发速度与蒸发时液面上的蒸气压（蒸气浓度）有关。蒸气浓度大，分子不易逸出，蒸发速度慢，反之则快。所以，在浓缩蒸发的车间里使用电扇、排风扇等通风设备，及时排除液面蒸气，以加速蒸发的进行。

5. 液面外蒸气的温度 蒸发速度可随着蒸发温度的增加而加快。即温度越高，单位体积的空气内可能含有的蒸气越多。反之，如将较高的温度下降及已饱和的蒸气重新冷却，则一部分蒸气又重新凝结为液体。因此，在蒸发液面上部通入热风可促进蒸发，如片剂包糖衣时鼓入热风，可加速水分的蒸发。

6. 液体表面的压力 从公式（4-3）可知，P 与 m 成反比，即液体表面压力越大，蒸发速度越慢。因此为了减小压力，可采用减压蒸发。既可加速蒸发，又可避免药物有效成分受热而破坏。

三、常用的浓缩方法 微课 2

由于中药提取液黏稠度、热敏性不同，有的易产生泡沫，有的则析出结晶，有的需浓缩至高密度，有的要回收挥发蒸气。所以，必须根据不同提取液的性质与蒸发浓缩要求，合理选择浓缩方法。

（一）常压蒸发

液体在一个大气压下进行的蒸发，叫作常压蒸发，用于非热敏性药液的蒸发。常压蒸发的设备及操作较简单，但浓缩速度慢，加热时间长，开放操作易使药液受污染，操作场所湿度大。小量浓缩时可采用瓷质蒸发皿等容器，大量可采用蒸发锅。蒸发锅多用铜、不锈钢、搪瓷和搪玻璃制成。铜质镀锡的蒸发锅可用于浓缩浸提液，但不适用于酸性和碱性较强的药液。搪瓷或搪玻璃的蒸发锅有较好的稳定性。药厂多采用夹层锅，夹层内通入蒸气加热，有的夹层锅固定在空心轴上，轴上的涡轮可使锅任意转动，以便于出料。

（二）减压蒸馏

在密闭的容器内，抽出液面上的空气使溶液沸点降低进行浓缩的方法，叫作减压蒸馏。具有温度低、速度快、可防止受热易分解成分被破坏等优点，适用于含热敏性成分药液的蒸发。多数含生物碱、苷及维生素等有效成分的浸提液均以减压浓缩为宜。一般减压浓缩温度要求在 $40 \sim 60\,℃$。操作时先开启真空泵将器内部分空气抽出，然后将待浓缩的液体自浓缩液入口吸入，并继续抽气至压力降到最低时，徐徐开启蒸气入口，保持锅内液体适度沸腾为度。被浓缩液体的蒸气经气液分离器与气沫分开，进入冷凝器冷凝，然后流入收集器中。浓缩完毕后先关闭真空泵，开启放气阀放入空气，浓缩液即可经浓缩液出口放出。

（三）薄膜浓缩

薄膜浓缩是使液体在蒸发时形成薄膜，增加气化表面积进行蒸发的方法。增加液体的气化表面积是加速蒸发的重要因素。液体形成薄膜时，具有极大的气化表面积，热的传播较快而均匀。它具有使药液受热温度低、时间短、速度快、有效成分不易破坏、可连续操作和缩短生产周期等优点，可在常压和减压下进行，特别适用于有效成分不耐热的浸提液的浓缩。

薄膜浓缩的方式有两种：一是使液膜快速流过加热面进行浓缩。另一种是使药液剧烈地沸腾而产生大量泡沫，以泡沫的内外表面为蒸发面进行蒸发。前者在短暂的时间内能达到最大蒸发量，但浓缩速度与热量供应间的平衡较难掌握，药液变稠后易黏附在加热面上，加大热阻，影响浓缩，故较少使用。后者目前使用较多，一般采用流量计控制液体流速，以维持液面恒定，否则也易发生前者的弊端。目前药厂生产中应用的薄膜蒸发器种类很多，按其结构主要分为升膜式薄膜蒸发器、降膜式薄膜蒸发器、刮板式薄膜蒸发器等。

1. 升膜式薄膜蒸发器 为生产中常用的一种升膜式蒸发器。主要由蒸发室、预热器、气液分离器及冷凝器组成。其蒸发室的管束很长，而在蒸发室中的液面维持较低，适用于浓缩量较大、有热敏性、黏度不大于 0.05Pa·s 及易产生泡沫的药液，不适于高黏度、有结晶析出或易结垢的料液。

2. 降膜式薄膜蒸发器 降膜蒸发是将料液自降膜蒸发器加热室上管箱加入，经液体分布及成膜装置，均匀分配到各换热管内，并沿换热管内壁呈均匀膜状流下。在流下过程中，被全程加热介质加热气化，产生的蒸气与液相共同进入蒸发器的分离室，气液经充分分离，蒸气进入冷凝器冷凝（单效操作）或进入下一效蒸发器作为加热介质，从而实现多效操作，液相则由分离室排出。适用于蒸发浓度较高、黏度较大、蒸发量较小的提取液，对热敏性提取液效果更佳。

3. 刮板式薄膜蒸发器 刮板式薄膜蒸发器是一种利用高速旋转的刮板转子，将料液分布成均匀的薄膜而进行浓缩的一种高效浓缩设备。其结构主要是在一个直立的夹套圆筒加热器内安装有快速（每分钟 300 转以上）旋转的叶片（刮板）。刮板有固定式及滑动式两种。固定式刮板系将刮板固定于旋转轴上，刮板外缘与筒体内壁的间隙一般为 0.8~2.5mm。滑动式刮板靠轴旋转时产生的离心力使刮板与加热面内壁接触，液膜厚度与料液黏度及转速有关，可达 0.03mm。

（四）多效浓缩

多效浓缩是根据能量守恒定律确认的低温低压（真空）蒸气含有的热能与高温高压含有的热能相差很小，而气化热反而高的原理设计的。将前效所产生的二次蒸气引入后一效作为加热蒸气，组成双效浓缩器。将二效的二次蒸气引入三效供加热用，组成三效浓缩器，同理，组成多效蒸发器。最后一效引出的二次蒸气进入冷凝器。为了维持一定的温度差，多效蒸发一般在真空下操作，尤其适用于水浸液的浓缩，浓缩液的相对密度可达 1.2~1.3。

即学即练

不属于薄膜浓缩设备的是（　　）

答案解析

A. 升膜式　　　B. 降膜式　　　C. 刮板式　　　D. 半升半降式

第五节 干 燥

PPT

一、干燥的含义及目的

干燥是利用热能除去湿物料或膏状物中所含的水分或其他溶剂，获得干燥物品的工艺操作。目前，干燥已广泛应用于原辅料、中间体及成品的干燥，是制剂生产不可缺少的一个环节。干燥与中药生产密切相关，干燥的好坏，将直接影响产品的使用、质量和外观等。干燥的目的如下。

1. 便于药材的进一步加工处理　原料药物干燥后脆性增强有利于粉碎；粉末或颗粒干燥后流动性增强，便于充填或压制成片。

2. 可增加药物的稳定性　原料药或是成品干燥之后含水量降低，可减缓有效成分的分解，防止药品变质，药品的保质期可增长；不利于微生物的生长和繁殖。

3. 保证产品的内在和外观质量　不少制剂对水分的含量有严格的规定，尤其对有机溶剂的残留量有严格的限制，只有通过干燥才能达到质量要求。

4. 方便于贮藏和运输　原料药和成品经干燥后，体积减小、重量减轻，便于包装、贮藏和运输，降低运输成本。

二、影响干燥的因素

影响干燥的主要因素有物料中水分的性质、物料性质、干燥介质的温度等。

（一）物料中所含水分的性质

1. 结晶水　一般用风化办法除去，在药剂学中不视为干燥过程。

2. 结合水　结合水是指存在于细小毛细管中的水分和渗透到物料细胞中的水分。此种水分与物料的结合力为物理化学结合力，结合力较强，水分难以从物料中除去。

3. 非结合水　非结合水是指存在于物料表面的润湿水分、粗大毛细管中的水分和物料孔隙中的水分。此种水分与物料结合力弱，易于除去。因为它所产生的蒸气压等于同温度水的蒸气压。

4. 平衡水分和自由水分　平衡水分是指某物料与一定温度、湿度的空气相接触时，将会发生排出水分或吸收水分的过程，直到物料表面所产生的蒸气压与空气中的水蒸气分压相等为止，物料中的水分与空气处于动态平衡状态，此时物料中所含的水分称为该空气状态下物料的平衡水分。物料中所含的水分为自由水和平衡水分之和，但干燥只能除去自由水分，不能除去平衡水分。

（二）干燥物料的性质

这是影响干燥速率的最主要因素，物料的性质包括物料的形状大小，料层的厚度及水分的结合方式。如颗粒状物料比粉末状、块状、膏状物料干燥速率快，因为粉末之间空隙小，内部水分扩散慢。物料堆积越厚，暴露的面积越小，干燥也越慢。故应将物料摊平、摊薄。

（三）干燥介质的温度、湿度和流速

在适当的范围内提高空气的温度，会加快蒸发速度，加大蒸发量，有利于干燥。但应根据物料的性质选择适宜的干燥温度，以防止某些成分被破坏。干燥中空气的相对湿度越低，干燥速率越大。干燥时若用静态干燥法则温度宜由低到高缓缓升温，而流化操作则需较高温度方可达到干燥目的。

（四）干燥速率与干燥办法

在干燥的过程中，首先使物料表面水分蒸发，然后内部水分扩散至表面继续蒸发。若干燥速度过快，温度过高，则物料表面水分蒸发过快，内部的水分来不及扩散到物料表面，致使粉粒黏结，甚至熔化结壳，阻碍内部的水分扩散和蒸发，使干燥不完全，形成外干内湿的假干燥现象，不利于物料贮存或易造成霉变。

干燥的方法与干燥速率也有较大关系。静态干燥如烘房、烘箱等因物料处于静态、物料暴露面小。水蒸气散失慢，而干燥效率差。沸腾干燥、喷雾干燥属流化操作，即被干燥物料在动态情况下，粉粒彼

此分开，不停地跳动，与干燥介质接触面大，干燥效率高。

（五）压力

压力与蒸发量成反比，因而减压是促进蒸发、加快干燥的有效手段。真空干燥能降低干燥温度、加快蒸发速度、提高干燥效率，使产品疏松易碎、制剂质量稳定。

三、常用的干燥方法

在制药工业中，被干燥物料的形状是多种多样的，有颗粒状、粉末状、丸状固体，也有浆状（如中药浓缩液）、膏状（如流浸膏）流体。物料的性质各不相同，如热敏性、酸碱性、黏性、易燃性等。对干燥产品的要求也各有差异，如含水量、形状、粒度、溶解性及卫生要求等。生产规模及生产能力各不相同。因此，采用的干燥方法与设备也是多种多样的。

（一）烘干法

烘干法是利用热干燥气流或单纯的干燥空气进行干燥的方法。气流干燥的原理是通过控制气流的温度、湿度、速度来达到干燥的目的。其干燥效率与气流的温度、湿度和流速有关，温度越高、流速越快、相对湿度越低，越有利于干燥。由于物料处于静止状态，所以干燥速度较慢。

有烘干、晒干、阴干等多种方式，其中烘干最为常用。设备有烘箱、烘房和烘柜。烘箱是一种常用的干燥设备。主要由干燥室和加热装置组成。干燥室内有多层架子，供放置装物料的盛器。加热器通常应用电热或蒸气加热。空气经过加热器升温，并在流动中将热能传递给被干燥的物料，同时也将湿物料蒸发的湿气带走。为了获得更好的干燥效果，可将烘箱内的自然气流改为强制气流，如可在烘箱内装鼓风装置，以利于将湿空气迅速排出。为了克服湿蒸气到达箱体上部时发生冷凝，常使用气流由上至下的模式。

（二）减压干燥法 微课3

减压干燥法又称真空干燥法，指在密闭的容器中抽去空气后进行干燥的方法。减压干燥器由干燥柜、冷凝器与冷凝液收集器、真空泵三部分组成。其特点是干燥温度低、速度快。物料呈疏松海绵状，易于粉碎。适用于不耐高温的药物干燥。但生产能力小，间歇操作，劳动强度大。

（三）喷雾干燥法 微课4

喷雾干燥法是流态化技术用于液态物料干燥的较好方法，是将液态物料浓缩至适宜的密度后，使雾化成细小雾滴，与一定流速的热空气流进行热交换，使水分迅速蒸发的干燥方法。由干燥塔、喷雾器、热空气和输送热空气进入干燥塔的设备以及细粉与废气分离装置等四部分组成。喷雾器是喷雾干燥设备的关键组成部分，它影响到产品的质量和能量消耗。工作时先打开鼓风机，空气经滤过器、预热器加热至280℃左右后，自干燥器上部沿切线方向进入干燥塔，塔内温度一般在120℃以下，待达到该温度数分钟后，再将药液自导管经流量计输送到喷头，在进入喷头的压缩空气（392～490kPa）作用下，药液由喷头形成雾滴喷入干燥塔，再与热气流混合后很快即被干燥。已干燥的细粉落入收集桶内，部分干燥的粉末随含水分的热气流进入气粉分离器后收集于布袋内，热废气从排气口排出。因其瞬间干燥，特别适用于热敏性物料，能保持原来的色香味，易溶解，含菌率低；但控制不当易造成干燥物粘壁、成品收集率低、清洗设备困难等问题。

（四）沸腾干燥法

沸腾干燥法又称流化床干燥，是流化技术的新发展，它是利用热空气流使湿颗粒悬浮，呈流态化，似"沸腾状"，热空气在湿颗粒间通过，在动态下进行热交换，带走水气而达到干燥目的的一种方法。主要用于湿粒性物料如片剂及颗粒剂的湿颗粒干燥和水丸的干燥。该法物料磨损较轻，干燥速度快，效率高，干燥均匀，产量大。热空气经过高效过滤器，没有杂质和异物的带入。干燥时不需翻料，且能自动出料，节省劳动力，操作方便。占地面积小，适于大规模生产。但热能消耗大，清扫设备较麻烦，尤其是有色颗粒干燥时的清洁工作。

（五）红外线干燥法

红外线干燥是利用红外线辐射器产生的电磁波被含水物料吸收后，直接转变为热能，使物料中水分受热气化而干燥的一种方法，属于辐射加热干燥。红外线干燥的原理是红外线辐射器所产生的电磁波以光的速度辐射到被干燥的物料上，由于红外线光子的能量较小，被物料吸收后，不能引起分子与原子的电离，只能增加分子热运动的动能，使物料中的分子强烈振动，温度迅速升高，将水等液体分子从物料中驱出而达到干燥的目的。红外线有近红外线和远红外线之分。很多物料尤其是有机物、高分子物料及水分等在远红外区域有很宽的吸收带，远红外线的干燥速率是近红外线干燥的 2 倍，是热风干燥的 10 倍。由于远红外线干燥法具有干燥速度快、产品外观好、质量高、能量利用率高等优点，目前在制药中被广泛应用。

（六）微波干燥法

微波是一种高频波，波长为 1mm～1m，频率为 300MHz～300GHz，在制药工业上只用 915MHz 和 2450MHz 两个频率，后者在一定条件下具有灭菌作用。其干燥设备采用辐射传能，系介质整体加热，无需其他传热媒介，因此具有速率快、效率高的特点，与常规技术相比可提高功效 4 倍以上，且干燥质量佳。

（七）其他干燥方法

1. 鼓式干燥法 鼓式干燥是将湿物料蘸取涂在光滑的金属转鼓上形成薄层，利用热传导进行干燥的方法，又称鼓式薄膜干燥或滚筒式干燥。鼓式干燥设备分单鼓式和双鼓式。其工作原理是利用表面光滑的金属鼓，鼓内用热空气、电阻丝或蒸气加热，当鼓转动时，从贮液槽中蘸取药液在鼓面涂成一薄层，鼓转动一圈时，此薄层药液已经干燥且被刮刀刮下。转动第二圈时再次蘸取药液，如此连续转动，达到干燥药料的目的。

鼓式薄膜干燥器的热能利用比较经济，其干燥速率与鼓面大小、鼓面的温度、药料的浓度及药膜的厚度有关。干燥时鼓的转速调节很重要，要求以物料转到刮刀处已充分干燥为度。鼓的转速一般每分钟 4～10 转，必要时还可调节药液浓度或药膜厚度达到干燥目的。鼓内凝集的水分必须随时由吸液管排出，否则会降低干燥效率。该法可连续生产，干燥物料呈薄片状，易于粉碎。常用于中药浸膏的干燥和膜剂的制备。若将鼓式薄膜干燥器装上密封外壳，连接真空泵，便可在减压条件下操作，可用于对热敏感的药料的干燥。

2. 冷冻干燥法 先将被干燥液态物料冷冻成固体，再在低温减压条件下，使固态的冰直接升华为水蒸气排出而达干燥目的的方法。其特点是：物料在高真空和低温条件下干燥，尤适用于热敏性药料的干燥。干品多孔疏松，易于溶解，且含水低，有利于药品的长期贮存。如抗生素、血浆、疫苗等生物制品以及中药粉针剂和止血海绵剂等。

3. 吸湿干燥法　系将干燥剂置于干燥柜或干燥室的架盘下层，将湿物料置于架盘上层进行干燥的方法。该法适用于含湿量较少的药品及某些含有芳香性成分的药材干燥，如糖衣片剂、中药浸膏散剂等。干燥器可分为常压干燥器和减压干燥器，小型的多为玻璃制成。常用的干燥剂有无水氧化钙（生石灰）、无水氯化钙、硅胶等，大多数可经高温解吸再生而回收利用。

 知识链接 ··

冷冻干燥的原理

由物理学可知，水有三相，存在有一个三相共点。根据压力减小、沸点下降的原理，只要压力在三相点压力之下，物料中的水分则可从水不经过液相而直接升华为水汽。根据这个原理，就可以先将药品的湿原料冻结至冰点之下，使原料中的水分变为固态冰，然后在适当的真空环境下，将冰直接转化为蒸汽而除去，再用真空系统中的水汽凝结器将水蒸气冷凝，从而使物料得到干燥。这种利用真空冷冻获得干燥的方法，是水的物态变化和移动的过程，这个过程发生在低温低压下，因此，冷冻干燥的基本原理是在低温低压下传热传质的机理。传统的干燥会引起材料皱缩，破坏细胞，在冷冻干燥的过程中样品的结构不会被破坏，因为固体成分被在其位子上的坚冰支持着，在冰升华时，它会留下孔隙在干燥的剩余物质里，这样就保留了产品的生物和化学结构及其活性的完整性。

··

实践实训

实训三　板蓝根的提取与分离

【实训目的】

1. 建立提取分离与精制的生产情景。

2. 掌握多功能提取机组的标准操作流程，熟悉提取分离与精制的目的和意义。

3. 能熟练对设备进行清洁和日常维护，学会正常填写生产记录。

【实训条件】

1. 实训场地　GMP模拟车间或制剂实训室。

2. 实训仪器与设备　天平，混合器械，小型多功能提取浓缩机组，板框压滤机，旋转蒸发器。

3. 实训材料　药材（见【处方】项下）等。

【实训操作】

【处方】板蓝根　适量

【操作步骤】

1. 生产前准备

（1）按要求规范着装。

（2）检查生产区域清洁情况。

（3）检查设备清洁及运行状况。

（4）检查各种生产文件的准备情况。

（5）按生产指令单领取所需物料，并核对品名、批号、数量、规格。

2. 药材整理　板蓝根：取原药材，除去杂质，洗净，润透，切厚片，干燥。

3. 提取

（1）打开进水管阀门，打开电源。

（2）向提取罐内加水和物料，一般溶剂量为药材的 6 倍。

（3）设定提取加热温度，一般设定在 110℃ 左右，最高可设定至 150℃。

（4）设定提取物料温度，一般设定在 100℃（注意提取加热的温度设定值要高于提取物料的设定值）。

（5）打开提取罐蝶阀，关闭浓缩罐蝶阀。注意：加热前先在溶剂里浸泡 30 分钟。

（6）打开提取加热启动按钮，此时提取罐正式进入工作状态。

（7）物料温度上升至 60℃ 左右打开搅拌电机按钮。

（8）打开冷却水球阀。

（9）待提取液加热至沸腾 2 个小时（以药材投入沸腾后开始计时），第一次提取完成，先关闭提取加热按钮，再关闭搅拌按钮。冷却物料 5 分钟，让提取罐内压力下降至常压。

（10）打开提取罐出口阀门，收集好提取液备用。关闭出口阀门，开始第二次提取。

（11）第二次提取操作和以上步骤相同，溶剂量为药材的 5 倍量，加热时间为 1 小时。

（12）收集合并两次提取液，进行下一步操作。

4. 分离

（1）设备初次使用时，应用清水清洗干净，同时检查滤布的完好性。

（2）操作前的检查工作。操作前应检查进出管路，连接是否有渗漏或堵塞，管路与压滤机板框、滤布是否保持清洁，进液泵及各阀门是否正常。

（3）操作过程

①接通外接电源，将油泵起动按钮转至"自动"，启动"放松"按钮，使中顶板退到适当位置，再用手动阀控制在中间位置。

②将清洁的滤布挂在滤板两面，并将料孔对准，滤布必须大于滤板密封面，布孔不得大于管孔，抚平且无折叠以免漏液，板框必须对整齐，滤布溢流孔对整齐，再开启"压紧"按钮，一边压紧，一边旋紧锁紧螺母，直至不能再压紧为止。

③打开滤液出口阀门，启动进料泵并缓慢开启进料阀门，调节过滤速度使压力逐渐加大，一般不得大于 0.6MPa，刚开始时，滤液往往浑浊，然后转清。如滤板间有较大渗漏，可适当加大中顶板顶紧力、旋紧锁紧螺母，至滤液不渗出或少量渗出。

④监视滤出液，发现浑浊时，应停机更换破损滤布，当料液滤完或框中滤渣已满不能再继续过滤，即为一次过滤结束。

⑤过滤结束后，输料泵停止工作，关闭进料阀门。

⑥将过滤液转入周转桶中，称重，贴上物料标签，备用。

5. 计算物料平衡率　凡物料平衡在合格范围之内，经质量管理部门检查签发"中间产品放行审核单"，可以递交下道工序。

6. 清场　严格执行生产单位的《清场管理制度》《生产区清洁消毒规程》《生产区容器、器具清洁消毒规程》等清场相关文件。

7. 记录 操作结束后及时填写设备运行记录、清场记录、生产记录等相关文件。

【质量检查】

对过滤液进行外观性状、可见异物和成品量进行检查，应符合规定。

【实训结果】

表4-3 实训结果

检查项目	检查结果
外观性状 可见异物 成品量	
结论	

【实训考核表】

表4-4 实训考核表

内容		要求	分数	得分
生产前准备		检查确认仪器、设备性能良好	15	
生产操作	生产前准备	正确使用天平，按处方量准确称取物料	10	
	粉碎	按《粉碎设备标准操作规程》规范操作	10	
	提取	按《提取设备标准操作规程》规范操作	10	
	分离	按《分离设备标准操作规程》规范操作	10	
成品质量	外观性状	符合要求	10	
	可见异物	符合要求	10	
	成品量	在规定范围内	10	
清场		仪器、设备、场地清洁合格 清场记录填写准确完整	15	

实训四　板蓝根过滤液的浓缩与干燥

项目1　板蓝根过滤液的浓缩实训

【实训目的】

1. 建立浓缩实训的生产流程。

2. 掌握浓缩实训操作方法及常用浓缩设备标准操作程序，掌握生产操作要点，正确判断浓缩液质量。

3. 能熟练对浓缩设备进行清洁和日常维护，学会正确填写生产记录。

【实训条件】

1. 实训场地 GMP模拟车间或制剂实训室。

2. 实训仪器与设备 水力喷射真空系统，双效节能蒸发器，电子台秤，贮液罐，不锈钢盘等。

3. 实训材料 消毒液，75%乙醇，分离实验所得药液等。

【实训操作】

1. 生产前准备

（1）所有人员上岗前，必须按规定穿戴工作服、帽、鞋，正确使用劳保用品。

（2）检查工作场所、设备、工具、容器是否具有"清场合格"标识，是否无与生产无关物品，操作空间是否无妨碍，是否已取得"生产许可证"。

（3）检查是否有本批产品的批生产记录。

（4）检查待蒸发物料数量及贮存情况。

（5）检查设备所有辅件是否正常，仪表是否准确，各阀门是否处于正确位置。

（6）打开视镜灯，检查设备内部状态是否符合要求，检查二效蒸发器下部冷凝水贮槽是否已排空。

（7）根据《批生产指令》挂贴产品名称、规格、批号、批量等内容的"正在生产"标识；质量保证人员检查以上内容是否符合要求，符合之后签字，准许开工生产。

2. 生产操作

（1）启动水力喷射系统

①检查多级水泵电源是否正常，检查储水槽水位是否符合要求，检查多级水泵进水阀是否开启，检查真空总阀是否关闭。上述检查通过，开始正常操作。

②启动多级水泵，观察水力喷射器工作情况，从喷水口应当观察到连续的喷射水柱。多级水泵应当无异声或异常震动，否则应及时停机。

③观察真空表指示变化，待真空度上升至 -0.06MPa 以上时，开启真空总阀（使用水力喷射系统应注意：系统的正常工作真空度不得超过 -0.1MPa；多级水泵允许最高工作温度为 75℃，水温越高，效率越低。系统运行一段时间后，由于循环喷射水不断吸收从工作设备中抽出的水蒸气，温度将不断升高，因此，必须及时向储水槽中补充自来水，同时排放部分热水，以控制介质水在较低温度，保持系统的工作效率；操作结束后应关闭电源，关闭真空总阀，将系统排空）。

④待真空总阀打开后，开启双效节能蒸发器真空阀，观察真空表示数，待真空度达到 -0.05MPa 时可以开始进料。

（2）进料

①打开相应进料阀，从视镜观察液面应该逐渐平稳上升，右手控制放空阀，若发现大量泡沫发生，应适当打开放空阀消泡，以免跑料。

②进料必须先进一效，后进二效。

③首次进料应为：一效 180～200L，二效 120～130L。

（3）蒸发

①打开进气阀，适当打开排污阀，控制进气压力为 0.05～0.1MPa，一般不应超过 0.1MPa，禁止超过 0.15MPa。

②调节真空阀、放空阀和进气阀，使整个系统保持动态平衡。一般情况下，对温度和真空度的要求为：一效：65～75℃、-0.04～-0.06MPa；二效：55～65℃、-0.05～-0.07MPa，两效之间应保持 (8 ± 2)℃的温度差，以获得最佳的热效率。操作过程必须保持平稳，以防止跑料，并在此基础上尽量避免使用放空阀，以努力避免能源消耗。

（4）补料

①随着蒸发的进行，容器内料液在不断减少，为了保持较高的蒸发速率，必须及时补料。

②补料时应将进料阀打开 1/3～1/2，不可全开，以保持蒸发的平稳。

③补料时以补至达到首次进料量为度，需指出的是，最后阶段的补料应当考虑到一、二效蒸发速度的差异，应当以料液进完之后能保证两效同时有效工作尽可能长的时间为标准。

④必须注意：由于补入的料液温度与各效内原有料液是不同的，可能会破坏系统原有的平衡。因此，在补料过程中及完成之后，必须对系统作适当的微调，以恢复运行的平稳。补料过程中应当严防跑料。

（5）排水

①在双效运行中，一效蒸发室抽出的二次蒸气在加热二效加热室的料液之后，不断冷凝成水，从缓冲腔流入二效蒸发室最下方的贮水槽，在贮水槽装满之后必须及时排水，以保证系统能长时间平稳运行。

②排水时应切断贮水槽与设备其他部分连通的所有管道，然后打开其排空阀、排污阀，待冷凝水排尽后将整个系统复原（注意：在排水前后，由于会影响系统的真空度，因而必然破坏系统的平衡，因此必须对系统作适当调整，并应严防跑料）。

（6）并料　在蒸发的最后阶段，因料液量太少，可能已无法用两效蒸发，此时应将二效内的料液并入一效。

①关闭进气阀，观察真空度，待一效真空表达到 −0.05MPa 以上并略有上升时，关掉一、二效之间的真空阀，停掉多级水泵（真空源），排空二效，同时打开一、二效的进料阀，此时二效内的料液即可抽入一效。

②待移（并）料完成后应当将整个系统恢复原状，并向二效内吸入纯化水。

（7）出料　浓缩即将完成时，在检查料液各项指标合格且数量符合工艺要求之后，停掉多级水泵（真空源），将系统排空，料液转往下一工序。

3. 生产结束后，按清洁规程对生产设备、器具、场所进行清洁。清场完毕，由质量保证人员确认（发清场合格证），并做好记录。

4. 填写设备运行记录。

项目2　板蓝根稠膏的干燥实训

【实训目的】

1. 建立干燥的生产情景。

2. 熟练掌握干燥岗位操作方法、常用干燥设备标准操作规程，掌握生产操作要点及影响成品质量的关键点；能及时发现干燥过程中出现的问题并能迅速加以解决。

3. 学会正确进行清场，能熟练对干燥设备进行清洁和日常维护，正确填写生产记录。

【实训条件】

1. 实训场地　GMP 模拟车间或制剂实训室。

2. 实训仪器与设备　真空干燥机，天平，电子台秤，盛器等。

3. 实训材料　浓缩后所得清膏或高浓度浓缩液或湿颗粒，75% 乙醇等。

【实训操作】

1. 生产前准备

（1）所有人员上岗前，必须按规定穿戴工作服、帽、鞋，正确使用劳保用品。

（2）检查工作场所、设备、工具、容器是否具有"清场合格"标识，是否无与生产无关物品，操作空间是否无妨碍，是否已取得"生产许可证"。

（3）检查是否有本批产品的批生产记录。

（4）检查真空干燥机性能是否完好，检查真空压力表是否完好，阀门开启是否灵活；开启冷凝水阀门，放尽冷凝水后再关闭。

（5）检查投料的物料是否齐全，数量、品名、批号是否与生产指令相符，外观是否合格。

（6）检查设备所有辅件是否正常，各阀门是否处于正确位置。

（7）质量保证人员检查以上内容是否符合要求，符合之后签字，准许生产开工。

2. 生产操作 真空干燥机进行干燥的步骤如下。

（1）投料 开启烘箱门，将清膏加入物料盘中，放入烘箱内，关闭烘箱门并压紧。

（2）干燥 开通冷凝水，打开蒸气阀门和出气阀门，关闭放空阀，开启真空阀并调节阀门使之真空度不超过额定位置，干燥一段时间使物料达到干燥要求。

（3）出料 干燥达到需要的程度后，关闭进气阀，关闭真空阀，打开放气阀，待真空表读数为零时缓缓打开烘箱门，取出物料，称重（操作时必须双人复核，操作人、复核人均须签字），装入洁净的容器中，贴物料卡，转入下一道工序。

（4）设备出现运行异常时，应及时停止，查找原因，自行处理，自行不能处理的，再向车间有关人员报告。

【质量检查】

对稠膏进行外观、可见异物、水分含量和成品量进行检查，应符合规定。

【实训结果】

表4-5 实训结果

检查项目	检查结果
外观性状 水分含量 成品量	
结论	

【实训考核表】

表4-6 实训考核表

内容		要求	分数	得分
生产前准备		检查确认仪器、设备性能良好	15	
生产操作	浓缩	按《浓缩设备标准操作规程》规范操作	20	
	干燥	按《干燥箱标准操作规程》规范操作	20	
成品质量	外观性状	符合要求	10	
	水分含量	符合要求	10	
	成品量	在规定范围内	10	
清场		仪器、设备、场地清洁合格 清场记录填写准确完整	15	

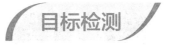

目标检测

答案解析

一、A 型选择题

1. 渗透或扩散的推动力是

A. 浓度差   B. 提取温度   C. 药材粒度

D. 扩散面积   E. 扩散时间

2. 下列有关提取方法的叙述，错误的是

    A. 渗漉法适用于新鲜及无组织性药材的提取

    B. 浸渍法适用于黏性及易于膨胀的药材的提取

    C. 浸渍法不适用于需要制成较高浓度制剂的药材

    D. 渗漉法适用于有效成分含量低的药材提取

    E. 渗漉速度是影响制剂浓度高低的因素之一

3. 不利于提高浸出效率的措施是

    A. 适当的升高温度   B. 加大浓度差

    C. 选择适宜的溶剂   D. 将药材粉碎成极细粉

    E. 搅拌

4. 当药液中含醇量达到 50% ~60% 时，可主要除去的成分是

    A. 蛋白质   B. 淀粉   C. 多糖

    D. 水溶性色素   E. 鞣质

5. 能用于分子分离的过滤方法是

    A. 板框过滤法   B. 垂熔滤器滤过   C. 超滤

    D. 微孔滤膜滤过   E. 薄膜滤过

二、X 型选择题

1. 中药提取过程包括

    A. 粉碎   B. 溶解   C. 扩散

    D. 浸润   E. 渗透

2. 下列有关渗漉法的正确叙述是

    A. 药粉不能太细

    B. 装筒前药粉用溶剂湿润

    C. 装筒时药粉应疏松，使溶剂容易扩散

    D. 药粉装完后，添加溶媒，并排除空气

    E. 控制适当的渗漉流速

三、简答题

1. 影响提取的因素主要包括哪些?

2. 提取液的精制方法有哪些?

书网融合……

   知识回顾   微课1   微课2   微课3   微课4   习题

第五章 浸出制剂

学习引导

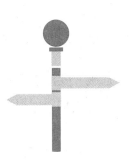

浸出制剂是传统给药的剂型之一，具有悠久的历史，主要有汤剂、合剂（口服液）、糖浆剂、煎膏剂（膏滋）、流浸膏剂、浸膏剂、酒剂、酊剂等。该类制剂主要供内服应用，起全身治疗作用，也可外用，起局部治疗的作用。随着科学技术的发展和中医药理论的深入研究，运用现代提取分离技术、浓缩干燥技术与先进的成型工艺，以药材提取物为原料制备的剂型已广泛应用于临床。

本章主要学习有关浸出制剂的基本知识和技能，学会各种浸出制剂的制备方法、质量要求及用药指导等。

学习目标

1. **掌握** 汤剂、合剂、煎膏剂、糖浆剂、流浸膏剂、浸膏剂、酒剂、酊剂的特点与质量要求；各种浸出制剂的临床应用指导。

2. **熟悉** 汤剂、合剂、煎膏剂、糖浆剂、流浸膏剂、浸膏剂、酒剂、酊剂的含义、制备方法。

3. **了解** 糖浆剂易出现的质量问题；常见中成药浸出制剂。

第一节 概 述

PPT

一、浸出制剂的含义与特点

浸出制剂系指采用适宜的浸出溶剂和浸出方法提取药材中有效成分，制成可成供内服或外用的药物制剂。据记载，商代首创汤剂，其后又有酒剂和内服煎膏剂的应用；国外应用较早的浸出制剂有酊剂、流浸膏剂、浸膏剂等。随着科学技术的发展和中医药理论的深入研究，运用现代提取分离技术、浓缩干燥技术与先进的成型工艺，研制开发了许多中药新剂型，以药材提取物为原料制备的中药合剂与口服液、颗粒剂、胶囊剂、片剂、滴丸、气雾剂、软膏等剂型已广泛应用于临床。本章介绍的浸出制剂主要有汤剂、酒剂、酊剂、流浸膏剂、浸膏剂、煎膏剂等传统浸出制剂以及中药合剂与口服液，它们或直接应用于临床，或作为其他中药制剂的原料。

浸出制剂既保留了中药传统制备方式，又利用了现代化去粗取精的浸出工艺，因此，浸出制剂既是中药各类剂型的基础，也是中药现代化的重要途径。浸出制剂的组成比较复杂，成品中除含有效成分、辅助成分外，往往还含有一定量的无效成分，浸出制剂一般具有以下特点。

1. 具有药材所含各种成分的综合作用，有利于发挥药材成分多效性的浸出制剂。与同一药材中提取的单体化合物相比，往往有着单体化合物所不具有的治疗效果，不仅疗效好，有时还能呈现单体化合物不能起到的效果，发挥药材中各浸出成分的综合疗效。

2. 作用比较缓和持久，起效相对较慢，一般毒性较低。一些中药制剂在使用过程中逐步调剂身体机能，尤其适于治疗慢性疾病（如肝病、肺病、肾病等）的中药药品，故用药周期比较长，个别中药制剂需要长期使用。

3. 有效成分浓度较高，减少服用量。浸出制剂在制备过程中除去了大部分药材组织物质及部分无效成分，提高了制剂中有效成分的浓度，与原处方中药量相比减少了服药体积，方便使用。同时，某些有效成分经浸出处理，可增强其稳定性与疗效。

4. 制剂品种多，应用广泛。中药浸出制剂是传统制剂，在几千年的发展中已被开发出成千上万种制剂，随着新剂型的产生，以中药浸出成分为原料的新剂型也不断地被开发和利用。目前我国拥有上万种中药制剂，其给药途径也比较广泛，如口服、外用、注射等。

但是浸出制剂中往往含有一定量的淀粉、蛋白质、黏液质等无效高分子物质，在储存过程中，常因胶体陈化或酶的作用致使有效成分发生分解而产生沉淀或生霉变质，影响外观和药效。因此，制备浸出制剂时应尽量除去无效和有害成分，最大限度地保留有效成分。另外，浸出制剂组成复杂，中药材质量及其提取、浓缩等工艺条件，辅料与包装材料等因素均可不同程度地影响浸出制剂的质量。目前浸出制剂的质量控制指标具有一定的局限性，仍需不断改进和完善。

二、浸出制剂的类型

1. **水浸出制剂** 是在一定加热条件下，以水为溶剂浸出药材成分的制剂，如汤剂、中药合剂等。

2. **醇浸出制剂** 是在一定条件下，以适宜浓度的乙醇或酒为溶剂浸出药材成分的制剂，如酊剂、酒剂、流浸膏剂等。

3. **含糖浸出制剂** 在水浸出制剂的基础上，将水浸出液进一步浓缩处理，加入适量糖或蜂蜜制成，如煎膏剂、中药糖浆剂等。

4. **精制浸出制剂** 在水或醇浸出型制剂的基础上经过精制处理后，再灌封于安瓿中经灭菌方法处理制成的浸出制剂，如合剂、口服液等。

三、浸出制剂的溶剂与浸出辅助剂

浸出溶剂系指用于浸出药材中有效成分的液体。浸出溶剂选用的是否恰当，直接关系到药材中有效成分的浸出和制剂的稳定性、安全性、有效性及经济性。为保证浸出制剂的质量，浸出溶剂应能最大限度地溶解和浸出有效成分，尽量避免浸出无效成分和有害物质。浸出溶剂应不影响药材中有效成分的作用，且溶剂本身无药理作用，经济易得，使用安全。浸出常用的溶剂主要有水、乙醇（酒）以及乙醚、三氯甲烷等，其中以水为最常用的浸出溶剂，其次为乙醇。

浸出辅助剂系指加入浸出溶剂中，能在增加浸出效能、增加浸出成分的溶解度、增加制品的稳定性以及除去或减少某些杂质等方面发挥一定作用的物质。常用的浸出辅助剂有酸、碱、甘油、表面活性剂、酶等物质。常用浸出溶剂与浸出辅助剂可详见本书第四章第一节的内容。

 拓展阅读 ───

酶在浸出制剂中的作用

酶是一类具有催化活性的蛋白质，酶在药材提取中的作用是将细胞壁的组成成分水解或降解，破坏细胞壁的致密结构，降低溶剂进入细胞的阻力，加速有效成分的溶出及扩散。选用适当的酶，无需高温处理即可将药材中的杂质成分如淀粉、蛋白质、果胶等分解除去，在提高有效成分提取率的同时增加了提取物的纯度。另外，酶还可催化有效成分转化成活性更强的形式。常用于药材提取的酶包括纤维素酶、果胶酶以及复合酶等。

───

第二节 汤 剂

PPT

一、汤剂的含义与特点

汤剂系指药材饮片或粗颗粒加水煎煮或沸水浸泡后，去渣取汁制成的液体制剂。其中以药材粗颗粒入药者，习称"煮散"，而以沸水浸泡药物，服用剂量与时间不定或宜冷饮者，又称为"饮"。汤剂主要供内服，少数外用，外用时多作洗浴、熏蒸、含漱用。

汤剂是我国应用最早的一种传统剂型，目前中医临床仍然广泛应用。汤剂的特点是吸收快，易发挥疗效，制法简单，且便于加减使用，能较全面、灵活地照顾到每一个病人或各种病症的特殊性，即对于不同情况，不同的症状而随证加减，临时调配，组成灵活多样的方剂，从而达到治疗疾病的目的。汤剂也存在一些缺点，如临时煎煮、不宜大量制备、容易霉变、用量大、味苦、服用和携带不便，口服有一定的困难，尤其是儿童。

随着科技的进步，传统汤剂也受到了前所未有的挑战：一方面受到新剂型、新技术的冲击，另一方面由于中药材的栽培、炮制与贮存、处方调配、饮片浸泡及煎煮方法等因素的影响使汤剂质量下降、疗效降低，这也正是中药药剂工作者要解决的问题。

即学即练

答案解析

关于汤剂的叙述，错误的是

A. 基本上保持了原药材的疗效　　B. 汤剂的制备多采用煎煮法

C. 汤剂成分单一，稳定性高　　D. 有利于发挥药材的多效性

E. 具有各药材成分的综合作用

二、汤剂的分类

汤剂按制备方法的不同可分为以下几种。

1. 煮剂 系指将饮片加水煎煮一定时间后，去渣取汁而得到的液体制剂。煮剂浓度适中，其有吸收快、奏效迅速、作用强的特点。

2. 煎剂 系指将药材的水煎液再经过适当的浓缩所制得的液体制剂。与煮剂相比，加热时间延长、药液浓度增高、体积减小，药效相对缓和而持久。

3. 沸水泡药 系指将药材经沸水浸泡后去渣而得到的液体制剂。由于药物受热温度低、时间短，药液味薄气清。沸水泡药由于频频饮之，对服用剂量与时间无一定要求，故又称之为"饮"。

4. 煮散 系指将药材的粗颗粒与水共煮，再去渣取汁而制成的液体制剂。与煮剂、煎剂相比，药材的表面积增大，煎煮效率大大提高，制备时间缩短，还有利于节省药材和提高疗效。一般来说，质地坚硬的根、根茎、果实、矿物类等药材，可粉碎成直径 2～4mm 的颗粒；质地疏松的药材如花、叶、草可粉碎得粗些；含淀粉、黏液质多的药材如天花粉、山药、茯苓、白芨等不可粉碎得过细，否则，在煎煮时易糊化或焦化，不利于浸提和分离药渣。

三、汤剂质量要求

汤剂的处方大多为临时处方，又是分散制备，因此对其质量控制主要是对其性状进行评价。汤剂应无焦糊气味，并应显示出处方中药物的特殊气味。汤剂是复合分散体系的液体，药物以多种形式存在于汤液中，有离子、分子状，液滴或不溶性固体微粒等，外观看是一种混悬液。汤液中的药物应分散均匀，无残渣、沉淀和结块，以保证服药量的准确。汤液中加入了粉末状药物者，经搅拌后应能混悬均匀，不结块，不沉降。有胶类烊化者加入，也应混合均匀，不聚集沉降。但通过外观来控制汤剂的质量仅仅只是控制了一个环节，要全面控制汤剂的内在质量必须从多个环节入手，如饮片的质量、正确的煎煮方法等。

📱 拓展阅读

汤剂的相对密度与折光率

汤剂应具有一定的黏稠度，《中国药典》2020 年版测定其相对密度，有研究发现相对折光率与相对密度成正比，且不受汤剂中微粒的影响，故通过测折光率的方法来检测汤剂质量应具有可行性。主要仪器有数显折射仪等。这种方法实用性强、简单、快速、能准确地判定汤剂质量。

四、汤剂制备方法 📱微课1

1. 煎器的选择 煎器对汤剂质量有一定的影响，传统上多用砂锅、陶器，它有不易与药物成分发生化学反应、传热均匀缓和、保温等特点；玻璃、搪瓷煎器也可使用，它们的化学性质也较稳定；金属煎器坚固耐用，不锈钢煎器也有较多使用，但铁器煎煮的药液外观呈深褐色、墨绿色或紫黑色，同时煎液中还含有一定量的铁离子，可与药液中多种成分发生化学反应，如与鞣质生成鞣酸铁，使汤剂色泽加深，铜煎器煎出的药液中含有微量的铜离子，镀锡锅的煎出液中含有微量的锡离子，这些离子有些能与药材中某些成分起反应，有些能催化药液中某些成分的氧化，影响汤剂的稳定性和药效，故铁、铜、镀锡器具均不宜供煎药用。铝锅煎出的药液其外观、味觉及金属离子分析结果都较稳定，仅在药液 pH 为 1～2 或 10 时，煎液中可检出铝离子，鉴于汤剂多为复方煎剂，药液 pH 一般为 4～5，故可根据情况选用之。大型生产时多使用具有抗酸、抗碱性能的不锈钢器具。

2. 煎煮方法 汤剂煎煮的三个重要因素是加水量、火候、煎煮时间与次数。煎煮最佳条件的控制，是以既有利于有效成分从饮片中溶出，又能防止有效成分损失与分解，而且操作方便、汤液体积适中便于服用为原则的。煎药的加水量应根据药材的质地而定，一般为药物重量的 5 ~ 10 倍。加水量太少，药汤易焦糊，药物煮不透，成分煎出少；加水量过多会给服用带来困难。质地轻松、吸水量大的药物，如花、叶、全草等药材，加水量应大于一般用水量；质地坚硬的药物，如矿物类、贝壳、根茎类药物，加水量可少于一般用水量。用于小儿内服的汤剂，应减少用水量，以减少小儿服药的困难。解表药、利尿药加水量应稍多，以增大服用体积，增强药力。

煎煮前的浸泡至关重要，中药饮片煎煮前一般需要冷水浸泡半小时，使其吸水充分，组织膨胀，有效成分便于煎出。如浸泡不充分，煮沸后会使药材表面淀粉糊化，蛋白质凝固，药材内部的有效成分不能溶出。

煎煮时，传统经验是将药物置煎器内，加水至超过药物表面 3 ~ 5cm，第二次煎药的加水量要适当减少，但要加水至超过药物的表面为宜。煎药时火力的强弱、时间的长短也影响汤剂的质量。一般在未沸之前宜用较强的火力，习称"武火"，沸腾后宜用较弱的火力，习称"文火"，以保持微沸状态，既可减少水分的挥发，防止煎干、焦糊，又有利于药材中成分的煎出。直火加热是传统的煎煮方法，适合家庭中少量制备，但须谨慎加热，防止容器底部过热造成药物焦糊。蒸气夹层锅煎煮法传热快而均匀，煎出的汤液质量较好，适应于大量制备。根据一般的习惯与经验，煎煮次数多为 2 次，但如果药量较大，或药物质地较坚硬，或煎煮容器较小时，则应煎煮 3 次，以减少药物的浪费。煎药时间根据药物气味、质地的不同，一般有以下三种情况：①一般药物，第一煎 20 ~ 30 分钟（均按沸后计算），第二煎 15 ~ 25 分钟；②解表、行气及质地轻松、气味芳香的药物，第一煎 10 ~ 15 分钟，第二煎 10 ~ 15 分钟；③滋补及质地坚硬的药物，第一煎 40 ~ 60 分钟，第二煎 30 ~ 45 分钟，还可以煎第三次。每次煎煮至规定时间后，应趁热及时用纱布滤出药液，以免一些成分因冷析而丢失。应注意将每次的煎液合并，混合均匀，再分次服用，以保证汤液含量均匀，药效平稳。 微课 2

3. 特殊煎药方法　由于药物性质不同，煎药时药物的加入顺序与煎药的方法也有所不同。在汤剂的处方中，对一些药物的处理要求，都在该药名的右下角、右上角或后面括号标有"脚注"，如先煎、后下、包煎、另煎等。常见的药物特殊处理方法有以下几种。

（1）先煎　先煎是指将药物单独煎煮一定时间后再加入处方中其他药物共同煎煮至规定时间的一种煎药的方法。先煎的目的是为了增加药物的溶解度或降低药物毒性，以使药物更好地发挥疗效。需要先煎的药物有两类：一类是质地比较坚硬、成分不易煎出的药材，包括矿石类、贝壳类、角甲类等类药材，如石膏、牡蛎、珍珠母、鳖甲、龟板等；另一类是有毒的药物，如制草乌、附子等，通常要先煎 1 ~ 2 小时，可达到减毒或去毒的目的。

（2）后下　后下是指将有此要求的药物在汤剂煎好前 5 ~ 15 分钟时加入，共同煎煮至规定时间的煎药方法。后下的目的是要减少该药物煎煮的时间，减少挥发性成分的损失和有效成分的降解。需要后下的药物有：含挥发性成分多的药材如薄荷、沉香、青蒿等；以及钩藤、苦杏仁、大黄等。其中，钩藤含有钩藤碱，煎 20 分钟以上容易分解而使降压活性降低；苦杏仁有苦杏仁苷，久煎也能水解一部分而减弱止咳作用；大黄取其泻下作用也不宜久煎。

（3）包煎　包煎是指将药物用布包扎后再与群药共同煎煮的方法。需要包煎的药物有花粉类药物、细小种子类药物、药物细粉、含淀粉多的药物以及附绒毛的药物，如蒲黄、葶苈子、黛蛤粉、旋覆花等。

（4）另煎　对于一些贵重药物，如人参、羚羊角等，可将其单独煎煮，再将煎煮液与其他药材的煎煮液混合服用，此法称为另煎。另煎可减少贵重药物的损失和保证其剂量的准确。

（5）烊化　对于黏性大的胶类药物和糖类，如阿胶、龟甲胶等，不宜与药物混煎，否则会致使汤液黏稠，不仅影响其他成分的煎出，还容易引起药液焦糊和胶类药物的损失。对此，应该采用烊化的手段，即将胶类药物用适量的开水溶化后与汤液混合，或将胶类药物用煎好的汤液加热溶化后服用。

（6）冲服　对于一些难溶于水的贵重药物，如三七、羚羊角等，宜研成细粉与汤剂同饮服下，此法称为冲服。

（7）生汁兑入　对于鲜药材汁，如生藕汁、梨汁、姜汁等，不宜入煎，可兑入煎好的汤剂中服用。

 实例分析 5-1

羚角钩藤汤制备

处方：羚羊角（冲服）2g　钩藤（后下）9g　桑叶6g　川贝母12g　竹茹15g　生地l5g　菊花（后下）9g　白芍9g　茯神木9g　甘草3g

制法：以上药物，取出羚羊角、钩藤、菊花，将羚羊角锉成细粉备用，桑叶等其余7味药加水500ml煎30分钟，再加入钩藤、菊花共煎10分钟，滤取药液，药渣再加水250ml煎20分钟，滤取药液。将二次煎煮液合并，加入羚羊角细粉，混匀，即得。

问题：1. 汤剂的脚注有哪些种类？目的是什么？

2. 汤剂制备方法的依据是什么？

答案解析

五、汤剂用药指导

（一）用药指导

中药汤剂的用药指导，包括服药温度、服药时间、服药剂量以及服药饮食禁忌等。

1. 服药温度

（1）温服　待汤液温度减低至40℃左右时服下。温服和胃益脾，能减轻刺激，特别适合一些对肠道有刺激性的药物，如瓜蒌仁、乳香等。

（2）热服　趁热将汤液服下。急症用药、寒证用药、解表药宜热服，以助药力。

（3）冷服　待汤液冷却后服下。呕吐病人、中毒病人均宜冷服，对于恶心、呕吐病人，最好在服药前先嚼一点生姜或桔皮末，可防止呕吐。

2. 服药时间　一般中药汤剂可在早晚各服一次，或在两餐之间服用，即上午10时、下午3时各服一次。对于一些不同的病情，不同的方药，又有一些不同的要求。

（1）一般慢性病应按时服药，以使体内保持一定的血药浓度，维持药效的恒定。

（2）对胃有刺激性的汤剂应在餐后立即服下，以减轻对胃肠的刺激。

（3）驱虫、攻下药最好是空腹服药，以使药力集中，药效迅速。

（4）安神药宜在临睡前服用。

3. 服药剂量

（1）分服　一剂汤药分2~3次服用。适用于慢性病、病情轻的患者，可缓缓调治。

（2）顿服　一剂汤药可一次服下。适用于急性病、病情重的患者治疗。顿服药力大而猛，药效显著，病情危急时甚至一天可以服2~3剂，昼夜连服，使药力持久，从而达到顿挫病情的目的。

4. 服药时的饮食禁忌 服药时一般宜少食豆类、肉类、生冷及其他不易消化的食物，以免增加病人的消化负担，影响健康恢复。脾胃虚的患者更应少食该类食物。

热性疾病，应禁用或少食酒类、辣味、鱼类、肉类等食物。因酒类、辣味食物性热，鱼类、肉类食物有腻滞生热生痰的作用，食后助长病邪，使病情加重。

服解表、透疹药，宜少食生冷及酸味食品，因冷物、酸味均有收敛作用，能影响药物解表、透疹作用。

服温补药，应少饮茶，少食萝卜，因茶叶、萝卜的凉性及下气作用能降低药物温补脾胃之功效。

（二）常见中成药举例

例5-1 旋覆代赭汤

【处方】旋覆花（包煎）9g 党参12g 代赭石（先煎）15g 炙甘草5g 制半夏9g 生姜12g 大枣4枚

【制法】先将代赭石置煎器内，加水350ml煎1小时，再将旋覆花用布包好，同其余五味药置于煎器内共煎30分钟，滤取药液，药渣再加水200ml煎20分钟，滤取药液，将两次煎出液，混匀，即得。

【功能与主治】降逆化痰，益气和胃。用于胃虚气逆，痰浊内阻所致噫气频作、胃脘痞硬，反胃呕恶或吐涎沫等症。

【用法与用量】每日分2次温服。

例5-2 桑菊饮

【处方】桑叶9g 菊花6g 薄荷6g 连翘9g 桔梗3g 甘草3g 芦根6g 杏仁6g

【制法】取以上药饮片装入容器内，加3倍量沸水，闭盖浸泡半小时后即可服用。也可加热煮沸，但沸后应立即停止加热，再浸泡片刻即可服用。

【功能与主治】辛凉解表，宣肺止咳。治风热咳嗽、身热、微渴、头痛目眩、苔薄黄、脉浮数者。

【用法与用量】温服频饮，不拘量，每剂在1~2小时内服完，尽剂后不愈再一剂。

例5-3 香苏散（煮散）

【处方】香附12g 苏叶12g 陈皮6g 炙甘草3g

【制法】以上药物共为粗粉，每次取10g，分别用100ml水煎煮二次，每次煎煮5~10分钟，去渣，合并煎液，即得。

【功能与主治】发汗解表，理气和中。用于外感风寒、内有气滞、恶寒身热、头痛无汗、胸脘痞闷、不思饮食、舌苔薄白、脉浮。

【用法与用量】趁热顿服。

> **知识链接**
>
> **中药配方颗粒**
>
> 所谓单味中药配方颗粒是用符合炮制规范的传统中药饮片作为原料，经现代制药技术提取、浓缩、分离、干燥、制粒、包装精制而成的纯中药产品。它保证了原中药饮片的全部特征，能够满足医师进行辨证论治，随症加减，药性强、药效高，同时又具有不需要煎煮、直接冲服、服用量少、作用迅速、疗

效确切、安全卫生、携带保存方便、易于调制和适合工业化生产等许多优点。

第一批中药配方颗粒国家标准（160 个）已由国家药品监督管理局批准颁布，于 2021 年 11 月 1 日起正式实施。

第三节　合剂与口服液

PPT

一、合剂（口服液）的含义与特点

合剂系指饮片用水或其他溶剂，采用适宜的方法提取制成的口服液体制剂（单剂量灌装者也可称"口服液"）。

合剂是在汤剂应用的基础上改进而成的，在汤剂的基础上经精制、浓缩，并加入适宜的防腐剂、芳香矫味剂等即可制成合剂。可见，合剂克服了汤剂需临时制备的麻烦，具有浓度高，体积小，气味好，服用、携带和贮藏方便等优点，但合剂的组方没有汤剂灵活。

二、合剂（口服液）质量要求与检查项目

合剂的质量要求从总体上看，主要有：①饮片应按各品种项下规定的方法提取、纯化、浓缩制成口服液体制剂。②根据需要可加入适宜的附加剂。③合剂若加蔗糖，除另有规定外，含蔗糖量一般不高于 20%（g/ml）。④除另有规定外，合剂应澄清。在贮存期间不得有发霉、酸败、异物、变色、产生气体或其他变质现象，允许有少量摇之易散的沉淀。⑤一般应检查相对密度、pH 等。⑥除另有规定外，合剂应密封，置阴凉处贮存。

除另有规定外，合剂应进行以下相应检查。

1. 装量　单剂量灌装的合剂，照下述方法检查，应符合规定。取供试品 5 支，将内容物分别倒入经标化的量入式量筒内，在室温下检视，每支装量与标示装量相比较，少于标示装量的不得多于 1 支，并不得少于标示装量的 95%。

多剂量灌装的合剂，照《中国药典》2020 年版最低装量检查法（通则 0942）检查，应符合规定。

2. 微生物限度　除另有规定外，照《中国药典》2020 年版非无菌产品微生物限度检查：微生物计数法（通则 1105）和控制菌检查法（通则 1106）及非无菌药品微生物限度标准（通则 1107）检查，应符合规定。

三、合剂（口服液）生产技术

（一）工艺流程图

合剂（口服液）的生产工艺流程如图 5-1 所示。

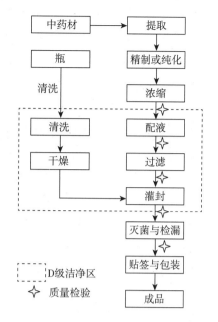

图 5-1 合剂（口服液）的生产工艺流程图

（二）制备方法

1. 浸提 一般按汤剂的煎煮方法操作，但由于一次投料量较大，故煎煮时间相应延长，一般每次煎煮 1～2 小时，共煎 2～3 次。含有芳香挥发性成分的药材如薄荷、荆芥、菊花、柴胡等，先用水蒸气蒸馏法提取挥发性成分，药渣再与处方中其他药材一起加水煎煮。将每次煎液合并、滤过，即得提取液。此外，亦可根据药材有效成分的特点，选用不同浓度的乙醇或其他溶剂，采用渗漉法、回流提取法等方法制得药材提取液。

2. 精制 药材提取液经初滤后，放置一定时间还会产生大量沉淀，其中含有泥沙、植物组织可采用沉降分离法或高速离心分离法除去这些固体杂质，以供浓缩配液使用。如果药材水煎液中还存在大量不易滤除的杂质，如淀粉、黏液质、蛋白质、果胶等，它们的存在大大降低合剂的稳定性，对合剂的澄清度带来很大的影响，则需进一步精制处理。处理的方法以乙醇沉淀法较常用，但由于该法成本高、耗醇量大、生产周期较长，且提取液中某些成分的损失会影响疗效，故对醇沉工艺不能盲目应用，尤其对成分较复杂的组方。近年来，絮凝沉降技术在提取液的精制中应用较多，系利用絮凝剂如鞣酸、明胶、蛋清、果汁澄清剂、壳聚糖等亲水性高分子化合物与蛋白质、淀粉、树胶、果胶等杂质形成絮状物，并从药液中沉降出来，以达到除去杂质的目的，此法称为絮凝沉降法。絮凝沉降法对有效成分吸附较少，药液的澄明度稳定，生产成本低、周期短，但此法的应用范围和操作条件仍需针对不同情况具体分析应用。

3. 浓缩 经沉降分离法、离心分离法或絮凝沉降法精制的药液，其浓缩程度一般为每剂服用量 30～60ml。经醇沉处理的药液应先回收乙醇再浓缩，其浓缩程度通常为每剂服用量 10～20ml。药材中提取的挥发油通常在配液时加入。处方中若含酊剂、醑剂、流浸膏时，应以细流状将其缓缓加入并随加随搅拌，以使析出物细腻、分散均匀。

合剂应有良好的口感和稳定性，药液浓缩至规定要求后，配液时可酌情加入适当的附加剂，如防腐剂、抗氧剂、芳香矫味剂等，并充分混合均匀。常用的甜味剂有蜂蜜、单糖浆、甘草甜素、甜菊苷等；防腐剂有山梨酸、苯甲酸、尼泊金类等；必要时可加入少量的天然香料以增加合剂的香气。

4. 分装 合剂应在清洁避菌的环境中配制，及时灌装于无菌的洁净干燥容器中，并立即封口。

灌装药液时，要求不沾瓶颈，剂量准确。合剂在制备过程中应减少污染，尽量在短期内完成。

5. 灭菌 灭菌应在封口后立即进行。小包装可采用流通蒸气法灭菌，大包装要用热压灭菌法灭菌，以保证灭菌效果，有利于较长时间贮藏。如果是在无菌条件下配制、分装的，并添加了防腐剂，且药瓶是无菌干燥的，则可不必灭菌。

混悬型合剂应贴"服时振摇"的标签或加盖"服时振摇"的印章。合剂的成品应在阴凉干燥处贮藏。

 实例分析 5-2

双黄连口服液

实例：小李近日由于出现发热、流鼻涕、咳嗽、头痛等症状，去中医院进行治疗，诊断为风热感冒，医生建议小李可以服用汤剂或中成药，小李由于服用汤剂口感较差，最终选择使用中成药，医生给小李开取了中成药双黄连口服液。

问题：1. 汤剂和口服液比较，各自的优缺点有哪些？

2. 双黄连口服液的处方及制备方法是什么？

答案解析

 实例分析 5-3

四物合剂

处方：当归 250g　川芎 250g　白芍 250g　熟地黄 250g

制法：以上四味，当归和川芎冷浸 0.5 小时，用水蒸气蒸馏，收集蒸馏液约 250ml，蒸馏后的水溶液另器保存，药渣与白芍、熟地黄加水煎煮三次，第一次 1 小时，第二、三次各 1.5 小时，合并煎液，滤过，滤液与上述水溶液合并，浓缩至相对密度为 1.18～1.22（65℃）的清膏，加入乙醇，使含醇量达 55%，静置 24 小时，滤过，回收乙醇，浓缩至相对密度为 1.26～1.30（60℃）的稠膏，加入上述蒸馏液、苯甲酸钠 3g 及蔗糖 35g，加水至 1000ml，滤过，灌封，灭菌，即得。

问题：1. 本品中当归和川芎为什么使用水蒸气蒸馏进行？

2. 浓缩后为什么加入乙醇？

答案解析

四、合剂（口服液）用药指导

（一）用药指导

口服药物的用药指导应让患者正确理解医生的用药意图和服用方法，首先是正确理解服药时间，一天 3 次是指每 6～8 小时 1 次，一天 2 次是指早、晚各 1 次；其次是特殊用药时间点，如空腹，是指餐前半小时或餐后 2 小时；饭前，是指餐前半小时；饭时，是指用餐的同时用药；饭后，是指餐后半小时；睡前，是指晚上睡觉前半小时等。

合剂（口服液）一般为中成药，一般按照药品说明书服用即可，特殊用药遵医嘱。但仍需注意以下几点。

1. 一般合剂（口服液）常温服用；按时服药，以使体内保持一定的血药浓度，维持药效的恒定。

2. 对胃有刺激性的汤剂应在餐后立即服下，以减轻对胃肠的刺激；驱虫、攻下药最好是空腹服药，以使药力集中，药效迅速；安神药宜在临睡前服用。

3. 服药时一般宜少食豆类、肉类、生冷及其他不易消化的食物，以免增加病人的消化负担，影响健康恢复。脾胃虚的患者更应少食该类食物。

（二）常见中成药举例

例5-4　桑菊感冒合剂

【**处方**】桑叶200g　菊花100g　苦杏仁160g　连翘120g　薄荷65g　桔梗160g　芦根160g　甘草65g

【**制法**】以上八味，苦杏仁压去脂肪油后加水蒸馏制取苦杏仁水160ml，薄荷提取挥发油，药渣与桑叶等六味加水煎煮三次，合并煎液，滤过，滤液浓缩至840ml，加入防腐剂适量，放冷，加入苦杏仁水、挥发油及水调整至1000ml，搅匀，灌装于200ml的无菌干燥瓶中，密封瓶口，即得。

【**性状**】本品为棕褐色澄清液体，气香，味微苦。

【**功能与主治**】疏风清热，宣肺止咳。用于风热感冒引起的头痛、咳嗽、口干、咽痛。

【**用法与用量**】口服，一次15～20ml，一日3次，用时摇匀。

例5-5　当归补血口服液

【**处方**】当归132g　黄芪330g

【**制法**】以上二味，当归加水蒸馏，分别收集蒸馏液和蒸馏后的水溶液（另器保存）；药渣与黄芪加水煎煮三次，第一次2小时，第二次1.5小时，第三次1小时；煎液滤过，滤液与当归蒸馏后的水溶液合并，浓缩至相对密度为1.14～1.16（60℃）；加乙醇使含醇量达70%，静置24小时，取上清液，回收乙醇至相对密度为1.05～1.07（65℃）；取蔗糖150g、山梨酸1.5g及水适量，搅拌使溶解，加入上述蒸馏液及水至1000ml，搅匀，滤过，灌封，灭菌，即得。

【**性状**】本品为棕黄色至黄棕色的液体；气香，味甜、微辛。

【**功能与主治**】补养气血。用于气血两虚证。

【**用法与用量**】口服，一次10ml，一日2次。

第四节　糖浆剂

PPT

一、概述

（一）糖浆剂的含义与分类

糖浆剂系指含有原料药物的浓蔗糖水溶液。

根据糖浆剂的组成和用途不同，分为以下几类。

1. 单糖浆　不含任何药物，除供制备含药糖浆剂外，一般供矫味或作为混悬剂的助悬剂及片剂、丸剂等生产过程中的黏合剂使用。

2. 药用糖浆　又称含药糖浆，主要用于治疗疾病，如五味子糖浆、灵芝糖浆、小儿急支糖浆等。

3. 芳香糖浆　为含芳香性物质或果汁的浓蔗糖水溶液。主要用作液体制剂的矫味剂，如橙皮糖浆等。

（二）糖浆剂的特点

糖浆剂具有味甜、服用量小、服用方便、吸收快等特点，能掩盖药物的苦、咸等不适气味，改善口感，利于服用，受儿童患者欢迎。但糖浆剂含糖量高，不适合糖尿病等患者使用。采用亲水性高分子水溶液加适量甜味剂和抑菌剂可制成人工糖浆，也具有一定的甜味和黏度。中药糖浆剂的含糖量应不低于45%（g/ml）。单纯的蔗糖近饱和水溶液称为"单糖浆"，含糖量为85%（g/ml）或65%（g/g）。

糖浆剂因含糖等营养成分，在制备和贮藏过程中易滋生微生物而霉败变质，故应注意采取适当的防腐措施，通常要加适当的抑菌剂。

（三）糖浆剂质量要求与一般检查

糖浆剂的质量要求从总体上看，主要有：①含蔗糖量应不低于45%（g/ml）。②将原料药物用新煮沸过的水溶解（饮片应按各品种项下规定的方法提取、纯化、浓缩至一定体积），加入单糖浆；如直接加入蔗糖配制，则需煮沸，必要时滤过，并自滤器上添加适量新煮沸过的水至处方规定量。③根据需要可加入适宜的附加剂。如需加入抑菌剂，除另有规定外，在制剂确定处方时，该处方的抑菌效力应符合《中国药典》2020年版抑菌效力检查法（通则1121）的规定。④除另有规定外，糖浆剂应澄清。在贮存期间不得有发霉、酸败、产生气体或其他变质现象，允许有少量摇之易散的沉淀。⑤一般应检查相对密度、pH等。⑥除另有规定外，糖浆剂应密封，避光置干燥处贮存。

除另有规定外，糖浆剂应进行以下相应检查。

1. 装量　单剂量灌装的糖浆剂，照下述方法检查，应符合规定。取供试品5支，将内容物分别倒入经标化的量入式量筒内，尽量倒净。在室温下检视，每支装量与标示装量相比较，少于标示装量的应不得多于1支，并不得少于标示装量的95%。

多剂量灌装的糖浆剂，照《中国药典》2020年版最低装量检查法（通则0942）检查，应符合规定。

2. 微生物限度　照《中国药典》2020年版非无菌产品微生物限度检查：微生物计数法（通则1105）和控制菌检查法（通则1106）及非无菌药品微生物限度标准（通则1107）检查，应符合规定。

二、糖浆剂生产技术

（一）工艺流程图

糖浆剂的生产工艺流程如图5-2所示。

（二）制备方法

1. 热溶法　蔗糖在水中的溶解度随温度的升高而增加。将蔗糖加入沸纯化水中，加热溶解后，再加入可溶性药物，混合，溶解，滤过，从滤器上加适量纯化水至规定容量，混合均匀即得。此法适用于制备主要成分对热稳定的糖浆剂。其优点是蔗糖容易溶解，趁热容易滤过，所含高分子杂质如蛋白质加热凝固而被滤除，制得的糖浆剂易于滤清，同时在加热过程中杀灭微生物，使糖浆易于保存。但加热过久或超过100℃时，使转化糖含量增加，糖浆剂颜色容易变深。此法适用于制备对热稳定的药物糖浆和有色糖浆。

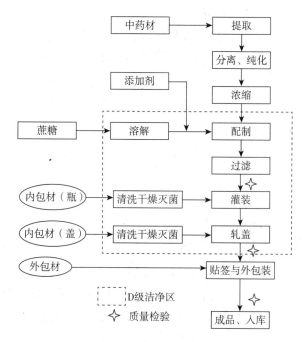

图 5-2 糖浆剂生产的工艺流程图

2. 冷溶法 冷溶法系指在室温下将蔗糖溶于纯化水中制成糖浆剂。冷溶法的优点是制成的糖浆剂颜色较浅，较适用于对热不稳定的药物和挥发性药物的糖浆剂制备，但生产周期长，制备过程易被微生物污染。

3. 混合法 混合法系将药物与单糖浆均匀混合而制成。此法操作简便，质量稳定，应用广泛，但制成的含药糖浆含糖量低，应特别注意防腐。

4. 糖浆剂中药物的加入方法

（1）水溶性固体药物或药材提取物，可先用少量纯化水使其溶解再与单糖浆混合，水中溶解度较小的药物可酌情加少量其他适宜的溶剂使之溶解，再加入单糖浆中搅拌均匀。

（2）药物的液体制剂或可溶性液体药物，可直接加入单糖浆中搅匀，必要时滤过。

（3）药物如为含醇制剂，当与单糖浆混合时易发生浑浊，可加入适量甘油助溶或加滑石粉等助滤剂，滤至澄清。

（4）药物如为水性浸出药剂，应将其纯化除去杂质后再加入单糖浆中，以免糖浆剂产生浑浊或沉淀。

（5）药物为中药材，需经浸出、纯化、浓缩至适当浓度，再加入单糖浆中。

5. 制备糖浆剂时的注意事项

（1）制备应在符合生产净化要求的环境中进行，所用的容器、用具应进行洁净或灭菌处理，并及时灌装。

（2）低浓度糖浆剂（尤其是含中药的低浓度单糖浆剂）在制备时常加入适宜的抑菌剂以阻止或延缓微生物的增殖，使糖浆剂的质量符合微生物限度要求。

（3）蔗糖质量的优劣对糖浆剂的质量有极大的影响，应选择无色、无异臭的药用蔗糖而不能选用绵白糖。绵白糖含杂质多，且易吸潮、长霉。

（4）严格控制加热的温度、时间，并注意调节 pH，以防止蔗糖水解后生成转化糖。

（5）糖浆剂应密封，在不超过30℃处储存。

6. 糖浆剂易出现的问题　糖浆剂在制备与储存过程中，容易出现下述质量问题。

（1）霉败问题　糖浆剂特别是低浓度的糖浆剂，容易被微生物污染，使糖浆长霉和发酵导致酸败、药物变质。其原因往往是由于所用的蔗糖和药物不洁净，用具、容器处理不当，生产环境不符合要求造成。解决办法为严格控制原料的质量，在规定的洁净环境中制备，采用适当方法对用具、容器进行处理并及时灌装。对于低浓度的糖浆剂应添加适宜抑菌剂。常用的抑菌剂有：羟苯酯类，用量不得超过0.05%；山梨酸和苯甲酸的用量不得超过0.3%（其钾盐、钠盐的用量分别按酸计）。羟苯甲酯、乙酯混合物在一些含枸橼酸的糖浆剂中对真菌和酵母菌的抑制作用较强。应用这些抑菌剂时，应将糖浆剂pH调节至酸性（pH≤4）。此外，八羟基喹啉硫酸盐0.001%、桂皮醛0.01%～0.1%、挥发油及焦糖等也可用于糖浆剂的防腐。抑菌剂的联合应用可以增强防腐效果。

（2）沉淀问题　糖浆剂在储存过程中产生沉淀，多是因蔗糖质量差，含有大量可溶性高分子杂质，由于这些杂质的逐渐聚集而出现浑浊或沉淀。可在单糖浆滤过前加入蛋清溶液（加蛋清溶液的糖浆剂要在滤过前加热至沸）、滑石粉等，吸附高分子和其他杂质，使糖浆剂澄清。含有浸出药剂的糖浆剂，亦可因浸出药剂中含有不同程度高分子杂质而在储存中产生沉淀，可将其滤除。另外，高浓度的糖浆剂在储存中会因温度下降而析出蔗糖的结晶，加入适量甘油、山梨醇等可改善。

（3）变色问题　糖浆剂制备时加热温度高、时间长，特别是在酸性条件下加热，可促使生成转化糖而使颜色变深。含着色剂的糖浆剂，在还原性物质、光线的作用下可逐渐褪色。

 实例分析 5-4

杏仁止咳糖浆

　　处方：杏仁水40ml　百部流浸膏20ml　远志流浸膏22.5ml　陈皮流浸膏15ml　桔梗流浸膏20ml　甘草流浸膏15ml

　　制法：取蔗糖224g，加水加热使融化，放冷后加入适量苯甲酸钠，然后依次加入远志流浸膏、桔梗流浸膏、甘草流浸膏、百部流浸膏及杏仁水，混匀，加水至1000ml，加滑石粉适量，搅匀，静置使沉淀，滤取上清液，灌装，即得。

　　问题：1. 本品属于糖浆剂的哪种制备方法？

　　　　　　2. 苯甲酸钠的作用是什么？

　　　　　　3. 在制备过程中加入滑石粉的目的是什么？

答案解析

三、糖浆剂用药指导

（一）用药指导

1. 糖浆剂应防止细菌大量繁殖，如果使用后密封不严，细菌就容易进入并大量滋生。所以服用糖浆剂时，不要直接服用，而是先按照一定刻度倒在杯里，用完后要拧紧盖子，而且最好在短期内服完。如果使用时间间隔太久，即使没有超过有效期，也不要再使用了。

2. 止咳作用的糖浆剂服用后忌马上喝水，因为黏度大的糖浆剂黏附在喉咙处，具有抑制咳嗽的作用。

3. 糖尿病患者或其他不适宜大量使用蔗糖的患者，请避免服用糖浆剂。

（二）常见中成药举例

例5-6　鼻渊糖浆

【处方】苍耳子166.4g　辛夷31.2g　野菊花10.4g　金银花10.4g　茜草10.4g

【制法】以上5味，取辛夷和野菊花提取挥发油，蒸馏后的水溶液另器收集；苍耳子加水煎煮两次，每次0.5小时，合并煎液，滤过，滤液静置；金银花加水于70~80℃温浸两次，每次1小时，合并浸液，滤过，滤液静置；合并上述两种澄清药液和辛夷、野菊花的水溶液，浓缩至适量；另取茜草粉碎成粗粉，按渗漉法制备，用70%乙醇作溶剂，浸渍48小时后，缓缓渗漉，待有效成分完全漉出，收集渗漉液，回收乙醇，浓缩至适量，静置，取上清液与上述浓缩液合并，静置，滤过，滤液浓缩至适量，加入蔗糖60g和山梨酸0.2g，煮沸溶解，滤过，待冷，加入上述辛夷和野菊花挥发油，加水至100ml，搅匀，即得。

【性状】本品为深棕色的黏稠液体，具芳香气，味甜而苦。

【功能与主治】祛风宣肺，清热解毒，通窍止痛。用于鼻塞鼻渊，通气不畅，流涕黄浊，嗅觉不灵，头痛，眉棱骨痛。

【用法与用量】口服，一次15ml，一日3次；小儿酌减。

例5-7　单糖浆

【处方】蔗糖850g　蒸馏水加至1000ml

【制法】取蒸馏水450ml，煮沸，加入蔗糖，搅拌溶解，继续加热至沸，趁热用脱脂棉滤过，自滤器上添加适量热蒸馏水使成1000ml，搅匀，即得。

【性状】本品为无色至淡黄白色的浓厚液体，味甜，遇热易发酵变质。

【作用与用途】用作调味或赋形剂。

例5-8　川贝枇杷糖浆

【处方】川贝母45g　桔梗45g　枇杷叶300g　薄荷脑0.34g　蔗糖400g　杏仁香精适量　乙醇适量

【制法】取川贝母45g，粉碎成粗粉，用70%乙醇作溶剂用渗漉法提取，浸渍5天后，缓缓渗漉，收集初漉液38ml，另器保存，继续渗漉，待可溶性成分完全漉出，续漉液浓缩至适量，加入初漉液，混合，继续浓缩至45ml，滤过，即得川贝母流浸膏。桔梗和枇杷叶加水煎煮二次，第一次2.5小时，第二次2小时，合并煎液，滤过，滤液浓缩至适量，加入蔗糖400g，煮沸使溶解，滤过，滤液与川贝母流浸膏混合，放冷，加入薄荷脑和含适量杏仁香精的乙醇溶液，随加随搅拌，加水至1000ml，搅匀，即得。

【性状】本品为棕红色的黏稠液体；气香，味甜、微苦、凉。

【功能与主治】清热宣肺，化痰止咳。用于治疗风热犯肺、痰热内阻所致的咳嗽痰黄或咯痰不爽、咽喉肿痛、胸闷胀痛；或感冒、支气管炎有上述证候者。

【用法与用量】口服。一次10ml，一日3次。

PPT

第五节 煎膏剂（膏滋）

一、概述

（一）煎膏剂的含义与特点

煎膏剂又称膏滋，系指饮片用水煎煮，取煎煮液浓缩，加炼蜜或糖（或转化糖）制成的半流体制剂。煎膏剂以滋补为主，兼有缓慢的治疗作用。由于煎膏剂经浓缩并含较多的炼蜜或糖，故具有药物浓度高、体积小、味甜可口，服用方便，稳定性好，易于储存等优点。煎膏剂多用于慢性疾病或体质虚弱患者的治疗，也适于小儿用药。但由于煎膏剂需经过较长时间的加热浓缩，故凡受热易变质及含挥发性有效成分的中药材不宜制成煎膏剂。中医临床上常将止咳、活血通经、滋补性以及抗衰老方剂制成煎膏剂应用。

（二）煎膏剂质量要求与一般检查

煎膏剂的质量要求从总体上看，主要有：①饮片按各品种项下规定的方法煎煮，滤过，滤液浓缩至规定的相对密度，即得清膏。②如需加入药粉，除另有规定外，一般应加入细粉。③清膏按规定量加入炼蜜或糖（或转化糖）收膏，若需加饮片细粉，待冷却后加入，搅拌混匀。除另有规定外，加炼蜜或糖（或转化糖）的量，一般不超过清膏量的3倍。④煎膏剂应无焦臭、异味，无糖的结晶析出。⑤除另有规定外，煎膏剂应密封，置阴凉处贮存。

除另有规定外，煎膏剂应进行以下相应检查。

1. 相对密度　除另有规定外，取供试品适量，精密称定，加水约2倍，精密称定，混匀，作为供试品溶液。照《中国药典》2020年版四部相对密度测定法（通则0601）测定，应符合各品种项下的有关规定。凡加饮片细粉的煎膏剂，不检查相对密度。

2. 不溶物　取供试品5g，加热水200ml，搅拌使溶化，放置3分钟后观察，不得有焦屑等异物。加饮片细粉的煎膏剂，应在未加入细粉前检查，符合规定后方可加入细粉。加入药粉后不再检查不溶物。

3. 装量　照《中国药典》2020年版四部最低装量检查法（通则0942）检查，应符合规定。

4. 微生物限度　照《中国药典》2020年版四部非无菌产品微生物限度检查：微生物计数法（通则1105）和控制菌检查（通则1106）及非无菌药品微生物限度标准（通则1107）检查，应符合规定。

二、煎膏剂生产技术

（一）工艺流程图

煎膏剂的生产工艺流程如图5-3所示。

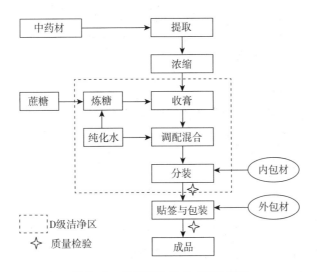

图 5-3　煎膏剂生产的工艺流程图

（二）制备方法

1. 糖的选择与处理

（1）蔗糖　制备煎膏剂所用的糖，除另有规定外，应使用《中国药典》2020 年版收载的蔗糖，由于糖的品质不同，制成的煎膏剂质量及使用也有差异。

制备煎膏剂采用的糖有冰糖、白糖、红糖、饴糖等。白糖味甘，性寒，有润肺生津、和中益肺、舒缓肝气的功效。红糖又称红砂糖、黄糖，是一种未经提纯的糖，其营养价值比白糖高，红糖具有补血、舒肝、祛寒等功效，尤其适于产妇、儿童及贫血者食用，具有矫味、营养和辅助治疗作用，故中医常以红糖制煎膏剂。饴糖也称麦芽糖，系由淀粉或谷物以大麦芽作催化剂，使淀粉水解、转化，然后浓缩而制成的一种稠厚液态糖。各种糖在有水分存在时，都有不同程度的发酵变质特性，故使用前应加以炼制。

炼糖的目的在于使糖的晶粒熔融，除去水分，净化杂质和杀死微生物。炼糖时，控制糖的适宜转化率，防止煎膏剂产生"返砂"现象。

 知识链接

煎膏剂"返砂"

有些煎膏剂贮藏一定的时间后，常有糖的结晶析出，俗称"返砂"。返砂的原因与煎膏剂所含总糖量和转化糖量有关。研究结果认为，总糖量超过单糖浆的浓度，因过饱和度大，结晶核生成的速度和结晶长大速度快，一般控制总糖含量在 85% 以下最为适宜。糖的转化程度并非越高越好，在以等量的葡萄糖和果糖作为转化糖的糖液，转化率在 40%～50% 时未检出有蔗糖和葡萄糖结晶。

炼糖的方法一般可按糖的种类及质量加适量的水炼制。如白砂糖可加水 50% 左右，用高压蒸气或直火加热熬炼，并不断搅拌至糖液开始显金黄色，泡发亮光及微有青烟发生时，停止加热，以免烧焦。一般冰糖含水分较少，炼制时间宜短，且应在开始炼制时加适量水，以免烧焦；饴糖含水量较多，炼制时可不加水，且炼制时间较长。为促使糖转化，可适量加入枸橼酸或酒石酸（一般为糖量的 0.1%～0.3%），至糖转化率达 40%～50% 时，取出，冷至 70℃时，加碳酸氢钠中和后备用；红糖含杂质较多，转化后一般加糖量2倍的水稀释，静置适当时间，除去沉淀备用。

（2）蜂蜜 制备煎膏剂所用的蜂蜜须经炼制处理，养阴清肺、止咳化痰的处方，可选用炼蜜来制成膏滋，如二冬膏、秋梨膏等。

2. 煎膏剂（膏滋）制备方法

（1）煎煮 药材应加工成片或段，加水浸泡片刻，再煎煮2~3次，每次1~3小时，滤取煎液，静置，取上清液。处方中有含糖或淀粉多的药材，煎煮时间应长些，煎煮次数要多些。如参芪膏、十全大补膏的制备。每次煎出液均应用绢布或多层纱布滤过，滤液最好静置澄清3~5小时，使杂质充分沉降，再滤过除去之。

（2）浓缩 将滤液浓缩至规定的相对密度，即得清膏。

（3）收膏 清膏中加规定量的糖或蜜小火炼制，不断搅拌和捞取液面上的泡沫，即可，除另有规定外，糖和蜜的用量一般为清膏量的1~3倍。收膏时随着稠度的增加，加热温度可相应降低。收膏的稠度要随气候而定，冬天可稍稀，夏季宜稠些，膏中的含水量太多，易引起长霉变质。收膏时稠度的控制可采用以下几种经验方法判断：①用棍棒趁热挑起"夏天挂旗，冬天挂丝"；②用棍棒趁热蘸取膏液滴于纸上，药滴周围不现水迹；③将膏液滴于食指上与拇指共捻，能拉出白丝。

（4）分装 制成的煎膏应充分冷却后再装入容器中，切勿热时分装，热时加盖，以免水蒸气冷凝回流入膏滋中，易使煎膏产生霉败现象。容器应洗净，干燥或灭菌，以免膏滋生霉变质。容器最好选用大口容器，密闭，贮藏于阴凉干燥处。

 实例分析 5-5

养阴清肺膏

处方：地黄100g 麦冬60g 玄参80g 川贝母40g 白芍40g 牡丹皮40g 薄荷25g 甘草20g

制法：以上八味，川贝母用70%乙醇作溶剂，浸渍18小时后，以每分钟1~3ml的速度缓缓渗漉，待可溶性成分完全漉出，收集漉液，回收乙醇；牡丹皮与薄荷分别用水蒸气蒸馏，收集蒸馏液，分取挥发性成分另器保存；药渣与其余地黄等五味加水煎煮2次，每次2小时，合并煎液，静置，滤过，滤液与川贝母提取液合并，浓缩至适量，加炼蜜500g，混匀，滤过，滤液浓缩至规定的相对密度，放冷，加入牡丹皮与薄荷的挥发性成分，混匀，即得。

问题：1. 本品中川贝母采用哪种浸出方法？

2. 本品中牡丹皮、薄荷采用了哪种浸出方法，为什么？

答案解析

三、煎膏剂用药指导

（一）用药指导

1. 煎膏剂含糖量较高，糖尿病患者或其他不适宜大量使用蔗糖的患者，应避免服用煎膏剂。

2. 服用时用干燥洁净的工具量取适量，放入杯中，用白开水冲入搅匀，使之溶化，口服含化，慢慢下咽。另注意取药工具（药匙等）应尽量固定，不要随时更换。

（二）常用中成药举例

<h3 align="center">例 5 - 9　益母草膏</h3>

【处方】益母草 500g

【制法】取益母草，切碎，加水煎煮两次，每次 2 小时，合并煎液，滤过，滤液浓缩成相对密度 1.21 ~ 1.25（80℃）的清膏。每 100g 清膏加红糖 200g，加热溶化，混匀，浓缩至规定的相对密度，即得。

【性状】本品为棕黑色稠厚的半流体；气微，味苦、甜。

【功能与主治】活血调经。用于月经不调、痛经及产后淤血腹痛。

【用法与用量】口服，一次 10g，一日 1 ~ 2 次。

<h3 align="center">例 5 - 10　枇杷叶膏</h3>

【处方】枇杷叶　炼蜜（或炼糖）

【制法】取枇杷叶，加水煎煮 3 次，合并煎液，滤过，滤液浓缩成相对密度为 1.21 ~ 1.25（80 ~ 85℃）的清膏。每 100g 清膏加炼蜜 200g 或蔗糖 200g（炼制后加入），加热熔化，混匀，浓缩至规定的相对密度，即得。

【性状】本品为黑褐色稠厚的半流体；味甜、微涩。

【功能与主治】清肺润燥，止咳化痰。用于肺热燥咳，痰少咽干。

【用法与用量】口服，一次 9 ~ 15g，一日 2 次。

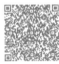

PPT

<h1 align="center">第六节　流浸膏剂与浸膏剂</h1>

一、概述

（一）流浸膏剂与浸膏剂的含义与分类

流浸膏剂系指饮片用适宜的溶剂提取，蒸去部分溶剂，调整至规定浓度而成的制剂。除另有规定外，流浸膏剂每 1ml 相当于原饮片 1g。流浸膏剂除少数品种可直接供临床应用外，大多作为配制酊剂、合剂、糖浆剂、颗粒剂等剂型的原料。

浸膏剂系指饮片用适宜的溶剂提取，蒸去部分或全部溶剂，调整至规定浓度而成的制剂。除另有规定外，浸膏剂每 1g 相当于原饮片 2 ~ 5g，含有生物碱等有效成分明确的浸膏剂需经过含量测定用稀释剂调至规定的含量标准。浸膏剂除少数品种直接用于临床外，大多作为配制流浸膏剂、丸剂、片剂、散剂、软膏剂、胶囊剂、颗粒剂等剂型的原料。

浸膏剂按其干燥程度不同分为稠浸膏剂和干浸膏剂两种。稠浸膏剂为半固体，具黏性，含水量约为 15% ~ 20%，可不加赋形剂制备丸剂或软膏剂。干浸膏为干燥粉末，含水量约 5%，其中含有稀释剂或不含稀释剂。

（二）流浸膏剂与浸膏剂的特点

流浸膏剂多以不同浓度的乙醇为溶剂，少数以水为溶剂，但后者成品中应酌加乙醇作抑菌剂。流浸膏剂的有效成分含量比酊剂高，因此其服用量较酊剂减少。流浸膏剂在蒸发除去部分溶剂时，对热不稳定的有效成分可能受到破坏，故有效成分对热不稳定的药材不宜制成流浸膏剂。

浸膏剂不含溶剂或含极少量溶剂，有效成分含量高、体积小、疗效确切。但浸膏剂在其制备过程中有效成分需长时间受热，受热破坏或挥发损失的可能性较流浸膏剂大，但溶剂的副作用较流浸膏剂小。因干浸膏易吸湿结块及受热软化，稠浸膏易失水硬化，故浸膏剂应置遮光容器中密封贮存。

（三）流浸膏剂与浸膏剂质量要求与一般检查

流浸膏剂与浸膏剂的质量要求从总体上看，主要有：①除另有规定外，流浸膏剂用渗漉法制备，也可用浸膏剂稀释制成；浸膏剂用煎煮法、回流法或渗漉法制备，全部提取液应低温浓缩至稠膏状，加稀释剂或继续浓缩至规定的量；②流浸膏剂久置若产生沉淀时，在乙醇和有效成分含量符合各品种项下规定的情况下，可滤过除去沉淀；③除另有规定外，应置遮光容器内密封，流浸膏剂应置阴凉处贮存。

除另有规定外，流浸膏剂、浸膏剂应进行以下相应检查。

1. 乙醇量　除另有规定外，含乙醇的流浸膏照《中国药典》2020 年版四部乙醇量测定法（通则 0711）测定，应符合规定。

2. 甲醇量　除另有规定外，含乙醇的流浸膏照《中国药典》2020 年版四部甲醇量检查法（通则 0871）检查，应符合各品种项下的规定。

3. 装量　照《中国药典》2020 年版四部最低装量检查法（通则 0942）检查，应符合规定。

4. 微生物限度　照《中国药典》2020 年版四部非无菌产品微生物限度检查：微生物计数法（通则 1105）和控制菌检查法（通则 1106）及非无菌药品微生物限度标准（通则 1107）检查，应符合规定。

二、流浸膏剂与浸膏剂生产技术

（一）工艺流程图

除另有规定外，流浸膏剂生产工艺流程如图 5-4 所示，浸膏剂生产工艺流程如图 5-5 所示。

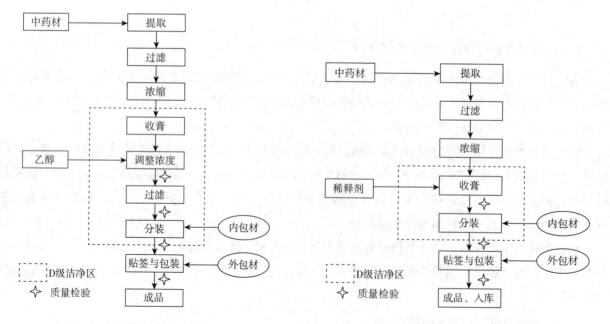

图 5-4　流浸膏剂生产工艺流程图　　　　图 5-5　浸膏剂生产工艺流程图

（二）制备方法

1. 流浸膏剂的制备方法　除另有规定外，流浸膏剂多采用渗漉法制备，制备时注意以下事项。

（1）渗漉所用溶剂的数量一般为药材量的 4～8 倍。

（2）除另有规定外，渗漉时应先收集 85% 饮片量的初漉液，另器保存，续漉液低温浓缩至稠膏状，与初漉液合并混匀。

（3）若浸出溶剂为水，且有效成分对热稳定者，可不必收集初漉液，将全部渗漉液常压或减压浓缩后，加适量乙醇作抑菌剂。此外，某些以水为溶剂的流浸膏剂也可用煎煮法制备，也有以浸膏为原料按溶解法制成的流浸膏剂。

2. 浸膏剂的制备方法　浸膏剂可用煎煮法或渗漉法制备，全部煎煮液或漉液应低温浓缩至稠膏状，加入适当的稀释剂或继续浓缩至规定标准。

制备时注意以下事项。

（1）**浸出方法**　应根据具体条件，选用浸出效果好，能制得较浓浸出液的方法。一般采用渗漉法，也有用煎煮法、浸渍法、回流法。

（2）**药材处理**　含有油脂的药材制备干浸膏时，往往不能干燥或磨成细粉，须将药材先行脱脂后再进行浸出。

（3）**稀释剂的选用**　调整浓度时常用的稀释剂有淀粉、乳糖、蔗糖、药渣粉末、氧化镁、碳酸钙等。

 实例分析 5-6

甘草流浸膏

本品为甘草浸膏经加工制成的流浸膏。

制法：取甘草浸膏 300～400g，加水适量，不断搅拌，并加热使溶化，滤过，在滤液中缓缓加入 85% 乙醇，随加随搅拌，直至溶液中含乙醇量达 65% 左右，静置过夜，小心取出上清液，遗留沉淀再加 65% 的乙醇，充分搅拌，静置过夜，取出上清液，沉淀再用 65% 乙醇提取一次，合并三次提取液，滤过，回收乙醇，测定甘草酸含量后，加水与乙醇适量，使甘草酸和乙醇量均符合规定，加浓氨试液适量调节 pH，静置，使澄清，取出上清液，滤过，即得。

问题：1. 为什么甘草流浸膏的取用量不是固定值？

2. 按照《中国药典》规定，本品乙醇含量为 20%～25%，为什么在制备过程中加入的乙醇浓度为 65%？

答案解析

三、流浸膏剂与浸膏剂用药指导

（一）用药指导

由于流浸膏剂与浸膏剂大多数的提取溶剂为乙醇，少数为水，因此，在使用过程中，应注意适用人群，对乙醇过敏或从事驾驶、高空作业等人群慎用或禁用。另由于流浸膏剂与浸膏剂大多数较为黏稠，因此用前需用开水冲开溶化或稀释后服用，随后再饮用足量的水。

实例分析 5-7

为什么有糖的析出呢?

实例:冬春交替的季节,小王同学有点咳嗽,想服用一些药物缓解症状,便在家中药箱中找到2年前买的中成药枇杷叶膏,查看说明书后,症状相符,准备服用,打开后发现有大量糖的结晶析出,不知道是什么原因。

问题:1. 产生大量糖析出的原因是什么?

2. 如何避免这种现象的发生呢?

提示:家中的药箱应定期清理。

答案解析

(二)常见中成药举例 微课3

例 5-11 当归流浸膏

【**处方**】当归 1000g 乙醇(70%)适量 共制 1000ml

【**制法**】取当归粗粉 1000g,照渗漉法用 70% 乙醇作溶剂,浸渍 48 小时,缓缓渗漉,收集初漉液850ml,另器保存,继续渗漉,至渗漉液近无色或色淡为止,收集续漉液,在 60℃下浓缩至稠膏状,加入初漉液 850ml,混匀,用 70% 乙醇稀释至 1000ml,静置数日,滤过,即得。

【**性状**】本品为棕褐色的液体;气特异;味先微甜后转苦麻。

【**功能与主治**】养血调经。用于血虚血瘀所致的月经不调,痛经。

【**用法与用量**】口服。一次 3~5ml,一日 9~15ml。

例 5-12 颠茄浸膏

【**处方**】颠茄草(粗粉)1000g 稀释剂适量 乙醇(75%)适量

【**制法**】取颠茄粗粉 1000g,按渗漉法,用 75% 乙醇作溶剂,浸渍 48 小时后,以每分钟 1~3ml 的速度缓缓渗漉,收集初漉液 3000ml,另器保存。继续渗漉,待生物碱完全漉出,续漉液作下一次渗漉的溶剂用。将初漉液在 60℃减压回收乙醇,放冷至室温,分离除去叶绿素,滤过,滤液在 60~70℃蒸发至稠膏状,加 10 倍量的乙醇,搅拌均匀,静置,待沉淀完全,吸收上清液,在 60℃减压回收乙醇后,浓缩至稠膏状,取出约 3g,测定生物碱的含量,加稀释剂适量,使生物碱的含量符合规定,低温干燥,研细,过四号筛即得。

【**性状**】本品为灰绿色粉末。

【**功能与主治**】抗胆碱药,解除平滑肌痉挛,抑制腺体分泌。用于胃及十二指肠溃疡,胃肠道、肾、胆绞痛等。

【**注意事项**】青光眼患者忌服。

第七节 酒剂与酊剂

PPT

一、概述

(一)酒剂与酊剂的含义与特点

酒剂又称药酒,系指饮片用蒸馏酒提取制成的澄清液体制剂。酒剂为了矫味或着色可酌加适量糖或蜂蜜。酒剂多供内服，少数外用，也有内外兼用者。酒剂在我国应用已有数千年历史，酒有行血、易于发散和助长药效等特性，酒剂吸收迅速、剂量较小、组方灵活、制备简单、易于保存。但小儿、孕妇、高血压、心脏病患者不宜使用酒剂。

酊剂系指原料药物用规定浓度的乙醇提取或溶解而制成的澄清液体制剂，也可用流浸膏稀释制成。供口服或外用。酊剂不加糖或蜂蜜矫味和着色，含药浓度随药材而异，除另有规定外，每100ml相当于原饮片20g。含有毒剧药品的中药酊剂，每100ml应相当于原饮片10g；其有效成分明确者，应根据其半成品的含量加以调整，使符合各酊剂项下的规定。

酊剂的溶剂为乙醇，由于乙醇对药材中各成分的溶解能力因醇的浓度不同而有不同的选择性，故酊剂中的杂质较少，成分较纯净，有效成分含量高、剂量小、服用方便，且不易生霉。但乙醇有一定的药理作用，临床应用受到一定限制。

（二）酒剂与酊剂质量要求与一般检查

1. 酒剂的质量要求与一般检查

（1）质量要求　酒剂的质量要求主要有：①酒剂可用浸渍、渗漉、热回流等方法制备；②生产酒剂所用的饮片，一般应适当粉碎；③生产内服酒剂应以谷类酒为原料；④蒸馏酒的浓度及用量、浸渍温度和时间、渗漉速度，均应符合各品种制法项下的要求；⑤可加入适量的糖或蜂蜜调味；⑥配制后的酒剂须静置澄清，滤过后分装于洁净的容器中，在贮存期间允许有少量摇之易散的沉淀；⑦酒剂应检查乙醇含量和甲醇含量；⑧除另有规定外，酒剂应密封，置阴凉处贮存。

（2）一般检查　除另有规定外，酒剂应进行以下相应检查。

①总固体　含糖、蜂蜜的酒剂照第一法检查，不含糖、蜂蜜的酒剂照第二法检查，应符合规定。

第一法　精密量取供试品上清液50ml，置蒸发皿中，水浴上蒸至稠膏状，除另有规定外，加无水乙醇搅拌提取4次，每次10ml，滤过，合并滤液，置已干燥至恒重的蒸发皿中，蒸至近干，精密加入硅藻土1g（经105℃干燥3小时，移置干燥器中冷却30分钟），搅匀，在105℃干燥3小时，移置干燥器中，冷却30分钟，迅速精密称定重量，扣除加入的硅藻土量，遗留残渣应符合各品种项下的有关规定。

第二法　精密量取供试品上清液50ml，置已干燥至恒重的蒸发皿中，水浴上蒸干，在105℃干燥3小时，移置干燥器中，冷却30分钟，迅速精密称定重量，遗留残渣应符合各品种项下的有关规定。

②乙醇量　照《中国药典》2020年版四部乙醇量测定法（通则0711）测定，应符合各品种项下的规定。

③甲醇量　照《中国药典》2020年版四部甲醇量检查法（通则0871）检查，应符合规定。

④装量　照《中国药典》2020年版四部最低装量检查法（通则0942）检查，应符合规定。

⑤微生物限度　照非无菌产品微生物限度检查：微生物计数法（通则1105）和控制菌检查法（通则1106）及非无菌药品微生物限度标准（通则1107）检查，除需氧菌总数每1ml不得过500cfu，霉菌和酵母菌总数每1ml不得过100cfu外，其他应符合规定。

2. 酊剂的质量要求与一般检查

（1）质量要求　酊剂的质量要求主要有：①酊剂可用溶解、稀释、浸渍或渗漉等方法制备；②除另有规定外，酊剂应澄清，酊剂组分无显著变化的前提下，久置允许有少量摇之易散的沉淀；③除另有规定外，酊剂应遮光，密封，置阴凉处贮存。

（2）一般检查　除另有规定外，酊剂应进行以下相应检查。

①乙醇量　照《中国药典》2020年版四部乙醇量测定法（通则0711）测定，应符合各品种项下的

规定。

②甲醇量　照《中国药典》2020 年版四部甲醇量检查法（通则 0871）检查，应符合规定。

③装量　照《中国药典》2020 年版四部最低装量检查法（通则 0942）检查，应符合规定。

④微生物限度　照《中国药典》2020 年版四部非无菌产品微生物限度检查：微生物计数法（通则 1105）和控制菌检查（通则 1106）及非无菌药品微生物限度标准（通则 1107）检查，应符合规定。

二、酒剂与酊剂生产技术

（一）工艺流程图

酒剂制备工艺流程如图 5-6 所示。

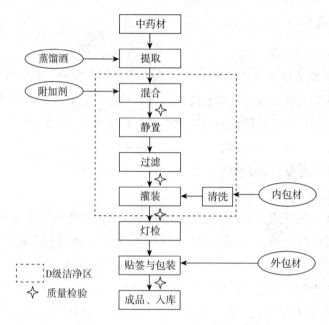

图 5-6　酒剂生产的工艺流程图

（二）制备方法 微课4

1. 酒剂的制备方法　制备酒剂所用药材应加工成片、段、块或粗粉，所用的酒应符合蒸馏酒质量标准的规定，内服酒剂应以谷类酒为原料。选用无色澄明、气香、口味纯正的优质酒为原料，可使制成的酒剂香气浓郁持久，酒味醇和。民间制备的酒剂也有以黄酒（含醇量约 15%）和葡萄酒等为溶剂的。为了改善酒剂的口感和色泽，可考虑添加矫味剂和着色剂。

（1）冷浸法　系指将药材与酒共置于密闭的容器内，在室温下浸泡，定期搅拌，一般浸渍 30 天，然后取上清液，压榨药渣，榨出液精滤后，与上清液合并，过滤至澄清，必要时加入矫味剂与着色剂，搅拌均匀，再静置沉降 14 天以上，精滤、灌装于干燥、洁净的容器内，密闭，即得。

（2）热浸法　此法俗称煮酒，系指将药材与定量酒置于有盖的容器中，如有糖或蜜亦同时加入，在水浴上或用蒸气加热至沸后立即停止加热，然后倾入另一容器中，密闭，在室温下浸渍一至数月，再吸取上清液，压榨药渣，将压榨液与上清液合并，滤过，静置沉降 1~2 周，精滤，灌装，即得。

（3）渗漉法　酒剂也可用渗漉方法制备，按渗漉法操作，收集渗漉液，滤过后再静置沉降 1~2 周，精滤，灌装，即得。

酒剂应分装在洁净干燥的玻璃瓶中，宜密闭，置阴凉处贮藏。

2. 酊剂的制备方法

（1）溶解法和稀释法 当原料为化学药物或中药材的提纯品或流浸膏时，可加适量规定浓度的乙醇将其溶解或稀释，静置，滤过，即得。如复方樟脑酊用溶解法制备，远志酊用远志流浸膏稀释而成。

（2）浸渍法 取适当粉碎的药材，置有盖容器中，加入溶剂适量，密闭加盖，搅拌或振摇，浸渍3~5天或规定的时间，倾取上清液，再加入溶剂适量，依法浸渍至有效成分充分浸出，合并浸出液，加溶剂至规定量后，静置24小时，滤过，即得。树脂类药材、含淀粉胶质较多的药材可用此法制备。

（3）渗漉法 此法是制备酊剂较常用的方法，不易引起渗漉障碍的药材制备酊剂时，多采用渗漉法。可按《中国药典》2020年版渗漉方法操作，收集渗漉液到规定体积后，静置，滤过，即得。若为毒剧药材，收集渗漉液后，应测定其成分含量，再加乙醇调整至规定标准。

酊剂应密封于洁净干燥的棕色玻璃瓶中，在阴凉处贮藏。

三、酒剂与酊剂的异同点

酒剂与酊剂都是含醇制剂，存在许多共同特点。如：有效成分均能迅速吸收而发挥疗效，均具有防腐作用，易于保存；因乙醇有一定的药理作用，二者在应用上都受到一定限制；二者均需检查乙醇量和甲醇量。

酒剂与酊剂的主要不同点有以下几项。

1. 酊剂的浓度有一定规定，有的可以通过含量测定来控制，多数是按药材比量法表示含量；而酒剂一般按验方或秘方制成，没有一定的浓度规定，故其标准因品种、因地而异。

2. 酒剂一般多用浸渍法制备，少数采用渗漉法；而酊剂除采用浸渍法、渗漉法制备外，还可采用稀释法或溶解法。

3. 酊剂以规定浓度的乙醇为溶剂，酒剂则以蒸馏酒为溶剂。内服酒剂中有时添加糖和蜂蜜作矫味剂，而酊剂则不加矫味剂。

四、酒剂与酊剂用药指导

（一）用药指导

1. 酊剂与酒剂都是含醇制剂，因此，患者在使用时，要注意用法用量及适用人群，对乙醇过敏或从事驾驶、高空作业等人群慎用或禁用，请仔细阅读说明书或遵医嘱。

2. 内服药酒宜饭前或睡前服用，通常温服为佳，不宜佐膳饮用。一般滋补类药酒饮用时忌食葱、萝卜、蒜等，严禁过量饮用。

3. 内服酒剂或酊剂时，应注意一般不得与镇静剂、降压药、磺胺类等化学药品一起使用。

4. 治疗性内服酒剂要求不得长期饮用。

5. 外用酊剂与酒剂，使用时可结合推拿按摩等进行，但不要推拉重压，以免病灶扩散。外用药酒与酒剂，一般不用于新鲜的骨折、关节脱位、表皮破损等患处，包括软组织损伤在2天内出现局部出血、红肿的也不宜使用药酒或酊剂进行按摩。

6. 外用酊剂与酒剂，严禁内服。

7. 酒剂开封以后一般不宜长期存放。

（二）常见中成药举例

例5－13　舒筋活络酒

【处方】木瓜45g　玉竹240g　川牛膝90g　川芎60g　独活30g　防风60g　蚕沙60g　甘草30g　桑寄生75g　续断30g　当归45g　红花45g　羌活30g　白术90g　红曲180g

【制法】以上15味，除红曲外，其余木瓜等14味粉碎成粗粉，然后加入红曲；另取红糖555g，溶解于白酒11100g中，照渗漉法，用红糖酒作溶剂，浸渍48小时后，以每分钟1～3ml的速度缓缓渗漉，收集漉液，静置，滤过，即得。

【性状】本品为棕红色的澄清液体；气香，味微甜，略苦。

【功能与主治】祛风除湿，活血通络，养阴生津。用于风湿阻络，血脉瘀阻兼有阴虚所致的痹病，症见关节疼痛，屈伸不利，四肢麻木。

【用法与用量】口服，一次20～30ml，一日2次。

例5－14　复方土槿皮酊

【处方】土槿皮20g　水杨酸6g　苯甲酸12g　乙醇（75%）适量　共制200ml

【制法】取土槿皮粗粉，加75%乙醇90ml，浸渍3～5日，滤过，残渣压榨，滤液与压榨液合并，静置24小时，滤过，自滤器上添加75%乙醇，搅匀，将水杨酸及苯甲酸加入滤液中溶解，加适量75%乙醇使成200ml，搅匀，滤过，即得。

【性状】本品为棕褐色的液体；气特异；味先微甜后转苦麻。

【功能与主治】具有软化角质、杀菌、治疗癣症的作用，可用于汗疱型、糜烂型的手足癣及体股癣等。湿疹起泡或糜烂的急性炎症期忌用。

【用法与用量】将患处洗净擦干后，涂于患处，一日1～2次。

📝 实践实训

实训五　生脉饮的制备

【实训目的】

1. 掌握合剂的生产工艺流程和制备方法。

2. 能根据影响浸出的因素，结合实验室条件，在浸出药剂的制备中采取有效措施提高浸出效能。

【实训条件】

1. **实训场地**　GMP模拟车间或制剂实训室。

2. **实训仪器与设备**　天平，配液器械，渗滤器械，浓缩器械，清洗器械，口服液灌装轧盖机，灭菌检漏柜，口服液灯检机等。

3. **实训材料**　药材（见【处方】项下），乙醇，纯化水，糖浆，抑菌剂，密度计等。

【实训内容】

【处方】红参　　　　500g

　　　　麦冬　　　　1000g

五味子　　　500g

共制　　　　5000ml

【功能与主治】益气复脉，养阴生津。用于气阴两亏，心悸气短，脉微自汗。

【实训操作】

1. 生产前准备

（1）接受生产任务

（2）领料　领取生产的原辅料，办理物料交接手续，并签字记录。

（3）注意严格执行各项目《岗位标准操作规程》《仪器使用、维护保养及检修标准操作规程》及《生脉饮工艺规程》。

2. 粉碎

（1）开启粉碎机，加入红参、麦冬、五味子（先少量再逐步加大至可行值），将物料粉碎至粗粉。

（2）将粉碎好的物料及时装于内衬胶袋的容器内。在胶袋内外各放一张标签，标签上注明：品名、细度、毛重、皮重、净重、生产日期、操作人，按不同物料现场定置管理的要求，分别放置在指定的区域。

（3）计算物料平衡率（要求物料平衡均为95%～105%）。

（4）用干净的尼龙刷将残留在机内的原辅料扫离机件，回收作粉碎零头交回中间站。

3. 提取（渗漉）

（1）领取净药材粗粉，认真核对品名、批号、数量，将原料投入渗漉罐内。

（2）加65%乙醇适量使均匀湿润、膨胀后，分次均匀填装于渗漉筒内，压好，加65%乙醇至超出药面1～2cm，浸渍48小时。

（3）进行渗漉，调节渗漉速度，以每分钟1～3ml的速度缓缓渗漉，渗滤的同时，缓缓加入剩余的乙醇。先收集4000ml初漉液，另器保存，贮藏至贮液罐中。

（4）继续渗漉，待可溶性成分完全漉出，收集续漉液约20000ml，用料泵将续漉液贮罐中的药液抽入浓缩器中。

（5）渗漉完成后，标明渗漉液的相对密度、体积、数量、名称、批号、日期、操作人，交下一道工序。

（6）渗漉液放尽后排出药渣，药渣排尽后，喷淋饮用水将渗漉罐清洗干净。

4. 浓缩

（1）开启真空泵及其蒸发器装置部件。

（2）依次吸进药液，以料液上升到加热管的喷管口视镜2/3为宜，缓慢升高温度，调节蒸气压力。

（3）设备在运行中要保持正常液面、维持一定的真空度，当药液体积不断变小，打开进料阀，不断补加药液。

（4）将药液减压浓缩至约1250ml，即可准备出料。

（5）排放浓缩液，并盛装于洁净的容器内，称重，标明品名、批号、生产日期、重量、桶数、操作者，移交制剂车间。

5. 配液

（1）执行《配液罐标准操作规程》，将上述浓缩液加水2000ml稀释，滤过。

（2）将稀释液加60%糖浆1500ml及适量抑菌剂混合均匀。

（3）调节pH至规定范围（4.5～7.0），加水至5000ml，混合均匀，静置，滤过。

（4）将此药液取样后，送质检科检验。

（5）检验合格后，排放药液，并盛装于洁净的容器内，称重，标明品名、批号、生产日期、重量、桶数、操作者等，移交灌装车间。

6. 灌装轧盖

（1）对口服液灌装轧盖机进行装量、运行速度等的调试。

（2）执行《口服液灌装轧盖机标准操作规程》，对配制好的药液进行灌封轧盖，每支10ml。

7. 灭菌检漏

（1）将灌装后的口服液放入灭菌柜中，设定灭菌温度、灭菌时间、检漏真空度等工作参数，进行灭菌检漏操作。

（2）达到规定时间后，待内室压力指示为0后，可开门取出口服液。

8. 灯检

（1）将灭菌检漏后的口服液送至灯检室。

（2）按照《灯检机标准操作规程》，进行口服液的外观、澄明度、有无药液渗漏的检查。

下一工序为包装，即口服液检查合格后，进行贴签、装盒等包装操作。

【质量检查】

按《中国药典》2020年版规定，对生脉饮进行外观、装量、相对密度、pH检查，应符合规定。

【实训结果】

表5-1 实训结果

检查项目	检查结果
外观（澄明度） 装量 相对密度 pH	
结论	

【实训考核表】

表5-2 实训考核表

内容		要求	分数	得分
生产前准备		检查确认仪器、设备性能良好	5	
生产操作	称量	正确使用天平，按处方量准确称取物料	5	
	制膏料	按《提取设备标准操作规程》规范操作	5	
	配液	浓缩体积符合要求 调节pH，混合均匀 按《配液罐标准操作规程》规范操作	15	
	灌封轧盖	按《口服液灌封轧盖机标准操作规程》规范操作 调节灌封剂量符合要求	15	
	灭菌与检漏	按《灭菌检漏柜标准操作规程》规范操作	10	
	灯检	按《灯检机标准操作规程》规范操作 计算合格率	10	

续表

内容		要求	分数	得分
成品质量	外观（澄明度）	符合要求	5	
	装量	符合要求	5	
	相对密度	符合要求	5	
	pH	符合要求	5	
	成品量	在规定范围内	5	
清场		仪器、设备、场地清洁合格 清场记录填写准确完整	10	

实训六　桔梗流浸膏的制备

【实训目的】

1. 通过桔梗流浸膏的制备，掌握渗滤法的工艺步骤、操作要点，理解渗滤法的特点。

2. 能根据影响浸出的因素，结合实验室条件，在浸出药剂的制备中采取有效措施提高浸出效能。

【实训条件】

1. **实训场地**　GMP 模拟车间或制剂实训室。

2. **实训仪器与设备**　天平，渗滤器械，配液器械，清洗器械，旋转蒸发器等。

3. **实训材料**　药材（见【处方】项下），乙醇，纯化水等。

【实训内容】

【处方】桔梗（粗粉）　　120g

　　　　乙醇（55%）　　1200ml

　　　　共制　　　　　　120ml

【功能与主治】镇咳祛痰。

【实训操作】

1. **生产前准备**

（1）接受生产任务。

（2）领料。领取生产的原辅料，办理物料交接手续，并签字记录。

（3）注意严格执行各项目《岗位标准操作规程》《仪器使用、维护保养及检修标准操作规程》及《桔梗流浸膏工艺规程》。

2. **渗滤**

（1）领取净药材粗粉，认真核对品名、批号、数量，将原料投入渗滤罐内。

（2）加 55% 乙醇适量使均匀湿润、膨胀后，分次均匀填装于渗滤筒内，压好，加 55% 乙醇至超出药面 1~2cm，浸渍 48 小时。

（3）进行渗滤，调节渗滤速度，以每分钟 1~3ml 的速度缓缓渗滤，渗滤的同时，缓缓加入剩余的乙醇。先收集约 100ml 初滤液，另器保存，贮藏至贮液罐中。

（4）继续渗滤，待可溶性成分完全滤出，收集续滤液，用料泵将续滤液贮罐中的药液抽入浓缩器中。

（5）渗漉液放尽后排出药渣，药渣排尽后，喷淋饮用水将渗漉罐清洗干净。

（6）将续漉液与初漉液合并，混合。

3. 浓缩回收乙醇

（1）打开旋转蒸发器装置部件。

（2）执行《旋转蒸发器标准操作规程》，装入续漉液（不超过蒸发瓶体积的2/3），加热，蒸发，维持一定的真空度，将续漉液在60℃以下低温蒸发浓缩至约稠膏状。

4. 配液

（1）执行《配液标准操作规程》，加55%的乙醇使成120ml，混匀。

（2）将药液静置数天，滤过。

（3）将此药液取样后，送质检科检验。

（4）检验合格后，排放药液，并盛装于洁净的容器内，称重，标明品名、批号、生产日期、重量、桶数、操作者等。

【质量检查】

按《中国药典》2020年版规定，对桔梗流浸膏进行外观、相对密度等检查，应符合规定。

【实训结果】

表 5 – 3　实训结果

检查项目	检查结果
外观 相对密度 成品量	
结论	

【实训考核表】

表 5 – 4　实训考核表

内容		要求	分数	得分
生产前准备		检查确认仪器、设备性能良好	5	
生产操作	称量	正确使用天平，按处方量准确称取物料	10	
	提取	按《渗漉设备标准操作规程》规范操作	18	
	浓缩	按《旋转蒸发器标准操作规程》规范操作	16	
	混合配制	按《配液标准操作规程》规范操作	14	
	包装与贮存	容器清洁、干燥、灭菌冷后灌装	12	
成品质量	外观	符合要求	5	
	相对密度	符合要求	5	
	成品量	在规定范围内	5	
清场		仪器、设备、场地清洁合格 清场记录填写准确完整	10	

实训七 益母草膏的制备

【实训目的】

1. 能熟练运用煎煮法进行煎膏剂的制备。

2. 会根据要求进行转化糖的制备。

3. 能对煎膏剂进行质量评价。

【实训条件】

1. 实训场地 GMP模拟车间或制剂实训室。

2. 实训仪器与设备 天平，配液器械，提取器械，清洗器械，渗漉器械，化糖罐，化膏罐等。

3. 实训材料 药材（见【处方】项下），纯化水，密度计等。

【实训内容】

【处方】 益母草2500g 红糖适量

【功能与主治】 活血调经。用于妇女月经不调及产后诸症等。

【实训操作】

1. 生产前准备

（1）接受生产任务。

（2）领料。领取生产的原辅料，办理物料交接手续，并签字记录。

（3）注意严格执行各项目《岗位标准操作规程》《仪器使用、维护保养及检修标准操作规程》及《益母草膏工艺规程》。

2. 提取 领取益母草饮片，投入小型多功能提取罐内煎煮两次，第一次溶剂（饮用水）加入量为投料量的10倍，煎煮2小时，滤过，药液贮藏至贮液罐中；在药渣中加入药材总量8倍的饮用水，第二次煎煮2小时，滤过，将两次药液合并，静置24小时，滤过，贮藏至贮液罐中。

3. 浓缩

（1）开启真空泵及其蒸发器装置部件。

（2）依次吸进药液，以料液上升到加热管的喷管口视镜2/3为宜，缓慢升高温度，调节蒸气压力。

（3）设备在运行中要保持正常液面，维持一定的真空度，当药液体积不断变小，打开进料阀，不断补加药液。

（4）将药液减压浓缩至相对密度为1.21～1.25的清膏（80℃）即可。

（5）排放浓缩液，并盛装于洁净的容器内，称重，标明品名、批号、生产日期、重量、桶数、操作者，移交制剂车间。

4. 化糖

（1）领取红糖原料（清膏量的2倍），认真核对名称、批号、数量等。

（2）执行《化糖罐设备标准操作规程》，化糖罐内放入适量纯化水（约糖量的一半，必要时加0.1%酒石酸），打开蒸汽加热阀加热纯化水至沸腾。

（3）将红糖慢慢加入，并开启搅拌，至糖全部溶解，继续加热使转化糖率大于60%，含水量达到22%左右，糖液呈金黄色、透明、清亮，即可准备出料。

（4）排放糖液，并盛装于洁净的容器内，称重，标明品名、批号、生产日期、重量、桶数、操作者等。

5. 收膏 将上述清膏与炼糖合并，继续浓缩至规定的相对密度。

6. 将此浓缩液取样后，送质检科检验。

7. 检验合格后，排放浓缩液，并盛装于洁净的容器内，称重，标明品名、批号、生产日期、重量、桶数、操作者，移交制剂车间。

下一工序为包装（煎膏剂通常装于宽口的容器中，并配有药匙及定量杯），检查合格后，进行贴签、装盒等包装操作。

【质量检查】

按《中国药典》2020年版规定，对益母草膏进行外观、相对密度等检查，应符合规定。

【实训结果】

表5－5 实训结果

检查项目	检查结果
外观 相对密度 成品量	
结论	

【实训考核表】

表5－6 实训考核表

内容		要求	分数	得分
生产前准备		检查确认仪器、设备性能良好	5	
生产操作	称量	正确使用天平，按处方量准确称取物料	10	
	提取、浓缩	按《提取设备标准操作规程》规范操作 清膏标准符合规定	18	
	炼糖	按《化膏罐设备标准操作规程》规范操作	14	
	收膏	按《化膏罐设备标准操作规程》规范操作	16	
	包装与贮存	容器清洁、干燥、灭菌冷后灌装	12	
成品质量	外观	符合要求	5	
	相对密度	符合要求	5	
	成品量	在规定范围内	5	
清场		仪器、设备、场地清洁合格 清场记录填写准确完整	10	

实训八 橙皮酊的制备

【实训目的】

1. 通过橙皮酊的制备，掌握浸渍法的操作要点。

2. 能对酊剂进行质量评价。

【实训条件】

1. 实训场地　GMP 模拟车间或制剂实训室。

2. 实训仪器与设备　天平，配液器械，提取器械，清洗器械等。

3. 实训材料　药材（见【处方】项下），乙醇，纯化水等。

【实训内容】

【处方】橙皮（最粗粉）　　　20g

　　　　乙醇（60%）　　　适量

　　　　共制　　　　　　　100ml

【功能与主治】芳香健胃。

【实训操作】

1. 生产前准备

（1）接受生产任务。

（2）领料。领取生产的原辅料，办理物料交接手续，并签字记录。

（3）注意严格执行各项目《岗位标准操作规程》《仪器使用、维护保养及检修标准操作规程》及《橙皮酊工艺规程》。

2. 提取（浸渍）

（1）领取净药材最粗粉，认真核对品名、批号、数量，将原料投入浸渍罐内。

（2）加 60% 乙醇，浸渍 3～5 日，滤过，并压榨残渣，压榨液与滤液合并。

（3）加 60% 乙醇至全量，静置 24 小时，滤过。

（4）将此药液取样后，送质检部检验。

（5）检验合格后，排放药液，并盛装于洁净的容器内，称重，标明品名、批号、生产日期、重量、桶数、操作者，移交制剂车间。

（6）提取液放尽后排出药渣，药渣排尽后，喷淋饮用水将提取罐清洗干净。

下一工序为包装，检查合格后，进行贴签、装盒等包装操作。

【质量检查】

按《中国药典》2020 年版规定，对橙皮酊进行外观、乙醇量、甲醇量、装量等检查，应符合规定。

【实训结果】

表 5-7　实训结果

检查项目	检查结果
外观 乙醇量 甲醇量 装量 成品量	
结论	

【实训考核表】

表5-8 实训考核表

内容		要求	分数	得分
生产前准备		检查确认仪器、设备性能良好	10	
生产操作	称量	正确使用天平，按处方量准确称取物料	20	
	提取	按《浸渍设备标准操作规程》规范操作	30	
成品质量	外观	符合要求	5	
	乙醇量	符合要求	5	
	甲醇量	符合要求	5	
	装量	符合要求	5	
	成品量	在规定范围内	10	
清场		仪器、设备、场地清洁合格 清场记录填写准确完整	10	

答案解析

目标检测

一、A 型选择题

1. 有关浸出药剂特点的叙述，错误的是

    A. 有利于发挥药材成分的多效性

    B. 成分单一，稳定性好

    C. 服用体积减小，方便临床使用

    D. 药效比较持久

    E. 药效发挥缓和

2. 属于含糖浸出药剂的是

    A. 汤剂　　　　　　　　B. 酊剂　　　　　　　　C. 流浸膏剂

    D. 煎膏剂　　　　　　　E. 浸膏剂

3. 酊剂制备方法不包括

    A. 煎煮法　　　　　　　B. 浸渍法　　　　　　　C. 稀释法

    D. 渗漉法　　　　　　　E. 溶解法

4. 下列（　）适宜加抑菌剂

    A. 合剂　　　　　　　　B. 酊剂　　　　　　　　C. 汤剂

    D. 酒剂　　　　　　　　E. 以上都适宜

5. 糖浆剂含蔗糖应不低于

    A. 45%（g/ml）　　　　B. 60%（g/ml）　　　　C. 65%（g/ml）

    D. 75%（g/ml）　　　　E. 85%（g/ml）

二、X 型选择题

1. 糖浆剂的制备方法包括

    A. 热溶法　　　　　　　B. 冷溶法　　　　　　　C. 渗漉法

D. 混合法　　　　　　　　E. 回流法

2. 除另有规定外，需进行乙醇量检查的浸出药剂是

A. 合剂　　　　　　　　　B. 酒剂　　　　　　　　　C. 酊剂

D. 流浸膏剂　　　　　　　E. 汤剂

三、实例分析题

大黄流浸膏

【制法】取大黄（最粗粉）1000g，按照渗漉法提取，用60%乙醇作溶剂，浸渍24小时，以每分钟 1～3ml的速度缓缓渗漉，收集初漉液850ml，另器保存，继续渗漉，至渗漉液色淡为止，收集续漉液，浓缩至稠膏状，加入初漉液，混匀，用60%乙醇稀释至1000ml，静置，澄清，滤过，即得。

1. 按渗漉法制备大黄流浸膏时，为何将大黄粉碎成最粗粉？

2. 写出大黄流浸膏制备工艺流程。

书网融合……

知识回顾　　　微课1　　　微课2　　　微课3　　　微课4　　　习题

第六章　液体药剂

学习引导

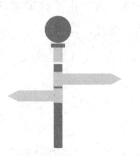

液体药剂为中成药常见剂型，具有用药方便（特别适用于婴幼儿和老年患者），口感多样（如清凉味、甘苦味、果味等），给药途径多样（如内服、皮肤、黏膜、腔道等）等特点。液体药剂分为哪些种类？常用溶剂有哪些？各种液体药剂的制备方法又是哪些？

本章主要介绍液体药剂的含义与特点、分类，常用溶剂和附加剂、表面活性剂，液体药剂生产技术及用药指导等。

学习目标

1. **掌握**　液体药剂常用溶剂、附加剂的类型；掌握真溶液型、乳浊液型、混悬液型液体药剂的定义、特点和制备方法。
2. **熟悉**　液体药剂的特点和质量要求；熟悉混悬剂和乳剂的物理稳定性和质量评定方法。
3. **了解**　乳剂形成的理论；液体药剂的包装与贮藏。

第一节　概　述

PPT

一、液体药剂的含义与特点

液体药剂系指药物分散在适宜的分散介质中制成的液体制剂，可以不同分散方法和不同分散程度将液体、固体或气体药物分散在介质中制成。液体药剂中被分散的药物称分散相，药物分散于其中的液体称为分散介质、分散溶媒或溶剂。

液体药物品种繁多，临床应用广泛，具有很多优点，当然也有不足的地方。液体药剂适用于婴幼儿、老人，具有吸收快、作用迅速的特点，使用上也很方便，药物剂量容易把控，能减少药物的不良反应。但药物受到分散介质影响，会造成药物化学降解，使药物药效降低甚至丧失。此外，药物保存也是一项需要注意的问题。抑菌剂的使用，物理特性的不稳定及运输、携带的不方便，都是限制液体药剂应用的因素。

二、液体药剂的分类

按照分散系统液体药剂分为真溶液、胶体溶液、乳浊液及混悬液四种类型；如溶胶剂是由多分子聚合形成的胶体微粒分散于介质中形成的分散体系；混悬剂是由难溶性固体药物以微粒的形式分散于液体介质中形成的分散体系；乳剂是由不溶性液体药物以液滴的形式分散于液体介质中形成的分散体系。

按照给药途径可分为内服、外用两大类。如内服液体药剂有合剂、糖浆剂、乳剂、滴剂、混悬剂等；外用液体药剂有皮肤用液体药剂（洗剂、搽剂）、五官科用液体药剂（洗耳剂、滴耳剂、洗鼻剂、滴鼻剂）、口腔科用液体药剂（含漱剂、涂剂、滴牙剂）、直肠阴道尿道用液体药剂（灌肠剂、灌洗剂）等。

三、液体药剂常用溶剂与附加剂

（一）根据介电常数的不同

可将溶剂分为极性、半极性和非极性三类，常用溶剂有以下几种。

1. 极性溶剂

（1）水　是最常用的溶剂，无药理作用，能与甘油、丙二醇、乙醇等溶剂任意混合，能溶解大部分的无机盐类和有机物，能溶解药材中的黏液质、鞣质、蛋白质、酸类、生物碱盐类、苷类、糖类、树胶及色素等。但水的化学活性很强，药物在水中可出现不稳定，易水解，并且水易滋生细菌，产生霉变，所以不宜长期保存。

（2）甘油　也是常用溶剂，在外用药中应用较多。甘油味甘，为黏稠性澄明液体，毒性小，能与水、乙醇等混溶。吸水性强，外用制剂中能起到保湿作用，含水10%以上的甘油对皮肤、黏膜无刺激。甘油黏稠度大，当甘油含量在30%以上时可起到防腐的作用。

（3）二甲基亚砜　为无色澄明液体，有大蒜臭味，吸湿性较强，可与水、乙醇、甘油等溶剂混合，有"万能溶剂"之称。可促进药物通过皮肤、黏膜渗透。对皮肤有轻度刺激，可引起烧灼感或不适，孕妇禁用。

2. 半极性溶剂

（1）乙醇　常用溶剂之一，可与很多物质相溶，更能溶解部分有机药物和药材中的有效成分（如生物碱及其盐类、苷类、挥发油、树脂、鞣质、有机酸和色素等）。当乙醇含量达到20%以上时具有防腐作用。乙醇易燃烧、易挥发，自身有一定药理作用，这是乙醇的不足。稀释乙醇时应放置至室温（20℃）后再调至需要浓度，因为乙醇与水混合会由于水合作用而产生热效应及体积效应，使体积缩小。

（2）丙二醇　药用丙二醇一般为1，2-丙二醇，性质与甘油类似，但黏度较小，可作为内服及肌内注射用药的溶剂。其毒性小，无刺激性，能溶解多种药物（磺胺类药物、局麻药等）。丙二醇与水按一定比例混合可延缓多种药物水解，提高稳定性。丙二醇水溶液可促使药物在皮肤、黏膜上渗透。但价格较贵，且味道辛辣，口服使用受限。

（3）聚乙二醇（PEG）　液体药剂中常用的聚乙二醇分子量为300~600，为无色透明液体，理化性质稳定。能与水、乙醇、丙二醇、甘油等溶剂混溶。聚乙二醇的不同浓度水溶液是一种良好的溶剂，对容易水解的药物有一定稳定作用。在外用液体药剂中能增加皮肤的柔润性。

3. 非极性溶剂

（1）脂肪油　常见的有麻油、豆油、花生油、橄榄油、棉籽油等植物油，可溶解油溶性药物，如激素、挥发油、游离生物碱及许多芳香族药物。但脂肪油易酸败，也易受碱性药物的影响而发生皂化反应。脂肪油常用于外用药剂的溶剂，如洗剂、擦剂、滴鼻剂等。脂肪油也用作内服药剂的溶剂，如维生素 A、D 溶剂。

（2）液状石蜡　为饱和烃类化合物，是无色、透明液体，有轻、重质两类，轻质密度 0.828～0.860g/ml，重质密度 0.860～0.890g/ml，为无色无臭澄明油状液体，液体药剂的溶剂多用轻质，重质多用作软膏的基质。其化学性质稳定，能与非极性溶剂、生物碱、挥发油及一些非极性药物融合。液状石蜡在肠道中不分解也不吸收，有润肠通便功能，可作为口服药剂、搽剂的溶剂。

（3）醋酸乙酯　为无色或淡黄色、微臭、流动性油状液体，相对密度（20℃）0.897～0.906g/ml，具有挥发性及可燃性，在空气中易氧化，需加入抗氧剂。可溶解甾体类药物、挥发油及其他油溶性药物。多用于外用液体药剂溶剂。

（4）肉豆蔻酸异丙酯　为无色澄明、几乎无臭的流动性油状液体，相对密度 0.846～0.855g/ml，化学性质稳定，不易氧化和水解，不易酸败，不溶水、甘油、丙二醇，但溶于乙醇、丙酮、醋酸乙酯和矿物油中，能溶解甾体药物和挥发油。本品无刺激性、过敏性，可通过皮肤吸收，能促进药物经皮吸收。多用于外用药剂的溶剂。

（二）液体制剂常用附加剂及其作用

1. 增加溶解度的附加剂　如增溶剂、助溶剂、潜溶剂等。

2. 抑菌剂　如苯甲酸及其盐、对羟基苯甲酸酯类、山梨酸及其盐、苯扎溴铵、醋酸氯己定及其他抑菌剂如桉叶油、桂皮油、薄荷油等。🔲微课1

3. 矫味剂　各种具有甜味的甜味剂，如蔗糖、单糖浆、阿司帕坦、安赛蜜、木糖醇等；具有芳香气味的芳香剂，如天然薄荷油、桂皮油、茴香油等芳香性挥发油，或香蕉香精、菠萝香精、玫瑰香精等香精；具有黏稠度能隔绝味蕾的胶浆剂，如阿拉伯胶、西黄蓍胶、羧甲纤维素钠等天然或合成的高分子化合物；还有利用碳酸氢钠和有机弱酸混合产生二氧化碳，二氧化碳溶于水呈酸性，能麻痹味蕾而矫味的泡腾剂等。

4. 着色剂　各种天然及合成色素，如天然的叶绿素、焦糖、氧化铁等；合成的柠檬黄、胭脂红等内服色素，或伊红、品红、亚甲基蓝等外用色素。

5. 抗氧剂　如焦亚硫酸钠、亚硫酸钠、亚硫酸氢钠、维生素 C 等水溶性抗氧剂；丁基羟基茴香醚、二丁基羟基甲苯、没食子酸丙酯等油溶性抗氧剂等。

6. pH 调节剂　如盐酸、氢氧化钠、碳酸氢钠、硼酸缓冲液、磷酸盐缓冲液等。

7. 金属离子络合剂　如乙二胺四乙酸（EDTA）、乙二胺四乙酸二钠（EDTA–2Na）等。

即学即练 6–1

答案解析

1. 半极性溶剂是（　）
A. 水　　B. 丙二醇　　C. 甘油　　D. 液状石蜡　　E. 醋酸乙酯
2. 非极性溶剂是（　）
A. 水　　B. 聚乙二醇　　C. 甘油　　D. 液状石蜡　　E. DMSO
3. 下列哪项是常用抑菌剂（　）
A. 氯化钠　　B. 苯甲酸钠　　C. 氢氧化钠　　D. 亚硫酸钠　　E. 硫酸钠

PPT

第二节 表面活性剂

一、表面活性剂的含义与组成

相是指体系中物理性质和化学性质均匀的部分，物体相与相之间的交界面称为界面。液体或固体与气体之间的界面通常称为表面，在表面上所发生的一切物理化学现象称为表面现象。在两相界面（表面）上产生的张力称为界面张力或表面张力。有些物质具有能够降低表面张力的作用，称为表面活性物质；其中，能够显著降低两相间表面张力的物质称为表面活性剂。

药剂学所指的表面活性剂是指少量即可显著降低表面张力，且生理作用不大的物质。表面活性剂还应具有增溶、乳化、润湿、去污、杀菌、消泡、起泡等性质。对于如乙醇、甘油等低级醇或无机盐等，不完全具备这些性质，则不属于表面活性剂，只能称为表面活性物质。

表面活性剂之所以能显著降低表面张力，主要由其结构上的特点决定。表面活性剂结构中同时含有亲水基和疏水基两种不同性质的基团。亲水基是一些易溶于水或易被水湿润的亲水极性集团，如羧酸、磺酸、氨基或胺基及它们的盐，也可含羟基、酚胺基、醚键等。亲油基是亲油的疏水基团，一般是烃链长度在 8 个碳原子以上的非极性烃链。如图 6 - 1 所示，亲水基与亲油基分别位于表面活性剂的两端，使表面活性剂具有两亲性，具有强的表面活性。例如，表面活性剂肥皂是高级脂肪酸钠（R·COONa），其碳氢链 - R 为亲油基团， - COONa 为亲水基团。

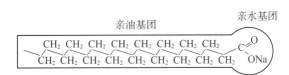

图 6 - 1　表面活性剂结构（硬脂酸钠）示意图

将表面活性剂加入水中，发生正吸附作用，即低浓度时可被吸附在溶液表面，亲水基团朝向水中，亲油基团朝向空气（或疏水相）中，在表面（或界面）定向排列，从而使表面张力降低，如图 6 - 2 所示。发生正吸附时，表面活性剂在溶液表面层的浓度大大高于溶液中的浓度。

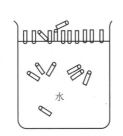

图 6 - 2　表面活性剂正吸附示意图

二、表面活性剂的分类

表面活性剂按其在水中的解离情况可分为离子型和非离子型两大类，其中离子型表面活性剂又分为阴离子型、阳离子型和两性离子型。常用表面活性剂包括以下几种。

（一）阴离子型表面活性剂

起表面活性作用的部分是阴离子，带负电荷的表面活性剂称为阴离子型表面活性剂。具体类型如下。

1. 高级脂肪酸盐　即肥皂类。根据阳离子取代基的不同，可分碱金属皂（一价皂）、碱土金属皂（二价皂）和有机胺皂（三乙醇胺皂）等。它们都具有良好的乳化能力，但易被酸及高价盐破坏，临床应用有一定刺激性，一般仅供外用。

2. 硫酸化物 主要是硫酸化油和高级脂肪醇硫酸酯类。它们的乳化性也很强，较肥皂类稳定，对黏膜有一定的刺激性，主要用做外用软膏的乳化剂，有时也用于片剂等固体制剂的润湿剂或增溶剂。

3. 磺酸化物 系指脂肪族磺酸化物和烷基芳基磺酸化物等。常用的品种有二辛基琥珀酸磺酸钠、十二烷基苯磺酸钠等。在酸性水溶液中较稳定，渗透力强，易起泡、消泡，去污力好，为优良洗涤剂。

（二）阳离子型表面活性剂

起表面活性作用的部分是阳离子，带正电荷的表面活性剂称为阳离子型表面活性剂。其分子结构的主要部分是一个五价的氮原子，所以也称为季铵化物，其特点是水溶性大，在酸性与碱性溶液中较稳定，具有良好的表面活性作用和杀菌作用。常用品种有苯扎氯铵和苯扎溴铵等，临床主要用于皮肤、黏膜、手术器械的消毒，有的品种也可作为眼用溶液的抑菌剂。

（三）两性离子型表面活性剂

这类表面活性剂的分子结构中同时具有正、负电荷基团，在不同 pH 介质中可表现出阳离子或阴离子表面活性剂的性质。既有天然的，也有人工合成的产品。

1. 卵磷脂 卵磷脂是天然的两性离子表面活性剂。其主要来源是大豆和蛋黄，根据来源不同，又可称豆磷脂或蛋磷脂。卵磷脂外观为透明或半透明黄色或黄褐色油脂状物质，对热十分敏感，是制备注射用乳剂及脂质微粒制剂的主要辅料。

2. 氨基酸型和甜菜碱型 这两类表面活性剂为合成化合物，阴离子部分主要是羧酸盐，其阳离子部分为季铵盐或胺盐，由胺盐构成者即为氨基酸型；由季铵盐构成者即为甜菜碱型。

两性离子型表面活性剂在碱性水溶液中呈阴离子型表面活性剂的性质，具有起泡性，去污力强；在酸性水溶液中呈阳离子型表面活性剂的性质，有较强的杀菌作用。目前两性离子型表面活性剂使用尚不多，价格也高，有待进一步发展。

（四）非离子型表面活性剂

这类表面活性剂在水中不解离，故称为非离子型表面活性剂。分子中构成亲水基团的是甘油、聚乙二醇或山梨醇等多元醇，构成亲油基团的是长链脂肪酸或长链脂肪醇以及烷基或芳基等，它们以酯键或醚键与亲水基团结合。非离子型表面活性剂化学性质稳定，不易受溶液 pH 影响，能与大多数药物配伍，品种多，故目前应用较广，可作乳化剂、增溶剂等。不仅供外用，亦供内服，有的尚可作注射液中的表面活性剂使用，主要品种有以下几类。

1. 脂肪酸甘油酯 主要有脂肪酸单甘油酯和脂肪酸二甘油酯，如单硬脂酸甘油酯（GMS）等。其表面活性较弱，HLB 值为 3~4，主要用做 W/O 型辅助乳化剂。

2. 蔗糖脂肪酸酯 蔗糖脂肪酸酯简称蔗糖酯，是蔗糖与脂肪酸反应生成的一大类化合物，属多元醇型非离子表面活性剂，根据与脂肪酸反应生成酯的取代数不同，有单酯、二酯、三酯及多酯。主要用做 O/W 型乳化剂。

3. 脂肪酸山梨坦类 即脱水山梨醇脂肪酸酯，是由脱水山梨醇及其单酐和二酐与脂肪酸反应而成的酯类化合物的混合物，商品名为司盘（Span）。因亲油性强，是常用的 W/O 型乳化剂，也可在 O/W 型乳剂中做辅助乳化剂。

4. 聚山梨酯类 即聚氧乙烯脱水山梨醇脂肪酸酯，是在司盘类的剩余 –OH 基上，再结合聚氧乙烯基而制得的醚类化合物。商品名为吐温（Tween）。聚山梨酯因具有聚氧乙烯基团，亲水性大大增加，是常用的增溶剂、O/W 型乳化剂和润湿剂。

5. 聚氧乙烯脂肪酸酯类 系由聚乙二醇与长链脂肪酸缩合而成的酯，商品名为卖泽（Myrij）。这类表面活性剂有较强水溶性，乳化能力强，常用作增溶剂和 O/W 型乳化剂，常用的有聚氧乙烯 40 硬脂酸酯等。

6. 聚氧乙烯脂肪醇醚类 系由聚乙二醇与脂肪醇缩合而成的醚，商品名为苄泽（Brij）。常用的有西土马哥（cetomacrogol）、平平加 O（perogol O）等。常用做增溶剂及 O/W 型乳化剂。

7. 聚氧乙烯 - 聚氧丙烯共聚物 系由聚氧乙烯和聚氧丙烯聚合而成，主要品种是泊洛沙姆（poloxamer），商品名称为普朗尼克（Pluronic）。聚氧乙烯基为亲水基、聚氧丙烯基为亲油基。随分子量增大，本品可由液体逐渐变为固体。对皮肤无刺激性和过敏性，对黏膜刺激性极小，毒性也比其他非离子型表面活性剂小，因此可作静脉注射用乳剂的 O/W 型乳化剂，常用 Poloxamer 188。

三、表面活性剂的基本性质

（一）胶束

1. 临界胶束浓度 表面活性剂溶于水发生正吸附，随着浓度逐渐增加，达到饱和后，溶液表面不能再吸附，即转入溶液内部。由于表面活性剂分子的亲油基，即疏水部分与水的亲和力较小，而疏水部分之间的吸引力又较大，则许多表面活性剂分子的疏水部分相互吸引、缔合在一起，形成了多分子或离子（通常是 50～150 个）组成的大小不超过胶体粒子范围（1～100nm）、在水中稳定分散的聚合体，这种聚合体称为胶束或胶团。表面活性剂分子缔合形成胶束的最低浓度称为临界胶束浓度（CMC），单位体积内胶束数量几乎与表面活性剂的总浓度成正比。到达临界胶束浓度时，分散系统由真溶液变成胶体溶液，同时会发生表面张力降低、增溶作用增强、起泡性能和去污力加大以及渗透压、导电度、密度和黏度等突变，出现丁达尔（Tyndall）现象等理化性质的变化。此时分散系统由真溶液转变成胶体溶液。

临界胶团浓度一般随表面活性剂分子中碳链增长而降低，也因分散系统中加入其他药物或盐类而降低。

2. 胶束的结构 当表面活性剂在一定浓度范围时，胶束呈球状结构，其表面为亲水基团，亲油基与亲水基相邻的一些次甲基排列整齐形成栅状层，而亲油基则紊乱缠绕形成内核，有非极性液态性质。水分子通过与亲水基团的相互作用可深入栅状层内。随着表面活性剂浓度的增大，胶束结构经历从球状到棒状，再到六角束状，及至板状或层状的变化，如图 6－3 所示。

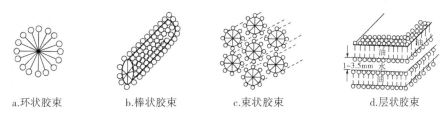

a.环状胶束　　b.棒状胶束　　c.束状胶束　　d.层状胶束

图 6－3 胶束结构示意图

（二）亲水亲油平衡值

亲水亲油平衡值是用来表示表面活性剂亲水或亲油能力的大小，简称 HLB 值。在 1949 年首先提出这一概念的 Griffin 将非离子表面活性剂的 HLB 值范围定为 0～20，其中疏水性最大的、完全由饱和烷烃基组成的石蜡 HLB 值为 0，亲水性最大的、完全由亲水性的氧乙烯基组成的聚氧乙烯 HLB 值为 20，其他的则介于二者之间。现在一般把表面活性剂的 HLB 值限定在 0~40。表面活性剂的 HLB 值越高，其亲水性越强；HLB 值越低，其亲油性越强。一般非离子型表面活性剂的 HLB 值在 0~20 之间。HLB 值与表面活性剂的应用关系密切，常用表面活性剂的 HLB 值见表 6-1。

表 6-1 常用表面活性剂的 HLB 值

品名	HLB 值	品名	HLB 值
三油酸山梨坦	1.8	西黄蓍胶	13.2
三硬脂山梨坦	2.1	聚山梨酯 21	13.3
单硬脂酸甘油酯	3.8	聚山梨酯 60	14.9
油酸山梨坦	4.3	聚山梨酯 80	15.0
硬脂山梨坦	4.7	乳化剂 OP	15.0
棕榈山梨坦	6.7	卖泽 49	15.0
阿拉伯胶	8.0	聚山梨酯 40	15.6
月桂山梨坦	8.6	平平加 0	15.9
苄泽 30	9.5	卖泽 51	16.0
聚山梨酯 61	9.6	泊洛沙姆 188	16.0
明胶	9.8	西土马哥	16.4
聚山梨酯 81	10.0	聚山梨酯 20	16.7
聚山梨酯 65	10.5	卖泽 52	16.9
聚山梨酯 85	11.0	苄泽 35	16.9
卖泽 45	11.1	油酸钠	18.0
油酸三乙醇胺	12.0	油酸钾（软皂）	20.0
乳百灵 A	13.0	月桂醇硫酸钠	40.0

不同 HLB 值的表面活性剂具有不同的用途，HLB 值在 15~18 以上的表面活性剂适合用作增溶剂，HLB 值在 8~16 的表面活性剂适合用作 O/W 型乳化剂，HLB 值在 3~8 的表面活性剂适合用作 W/O 型乳化剂，HLB 值在 7~9 的表面活性剂适合用作润湿剂，如表 6-2 所示。实际应用没有特别严格界限。

表 6-2 表面活性剂的 HLB 值与应用的关系

HLB 值	应用	HLB 值	应用
1~3	消泡剂	8~16	O/W 型乳化剂
3~8	W/O 型乳化剂	13~16	去污剂
7~9	润湿剂	15~18	增溶剂

为了得到适宜的 HLB 值，提高制剂的质量，实际工作中可利用非离子表面活性剂 HLB 值具有加和性，来计算两种或两种以上表面活性剂混合后的 HLB 值。

$$HLB_{AB} = \frac{HLB_A \times W_A + HLB_B \times W_B}{W_A + W_B} \qquad (6-1)$$

式中，HLB_{AB} 为混合后的 HLB 值；W_A 和 W_B 分别表示表面活性剂 A 和 B 的量；HLB_A 和 HLB_B 分别为表面活性剂 A 和 B 的 HLB 值。

例：欲配制 100g HLB 值为 6.8 的表面活性剂，用吐温 80（HLB 值 15.0）和司盘 65（HLB 值 2.1）

混合得到，请问需要吐温 80 和司盘 65 各多少克？混合表面活性剂具有什么作用？

解：设吐温 80 的用量为 W_A，司盘 65 的用量为 W_B。

根据 $W_A + W_B = 100$，则 $W_B = 100 - W_A$

$$6.8 = \frac{15W_A + 2.1 \times (100 - W_A)}{100}$$

计算，得：$W_A = 36.4g$，$W_B = 100 - W_A = 63.6g$。

答：需要 36.4g 吐温 80，63.6g 司盘 65。混合表面活性剂的 HLB 值为 6.8，介于 3~8 之间，具有 W/O 型乳化剂的作用。

（三）Krafft 点

离子型表面活性剂，当温度升高到一定值时，表面活性剂的溶解度会急剧升高，该温度点即称 Krafft 点，其对应的溶解度即为该离子型表面活性剂的临界胶束浓度。Krafft 点是离子型表面活性剂的特征值，临界胶束浓度随 Krafft 点的升高而降低。说明只有在温度高于 Krafft 点时，应用表面活性剂才能产生更强的作用。如十二烷基磺酸钠的 Krafft 点约为 70℃，在室温时它的表面活性就不明显。

（四）起昙和昙点

某些含聚氧乙烯基的非离子型表面活性剂，随温度的升高，聚氧乙烯链与水之间的氢键断裂，增溶能力减弱，当达到某一温度时，表面活性剂溶解度急剧下降致析出，溶液出现浑浊，这种现象称起昙或起浊，这时的温度称昙点或浊点。但当温度降到昙点以下时，能重新形成氢键，溶液恢复澄明。一般情况下，当聚氧乙烯链长相同时，昙点随碳氢链的增长而降低；当碳氢链长相同时，昙点随聚氧乙烯链的增长而升高。昙点大部分在 70~100℃。某些含聚氧乙烯基的非离子型表面活性剂在常压下观察不到昙点，如 Poloxamer 188。

含有可能产生起昙现象的表面活性剂的制剂，由于加热灭菌等影响而导致表面活性剂的增溶或乳化能力下降，使被增溶物质析出或相应的乳剂破裂。有的可能在温度降低时恢复原状，有的则难以恢复。因此，含此类表面活性剂的制剂应注意加热灭菌温度的影响。

（五）表面活性剂的毒性

一般而言，表面活性剂的毒性大小是阳离子型＞阴离子型＞非离子型。两性离子型表面活性剂的毒性小于阳离子型表面活性剂。阴离子及阳离子型表面活性剂还有较强的溶血作用，如十二烷基硫酸钠溶液就有强烈的溶血作用。非离子型表面活性剂溶血作用较轻微，其中聚山梨酯类的溶血作用通常是含聚氧乙烯基的表面活性剂中最小的。其顺序为聚氧乙烯烷基醚＞聚氧乙烯烷芳基醚＞聚氧乙烯脂肪酸酯＞聚山梨酯类。而聚山梨酯类本身溶血作用强弱的顺序是聚山梨酯 20＞聚山梨酯 60＞聚山梨酯 40＞聚山梨酯 80。

给药途径不同，表面活性剂的毒性也不同，用于静脉给药的毒性大于口服给药，外用毒性较小。因此选择时，外用可选用阴离子型表面活性剂，口服给药多选毒性较小的非离子型表面活性剂，而静脉给药仅建议用卵磷脂和 Poloxamer 188。

四、表面活性剂在药剂中的应用

（一）增溶剂

表面活性剂形成胶束后增大难溶性药物在溶液中的溶解度并形成澄明液体的过程称为增溶。例如甲酚在水中的溶解度仅 2% 左右，但在肥皂溶液中，却能增大到 50% 左右，这就是"甲酚皂溶液"。具有增溶能力的表面活性剂称为增溶剂。用于增溶的表面活性剂最合适的 HLB 值约为 15~18，多数是亲水性较强者，如吐温类和卖泽类等。

作为增溶剂的表面活性剂，在浓度达到 CMC 的水溶液中胶束缔合为球形，亲水基向外，亲油基向内。胶束是微小的胶体粒子，其分散体系属于胶体溶液，肉眼所见为澄明溶液。药物通过增溶剂增加了在液体中的溶解度，根据药物极性不同分为三种增溶形式。①非极性药物：如苯和甲苯可完全进入胶束的中心非极性区而被增溶。②半极性药物：如水杨酸这类带极性基团的分子，则以其非极性基插入胶束的中心区，极性基团则伸入球形胶束外的聚氧乙烯链中。③极性药物：如对羟基苯甲酸等，由于分子两端都有极性基团，可完全被球形胶束外缘聚氧乙烯链的偶极所吸引从而得到增溶。

油溶性表面活性剂如钙肥皂和司盘类，溶于低极性非水溶液中时，形成的胶团与水溶性表面活性剂胶团刚好相反，碳氢链朝外（油相），而极性基则形成可被水化的内核，也可以增加体系中某些药物的溶解度。

（二）乳化剂

乳化剂就是指具有乳化作用的物质，有些表面活性物质就具有乳化作用，如阿拉伯胶、软肥皂、西黄蓍胶等。通常选用 HLB 值 3~8 的表面活性剂作为 W/O 型乳化剂；选用 HLB 值 8~16 的表面活性剂作为 O/W 型乳化剂。

（三）润湿剂

润湿是指液体在固体表面上的黏附现象。促进液体在固体表面铺展或渗透的表面活性剂称为润湿剂。表面活性剂可降低疏水性固体药物和润湿液体之间的界面张力，使液体能黏附在固体表面并在固-液界面上定向吸附，排除固体表面上所吸附的气体，降低了润湿液体与固体表面间的接触角，使固体被润湿。作为润湿剂的表面活性剂，分子中的亲水基与亲油基应该具有适宜的平衡，其 HLB 值一般在 7~9 并应有合适的溶解度。直链脂肪族表面活性剂以碳原子在 8~12 之间为最合适。

（四）消毒剂和杀菌剂

消毒剂应用的多是阳离子表面活性剂，少量阴离子表面活性剂也可使用，如甲酚皂、甲酚磺酸钠、苯扎溴铵等。表面活性剂的消毒杀菌作用是因为其可与细菌生物膜蛋白质发生强烈作用而使之变性或被破坏，可用于伤口、皮肤、黏膜、器械、环境等消毒，根据需要调整使用浓度。

（五）起泡剂和消泡剂

一些含有表面活性剂或具有表面活性物质的溶液，如中草药的乙醇或水浸出液，当剧烈搅拌或蒸发浓缩时，可产生稳定的泡沫。这是因为溶液中含有皂苷、蛋白质、树胶以及其他高分子化合物，这些高分子化合物是有较强的亲水性和较高的 HLB 值的表面活性剂，能显著降低液体的表面张力使泡沫趋于稳定，因此这些物质被称为"起泡剂"。起泡剂一般用于皮肤、腔道黏膜给药的剂型中，降低制剂的刺激性。消泡剂是指用来破坏消除泡沫的表面活性剂，具有较强的亲油性和较低的 HLB 值，能争夺并吸附在泡沫液膜表面上取代原有的起泡剂，因其本身不能形成稳定的液膜而致泡沫被破坏。对于生产中产生的阻碍操作进行的泡沫，可以加入消泡剂解决。

（六）去污剂

去污剂（洗涤剂）是指可以除去污垢的表面活性剂。HLB 值为 13～16，常用脂肪酸钠皂和钾皂、十二烷基硫酸钠、烷基磺酸钠等。去污的机理较为复杂，主要是经过润湿、增溶、乳化、分散、起泡等过程完成。

即学即练 6-2

答案解析

1. 吐温类表面活性剂溶血作用的顺序是（　　）

A. 吐温 20 > 吐温 40 > 吐温 60 > 吐温 80

B. 吐温 80 > 吐温 60 > 吐温 60 > 吐温 20

C. 吐温 80 > 吐温 40 > 吐温 60 > 吐温 20

D. 吐温 20 > 吐温 60 > 吐温 40 > 吐温 80

E. 吐温 40 > 吐温 20 > 吐温 60 > 吐温 80

2. 制备 O/W 或 W/O 型乳剂的因素是（　　）

A. 乳化剂的 HLB 值　　B. 乳化剂的量　　C. 乳化剂的 HLB 值和两相的容积比

D. 制备工艺　　E. 两相的量比

第三节　液体药剂生产技术

PPT

一、真溶液型液体药剂

溶液型液体制剂是指小分子药物以分子或离子（直径在 1nm 以下）状态分散在溶剂中所形成的均匀分散的液体制剂，也称为低分子溶液剂或真溶液。真溶液型液体制剂包括溶液剂、芳香水剂、露剂、醑剂、甘油剂等，可内服也可外用。

溶液中的药物分散均匀、澄明，能通过半透膜，并且药物的分散度大，总表面积及与机体的接触面积最大。因此溶液剂口服的作用和疗效比同一药物的混悬液或乳浊液好。药物在溶液中分散度越大，其化学活性也越高，特别是某些药物的水溶液很不稳定，不宜长期贮藏，所以在制备溶液型液体药剂时，应特别注意药物的稳定性和防腐问题。

（一）溶液剂

溶液剂系指药物溶解于溶剂中所形成的澄明液体制剂，是狭义的概念，属于真溶液的一种。可以根据需要加入助溶剂、抗氧剂、矫味剂、着色剂等附加剂。

1. 制备方法　溶液剂有三种制备方法：溶解法、稀释法和化学反应法。

（1）溶解法　可按照药物称量→溶解→过滤→质量检查→包装等步骤完成。具体方法是：取处方总量的 1/2～3/4 量的溶剂，加入药物，搅拌使其溶解，过滤，并从滤器上添加溶剂至全量。过滤后的药液应进行质量检查。制得的药物溶液应及时分装、密封、贴标签及进行外包装。

实例分析 6 - 1

复方碘口服溶液的制备 微课2

处方：碘 50g   碘化钾 100g   纯化水适量   共制 1000ml

制备：取碘、碘化钾，加纯化水 100ml 溶解后，加纯化水至 1000ml 即得。

问题：1. 碘化钾起什么作用？

       2. 制备过程中需要注意什么？

答案解析

（2）**稀释法** 先将药物制成高浓度溶液，再用溶剂稀释至所需浓度即得。用稀释法制备溶液剂时应注意浓度的换算，挥发性药物的浓溶液在稀释过程中应注意挥发损失，以免影响浓度的准确性。例如95%乙醇采用稀释法制备75%的消毒乙醇。

（3）**化学反应法** 将两种或两种以上的药物，通过化学反应制成新的药物溶液的方法。一般待化学反应完成后需经过滤操作得滤液，自滤器上添加纯化水至全量即得。适用于原料药物缺乏或质量不符合要求的情况。

 实例分析 6 - 2

复方硼酸钠溶液（朵贝尔液）的制备

处方：硼酸钠（硼砂） 15g   碳酸氢钠 15g   液化苯酚 3ml   甘油 35ml   纯化水适量   共制 1000ml

制备：取硼砂加 500ml 热纯化水溶解，放冷后加碳酸氢钠溶解，再加入甘油及液化苯酚，静置片刻或待不发生气泡后，滤过，于滤器上添加纯化水使成 1000ml，即得。

问题：1. 处方中的杀菌成分是什么？

       2. 制备过程中需要注意什么？

       3. 制剂如何提示患者不要吞服？

答案解析

2. 注意事项 制备过程中值得注意的是：对于溶解较缓慢的药物，应该在溶解过程中采用粉碎、搅拌、加热等措施加快溶解速度；而易氧化的药物溶解时，则应该将溶剂先加热再放冷后溶解药物，并同时添加适量的抗氧剂阻止氧化；易挥发的药物应该最后加入，以免在制备过程中损失；溶解度小的药物，应先将其溶解再加入其他药物；难溶性药物需要增加溶解度。

3. 增加药物溶解度的方法 大多数药物应该有足够大的溶解度，才能制成溶液剂或注射液；然而有些药物由于溶解度小，即使饱和溶液也低于治疗所需的浓度。例如碘在水中的溶解度为 1：2950，而复方碘口服溶液中碘的含量为 5%。因此，增加难溶性药物的溶解度是药剂工作中的一个十分重要的课题。增加难溶性药物溶解度的方法主要有以下几种。

（1）**制成可溶性盐** 一些难溶性弱酸和弱碱性药物，可制成盐而增加其溶解度。将某些碱性药物（如生物碱、普鲁卡因、可卡因等）加酸（常用盐酸、硫酸、磷酸、氢溴酸、硝酸等）制成盐，或将某些酸性药物（如苯甲酸、水杨酸、巴比妥类、磺胺类等）加碱（常用氢氧化钠、氢氧化铵、碳酸钠等）制成盐，可增加其在水中的溶解度。例如磺胺类药物分子中的磺酰胺基与氢氧化钠成盐，使在水中溶解度增大。

（2）**加入增溶剂** 此法有关内容已在第二节作了详细介绍，故不再赘述。

（3）加入助溶剂 由于第三方物质的存在而使难溶性药物在水中溶解度增大的过程称为助溶。所加入的第三方物质称为助溶剂。助溶剂是一些低分子化合物，而不是胶体物质或表面活性剂。

常用的助溶剂可分为三类：①无机化合物如碘化钾、氯化钠等；②某些有机酸及其钠盐，如苯甲酸钠、水杨酸钠、对氨基苯甲酸钠等；③酰胺化合物，如乌拉坦、尿素、烟酰胺、乙酰胺、乙二胺等。

因难溶性药物和助溶剂的种类很多，有些助溶机理尚未完全清楚。但多数情况是由于加入助溶剂，使其与难溶性药物形成了可溶性络合物或复盐。例如前述复方碘溶液中，加碘化钾可形成与碘的络合物 KI_3 从而增加碘的溶解度。

（4）使用潜溶剂 有的溶质在混合溶剂中的溶解度要比其在各单一溶剂中的溶解度大，这种现象称为潜溶，所使用的混合溶剂称为潜溶剂。例如氯霉素在水中的溶解度为 0.25%，若用水中含有 25% 的乙醇和 55% 甘油的混合溶剂，则可制成 12.5% 的氯霉素溶液供注射用。这种现象被认为是由于两种溶剂对分子间不同部位的作用而致。

常用的潜溶剂是由水和一些极性溶剂组成，如乙醇、丙二醇、甘油、聚乙二醇等。在生产中主要根据使用目的来选择潜溶剂。

（二）芳香水剂与露剂

1. 芳香水剂 系指芳香挥发性药物的饱和或近饱和水溶液。芳香挥发性药物多数为挥发油。用少量乙醇和水混合溶剂制成的含较多挥发油的溶液，称为浓芳香水剂。

芳香水剂以挥发油和化学药物作为原料时通常采用溶解法，以浓芳香水剂为原料时采用稀释法。芳香水剂应该是澄明的，必须具有原有药物相同的气味，不得有异臭、沉淀和杂质，可做矫味剂。芳香水剂多数易分解、变质甚至霉变，所以不宜大量配制和久贮。芳香水剂浓度一般都很低。

2. 露剂 系指含挥发性成分的饮片用水蒸气蒸馏法制成的芳香水剂，又称为药露。

露剂在生产与贮藏期间应符合下列有关规定：①饮片加水浸泡一定时间后，用水蒸气蒸馏，收集的蒸馏液应及时盛装在灭菌的洁净干燥容器中；②收集蒸馏液、灌封均应在要求的洁净度环境中进行；③根据需要可加入适宜的抑菌剂和矫味剂，其品种与用量应符合国家标准的有关规定；④露剂应澄清，不得有异物、酸败等变质现象；⑤一般应检查 pH；⑥除另有规定外，露剂应密封，置阴凉处贮存。

露剂应检查装量和微生物限度，均应符合相关规定。

 实例分析 6-3

金银花露的制备

处方：金银花 100g　　蔗糖 30g

制备：取金银花 100g，用水蒸气蒸馏，收集蒸馏液 1600ml，加入蔗糖 30g，混匀，滤过，灌封，灭菌，即得。

问题：制备过程中需要注意什么？

答案解析

（三）醋剂

醋剂系指挥发性药物的浓乙醇溶液，可内服也可外用。用于制备芳香水剂的药物一般都可制成醋剂。醋剂中的药物浓度一般为 5%～10%，乙醇浓度一般为 60%～90%。当醋剂与水性制剂混合时或制备过程中与水接触，均能发生浑浊，应加注意。醋剂可作芳香矫味剂用，如复方橙皮醋、薄荷醋等。也有的用于治疗，如芳香氨醋。醋剂中的挥发油容易氧化、挥发，长期储存会变色等，故醋剂应贮存于密闭容器中，但不宜长期储存。

醑剂有两种制备方法，溶解法和蒸馏法。

（1）溶解法　将挥发性药物直接溶于浓乙醇中即得。如樟脑醑、三氯甲烷醑的制备。

（2）蒸馏法　将挥发性药物溶于浓乙醇后再进行蒸馏，或将经化学反应制得的挥发性药物加以蒸馏而制得。如芳香氨醑。

（四）甘油剂

甘油剂系指药物溶于甘油中制成的专供外用的溶液剂。甘油具有黏稠性、防腐性、吸湿性，对皮肤、黏膜有滋润作用，能使药物滞留于患处而延长药物局部的作用，常用于耳鼻喉科疾患。甘油吸湿性较大，应密闭保存。

甘油剂的制备可用溶解法或化学反应法。

1. 溶解法　系药物加甘油（必要时加热）溶解即得。如碘甘油、苯酚甘油。

2. 化学反应法　即药物与甘油发生化学反应而制成的甘油剂。如硼酸甘油。

二、胶体溶液型液体药剂

胶体溶液型液体药剂系指质点大小在 1～100nm 的分散相分散在分散介质中所形成的液体药剂。可分为高分子溶液剂和溶胶剂。

高分子溶液剂系指高分子化合物溶于溶剂中制成的均匀分散的液体制剂。以水为溶剂制备的高分子溶液剂称为亲水性高分子溶液剂或亲水胶体溶液。若以非水溶剂制备的高分子溶液剂，则称为非水性高分子溶液剂。一些水溶性高分子物质（如黏液质、树胶、淀粉、纤维素及其衍生物等）溶解在水中形成的黏稠性液体，一般又称为胶浆剂。其本身并无明显的治疗功效，仅有一定黏稠性和保护作用，故在药剂生产中常用作乳化剂、黏合剂、助悬剂等附加剂。胶浆剂易发霉变质，不宜大量调配，可加适量羟苯酯类抑菌剂以防霉败。此外，常在胶浆剂中加入适宜的电解质或某种药物，供作临床诊断或治疗的辅助剂，如心电图导电胶。

溶胶剂系指固体药物微细粒子（1～100nm）分散在水中形成的非均匀分散的液体制剂，又称疏水胶体溶液。如氧化银溶胶、氢氧化铁溶胶等。溶胶剂属于热力学不稳定体系，将药物分散成溶胶状态，其药效会出现显著的变化。该制剂目前很少使用，但溶胶微粒的特殊性质对于纳米制剂的发展具有十分重要的意义。

（一）高分子溶液剂

1. 高分子溶液剂的性质

（1）带电性　高分子水溶液中高分子化合物结构的某些基团因解离而带电，有的带正电，有的带负电。带正电荷的高分子水溶液有：琼脂、血红蛋白、碱性染料、明胶等。带负电荷的有：淀粉、阿拉伯胶、西黄蓍胶、鞣酸、树脂、酸性染料等。一些高分子化合物所带电荷受溶液 pH 的影响，如蛋白质分子中含有羧基与氨基，在水溶液中随 pH 不同可带正电或负电。当溶液的 pH ＞ 等电点时，蛋白质带负电荷；pH ＜ 等电点时，蛋白质带正电荷；在等电点时，高分子化合物不带电，这时，高分子溶液的许多性质发生变化，如黏度、渗透压、溶解度、电导等都变为最小值。在药剂学中常利用高分子溶液的这种性质。

（2）渗透压　高分子溶液有较高的渗透压，渗透压的大小与高分子溶液的浓度有关，浓度越大，渗透压越高。

（3）黏性　高分子溶液是黏稠性流动液体，黏稠性大小用黏度表示。测定高分子溶液的黏度，可以确定高分子化合物的分子量。

（4）稳定性 高分子溶液的稳定性主要是高分子化合物的水化作用和电荷两方面决定的。高分子溶液含有大量的亲水基，所以高分子溶液的质点周围形成较坚固的水化膜，水化膜可阻碍质点的相互聚集。如向高分子溶液中加入少量电解质，不会由于反离子的作用而聚集。但若破坏其水化膜，则会发生聚集而引起沉淀。破坏水化膜的方法之一是加入脱水剂，如乙醇、丙酮等。在药剂学中制备高分子物质如右旋糖酐、羧甲基淀粉钠等，都是利用加入大量乙醇的方法，使它们失去水化膜而沉淀。控制加入乙醇的浓度，可将不同分子量的产品分离。破坏水化膜的另一方法是加入大量的电解质，由于电解质强烈的水化作用，夺去了高分子质点水化膜的水分而使其沉淀，这一过程称为盐析，在制备生化制品时经常使用。引起盐析作用的主要是电解质的阴离子。高分子溶液在放置过程中也会自发地聚集而沉淀，称为陈化现象。陈化速度受许多因素的影响，如光线、空气、电解质、pH、絮凝剂等。可使高分子的质点聚集成大离子而产生沉淀的现象称为絮凝现象，含中药提取物的制剂在放置过程中经常发生。带相反电荷的两种高分子溶液混合时，可因电荷中和而发生絮凝，这时两种高分子均失去它们原有的一些性质，如表面活性、水化性等。

2. 高分子溶液的制备 高分子溶液的制备多采用溶解法。溶解首先要经过溶胀过程，溶胀是指水分子渗入到高分子化合物分子间的空隙中，与高分子中的亲水基团发生水化作用而使体积膨胀，结果使高分子空隙间充满水分子。这一过程称为有限溶胀。由于高分子空隙间存在水分子，降低了高分子分子间的作用力（范德华力），溶胀过程继续进行，最后高分子化合物完全分散在水中而形成高分子溶液，这一过程称为无限溶胀过程。无限溶胀过程常需加以搅拌或加热等步骤才能完成。例如将明胶碎成小块，放于水中浸泡3~4小时，使其吸水膨胀，这是有限溶胀的过程，然后加热并搅拌使其形成明胶溶液，这是无限溶胀的过程。琼脂、阿拉伯胶、西黄蓍胶、羧甲基纤维素钠等在水中的溶化均属于这一过程。甲基纤维素则可直接溶于冷水中。淀粉遇水立即膨胀，但无限溶胀过程必须加热至60~70℃才能制成淀粉浆。胃蛋白酶、蛋白银等高分子药物，其有限溶胀和无限溶胀过程都很快，需将其撒于水面，待其自然溶胀后再搅拌可形成溶液，如果将它们撒于水面后立即搅拌形成团块，这时在团块周围形成水化层，使溶胀过程变得相当缓慢，给制备过程带来困难。

 实例分析 6 - 4

胃蛋白酶合剂的制备

处方：胃蛋白酶 20g   羟苯乙酯溶液（5%）10ml   稀盐酸 20ml   橙皮酊 20ml   单糖浆 100ml   纯化水适量   共制 1000ml

制备：取稀盐酸、单糖浆加于纯化水 800ml 中混匀，缓缓加入橙皮酊、羟苯乙酯溶液（5%）随加随搅拌，然后将胃蛋白酶分次缓缓撒于液面上，待其自然膨胀溶解后，再加入纯化水使成 1000ml，轻轻摇匀，分装，即得。

问题：1. 为什么处方中要加入稀盐酸？

2. 溶解胃蛋白酶时，应怎样正确操作？

3. 本品能否用润湿的滤纸过滤？

4. 本品能提前很长时间配置好，存放待用吗？为什么？

答案解析

（二）溶胶剂

1. 溶胶剂的双电层构造 溶胶剂中固体微粒由于本身的解离或吸附溶液中某种离子而带有电荷，

带电的微粒表面必然吸引带相反电荷的离子，称为反离子。吸附的带电离子和反离子构成了吸附层。少部分反离子扩散到溶液中，形成扩散层。吸附层和扩散层分别是带相反电荷的带电层称为双电层，也称扩散双电层。双电层之间的电位差称为 ζ 电位。在电场的作用下胶粒向与其自身电荷相反方向移动。ζ 电位的高低决定于反离子在吸附层和溶液中分布量的多少，吸附层中反离子愈多则溶液中的反离子愈少，ζ 电位就愈低。相反，进入吸附层的反离子愈少，ζ 电位就愈高。由于胶粒电荷之间排斥作用和在胶粒周围形成的水化膜，可防止胶粒碰撞时发生聚结。ζ 电位愈高斥力愈大，溶胶也就愈稳定。ζ 电位降至 25mV 以下时，溶胶产生聚结不稳定性。

2. 溶胶剂的性质

（1）光学性质　当强光线通过溶胶剂时从侧面可见到圆锥形光束称为丁铎尔效应。这是由于胶粒粒度小于自然光波长引起光散射所产生的。溶胶剂的浑浊程度用浊度表示，浊度愈大表明散射光愈强。

（2）电学性质　溶胶剂由于双电层结构而荷电，可以荷正电，也可以荷负电。在电场的作用下胶粒或分散介质产生移动，在移动过程中产生电位差，这种现象称为界面动电现象。溶胶的电泳现象就是界面动电现象所引起的。

（3）动力学性质　溶胶剂中的胶粒在分散介质中有不规则的运动，这种运动称为布朗运动。这种运动是由于胶粒受溶剂水分子不规则地撞击产生的。溶胶粒子的扩散速度、沉降速度及分散介质的黏度等都与溶胶的动力学性质有关。

（4）稳定性　溶胶剂属热力学不稳定系统，主要表现为有聚结不稳定性和动力不稳定性。但由于胶粒表面电荷产生静电斥力，以及胶粒荷电所形成的水化膜，都增加了溶胶剂的聚结稳定性。由于重力作用胶粒产生沉降，但由于胶粒的布朗运动又使其沉降速度变得极慢，增加了动力稳定性。

溶胶剂对带相反电荷的溶胶以及电解质极其敏感，将带相反电荷的溶胶或电解质加入到溶胶剂中，由于电荷被中和使 ζ 电位降低，同时又减少了水化层，使溶胶剂产生聚结进而产生沉降。向溶胶剂中加入亲水性天然的或合成的高分子溶液，使溶胶剂具有亲水胶体的性质从而增加稳定性，这种胶体称为保护胶体。

3. 溶胶剂的制备

（1）分散法

机械分散法　常采用胶体磨进行制备。药物、分散介质及稳定剂从加料口处加入胶体磨中，胶体磨高速旋转将药物粉碎，药物粒径减小到胶体粒子范围，可以制成质量很好的溶胶剂。

胶溶法　通过使刚刚聚集起来的分散相又重新分散成胶体粒子的方法。

超声分散法　用 20000Hz 以上超声波所产生的能量使分散相分散成胶体粒子的方法。

（2）凝聚法

物理凝聚法　改变分散介质的性质使溶解的药物凝聚成为溶胶。例如硫黄的乙醇溶液滴加到大量水中制成的硫黄溶胶剂。

化学凝聚法　借助于水解、复分解、氧化、还原等化学反应制备溶胶的方法。

三、乳浊液型液体药剂

乳浊液型液体药剂也称乳剂，系指两种互不相溶的液体混合，其中一种液体以微小液滴分散在另一种液体中形成的非均相分散的液体制剂。其中一种液体往往是水或水溶液，另一种则是与水不相混溶的有机液体，统称为"油"。乳剂分散相（液滴）的直径一般在 $0.1\sim10\mu m$ 之间，乳剂为乳白色不透明液体。当液滴粒径小于 0.1μm 时，乳剂处于胶体分散范围，这时的乳剂则为透明液体，称为微乳。

（一）基本组成

乳剂属于不稳定的粗分散体系，为了得到稳定的乳剂，除水、油两相外，还必须加入第三种物质，即乳化剂。所以乳剂由水相（W）、油相（O）和乳化剂组成，三者缺一不可。"油"为分散相，分散在水中，称为水包油（O/W）型乳剂；水为分散相，分散在"油"中，称为油包水（W/O）型乳剂。也可制备复乳，如 W/O/W 或 O/W/O 型。O/W 型和 W/O 型乳剂的区别方法如表6-3所示。

表6-3 O/W 型和 W/O 型乳剂的区别方法

	O/W 型乳剂	W/O 型乳剂
外观	通常为乳白色	接近油的颜色
稀释	可用水稀释	可用油稀释
导电性	导电	不导电或几乎不导电
水溶性染料	外相染色	内相染色
油溶性染料	内相染色	外相染色
滤纸润湿法	液滴迅速铺展，中心留有油滴	不能铺展

（二）特点

乳浊液可供内服，也可供外用，并且口服易吸收，常用水包油型，可以掩盖药物的不良臭味，并可以加入矫味剂；乳剂中液滴的分散程度很大，药物吸收好，药效发挥快，生物利用度高；油性药物制成乳剂可以保证剂量准确，而且使用方便；静脉注射乳剂注射后分布较快、药效高、有靶向性；静脉营养乳剂，是高能营养输液的重要组成部分；外用乳剂能改善对皮肤、黏膜的渗透性，减少刺激性。

（三）乳化剂

乳化剂影响乳剂形成、稳定性以及药效发挥等方面，是乳剂的重要组成成分。乳化剂应具备：①乳化能力强，并且用较低浓度的乳化剂就能发挥乳化的作用，能在乳滴周围形成牢固的乳化膜；②对人体无害，价廉易得，不应对机体产生近期的和远期的毒副作用，也不应该有局部的刺激性；③性质稳定，受各种因素的影响小。

1. 乳化剂的种类

（1）表面活性剂 表面活性剂做乳化剂，因为结构中较强的亲水基和亲油基，乳化能力强，性质比较稳定，容易在乳滴周围形成单分子乳化膜。同解离性质的表面活性剂做乳化剂，混合使用乳化效果更好。

（2）天然乳化剂 种类较多，大多为高分子有机化合物，由于亲水性较强，多形成 O/W 型乳剂，表面活性小，多数有较大的黏度，能增加乳剂的稳定性。容易受到微生物的污染，所以使用时需加入抑菌剂。①阿拉伯胶：O/W 型乳化剂，黏度低，制成的乳剂易分层，宜与西黄蓍胶、果胶等合用，常用浓度10%~15%，适用于制备含植物油、挥发油的乳剂，可供内服。②西黄蓍胶：O/W 型乳化剂，常用浓度为1%~2%，乳化能力较差，多与阿拉伯胶合用以增加制剂的稳定性和黏度。③明胶：O/W 型乳化剂，用量为油相的1%~2%，容易腐败，使用时必须加入抑菌剂。常与阿拉伯胶合并使用。④杏树胶：乳化能力和黏度都超过阿拉伯胶，可作为阿拉伯胶的代用品，用量为2%~4%。⑤磷脂：有卵黄中提取的卵磷脂和大豆中提取的豆磷脂，乳化作用强，强 O/W 型乳化剂，一般用量为1%~3%，可供内服或外用，纯品可作注射用。受稀酸、盐类以及糖浆等影响较少，性质稳定。

（3）固体微粒乳化剂　不溶性的固体粉末可用作水油两相的乳化剂。O/W 型的乳化剂有：氢氧化镁、氢氧化铝、二氧化硅、皂土等；W/O 型的乳化剂有：氢氧化钙、氢氧化锌等。

（4）辅助乳化剂　是指一类乳化能力很弱或者无乳化能力，与乳化剂合并使用能增加乳剂稳定性的乳化剂，并且能增强乳化膜的强度，防止乳滴合并。如海藻酸钠、琼脂、西黄蓍胶、阿拉伯胶、甲基纤维素、羧甲基纤维素钠、羟丙基纤维素、黄原胶、果胶、皂土等可增加水相黏度；硬脂酸、硬脂醇、鲸蜡醇、蜂蜡、单硬脂酸甘油酯等可增加油相黏度。

2. 乳化剂的选择　乳化剂有很多种类，所以选择时应根据乳剂的使用目的、药物的性质、处方的组成、欲制备乳剂的类型、乳化方法等综合考虑。

（1）根据乳剂的类型选择　进行乳剂处方设计时应先确定乳剂类型，根据乳剂类型选择所需的乳化剂，O/W 型乳剂选择 O/W 型乳化剂，W/O 型乳剂则选择 W/O 型乳化剂。

（2）根据乳剂给药途径选择　口服乳剂应选择无毒的天然乳化剂或某些亲水性高分子乳化剂等，外用乳剂应选择对皮肤无刺激性、长期使用无毒性的乳化剂，注射用乳剂应选择磷脂、泊洛沙姆。

（3）根据乳化剂性能选择　乳化剂的种类很多，所以其性能各不相同，应选择乳化性能强、性质稳定、受外界因素（如酸碱、盐、pH 等）影响小、无毒无刺激性的乳化剂。

（4）混合乳化剂的选择　若单一乳化剂不能满足需要，可将乳化剂混合使用。非离子型乳化剂常可以混合使用，如聚山梨酯和脂肪酸山梨坦等。

（四）乳剂的形成理论

乳剂是由水相、油相和乳化剂经过乳化制成的，通过足够的能量使得分散相能够分散成微小的乳滴，最后使乳剂稳定是形成乳剂的必要条件。

1. 降低界面张力　当水相、油相混合时，用力搅拌即可形成液滴大小不等的乳剂，但很快会合并分层。因为两相液体间新界面形成中，乳滴越细，新增加的界面面积就越大，乳滴的表面自由能也就越大，这时乳剂具有自发降低界面自由能的趋势，乳滴趋向于合并降低自由能。必须加入乳化剂，降低界面自由能和界面张力来保持乳剂的分散状态。

2. 形成牢固的乳化膜　乳化剂被吸附于乳滴周围，有规律地定向排列成膜，降低油、水间的界面张力和表面自由能，并且阻止乳滴的合并。在乳滴周围形成的这层膜称为乳化膜。乳化剂在乳滴表面上排列越整齐，乳化膜就越牢固，乳剂也就越稳定。

3. 适宜的乳化剂　乳化剂分子含有亲水亲油基两部分基团，形成乳剂时，亲水基伸向水相，亲油基伸向油相，当亲水基大于亲油基，乳化剂伸向水相的部分较大，使水的表面张力降低较大，形成 O/W 型乳剂，但乳化剂亲水性太大，极易溶于水，形成的乳剂反而变得不稳定，因此要选择适宜的乳化剂。

4. 适宜的相容积比　相容积比是指油、水两相的容积比。制备乳剂时，分散相浓度一般在 10% ~ 50% 之间，如果分散相的浓度超过 50%，乳滴之间的距离很近，乳滴容易发生碰撞从而发生合并或引起转相，反而使乳剂不稳定。

（五）乳剂的稳定性

1. 分层　又称乳析，是指乳剂放置后出现分散相粒子上浮或下沉的现象。分层的主要原因是由于分散相和分散介质之间的密度差造成的。分层的乳剂没有被破坏，经过振摇后能很快均匀分散。但药品发生这种现象是不符合规定的。为避免乳剂分层现象的发生，可以减少内相的粒径，增加外相的黏度，降低分散相与连续相之间的密度差，均能降低分层速度。

2. 絮凝 乳剂中分散相的乳滴发生可逆的聚集现象称为絮凝。絮凝时聚集和分散是可逆的，但絮凝的出现说明乳剂的稳定性已经降低，通常是乳剂破裂或转相的前奏。发生絮凝的主要原因是由于乳剂的液滴表面电荷被中和，因而分散相小液滴发生絮凝。由于乳剂的絮凝作用，限制了乳滴的移动并产生网状结构，可使乳剂处于高黏度状态，有利于乳剂稳定。絮凝与乳滴的合并是不同的，但絮凝状态进一步变化也会引起乳滴的合并。

3. 转相 由于某些条件的变化而改变乳剂类型的称为转相，例如由 O/W 型转变为 W/O 型或由 W/O 型转变为 O/W 型。转相主要是由于乳化剂的类型改变而引起的。例如钠肥皂可形成 O/W 型乳剂，但加入足量的氯化钙溶液后，生成的钙肥皂可使其转变成 W/O 型。向乳剂中加入相反类型的乳化剂也可使乳剂转相，特别是两种乳化剂的量接近相等时，更容易转相。转相的另一个因素是相容积比发生改变。

4. 合并 又称破裂，是指由于乳剂中的乳滴周围有乳化膜存在，乳化膜破裂导致乳滴合并进而分成油水两相的现象。乳剂的稳定性与乳滴的大小有密切关系，乳滴愈小乳剂就愈稳定，乳剂中乳滴大小是不均一的，小乳滴通常填充于大乳滴之间，使乳滴的聚集性增加，容易引起乳滴的合并。所以，为了保证乳剂的稳定性，制备乳剂时尽可能地保持乳滴均一性。此外，分散介质的黏度增加，可使乳滴合并速度降低。影响乳剂稳定性的各因素中，最重要的是形成乳化膜的乳化剂的理化性质，单一或混合使用的乳化剂形成的乳化膜愈牢固，就愈能防止乳滴的合并和破裂。

5. 酸败 乳剂在放置过程中，受外界因素及微生物的影响，使油相或乳化剂等发生变化而引起变质的现象称为酸败。所以乳剂中通常须加入抗氧剂和抑菌剂，防止氧化或酸败。

（六）乳剂的制备

1. 乳剂的制备方法

（1）干胶法 先将乳化剂（胶粉）与油相混合，加入一定量的水乳化制成初乳，然后稀释至全量。在初乳中，油、水、胶的比例是：植物油为 4∶2∶1，挥发油为 2∶2∶1，液状石蜡为 3∶2∶1。本法适用于阿拉伯胶或阿拉伯胶与西黄蓍胶的混合胶。

（2）湿胶法 先将乳化剂（胶粉）与水相混合，再分次加入油相乳化成初乳，加水将初乳稀释至全量。初乳中油水胶的比例与上法相同。

（3）新生皂法 油相植物油中含有硬脂酸、油酸等有机酸，加入含碱（氢氧化钠、氢氧化钙、三乙醇胺等）的水相发生皂化反应，在高温下（70℃以上）或振摇生成的新生肥皂，作为乳化剂，经搅拌即形成乳剂。

（4）两相交替加入法 将水和油分次少量交替加入乳化剂中，边加边搅拌，形成乳剂。适用于乳化剂较多的时候。

 实例分析 6-5

石灰乳搽剂的制备 微课3

处方：氢氧化钙溶液 50ml　　花生油 50ml

制备：取两种药物混合，用力振摇至乳剂生成。

问题：1. 石灰乳搽剂制备的原理是什么？

　　　　2. 石灰乳搽剂是哪种类型的乳剂？

答案解析

（5）机械法　将油相、水相、乳化剂混合后用乳化机械制成乳剂。机械法制备乳剂时可不用考虑混合顺序，借助于机械提供的强大能量，很容易制成乳剂。

2. 乳剂中药物的加入方法　乳剂是药物很好的载体，可加入各种药物。水溶性药物，先制成水溶液，在初乳制成后加入；油溶性药物，先溶于油，乳化时尚需适当补充乳化剂用量；在油、水中均不溶的药物，研成细粉后加入乳剂中。大量生产时，药物能溶于油的先溶于油，可溶于水的先溶于水，然后将油、水两相混合进行乳化。

（七）乳剂的质量检查

乳剂给药途径不同，其质量要求也各不相同，很难制定统一的质量标准。但对所制备的乳剂的质量必须有最基本的评定。

1. 乳剂粒径大小的测定　乳剂粒径大小是衡量乳剂质量的重要指标。不同用途的乳剂对粒径大小要求不同，如静脉注射乳剂，其粒径应在 $0.5\mu m$ 以下。其他用途的乳剂粒径也都有不同要求。通常采用显微镜测定法和库尔特计数器测定法。显微镜测定法是用光学显微镜测定，可测定平均粒径范围为 $0.2\sim100\mu m$，测定粒子数不少于 600 个。库尔特计数器测定法是用库尔特计数器测定粒径范围为 $0.6\sim150\mu m$ 的粒子和粒度分布，方法简便、速度快、可自动记录并绘制分布图。

2. 分层现象的观察　乳剂经长时间放置，粒径变大，进而产生分层现象。这一过程的快慢是衡量乳剂稳定性的重要指标。为了在短时间内观察乳剂的分层，可用离心法加速其分层，用每分钟 4000 转离心 15 分钟，若不分层可认为乳剂质量稳定。此法可用于筛分和比较各种不同乳剂间的分层情况，以估计其稳定性。此外，将乳剂置 10cm 离心管中以每分钟 3750 转速度离心 5 小时，相当于放置 1 年的自然分层的效果。

四、混悬液型液体药剂

混悬液型液体药剂即混悬液，是指难溶性固体药物以微粒状态分散于分散介质中形成的非均相的液体制剂。混悬剂属于热力学不稳定的粗分散体系，其药物微粒一般在 $0.5\sim10\mu m$ 之间，小者可为 $0.1\mu m$，大者可达 $50\mu m$ 或更大。所用分散介质大多数为水，也可用植物油。混悬剂一般为液体制剂，但在《中国药典》2020 年版二部中收载有干混悬剂，如头孢氨苄干混悬剂，目前干混悬剂在药剂中的应用日益广泛。

 知识链接

干混悬剂

干混悬剂是指难溶性药物与适宜辅料制成粉状物或粒状物，临用时加水振摇即可分散成混悬液供口服的制剂。

干混悬剂的制备过程可以制粒也可以不制粒，其中要加入助悬剂。在质量检查中需检查沉降体积比，不必检查粒度。

干混悬剂既有固体制剂（颗粒）的特点，如方便携带，运输方便，稳定性好等，又有液体制剂的优势，如方便服用，适合于吞咽有困难的患者（如儿童、老人）。

混悬剂是临床上常用的剂型之一，它在合剂、洗剂、搽剂、注射剂等剂型中都有应用，在药剂学中，不溶性药物需要制成液体剂型时、两种溶液混合时药物的溶解度降低或产生难溶性化合物时、药物的用量超过了溶解度而不能制成溶液剂时、为了产生长效作用时等情况需要考虑制成混悬剂。但为了安全起见，毒性药物或者剂量小的药物不宜制成混悬剂。

混悬剂的质量应该严格把控，具体要求是：混悬剂中微粒细微均匀，微粒大小的选择应符合剂型的要求；药物本身的化学性质应稳定，色、香、味适宜，不得霉败，标签注明"用前摇匀"；混悬微粒的沉降速度应缓慢，沉降后不应有结块的现象，轻微振摇应迅速均匀分散；混悬剂黏稠度应该适宜，既便于倾倒又不容易粘壁；外用混悬剂应易于涂展，干后能形成保护膜。

（一）混悬剂的物理稳定性

混悬剂主要存在物理稳定性问题。混悬剂药物微粒分散度大，使混悬微粒具有较高的表面自由能而处于不稳定状态。疏水性药物的混悬剂比亲水性药物存在更大的稳定性问题。

1. 混悬粒子的沉降速度 混悬剂中的微粒受重力作用的影响，静置时产生沉降，其沉降速度服从 Stoke's 定律。

$$V = \frac{2r^2(\rho_1 - \rho_2)g}{9\eta} \tag{6-2}$$

式中，V 为沉降速度（cm/s）；r 为微粒半径（cm）；ρ_1 和 ρ_2 分别为微粒和介质的密度（g/ml）；g 为重力加速度（cm/s^2）；η 为分散介质的黏度（g/cm·s）。由 Stokes 公式可得，混悬微粒愈大，沉降速度愈快；混悬微粒与分散介质之间的密度差愈大，沉降速度愈快；分散介质的黏度愈小，沉降速度愈快。

微粒的沉降速度越快则其稳定性越差，故为增加混悬剂的动力稳定性，常采用的措施有：①将药物适当粉碎，尽可能减小微粒半径；②向混悬剂中加入黏性较大的高分子助悬剂以增加分散介质的黏度；③向混悬剂中加入糖浆、甘油等，以减少微粒与分散介质之间的密度差。

2. 微粒的润湿与水化 混悬剂制备的难易程度以及质量和稳定性直接影响因素是固体药物能否被润湿。若混悬颗粒为亲水性药物，则能被水润湿，而润湿的颗粒与水形成水化层，与胶粒相似，阻碍了微粒的合并、凝聚和沉降。相反，若混悬颗粒为疏水性药物，则不能被水润湿，故不能在水中均匀的分散，就需要加入表面活性剂即润湿剂，降低界面张力，改变疏水性药物的润湿性，即可增加混悬剂的稳定性。

3. 混悬微粒的电荷 混悬剂中微粒可因本身游离基团或吸附分散介质中的离子而荷电，具有双电层结构，即有 ζ 电位，这一点与胶体微粒相似。所以微粒间产生了排斥作用，另外还有水化膜的存在，从而进一步阻止了微粒间的相互聚结，使混悬剂稳定。亲水性药物的混悬颗粒除了荷电外本身也具有水化作用，不易受到电解质影响，但是疏水性药物的混悬微粒的水化主要靠微粒带电，然而这种水化作用很弱并且容易受到电解质的影响。

4. 絮凝作用 混悬剂中的微粒由于分散度大而具有很高的表面由自能，所以容易发生粒子合并。ζ 电势降低一定程度后，混悬剂中的微粒形成疏松的絮状聚集体，使混悬剂处于稳定状态。混悬微粒形成疏松聚集体的过程称为絮凝，加入的电解质称为絮凝剂。为了得到稳定的混悬剂，一般应控制 ζ 电势在 20～25mV 范围内，使其恰好能产生絮凝作用。絮凝剂主要是具有不同价数的电解质，其中阴离子絮凝作用大于阳离子。电解质的絮凝效果与离子的价数有关，离子价数每增加1，絮凝效果就增加10倍。常用的絮凝剂有枸橼酸盐、酒石酸盐、磷酸盐及氯化物等。

向絮凝状态的混悬剂中加入电解质，使絮凝状态变为非絮凝状态这一过程称为反絮凝。加入的电解质称为反絮凝剂。反絮凝剂所用的电解质与絮凝剂相同。反絮凝剂可以增加混悬液的流动性，易于倾倒，从而方便使用。

5. 分散相的浓度和温度　在同一分散介质中，随着分散相的浓度增加，混悬剂的稳定性降低。另外，温度的变化不仅仅能改变药物的溶解度和溶解速度，还能改变微粒的沉降速度、絮凝速度以及沉降容积，从而影响了混悬剂的稳定性。值得一提的是，冷冻破坏的是混悬剂的网状结构，同样使混悬剂的稳定性降低。

（二）混悬剂的稳定剂

混悬剂是不稳定体系，为了提高其物理稳定性，在制备时常加入能使混悬液稳定的附加剂，称为稳定剂。稳定剂主要包括助悬剂、润湿剂、絮凝剂和反絮凝剂等。

1. 助悬剂　助悬剂的作用就是通过增加混悬液中分散介质的黏度来降低微粒的沉降速度，而且助悬剂可被吸附在微粒表面，形成保护膜，防止微粒间互相聚集或结晶的转型，从而增加混悬液的稳定性。根据混悬剂中药物微粒的含量和性质选择不同的助悬剂。常用的助悬剂有以下几种。

（1）低分子助悬剂　如甘油、糖浆剂等，在外用混悬剂中常加入甘油，而内服混悬剂常用糖浆。

（2）高分子助悬剂　天然的高分子助悬剂如阿拉伯胶、西黄蓍胶、桃胶、海藻酸钠、琼脂、淀粉浆等；合成或半合成高分子助悬剂如甲基纤维素、羧甲基纤维素钠、羟丙基纤维素、卡波普、聚维酮、葡聚糖等。硅酸类主要是硅藻土。触变胶主要是 2% 硬脂酸铝在植物油中形成的触变胶，常用作混悬型注射液、滴眼剂的助悬剂。利用触变胶的触变性，即凝胶与溶胶恒温转变的性质，静置时形成凝胶防止微粒沉降，振摇时变为溶胶有利于倒出。

2. 润湿剂　润湿剂指能增加疏水性药物的亲水性，降低药物微粒与分散介质的界面张力。疏水性药物配置混悬液时，必须通过加入润湿剂产生较好的分散效果，如硫黄、甾醇类、阿司匹林等。最常用的润湿剂是 HLB 值在 $7 \sim 9$ 之间的表面活性剂，如聚山梨酯类、泊洛沙姆等。

3. 絮凝剂与反絮凝剂　使混悬剂产生絮凝作用的附加剂称为絮凝剂，而产生反絮凝作用的附加剂称为反絮凝剂。为了增加混悬液的稳定性，在制备时常加入絮凝剂，使其处于絮凝状态。絮凝剂和反絮凝剂的使用要受到其种类、性能、用量以及混悬剂所荷电荷和其他附加剂的影响，所以在选择时应该要在实验的基础上考虑。

（三）混悬剂的制备

制备混悬剂时，应使混悬微粒有适当的分散度，粒度均匀，以减小微粒的沉降速度，使混悬剂处于稳定状态。混悬剂的制备分为分散法和凝聚法。

1. 机械分散法　机械分散法是将药物粉碎成微粒，直接分散在液体分散介质中制成混悬液的方法。对于亲水性药物，如炉甘石、氧化锌、次硝酸铋、碳酸钙等，由于能被水润湿，所以可以直接加水或水性液体进行研磨制备。加液研磨可使粉碎过程容易进行，并能使微粒大小达到 $0.1 \sim 0.5 \mu m.$，所以一般先将亲水性药物干研到一定细度，再加适量液体研磨到适宜的分散度，最后加入处方中其余的液体至全量。而疏水性药物需要先用润湿剂润湿，再加液研磨。

对于质量重、硬度大的药物，可以在药物中加适量的水研磨至细，再加入较多的水搅拌，静置，倒出上层清液，将余下的粗粒再进行研磨，如此反复这个过程直到完全达到要求的分散度为止，这种方法称为"水飞法"，此法可使药物粉碎到极细的程度。

实例分析 6 - 6

复方硫黄洗剂的制备

处方：硫酸锌 30g　沉降硫 30g　樟脑醑 250ml　甘油 100ml　羧甲基纤维素钠 5g　纯化水适量　共制 1000ml

制备：取沉降硫黄置乳钵中，加甘油研磨成细糊状，硫酸锌溶于 200ml 水中，另将羧甲基纤维素钠用 200ml 水制成胶浆，在搅拌下缓缓加入乳钵中，移入量器中，搅拌下加入硫酸锌溶液，搅匀，在搅拌下以细流加入樟脑醑，加蒸馏水至全量，搅匀，即得。

问题：1. 分析处方中各组分各起什么作用？

　　　　2. 制备过程中需要注意什么？

答案解析

2. 凝聚法

（1）物理凝聚法　一般是将药物制成热饱和溶液，在搅拌的同时加入另一种不同性质的冷溶液中，快速结晶。可制成 $10\mu m$ 以下（占 80% ~ 90%）微粒，再将微粒分散于适宜介质中制成混悬剂。也称微粒结晶法，原理就是将分子或离子分散状态的药物溶液加入另一分散介质中凝聚成混悬液的方法。

（2）化学凝聚法　是两种化合物经化学反应生成难溶解的药物悬浮于液体中制成混悬液的一种方法。化学反应应该在稀溶液中进行并急速搅拌，是为了使微粒细小均匀。如用于胃肠道透视用的钡餐就是用这种方法制得的。

（四）评定混悬剂质量的方法

1. 微粒大小　混悬剂的质量和稳定性以及混悬剂的药效和生物利用度与混悬剂中微粒大小有关，所以测定微粒大小以及分布情况是对混悬剂质量评定的重要指标。常用的方法有：显微镜法、库尔特计数法、浊度法、光散射法、漫反射法等。

2. 沉降容积比　是指沉降物的容积与沉降前混悬剂的容积之比。测定方法：将混悬剂放在量筒中，混匀，测定混悬剂的总容积 V_0，静置一定时间后，观察沉降面不再改变时沉降物的容积 V，其沉降容积比 F 为：

$$F = \frac{V}{V_0} = \frac{H}{H_0} \tag{6-3}$$

沉降容积比也可用高度表示，H_0 为沉降前混悬液的高度，H 为沉降后沉降面的高度。F 值愈大混悬剂愈稳定。F 值在 1 ~ 0 之间。混悬微粒开始沉降时，沉降高度 H 随时间而减小。所以沉降容积比 H/H_0 是时间的函数，以 H/H_0 为纵坐标，沉降时间 t 为横坐标作图，得到沉降曲线，曲线的起点最高点为 1，以后逐渐缓慢降低并与横坐标平行。根据沉降曲线的形状可以判断混悬剂处方设计的优劣。沉降曲线比较平和缓慢降低可认为处方设计优良。但较浓的混悬剂不适用于绘制沉降曲线。《中国药典》2020 年版规定，口服混悬剂的沉降容积比不应低于 0.90。

3. 絮凝度　是比较混悬剂絮凝程度的重要参数，用式（6 - 4）表示。

$$\beta = \frac{F}{F_\infty} = \frac{H/H_0}{H_\infty/H_0} = \frac{H}{H_\infty} \tag{6-4}$$

式中，F 为絮凝混悬剂的沉降体积比；F_∞ 为去絮凝混悬剂的沉降体积比；β 表示由絮凝所引起的沉降物容积增加的倍数。β 值愈大，絮凝效果越好。用絮凝度评价絮凝剂的效果、预测混悬剂的稳定性，有重要价值。

4. 重新分散性　优良的混悬剂，是在经过贮存后振摇，沉降物能够很快重新分散，这样的状态才能保证服用时的均匀性和分剂量的准确性。具体试验方法是：将混悬剂放于带塞的 100ml 的量筒中，密封，静置沉降，然后以 20 转/分钟的转速转动。一段时间后，量筒底部的沉降物应该是重新均匀分散的状态，如果重新分散所需旋转的时间越少，就表明该混悬剂的重新分散性越好。

5. 流变学特性　利用旋转黏度计测定混悬液的流动曲线，通过流动曲线的形状来确定混悬液的流动类型，来评价混悬液的流变学性质。如果测定结果为触变流动、塑性触变流动和假塑性触变流动，那么，表示就能有效地减慢混悬剂微粒的沉降速度。

即学即练 6 - 3

答案解析

1. 乳剂的制备方法中水相加至含乳化剂的油相中的方法是（　）

A. 手工法　B. 干胶法　C. 湿胶法　D. 直接混合法　E. 机械法

2. 混悬剂的质量评价不包括（　）

A. 粒子大小的测定　　　B. 絮凝度的测定　　　C. 溶出度的测定

D. 流变学测定　　　　　E. 重新分散试验

3. 乳剂放置后出现分散相粒子上浮或下沉的现象，这种现象是乳剂的（　）

A. 分层　　B. 絮凝　　C. 转相　　D. 合并　　E. 破裂

4. 制备混悬液时，加入亲水高分子材料，增加体系的黏度，称为（　）

A. 助悬剂　B. 润湿剂　C. 增溶剂　D. 絮凝剂　E. 乳化剂

第四节　液体药剂用药指导

PPT

一、用药指导

液体药剂的给药方式有口服、外用等多种方式，需要仔细阅读说明书看清楚用法用量，以保证制剂疗效的发挥，避免出现毒副作用。

口服液体药剂的正确方法是，按照说明书的要求，用药品自带量器准确量取规定体积的药液；若没有自带量器，通常药液的容器上有刻度，根据此刻度先倒出规定体积的药液到杯子里，不要直接倒入口中；若都没有，则需自购一个准确量器用来服药。通常可在服用前先饮温度适中的白水（凉开水或温开水），采取站姿或挺胸坐姿，先喝一口水，润润喉咙和食管，喝下药液，再用适量水略微漱口。服用后不能立即躺卧。一般不在用药前后饮用大量饮料、茶水或牛奶，说明书标注可以的除外。

芳香水剂打开后若无法一次用完，注意密闭阴凉处保存，避免挥发损失。

混悬剂不管是口服还是外用，每次使用前均应该先振摇均匀。

医院液体制剂的药瓶上粘贴不同颜色的标签，习惯上内服液体制剂的标签为白底蓝字或黑字，外用液体制剂的标签为白底红字或黄字。

液体制剂尤其是以水为溶剂的液体制剂，在贮存期间极易水解和染菌而变质，因此注意密闭贮存于阴凉干燥处。

二、常见中成药举例

例6-1　复方鲜竹沥液

【处方】

鲜竹沥	400ml	鱼腥草	150g
生半夏	25g	生姜	25g
枇杷叶	150g	桔梗	75g
薄荷素油	1ml		

【制法】 以上七味，生姜压榨取汁，加乙醇使含醇量达65%，搅拌，放置24小时，取上清液，滤过，滤液回收乙醇，备用；鱼腥草加水蒸馏，收集蒸馏液150ml，备用；生姜和鱼腥草的药渣与生半夏、枇杷叶、桔梗加水煎煮二次，第一次1.5小时，第二次1小时，合并煎液，滤过，滤液浓缩至约420ml，放冷，加乙醇使含醇量达65%，搅拌，放置24小时，取上清液，滤过，滤液回收乙醇至无醇味，加鲜竹沥、蔗糖150g或甜菊素3g，加热煮沸20分钟，趁热滤过，滤液放冷，加入生姜汁、鱼腥草蒸馏液、薄荷素油和苯甲酸钠3g，搅匀，加水至1000ml，混匀，即得。

【性状】 本品为黄棕色至棕色的液体；气香，味甜。

【功能与主治】 清热化痰，止咳。用于痰热咳嗽，痰黄黏稠。

【用法与用量】 口服。一日2~3次，一次20ml。

例6-2　香砂养胃乳剂

【处方】

木香	70g	砂仁	70g
白术	100g	陈皮	100g
茯苓	100g	半夏（制）	100g
香附（醋制）	70g	枳实（炒）	70g
豆蔻（去壳）	70g	厚朴（姜制）	70g
广藿香	70g	甘草	30g

【制法】 以上十二味，并另取生姜30g、大枣50g提取挥发油，药液备用；药渣加水煎煮两次，每次1小时，合并煎液，静置滤过，滤液减压浓缩成相对密度1.14~1.18（75℃）的清膏，加乙醇使含醇量为80%，静置48小时，取上清液回收乙醇，药液加水适量，调pH为4，静置48小时，滤过，滤液加0.3%苯甲酸钠及甜味剂、阿拉伯胶适量，在强力搅拌下加入挥发油和聚山梨酯80适量，加水至1000ml，继续搅拌10分钟，分装，即得。

【性状】 本品为棕黄色乳状液体；气芳香，味甘、微苦。

【功能与主治】 温中和胃。用于不思饮食，胃脘满闷或泛吐酸水。

【用法与用量】 口服。一日2次，一次10ml。

例6-3　樟脑醑

【处方】

樟脑	100g
乙醇	适量

共制　　　1000ml

【制法】取樟脑加乙醇约800ml溶解后滤过，再自滤器上添加乙醇使成1000ml，即得。

【性状】本品为无色澄明液体；有樟脑特殊气味。

【功能与主治】杀虫止痒；消肿止痛。

【用法与用量】外用。

实践实训

实训九　液体药剂的制备
项目1　薄荷水的制备

【实训目的】

1. 建立中药溶液剂的模拟情景。

2. 掌握薄荷水的制备方法及操作要点。

3. 能进行中药溶液剂的一般质量检查。

【实训条件】

1. 实训场地　制剂实训室。

2. 实训仪器与设备　托盘天平，研钵，烧杯，量筒，玻璃漏斗等。

3. 实训材料　见【处方】项下。

【实训内容1】

【处方1】

薄荷油　　　　　2ml

滑石粉　　　　　15g

纯化水　　　　　适量

共制　　　　　　1000ml

【功能与主治】芳香矫味药与驱风药，用于胃肠胀气或作分散媒用。

【实训操作1】

用分散溶解法制备薄荷水，取滑石粉，滴入薄荷油，在乳钵中研匀，加少量纯化水研成糊状，继续加纯化水研磨，转入量杯中加水至足量，用湿润的棉球或滤纸过滤，初滤液如浑浊，应重滤，再自滤器上加适量纯化水使成1000ml，即得。

【实训内容2】

【处方2】

薄荷油　　　　　　　　2ml

聚山梨酯80　　　　　　2ml

纯化水　　　　　　　　适量

共制　　　　　　　　　1000ml

【功能与主治】芳香矫味药与驱风药，用于胃肠胀气或作分散媒用。

【实训操作2】

取干燥量杯，将薄荷油与聚山梨酯80充分混匀，再加入纯化水至足量，搅匀即得。

【分析与讨论】

1. 制备过程中使用滑石粉有帮助挥发油均匀分散在水中的作用。
2. 过滤用脱脂棉不宜过多，但应做成棉球塞住漏斗颈部。
3. 脱脂棉用水湿润后，反复过滤，不换滤材。
4. 本实验第二个处方中加入适量的聚山梨酯80以增加薄荷油在水中的溶解度。
5. 浓芳香水剂稀释后，做芳香水剂用。

【质量检查】

按《中国药典》2020年版规定，对薄荷水进行外观、装量检查，应符合规定。

【实训结果】

表6-4　实训结果

检查项目	检查结果
外观性状 装量	
结论	

【实训考核表】

【处方1】

表6-5　实训考核表1

内容		要求	分数	得分
生产前准备		着装整洁，卫生习惯好，熟悉实验内容、相关知识，正确选择所需的材料及设备，正确洗涤	10	
生产记录		能够正确、及时记录实验现象、数据	10	
生产操作	称量	按照实际操作计算处方中的药物用量，正确称量药物	15	
	分散溶解	研磨分散的操作正确，研磨成糊状	15	
	过滤	正确进行过滤操作，"一贴、二低、三靠"	15	
	定容	定容准确，凹液面最低处与视线持平	15	
成品质量		无色澄明，有薄荷香气	10	
清场		按要求清洁仪器设备、实验台，摆放好所用药品	10	
合计			100	

【处方2】

表6-6　实训考核表2

内容	要求	分数	得分
生产前准备	着装整洁，卫生习惯好，熟悉实验内容、相关知识，正确选择所需的材料及设备，正确洗涤	10	
生产记录	能够正确、及时记录实验现象、数据	10	

续表

内容		要求	分数	得分
生产操作	量取	按照实际操作计算处方中的药物用量，正确量取药物	20	
	分散溶解	搅拌分散溶解的正确操作	20	
	定容	定容准确，凹液面最低处与视线持平	20	
成品质量		薄荷水：无色澄明，有薄荷香气	10	
清场		按要求清洁仪器设备、实验台，摆放好所用药品	10	
合计			100	

项目 2：炉甘石洗剂的制备 微课 4

【实训目的】

1. 建立混悬剂生产情景。

2. 掌握炉甘石洗剂的制备方法及操作要点。

3. 能进行混悬剂的一般质量检查。

【实训条件】

1. **实训场地** GMP 模拟车间或制剂实训室。

2. **实训仪器与设备** 天平，粉碎器械，胶体磨，配液罐等。

3. **实训材料** 见【处方】项下。

【实训内容】

【处方】

炉甘石	1500g
氧化锌	500g
甘油	500ml
羧甲基纤维素钠	25g
纯化水	适量
共制	10000ml

【功能与主治】清凉止痒，收敛保护，主治湿疮瘙痒。

【实训操作】

1. **生产前准备**

（1）接受生产任务。

（2）领料。领取生产的原辅料，办理物料交接手续，并签字记录。

（3）注意严格执行各项目《岗位标准操作规程》《仪器使用、清洁、维护保养及检修标准操作规程》及《炉甘石洗剂生产工艺规程》

2. **粉碎**

（1）开启粉碎机，加入炉甘石、氧化锌（先少量再逐步加大至可行值），将物料粉碎至细粉（过

100～120目）。

（2）将粉碎好的物料及时装于内衬胶袋的容器内。在胶袋内外各放一张标签，标签上注明：品名、细度、毛重、皮重、净重、生产日期、操作人，按不同物料现场定置管理的要求，分别放置在指定的区域。

（3）计算物料平衡率（要求物料平衡率均为95%～105%）。

（4）用干净的尼龙刷将残留在机内的原辅料扫离机件，回收，作粉碎零头交回中间站。

3. 研磨

（1）领取粉碎好的炉甘石和氧化锌，领取处方量的甘油，认真核对品名、批号、数量，将全部原料投入胶体磨内。

（2）加入水量的一半，开启胶体磨研磨30分钟，使物料研磨成糊状。

（3）配置羧甲基纤维素钠的胶浆，与剩余水量一起加入胶体磨，研磨20分钟，用料泵抽取药液通过200～250目筛，滤液放入贮液罐中。

（4）研磨完成后，标明混悬药液的体积、数量、名称、批号、日期、操作人，交下一道工序。中间站管理员填写中间产品请验单，送质检科请验。

（5）计算物料平衡率。

（6）混悬药液放尽后，按照清洁标准操作规程清洗胶体磨。

4. 分装

（1）开启贮液罐电机，带动搅拌桨持续搅拌。

（2）灌封机装好包装瓶，开启进液和灌装，进行药液分装，加盖封口。

（3）计算物料平衡率。

（4）药瓶由传送带转移至包装车间贴标签。

5. 包装 药瓶经自动贴标签机，每瓶贴上标签，等待外包。

【分析与讨论】

1. 氧化锌有重质和轻质两种，以选用轻质的为好。

2. 炉甘石与氧化锌均为不溶于水的亲水性的药物，能被水润湿。故先加入甘油和少量水研磨成糊状，再与羧甲基纤维素钠胶浆混合，使微粒周围形成水化膜以阻碍微粒的聚合，振摇时易再分散。加水量以能研成糊状为宜。

3. 本处方可加入三氯化铝作絮凝剂或加入枸橼酸钠作反絮凝剂。

【思考题】

1. 影响混悬剂稳定性的因素有哪些？

2. 优良的混悬剂应达到哪些质量要求？

3. 混悬剂的制备方法有哪几种？

【质量检查】

按《中国药典》2020年版规定，对炉甘石洗剂进行外观、微粒大小、装量、沉降体积比检查，应符合规定。

【实训结果】

表6-7 实训结果

检查项目	检查结果
外观 微粒大小 装量 沉降体积比	
结论	

【实训考核表】

表6-8 实训考核表

内容		要求	分数	得分
生产前准备		检查确认仪器、设备性能良好	10	
生产操作	生产前准备	正确使用天平，按处方量准确称取物料	10	
	粉碎	按《粉碎设备标准操作规程》规范操作	10	
	研磨	按《研磨设备标准操作规程》规范操作	20	
	分装	按《分装设备标准操作规程》规范操作	10	
成品质量	外观	符合要求	5	
	微粒大小	符合要求	10	
	装量	符合要求	5	
	沉降体积比	符合要求	10	
清场		仪器、设备、场地清洁合格 清场记录填写准确完整	10	
合计			100	

项目3 石灰乳搽剂的制备

【实训目的】

1. 建立乳剂生产情景。
2. 掌握石灰乳搽剂的制备方法及操作要点。
3. 能进行乳剂的一般质量检查。

【实训条件】

1. **实训场地** GMP模拟车间或制剂实训室。
2. **实训仪器与设备** 天平，粉碎器械，乳匀机，配液罐等。
3. **实训材料** 见【处方】项下。

【实训内容】

【处方】

花生油	500ml
氢氧化钙溶液	500ml

【功能与主治】收敛，消炎。用于治疗烫伤。

【实训操作】

1. 生产前准备

（1）接受生产任务。

（2）领料。领取生产的原辅料，办理物料交接手续，并签字记录。

（3）注意严格执行各项目《岗位标准操作规程》《仪器使用、清洁、维护保养及检修标准操作规程》及《石灰乳搽剂生产工艺规程》

2. 乳化

（1）取花生油与氢氧化钙溶液，认真核对品名、批号、数量后全部加入乳匀机内。

（2）开启乳匀机乳匀30分钟，使油水相乳化。

（3）乳化完成后，标明乳浊药液的体积、数量、名称、批号、日期、操作人，交下一道工序。中间站管理员填写中间产品请验单，送质检科检验。

（4）计算物料平衡率。

（5）乳浊药液放尽后，按照清洁标准规程清洗乳匀机。

3. 分装

（1）开启贮液罐电机，带动搅拌桨持续搅拌。

（2）灌封机装好包装瓶，开启进液和灌装，进行药液分装，加盖封口。

（3）计算物料平衡率。

（4）药瓶由传送带转移至包装车间贴标签。

4. 包装 药瓶经自动贴标签机每瓶贴上标签，等候外包。

【思考题】

1. 分析本处方是什么类型的乳剂？

2. 有哪些方法可以判断乳剂的类型？

【质量检查】

按《中国药典》2020年版规定，对石灰乳搽剂进行外观、分层现象、装量检查，应符合规定。

【实训结果】

表6-9 实训结果

检查项目	检查结果
外观 分层现象 装量	
结论	

【实训考核表】

表6-10 实训考核表

内容		要求	分数	得分
生产前准备		检查确认仪器、设备性能良好	10	
生产操作	生产前准备	正确使用天平，按处方量准确称取物料	10	
	乳化	按《乳匀机设备标准操作规程》规范操作	30	
	分装	按《分装设备标准操作规程》规范操作	10	

续表

内容		要求	分数	得分
成品质量	外观	符合要求	10	
	分层现象	符合要求	10	
	装量	符合要求	10	
清场		仪器、设备、场地清洁合格 清场记录填写准确完整	10	
合计			100	

目标检测

答案解析

一、A 型选择题

1. 下列表面活性剂有起昙现象的是

　　A. 肥皂类　　　　　　　　B. 硫酸化物　　　　　　　　C. 吐温类

　　D. 季铵化物　　　　　　　E. 卵磷脂

2. 下列方法不能增加药物溶解的是

　　A. 加入含聚氧乙烯基的非离子型表面活性剂

　　B. 制成盐类

　　C. 加入助溶剂

　　D. 加入助悬剂

　　E. 应用潜溶剂

3. 下列乳剂的特点表述错误的是

　　A. 乳剂液滴的分散度大

　　B. 一般 W/O 型乳剂专供静脉注射用

　　C. 静脉注射乳剂注射后分布较快，有靶向性

　　D. 乳剂有 W/O 型和 O/W 型

　　E. 乳剂的生物利用度高

4. 下列减小混悬微粒沉降速度最有效的方法是

　　A. 减小分散介质黏度　　　　　B. 加入絮凝剂

　　C. 增大分散相的黏度　　　　　D. 增大分散介质的密度

　　E. 尽量减少微粒半径

5. 下列关于液体制剂的特点表述错误的是

　　A. 吸收快，分剂量方便　　　　B. 可以减少胃肠道刺激

　　C. 贮运方便　　　　　　　　　D. 提高固体药物的生物利用度

　　E. 给药途径广泛

二、B 型选择题

[1~4]

　　A. 低分子溶液剂　　　　　　　B. 高分子溶液剂

C. 乳剂　　　　　　　　　D. 溶胶剂

E. 混悬剂

1. 由低分子药物分散在分散介质中形成的液体制剂，分散微粒小于1nm的是

2. 由高分子化合物分散在分散介质中形成液体制剂的是

3. 疏水胶体溶液是

4. 由不溶性液体药物以小液滴状态分散在分散介质中所形成的多项分散体系是

[5~8]

A. Krafft 点　　　　　　　B. 昙点

C. HLB　　　　　　　　　D. CMC

E. 杀菌与消毒

5. 亲水亲油平衡值

6. 表面活性剂的溶解度急剧增大时的温度

7. 临界胶束浓度

8. 表面活性剂溶解度下降，出现浑浊时的温度

三、X型选择题

1. 以下关于液体制剂的特点叙述正确的是

A. 药物的分散度大，吸收快，同相应固体剂型比较能迅速发挥药效

B. 能减少某些固体药物由于局部浓度过高产生的刺激性

C. 易于分剂量，服用方便，特别适用于儿童与老年患者

D. 化学性质稳定

E. 液体制剂能够深入腔道，适于腔道用药

2. 以下关于液体制剂的溶剂叙述正确的是

A. 乙醇能与水、甘油、丙二醇等溶剂任意比例混合

B. 5%以上的稀乙醇即有防腐作用

C. 无水甘油对皮肤和黏膜无刺激性

D. 液体制剂中可用聚乙二醇300~600

E. 二甲基亚砜是万能溶剂

书网融合……

知识回顾　　微课1　　微课2　　微课3　　微课4　　习题

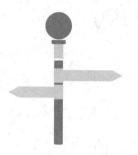

学习引导

注射剂的问世，改变了以口服为主的传统给药方式，并因其独特的给药方式、迅捷的起效速度、可靠的治疗效果，迅速成为临床尤其是急症诊疗中应用最广泛的剂型。目前，注射剂已发展出不同物态、不同分散体系、不同给药途径的种类，以满足不同病患的需要。那么，你用过哪些种类的注射剂？注射剂是如何制备的？

本章主要介绍注射剂的含义、特点与分类，注射剂质量检查项目与要求，注射剂常用溶剂和辅料，注射剂常见制备方法、工艺流程及关键步骤，注射剂用药指导等内容。

📖 学习目标

1. **掌握**　注射剂的含义、特点与分类；热原的含义、性质、污染途径和除去方法；中药注射用原液的制备；小容量注射剂的制备方法；注射剂的质量要求与检查项目；输液剂与中药注射用无菌粉末的特点与分类；中药注射剂临床用药指导原则。

2. **熟悉**　注射剂常用溶剂的种类；制药用水的种类与应用；附加剂种类及其应用。

3. **了解**　小容量注射剂的容器选择与处理方法；输液剂与注射用无菌粉末的制备方法；常见中药注射剂。

第一节　概　述

PPT

一、注射剂的含义与特点

注射剂系指原料药物或与适宜的辅料制成的供注入体内的无菌制剂，包括注射液、注射用无菌粉末与注射用浓溶液。注射剂包含药物、溶剂、附加剂及容器等部分，经过特定的制剂工艺流程而制得。中药注射剂是由饮片经提取、纯化后制成的供注入体内的溶液、乳状液、混悬液，及供临用前配制或稀释成溶液的粉末或浓溶液的无菌制剂。

注射剂的应用迄今已有一百多年的历史，其独特的给药形式，为疾病的诊疗提供了可靠的有效途径，已成为临床应用最广泛的剂型之一。中药注射剂诞生于20世纪40年代，八路军野战卫生部卫生材料厂（利华药厂）成功研制出第一个中药注射剂品种——柴胡注射液，临床实践表明对流行性感冒等病症具有显著疗效。经过几十年的发展，中药注射剂已经拥有单、复方品种 150 余种，其中，《中国药典》2020 年版收载止喘灵注射剂、清开灵注射剂、灯盏细辛注射剂、注射用双黄连（冻干）、注射用灯盏花素 5 个品种。

近年来，新型注射制剂技术的研究取得了较大的突破。脂质体、微球、微囊等新型注射给药系统已实现商品化。

注射剂具有以下优点。

1. 药效迅速，作用可靠 注射剂在临床应用时，因药液直接注入人体组织或血管，作用迅速，尤其是静脉注射，药液直接进入血液循环，不存在吸收过程，特别适于抢救危重病症患者或给患者提供能量。药物不经胃肠道，亦可不受消化液及食物的影响，因此，剂量准确，作用可靠。

2. 适用于不能口服给药的患者 临床上某些昏迷、抽搐、惊厥不能吞咽或有其他消化系统障碍不能口服给药的患者，可以采用注射给药。

3. 适于不宜口服的药物 某些药物受其本身理化性质的影响，不易被胃肠道所吸收，或易被消化液所破坏，或具有刺激性。如青霉素、胰岛素等易受酸、酶催化降解，链霉素口服不宜吸收。

4. 产生局部作用 注射剂可通过对人体限定区域注射给药，使药物产生局部作用，如盐酸普鲁卡因注射液可用于局部麻醉；消痔灵注射液等可用于痔核注射。

5. 靶向作用 脂质体或静脉乳剂注射后，在肝、肺、脾等器官药物分布较多，有靶向作用。

注射剂具有以下缺点。

1. 注射给药不方便，注射时疼痛。

2. 质量要求高，制造过程复杂，生产成本较高。

3. 安全性不如口服制剂，一旦产生不良反应后果严重。

二、注射剂的分类

注射剂一般包括注射液、注射用无菌粉末与注射用浓溶液等。其中，注射液按药物的分散方式不同，可分为溶液型注射剂、乳剂型注射剂、混悬型注射剂。

1. 注射液 系指原料药物或与适宜的辅料制成的供注入体内的无菌液体制剂，包括溶液型、乳状液型或混悬型等注射液。用于皮下注射、皮内注射、肌内注射、静脉注射、静脉滴注、鞘内注射、椎管内注射等。其中，供静脉滴注用的大容量注射液（除另有规定外，一般不小于 100ml，生物制品一般不小于 50ml）也可称为输液剂。中药注射剂一般不宜制成混悬型注射液。

（1）溶液型注射剂 该类注射剂应澄明，包括水溶液和非水溶液等，对于易溶于水而且在水溶液中稳定的药物，则制成水溶液型注射剂，如氯化钠注射液、葡萄糖注射液等。有些在水溶液中不稳定的药物，若溶于油，可制成油溶液型注射液，如黄体酮注射液。根据分子量的大小又可将其分为，低分子溶液型（如盐酸普鲁卡因注射液）和高分子溶液型（如右旋糖酐注射液）。

（2）乳剂型注射剂 该类注射剂应稳定，不得有相分离现象，不得用于椎管注射，静脉用乳状液型注射剂，分散相的粒度 90% 应在 1μm 以下，不得有大于 5μm 的分散相；水不溶性液体药物或油性液体药物，根据医疗需要可以制成乳剂型注射剂，例如静脉注射脂肪乳等。

（3）混悬型注射剂 水难溶性药物或注射后要求延长药效作用的药物，可制成水或油混悬液，药物粒度应控制在 15μm 以下，含 15～20μm 者，不应超过 10%，若有可见沉淀，振摇时应容易分散均匀，如醋酸可的松注射液。这类注射剂一般仅供肌内注射。溶剂可以是水，也可以是油或其他非水溶剂。

2. 注射用无菌粉末　系指原料药物或与适宜辅料制成的供临用前用无菌溶液配制成注射液的无菌粉末或无菌块状物。一般采用溶剂结晶法、喷雾干燥法和冷冻干燥法制得。可用适宜的注射用溶剂配制后注射，也可用静脉输液配制后静脉滴注。以冷冻干燥法制备的注射用无菌粉末，也可称为注射用冻干制剂。例如遇水不稳定的药物如青霉素钠、门冬酰胺酶等的注射用无菌粉末。

3. 注射用浓溶液　系指原料药物与适宜辅料制成的供临用前用适宜的无菌溶液稀释后静脉滴注用的无菌浓溶液。

📱 **知识链接** ....

新型注射剂

1. **微球注射剂**　将药物结合于微球载体中，通过皮下或肌内给药，可使药物缓慢释放，改变其体内转运过程，延长在体内的作用时间（可达 1~3 个月），大大减少用药次数，明显提高患者用药的顺应性。

2. **脂质体注射剂**　由脂质双分子层形成的粒径在纳米级别的囊泡，可将毒副作用大、稳定性差、降解快的药物包裹在脂质体内，携带药物浓集于病灶部位，达到靶向给药的目的，从而提高疗效、降低毒性、增强稳定性。

3. **微乳及亚微乳注射剂**　具有提高药物溶解度、易制备、靶向和缓控释等优点。

4. **无针注射释药系统**　无针释药系统的释药原理是采用经皮释药的粉末/液体喷射手持器具，利用高压气体（氦气等）将药物粉末/液滴瞬时加速至 750m/s，经皮肤细胞进入皮内。

5. **包合物注射剂、纳米粒注射剂及储库型控释注射剂等。**

....

三、注射剂的给药途径

在临床医疗上，注射剂的给药途径可分为皮内注射、皮下注射、肌内注射、静脉注射、脊椎腔注射等。给药途径不同，作用也不相同。

1. 皮内注射　药液注射于表皮与真皮之间，一次注射量在 0.2ml 以下，常用于药物的过敏性试验或疾病诊断，如青霉素皮试。

2. 皮下注射　药液注射于真皮与肌肉之间，药物吸收速度较慢，注射量通常为 1~2ml。皮下注射剂主要是无刺激性的水溶液，具有刺激性的药物或混悬液型注射剂不宜皮下注射。常用于接种疫苗或疾病治疗。

3. 肌内注射　注射于肌肉组织，注射部位大都在臀肌或上臂三角肌，一般剂量为 1~5ml。肌内注射除水溶液外，尚可注射油溶液、混悬液及乳浊液。

4. 静脉注射　注射于静脉组织中，可分为静脉滴注和静脉推注，剂量可从几毫升至数千毫升不等。静脉注射药效最快，常作急救、补充体液和提供营养之用。静脉注射剂多为水溶液和 O/W 型乳剂，油溶液和一般混悬型注射剂不能作静脉注射。

5. 脊椎腔注射　注射于脊椎四周蛛网膜下隙内，一次注射量一般在 10ml 以下。脑脊液本身量少，神经组织比较敏感，因此脊椎腔注射剂质量应严格控制，其渗透压应与脊椎液相等，pH 在 5~8 的范围内，且不得添加抑菌剂。

此外，还有心内注射、关节腔注射、穴位注射等给药途径。

四、注射剂的质量要求与一般检查

注射剂的质量要求从总体上看，主要有：①溶液型注射液应澄清。②注射剂所用的原辅料应从来源及生产工艺等环节进行严格控制并应符合注射用的质量要求。③注射剂所用溶剂应安全无害，并与其他药用成分兼容性良好，不得影响活性成分的疗效和质量。④崩解度或溶出度应符合要求。⑤小剂量药物或作用比较强烈的药物，应符合含量均匀度的要求。⑥在注射剂的生产过程中应尽可能缩短配制时间，防止微生物与热原的污染及原料药物变质。输液的配制过程更应严格控制。⑦标示装量不大于 50ml 的注射剂进行灌装时，应按表 7-1 适当增加装量。除另有规定外，多剂量包装的注射剂，每一容器的装量一般不得超过 10 次注射量，增加的装量应能保证每次注射用量。⑧注射剂熔封或严封后，一般应根据原料药物性质选用适宜的方法进行灭菌，必须保证制成品无菌。注射剂应采用适宜方法进行容器检漏。⑨除另有规定外，注射剂应避光贮存。⑩注射剂的标签或说明书中应标明其中所用辅料的名称，如有抑菌剂还应标明抑菌剂的种类及浓度；注射用无菌粉末应标明配制溶液所用的溶剂种类，必要时还应标注溶剂量。

除另有规定外，注射剂应进行以下相应检查。

1. 装量　注射液及注射用浓溶液照下述方法检查，应符合规定。检查法：供试品标示装量不大于 2ml 者，取供试品 5 支（瓶）；2ml 以上至 50ml 者，取供试品 3 支（瓶）。开启时注意避免损失，将内容物分别用相应体积的干燥注射器及注射针头抽尽，然后缓慢连续地注入经标化的量入式量筒内（量筒的大小应使待测体积至少占其额定体积的 40%，不排尽针头中的液体），在室温下检视。测定油溶液、乳状液或混悬液时，应先加温（如有必要）摇匀，再用干燥注射器及注射针头抽尽后，同前法操作，放冷（加温时），检视。每支（瓶）的装量均不得少于其标示量。

2. 装量差异　除另有规定外，注射用无菌粉末照下述方法检查，应符合规定。检查法：取供试品 5 瓶（支），除去标签、铝盖，容器外壁用乙醇擦净，干燥，开启时注意避免玻璃屑等异物落入容器中，分别迅速精密称定；容器为玻璃瓶的注射用无菌粉末，首先小心开启内塞，使容器内外气压平衡，盖紧后精密称定。然后倾出内容物，容器用水或乙醇洗净，在适宜条件下干燥后，再分别精密称定每一容器的重量，求出每瓶（支）的装量与平均装量。每瓶（支）装量与平均装量相比较（如有标示装量，则与标示装量相比较），应符合表 7-1 规定，如有 1 瓶（支）不符合规定，应另取 10 瓶（支）复试，应符合规定。

表 7-1　注射剂装量差异限度表

平均装量或标示装量	装量差异限度
0.05g 及 0.05g 以下	±15%
0.05g 以上至 0.15g	±10%
0.15g 以上至 0.50g	±7%
0.50g 以上	±5%

凡规定检查含量均匀度的注射用无菌粉末，一般不再进行装量差异检查。

3. 渗透压摩尔浓度检查　除另有规定外，静脉输液及椎管注射用注射液按各品种项下的规定，照《中国药典》2020 年版渗透压摩尔浓度测定法（通则 0632）测定，应符合规定。

4. 可见异物检查　除另有规定外，照《中国药典》2020 年版可见异物检查法（通则 0904）检查，应符合规定。

5. 不溶性微粒检查 除另有规定外，用于静脉注射、静脉滴注、鞘内注射、椎管内注射的溶液型的注射液、注射用无菌粉末及注射用浓溶液照《中国药典》2020年版不溶性微粒检查法（通则0903）检查，均应符合规定。

6. 中药注射剂有关物质 按各品种项下规定，照《中国药典》2020年版注射剂有关物质检查法（通则2400）检查，应符合有关规定。

7. 重金属及有害元素残留量 除另有规定外，中药注射剂照《中国药典》2020年版铅、镉、砷、汞、铜测定法（通则2321）测定，按各品种项下每日最大使用量计算，铅不得超过12μg，镉不得超过3μg，砷不得超过6μg，汞不得超过2μg，铜不得超过150μg。

8. 无菌 照《中国药典》2020年版无菌检查法（通则1101）检查，应符合规定。

9. 细菌内毒素或热原 除另有规定外，静脉用注射剂按各品种项下的规定，照《中国药典》2020年版细菌内毒素检查法（通则1143）或热原检查法（通则1142）检查，应符合规定。

第二节 注射用水

PPT

一、制药用水的含义与种类

水在药物生产中是应用最广泛的工艺辅料，制药用水通常指制药工艺过程中用到的各种质量标准的水，包括饮用水、纯化水、注射用水和灭菌注射用水。在中药制剂生产过程中，用于饮片的净制、提取和制剂配制及制药器具的洗涤等。

《中国药典》（2020年版）规定：纯化水为饮用水经蒸馏法、离子交换法、反渗透法或其他适宜的方法制备的制药用水；注射用水为纯化水经蒸馏所得的蒸馏水，故又称重蒸馏水；灭菌注射用水为注射用水照注射剂生产工艺制备所得。各类制药用水的应用范围见表7-2。

表7-2 制药用水的应用范围

水质类别	用途	水质标准	检测项
饮用水	可作为药材净制时的漂洗、制药用具的粗洗用水。除另有规定外，也可作为饮片的提取溶剂	符合《生活饮用水卫生标准》	
纯化水	可作为配制非无菌制剂用的溶剂或试验用水；可作为中药注射、滴眼等灭菌制剂所用饮片的提取溶剂；口服、外用制剂配制用溶剂或稀释剂；非无菌制剂用器具的精洗用水。也用作非无菌制剂所用饮片的提取溶剂。不得用于注射剂的配制与稀释	符合《中国药典》标准	为无色的澄清液体，无臭。酸碱度、硝酸盐、亚硝酸盐、氨、电导率、总有机碳、易氧化物、不挥发物、重金属、微生物限度。总有机碳和易氧化物两项可选做一项
注射用水	可作为配制注射剂、滴眼剂等无菌制剂的溶剂或稀释剂及内包装材料最后一次洗涤用水	符合《中国药典》标准	为无色的澄明液体，无臭；pH为5.0~7.0；氨、硝酸盐与亚硝酸盐、电导率、总有机碳、不挥发物与重金属含量、细菌内毒素、微生物限度
灭菌注射用水	注射用无菌粉末的溶剂或注射液的稀释剂	符合《中国药典》标准	为无色的澄明液体，无臭；pH为5.0~7.0；氯化物、硫酸盐与钙盐；二氧化碳；易氧化物；硝酸盐与亚硝酸盐、氨、电导率、不挥发物、重金属与细菌内毒素；还应符合注射剂项下有关规定

二、纯化水

纯化水的制备是以饮用水作为原水，经逐级提纯水质，使之符合生产要求的过程。常用的制备技术有离子交换法、反渗透法、电渗析法等，生产中可根据各种纯化方法的特点灵活组合应用。

(一) 离子交换法

本法利用离子交换树脂具有的离子交换作用，除去水中的阴、阳离子，而且对热原、细菌也有一定的清除作用，是制备纯化水的基本方法之一。该方法的优点是制备过程所需设备简单、耗能小、成本低。

离子交换树脂是一类有机高分子离子交换剂。离子交换法处理原水制备纯水的原理是基于树脂和天然水中各种离子间的可交换性。一般在离子交换树脂网状结构的骨架上有许多可以与溶液中离子起交换作用的活性基团，如带有阳离子的磺酸基团（$-SO_3^-H^+$）和带有阴离子的季铵基团 $[-N^+(CH_3)_3OH^-]$。根据活性基团的不同，阳离子交换树脂又分为强酸性和弱酸性离子交换树脂，阴离子交换树脂又可以分为强碱性和弱碱性离子交换树脂。制备纯水一般选用强酸性阳离子交换树脂和强碱性阴离子交换树脂。离子交换树脂制备纯水的交换机制如下：

强酸性阳离子交换树脂：

$$R-SO_3H + Na^+ \underset{再生}{\overset{交换}{\rightleftharpoons}} R-SO_3Na + H^+$$

氢型   钠型

强碱性阴离子交换树脂：

$$R-N(CH_3)_3OH + Cl^- \underset{再生}{\overset{交换}{\rightleftharpoons}} R-N(CH_3)_3Cl + OH^-$$

羟型   氯型

式中，R 表示离子交换树脂本体，用 Na^+ 和 Cl^- 分别表示水中的阴阳离子杂质，交换下来的 OH^- 和 H^+ 结合成水。

离子交换法处理原水的工艺，一般可采用阳床、阴床、混合床的串联组合形式，混合床为阴、阳树脂以一定比例混合组成。在各种树脂床组合中，阳床需排在首位，不可颠倒，即通过阳离子交换树脂柱——阴离子交换树脂柱——阳、阴离子交换树脂混合柱的联合床系统，大生产时，为减轻阴树脂的负担，常在阳床后加脱气塔，除去二氧化碳，使用一段时间后，需再生树脂或更换。

若将离子交换法与其他纯化水质方法（例如反渗透法、过滤法等）组合应用时，则离子交换法在整个纯化系统中，将扮演非常重要的一个部分。离子交换法能有效地除去离子，但却无法有效地除去大部分的有机物或微生物。而微生物可附着在树脂上，并以树脂作为培养基，使得微生物快速生长并产生热源。因此，需配合其他的纯化方法设计使用。

(二) 反渗透法

反渗透法指的是在半透膜的原水一侧施加比溶液渗透压高的外界压力，原水透过半透膜时，只允许水透过，其他物质不能透过而被截留在膜表面的过程。

1. 反渗透法的基本原理 反渗透法的基本原理见图 7 - 1。当把相同体积的稀溶液和浓溶液分别置于一容器的两侧，中间用半透膜阻隔，稀溶液中的溶剂将自发地穿过半透膜，向浓溶液侧流动，这一现象称为渗透。当渗透达到平衡时，浓溶液侧的液面会比稀溶液的液面高出一定高度，即形成一个压差，此压差即为渗透压。若在浓溶液一侧施加一个大于渗透压的压力时，溶剂的流动方向将与原来的渗透方向相反，开始从浓溶液向稀溶液一侧流动，这一过程称为反渗透。反渗透的结果能使水从浓溶液中分离出来。

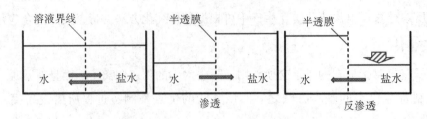

图 7-1　渗透与反渗透

反渗透法制备纯水已普遍地应用在水处理工艺中，用反渗透技术能将原水中的无机离子、细菌、病毒、有机物及胶体等杂质除去，以获得高质量的纯净水。

2. 反渗透法制备注射用水的工艺流程　反渗透法制备注射用水的工艺流程为：原料水→预处理→一级高压泵→第一级反渗透装置→离子交换树脂→二级高压泵→第二级反渗透装置→高纯水。原料水预处理可用石英砂石、活性炭及 5μm 精细滤器等处理装置。反渗透膜可用孔径在 0.5~10nm 的醋酸纤维素膜和聚酰胺膜。

（三）电渗析法

电渗析法是一种制备初级纯水的方法，它是在外加电场作用下，利用阴阳离子交换膜分别选择性地允许阴阳离子透过，使一部分离子透过离子交换膜迁移到另一部分水中去，从而使一部分水纯化，另一部分水离子富集。这种技术耗能低、产水量大，但制得的水纯度不高，比电阻较低，一般在（5~10）万 Ω·cm，因此常与离子交换法联用，以提高净化处理原水的效率。

电渗析法净化处理原水，主要是除去原水中带电荷的某些离子或杂质，对于不带电荷的物质除去能力极差，故原水在用电渗析法净化处理前，必须通过适当方式除去水中含有的不带电荷的杂质。

三、注射用水的制备与储存

（一）注射用水的制备

注射用水是使用纯化水作为原水，通过蒸馏的方法来制备。注射用水应符合细菌内毒素试验要求，所以注射用水必须在防止产生细菌内毒素的设计条件下生产、贮藏及分装。为了提高注射用水的质量，普遍采用综合法制备注射用水。

1. 电渗析-离子交换法　工艺流程为：饮用水→砂滤器→活性炭过滤器→细过滤器（膜滤）→电渗析装置→阳离子树脂床→脱气塔→阴离子树脂床→混合树脂床→多效蒸馏水器或气压蒸馏水机→热贮水器（70℃）→注射用水。

2. 离子交换法　工艺流程为：饮用水→多介质滤器→阳离子树脂床→阴离子树脂床→混合树脂床→滤膜→多效蒸馏水器或气压蒸馏水机→热贮水器（70℃）→注射用水。

3. 反渗透-离子交换法　工艺流程为：饮用水→多介质滤器→细过滤器（膜滤）→反渗透装置→阳离子树脂床→阴离子树脂床→混合树脂床→细过滤器（膜滤）→UV 杀菌→贮水桶→多效蒸馏水器或气压蒸馏水机→热贮水器（70℃）→注射用水。

蒸馏法是采用蒸馏水器制备注射用水，蒸馏设备式样很多，构造各异，主要有塔式蒸馏水器、多效蒸馏水器和气压式蒸馏水器几种，后两者现在应用较广泛。

多效蒸馏水器是近年来国内使用广泛的制备注射用水的重要设备，最大特点是节能效果显著，热损失少，热效率高。多效蒸馏设备通常由两个或更多蒸发换热器、分离装置、预热器、两个冷凝器、阀门、仪表和控制部分等组成。一般的系统有 3~8 效，每效包括一个蒸发器、一个分离装置和一个预热器。

气压蒸馏水机是国外 20 世纪 60 年代发展起来的产品。其工作原理是将水加热，使其沸腾气化，产生二次蒸气，把二次蒸气压缩，其压力、温度同时升高；再使压缩的蒸汽冷凝，其冷凝液就是所制备的蒸馏水，蒸汽冷凝所放出的潜热作为加热原水的热源使用。气压式蒸馏水器具有多效蒸馏器的优点，而且在制备蒸馏水的整个生产过程中不需用冷却水，利用离心泵将蒸汽加压，提高了蒸汽利用率，但使用过程中电能消耗较大。本法适合于供应蒸汽压力较低，工业用水比较短缺的厂家使用。虽然一次投资较多，但蒸馏水生产成本较低，经济效益较好。

（二）注射用水的质量控制

注射用水的质量要求为无色、无臭、无味的澄明液体。《中国药典》2020 年版规定，除氯化物、硫酸盐、钙盐、硝酸盐、亚硝酸盐、二氧化碳、易氧化物、不挥发物与重金属等按纯化水检查应符合规定外，还规定 pH 应为 5.0~7.0、细菌内毒素含量应小于 0.25EU/ml、氨含量不超过 0.00002% 等。

（三）注射用水的储存要求

为保证注射用水的质量，注射用水贮罐、输送管道及输送泵应定期清洗、消毒灭菌，并对清洗、灭菌效果进行验证。注射用水储存要求有：①储罐的通气口应当安装不脱落纤维的疏水性除菌滤器；②注射用水的制备、储存和分配应当能防止微生物的滋生和污染；③注射用水应在 70℃ 以上保温循环，储存周期不宜超过 12 小时。

四、灭菌注射用水

为注射用水照注射剂生产工艺制备所得。不含任何添加剂，主要用于注射用无菌粉末的溶剂或注射用浓溶液的稀释剂。其质量应符合《中国药典》2020 年版灭菌注射用水项下的规定。灌装规格应适应临床需要，避免大规格、多次使用造成的污染。

第三节 小容量注射剂生产技术

PPT

一、小容量注射剂工艺流程图

小容量注射剂也称水针剂，指装量小于 50ml 的注射剂，为无菌制剂，需要严格的生产环境控制，要在适当的洁净度级别下进行生产。小容量注射剂生产过程包括容器的处理、中药原液的制备、配液与滤过、灌封、灭菌与检漏、印字与包装等步骤。其小容量注射剂生产工艺流程如图 7-2 所示。

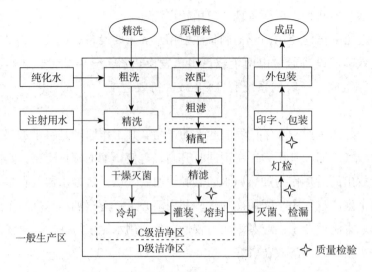

图 7-2　小容量注射剂生产工艺流程图

二、小容量注射剂制备方法 微课

（一）注射用溶剂

注射剂所用的溶剂应符合注射用的质量要求，必须安全无害，不得影响疗效和质量，一般分为水性溶剂和非水性溶剂。水性溶剂最常用的为注射用水，也可用 0.9% 氯化钠溶液或其他适宜的水溶液。非水性溶剂常用植物油，主要为供注射用大豆油，其他还有乙醇、丙二醇和聚乙二醇等。

1. 注射用水　见本章第二节中注射用水的制备的项下内容。

2. 注射用油　某些不溶于水而溶于油或需要在人体内缓慢释放呈现长效作用的药物，制成注射剂时可选用注射用油作溶剂。常用的注射用油为注射用大豆油、玉米油、橄榄油等。注射用油的质量要求：《中国药典》2020 年版规定，注射用大豆油应为浅黄色的澄明液体，无臭或几乎无臭；相对密度 0.916～0.922，折光率 1.472～1.476；皂化值为 188～195，碘值为 126～140，酸值不大于 0.1。且吸光度、过氧化物、不皂化物、棉籽油、碱性杂质、水分、重金属、砷盐、脂肪酸组成、微生物限度等各项指标均需符合规定，方可用于注射剂的生产。

3. 其他注射用非水溶剂　其他注射用溶剂有乙醇、甘油、丙二醇、聚乙二醇、油酸乙酯、二甲基乙酰胺、二甲基亚砜、苯甲酸苄酯等作注射剂溶媒，适用于不溶、难溶于水或在水溶液中不稳定的药物。

（二）注射剂常用的附加剂

配制注射剂时，为了确保注射剂的安全、有效和稳定，可根据需要加入适宜的附加剂。如渗透压调节剂、pH 调节剂、增溶剂、抗氧剂、抑菌剂、乳化剂、助悬剂等。所用附加剂应不影响药物疗效，避免对检验产生干扰，使用浓度不得引起毒性或过度的刺激。

1. 增加主药溶解度的附加剂　本类附加剂是为了增加主药在溶剂中的溶解度，以达到治疗所需的要求。它包括增溶剂和助溶剂。供静脉注射用的注射液应慎用增溶剂，脊椎腔注射用的注射液不得添加增溶剂。常用的增加主药溶解度的附加剂有泊洛沙姆、胆固醇和胆汁等。

注射剂中常见的增溶剂有以下几种。

（1）聚山梨酯80（吐温80） 为中药注射剂中常用的增溶剂，常用于肌内注射，常用量0.5%~1.0%。聚山梨酯80在灭菌时会有"起昙"现象；能使尼泊金类、山梨酸、三氯叔丁醇等抑菌剂的作用减弱；此外，有降压与轻微溶血作用，静脉注射剂须慎用。

（2）胆汁 是一种天然的增溶剂，其主要成分是胆酸类钠盐，常用量0.5%~1.0%，在溶液pH大于6.9时性质稳定。将胆汁浓缩至原体积的1/4，加入3倍量乙醇沉淀蛋白，滤过，回收乙醇，在100℃烘干即可使用。

（3）甘油 是鞣质、酚性成分良好的溶剂，某些以鞣质为主要成分的注射剂可用甘油作增溶剂，用量为15%~20%。

（4）其他 有机酸及其钠盐（如苯甲酸钠、水杨酸钠、柠檬酸钠、对氨基苯甲酸钠等）、酰胺与胺类（如尿素、葡甲胺、葡萄糖等）为常用的助溶剂。

2. 帮助主药混悬或乳化的附加剂 本类附加剂是为了使混悬型注射液和乳状液型注射液具有足够的稳定性，包括助悬剂或乳化剂。应具备下列要求：无抗原性、无热原、无毒性、无刺激性、不溶血；能耐热，在灭菌条件下不改变助悬或乳化功能；粒径小，有高度的分散性和稳定性；使用剂量小，不妨碍正常注射给药，保证临床用药的安全有效。

常用于注射剂的助悬剂有明胶、聚维酮、羧甲基纤维素钠及甲基纤维素等。常用的乳化剂有聚山梨酯80、油酸山梨坦（司盘80）、泊洛沙姆188、卵磷脂、豆磷脂等。

3. 防止主药氧化的附加剂 这类附加剂是为了延缓和防止药物的氧化变质，提高制剂稳定性，它包括抗氧剂、金属络合剂、惰性气体。

（1）抗氧剂 抗氧剂是一类极易氧化的还原剂。当抗氧剂与药物同时存在于有氧环境下，抗氧剂会先于药物与氧气发生氧化还原反应，消耗氧气，防止药物氧化，保证药品的稳定。注射剂常用抗氧剂及适用范围见表7-3。

表7-3 注射剂常用抗氧剂及适用范围

名称	溶解性	常用量	适用范围
亚硫酸钠	水溶性	0.1%~0.2%	水溶液偏碱性，常用于偏碱性药液
亚硫酸氢钠	水溶性	0.1%~0.2%	水溶液偏酸性，常用于偏酸性药液
焦亚硫酸钠	水溶性	0.1%~0.2%	水溶液偏酸性，常用于偏酸性药液
硫代硫酸钠	水溶性	0.1%	水溶液呈中性或微碱性，常用于偏碱性药液
硫脲	水溶性	0.05%~0.2%	水溶液呈中性，常用于中性或偏碱性药液
维生素C	水溶性	0.1%~0.2%	水溶液呈中性，常用于偏酸性或微碱性药液
丁二基苯酚	油溶性	0.005%~0.02%	油性药液
叔丁基对羟基茴香醚	油溶性	0.005%~0.02%	油性药液
维生素E	油溶性	0.05%~0.075%	油性药液，对热和碱稳定

（2）金属络合剂 金属络合剂可以和药液中游离的金属离子生成稳定的络合物，避免金属离子对药物成分的氧化催化作用。注射剂中常用的金属络合剂有乙二胺四乙酸（EDTA）、乙二胺四乙酸二钠（EDTA-2Na），常用量为0.03%~0.05%。

（3）**惰性气体** 注射剂制备过程中，向药液或盛装容器中通入高纯度的惰性气体，置换出空气，可以避免主药的氧化。常用的惰性气体有 N_2 和 CO_2。

此外还可采用降低温度、避光、调节适宜的 pH 等措施。

4. 抑制微生物增殖的附加剂 为了防止注射剂被微生物污染，可添加适量抑菌剂，抑制微生物生长繁殖。常用抑菌剂为 0.5% 苯酚、0.3% 甲酚、0.5% 三氯叔丁醇等。抑菌剂的用量应能抑制注射液中微生物的生长，加有抑菌剂的注射液，仍应用适宜的方法灭菌，在标签上应标明所加抑菌剂的名称与浓度。

除另有规定外，一次注射量超过 15ml 的注射液，不得加抑菌剂。静脉输液与脑池内、硬膜外、椎管内用的注射液均不得加抑菌剂。

5. 减轻疼痛的附加剂 常用的有苯甲醇、三氯叔丁醇、盐酸普鲁卡因、盐酸利多卡因等。苯甲醇常用量 0.5% ~ 2.0%，本品吸收较差，连续注射易使局部产生硬结，反复注射苯甲醇可引起臀肌挛缩症，为保证临床用药安全，原国家食品药品监督管理总局下发了《关于加强苯甲醇注射液管理的通知》，要求凡处方中含有苯甲醇的注射液，禁止用于儿童肌肉注射。三氯叔丁醇常用量为 0.3% ~ 0.5%。本品既有止痛作用，又具抑菌作用。

6. 调节 pH 的附加剂 注射液的 pH 一般在 4~9 之间，脊椎腔注射液的 pH 一般在 5~8 之间，大量输入的注射液 pH 应近中性。调整注射液 pH 至适宜范围能够减少药液对机体的刺激，增加注射液的稳定性，加速药物的吸收。常用调整 pH 的附加剂有盐酸、枸橼酸、氢氧化钠、氢氧化钾、碳酸氢钠、磷酸氢二钠、磷酸二氢钠等。

7. 调节渗透压的附加剂 凡渗透压与血浆、泪液相等的溶液称为等渗溶液。高于或低于血浆渗透压的溶液相应地称为高渗溶液或低渗溶液。若大量注入低渗溶液，可造成溶血；若大量注入高渗溶液，可造成细胞失水皱缩，造成红细胞功能性障碍，因此注射剂应调节其渗透压与血浆等渗或稍高渗。常用的渗透压调节剂有氯化钠、葡萄糖等。常用调整渗透压的方法如下。

（1）**冰点降低数据法** 血浆的冰点为 -0.52℃，根据物理化学原理，任何溶液冰点降低到 -0.52℃，即与血浆等渗。注射剂可通过加入等渗调节剂的方法调节溶液等渗状况。等渗调节剂的加入量，可以根据式（7-1）计算得到。

$$W = \frac{0.52 - a}{b} \tag{7-1}$$

式中，W 为配成 100ml 等渗溶液所需加入等渗调节剂的量（g）；a 为未经调整的药物溶液的冰点降低值（若溶液中有两种或多种药物，或有其他附加剂时，则 a 为各药物冰点降低值的总和）；b 为 1%（g/ml）等渗调节剂水溶液所引起的冰点降低值。常用药物 1% 水溶液的冰点降低数据，可查表7-4得到。

表7-4 一些药物水溶液的冰点降低值与氯化钠等渗当量

名称	1%（g/ml）水溶液		1g 药物氯化钠	等渗浓度溶液的溶血情况		
	冰点降低/℃	等渗当量/E	浓度/%	溶血/%		pH
硼酸	0.28	0.47	1.90	100		4.6
盐酸乙基吗啡	0.19	0.15	6.18	38		4.7
硫酸阿托品	0.08	0.10	8.85	0		5.0
盐酸可卡因	0.09	0.14	6.33	47		4.4
氯霉素	0.06					
依地酸钙钠	0.12	0.21	4.50	0		6.1

续表

名称	1% （g/ml）水溶液		1g 药物氯化钠	等渗浓度溶液的溶血情况		
	冰点降低/℃	等渗当量/E		浓度/%	溶血/%	pH
盐酸麻黄碱	0.16	0.28		3.20	96	5.9
无水葡萄糖	0.10	0.18		5.05	0	6.0
含水葡萄糖	0.091	0.16		5.51	0	5.9
氢溴酸后马托品	0.097	0.17		5.67	92	5.0
盐酸吗啡	0.086	0.15				
碳酸氢钠	0.381	0.65		1.39	0	6.3
氯化钠	0.58			0.90	0	6.7
青霉素钾		0.16		5.48		6.2
硝酸毛果芸香碱	0.133	0.22				
聚山梨酯80	0.01	0.02				
盐酸普鲁卡因	0.12	0.18		5.05	91	5.6
盐酸丁卡因	0.109	0.18				

例 7 - 1：配制 2% 的盐酸普鲁卡因溶液 100ml，用氯化钠调节等渗，求所需氯化钠的加入量。

查表 7 - 4 可知，2% 的盐酸普鲁卡因溶液的冰点下降度数 $a = 0.12 \times 2 = 0.24℃$；1% 氯化钠溶液的冰点下降度数 $b = 0.58℃$，代入式（7 - 1）得：

$W = (0.52 - 0.24) / 0.58 = 0.48 g$

即，配制 2% 的盐酸普鲁卡因溶液 100ml，需加入氯化钠 0.48g 调节等渗。

（2）氯化钠等渗当量法　氯化钠等渗当量是指与 1g 药物成等渗效应的氯化钠的质量（g），其计算公式为：

$$X = 0.009V - EW \qquad (7 - 2)$$

式中，X 为配制 Vml 等渗溶液需加氯化钠的克数；V 为配制溶液的毫升数；E 为 1g 药物的氯化钠等渗当量；W 为 Vml 内所含药物的克数。

例 7 - 2：配制 2% 的盐酸麻黄碱溶液 200 ml，欲使其等渗，需加入多少克氯化钠或无水葡萄糖？

查表 7 - 4 可知，1g 盐酸麻黄碱的氯化钠等渗当量为 0.28，无水葡萄糖的氯化钠等渗当量为 0.18。

设需加入的氯化钠和葡萄糖量分别为 X 和 Y，则

$X = (0.9\% - 0.28 \times 2\%) \times 200 = 0.68g$

$Y = 0.68 / 0.18 = 3.78g$

 知识链接

等张溶液

等张溶液系指与红细胞膜张力相等的溶液，也就是能使在其中的红细胞保持正常体积和形态的溶液。"张力"实际上是指溶液中不能透过红细胞细胞膜的颗粒（溶质）所造成的渗透压。由此可见等张与等渗既有联系又有区别，前者是生物学概念，后者是物理化学概念。多数药物的等渗溶液往往就是或近似等张溶液，如 0.9% 氯化钠溶液即是等渗又是等张溶液。但也有一些药物的等渗溶液并不等张，如 2.6% 甘油、2% 丙二醇、1.63% 尿素、1.9% 硼酸等，均与 0.9% 氯化钠溶液等渗，但施于机体时在一定的 pH 下可引起 100% 的溶血，加入适量葡萄糖或氯化钠后可避免溶血。因此，等渗溶液不一定是等张溶液，而等张溶液一定是等渗溶液；等渗溶液可能引起溶血，而等张溶液不会产生溶血。

实例分析 7 −1

齐二药亮菌甲素注射液事件

实例：2006 年，我国齐齐哈尔第二制药有限公司（以下简称齐二药）生产的亮菌甲素注射液在临床使用中出现严重的不良反应，最终导致 13 人死亡。经查，该事件由齐二药的亮菌甲素注射液引起。齐二药生产的亮菌甲素注射液中，应使用一种叫作丙二醇的辅料，但齐二药购入的丙二醇经检验为二甘醇，并且非药用辅料，而是工业用原料。二甘醇在体内氧化成草酸会引起肾脏损害。齐二药违反 GMP 有关规定，将"二甘醇"辅料用于生产，导致病患使用含有"二甘醇"的亮菌甲素注射液后引起肾功能急性衰竭至死亡。

问题：1. 注射剂所用辅料应进行严格的检查，其质量要求有哪些？
　　　2. 注射剂所用的辅料种类有哪些？

答案解析

（三）热原

热原系指能引起恒温动物体温异常升高的致热物质。它包括细菌性热原、内源性高分子热原、内源性低分子热原及化学热原等。药品生产中所指的"热原"主要是指细菌性热原，是某些微生物的代谢产物。致热能力最强的是革兰阴性杆菌的产物，其次是革兰阳性杆菌类，革兰阳性球菌则较弱，霉菌、酵母菌甚至病毒也能产生热原。

微生物代谢产物中内毒素是最主要的致热物质，存在于细菌的细胞膜与固体膜之间的内毒素是磷脂、脂多糖和蛋白质的复合物。其中，脂多糖是内毒素的主要成分，具有特别强的致热活性。不同菌种的脂多糖化学组成有差异，一般分子量越大的脂多糖致热作用越强。

含有热原的注射液进入人体，会使人体出现发冷、寒战、体温升高、身痛、出汗等不良反应。有时体温可升至 40℃，严重者出现昏迷、虚脱，甚至有生命危险，临床上称为"热原反应"。

1. 热原的性质

（1）水溶性　由于磷脂结构上连接有多糖，故热原能溶于水。其水溶液常有乳光现象。

（2）滤过性　热原体积小，直径约为 1～5nm，能通过一般滤器包括微孔滤膜，但孔径小于 1nm 的超滤膜可除去绝大部分甚至全部热原，活性炭也可以吸附热原。

（3）不挥发性　热原本身不挥发，但由于可溶于水，在蒸馏时可随水蒸气中的雾滴带入蒸馏水中，故制备注射用水的重蒸馏水器有隔沫装置，以分离蒸气和雾滴，以防止热原污染。

（4）耐热性　热原的耐热性因热原的种类不同而有差异。一般来说，热原在 60℃ 加热 1 小时不受影响，100℃ 加热也不发生降解，但在 180℃ 3～4 小时、200℃ 60 分钟、250℃ 30～45 分钟或者 650℃作用 1 分钟可使热原彻底破坏。

（5）其他性质　热原能被强酸、强碱、强氧化剂如高锰酸钾、过氧化氢等破坏，超声波及某些表面活性剂如去氧胆酸钠也能使之破坏。

2. 热原的主要污染途径

（1）溶剂　这是注射剂出现热原的主要原因，冷凝的水蒸气中带有非常小的水滴即可将热原带入。制备注射用水时不严格或储存过久均会污染热原。因此，注射用水制备操作过程要正确，环境应洁净，蒸馏器质量要好，注射用水应新鲜使用。

（2）原辅料　原辅料质量及包装不好均会产生热原，尤其是营养性药物如葡萄糖、中药材提取物或存放过久的药材，污染后微生物增殖也会产生热原。另外，用微生物方法制造的药品很易带入致热物质，如抗生素、水解蛋白、右旋糖酐等。

（3）容器或用具　配制注射液用的器具、用具、管道和设备等工作前没有洗净或没有灭菌，均易产生热原。所以操作前均应按照操作规程进行清洁或灭菌，合格后方能使用。

（4）制备过程　注射剂制备过程中由于生产环境未达到规定要求、操作时间过长、装置不密闭、灭菌不完全或操作不符合要求、包装封口不严、输液瓶口不圆整或薄膜及胶塞质量不好等，均会在注射剂中进入细菌而产生热原。

（5）临床使用时所用器具　临床所用的器具如注射器、输液瓶、胶皮管及针头等均应洗净，及时消毒，否则可能被细菌污染而带入热原。

3. 热原的除去方法

（1）酸碱法　玻璃容器及用具如配液用玻璃器皿、输液瓶等可用重铬酸钾硫酸清洁液或稀氢氧化钠处理，以破坏热原。

（2）吸附法　热原在水溶液中可被活性炭、石棉、白陶土等吸附而除去。由于活性炭性质稳定、吸附性强兼具助滤和脱色作用，故广泛用于注射剂生产，但应注意吸附药液所造成的主药的损失。

（3）高温法　耐热物品如玻璃制品、金属制品、生产过程中所用的容器和其他用具以及注射时使用的注射器等，均可采用180℃加热3小时以上或250℃加热30分钟以上，以破坏热原。但在通常使用的注射剂热压灭菌条件下不足以破坏热原。

（4）离子交换法　由于热原分子带磷酸根与羧酸根，带负电荷，所以可用碱性阴离子交换树脂吸附热原，从而除去注射剂中的热原。

（5）反渗透法　采用反渗透法通过三醋酸纤维膜除去热原，具有较高实用价值。

（6）超滤法　热原分子量为1×10^6左右，体积较小，约$1 \sim 5nm$，可以通过一般滤器和微孔滤膜，但采用超滤法如用$3.0 \sim 15nm$超滤膜可将其除去。

（7）凝胶过滤法　是利用凝胶的分子筛效应进行分离的方法，当溶液通过凝胶柱时，分子量较小的成分渗入到凝胶颗粒内部而被阻滞，分子量较大的成分则沿凝胶颗粒间隙随溶剂流出。利用热原与药物在分子量上的差异，可将两者分开。如可用二乙氨基乙基葡聚糖凝胶制备无热原去离子水。

即学即练

答案解析

下列有关热原的叙述，错误的是（　　）

A. 热原是一种能引起恒温动物体温异常升高的致热物质

B. 热原是由革兰阳性杆菌产生

C. 热原是微生物产生的内毒素

D. 热原注入人体后可引起发冷、寒战、发热、恶心、呕吐、昏迷、虚脱等症状

E. 污染热原的途径是多方面的

（四）小容量注射剂的容器选择和处理方法

注射剂容器按质地可分为硬质玻璃容器和塑料容器两类。按分装剂量不同可分为单剂量装小容器、多剂量装容器及大剂量装容器三种。目前，单剂量装小容器仍以玻璃安瓿为主，根据组成可分：中性玻璃、含钡玻璃、含锆玻璃三种。中性玻璃化学稳定性较好。

安瓿多为无色，琥珀色可滤除紫外线；安瓿的式样多为曲颈安瓿与粉末安瓿，曲颈安瓿又可分为色环易折安瓿和点刻痕易折安瓿，它们均可平整折断。小剂量水溶液型注射剂使用的安瓿一律为曲颈易折安瓿，其容量通常是 1ml、2ml、5ml、10ml、20ml 等规格。

1. 安瓿质量要求 安瓿的质量与注射剂稳定性有关，药液与玻璃表面长期接触过程中，能相互影响，使注射剂发生变质，如 pH 改变、出现沉淀与变色等。玻璃安瓿的质量要求：①应无色透明；②具有低膨胀系数、有耐热、耐洗涤性等；③有足够的物理强度以耐受热压灭菌时所产生较高的压力差，并避免在生产、装运和保存过程中所造成的破损；④化学性质稳定、不改变药液的 pH、不易被注射液所溶蚀；⑤熔点低，易于熔封；⑥不得有气泡、麻点和沙粒；⑦对需要避光的药物，可使用琥珀色安瓿。

2. 安瓿的检查 为了保证注射剂质量，安瓿必须按要求进行一系列质量检查：①物理检查，主要检查安瓿外观、尺寸、应力、清洁度、热稳定性等，具体要求及检查方法可参照中华人民共和国国家标准（安瓿）；②化学检查，可按有关规定的方法进行玻璃容器的耐酸性、耐碱性检查和中性检查；③装药试验，必要时特别当安瓿材料变更时，理化性能检查虽合格，尚需作装药试验，证明无影响方能应用。

3. 安瓿的洗涤 安瓿在制造和运输过程中难免会污染，使用前必须进行洗涤。目前安瓿的洗涤方法有以下几种。

（1）超声波洗涤法 利用超声技术在液体中能对物体表面的污物进行清洗。它具有清洗洁净度高、清洗速度快等特点。

（2）甩水洗涤法 该法一般仅限于 5ml 以下的安瓿。将安瓿经喷淋灌水机灌满滤净的纯化水，再用甩水机将水甩出，洗涤流程是注水→蒸煮→甩水。因为此法洗涤安瓿生产效率低、劳动强度大、耗水量多，而且洗涤效果欠佳等缺点，在生产中已基本不用。

（3）气水喷射洗涤法 这种方法用于大规格安瓿和曲颈安瓿的洗涤，是目前水针剂生产上常用的洗涤方法。气水喷射式洗涤机组主要由供水系统、压缩空气及其过滤系统、洗瓶机等三大部分组成。洗涤时，利用洁净的洗涤水及经过过滤的压缩空气，通过喷嘴交替喷射安瓿内外部，将安瓿洗净。将经过加压的去离子水或蒸馏水与洁净的空气，由针头交替喷入安瓿内，冲洗顺序为气→水→气→水→气，一般 4～8 次。最后一次洗涤用水，应采用新鲜过滤的注射用水。

4. 安瓿的干燥与灭菌 安瓿洗涤后，一般要在烘箱内用 120～140℃温度干燥。盛装无菌操作或低温灭菌的安瓿则须用 180℃干热灭菌 1.5 小时。大量生产，多采用由红外线发射装置与安瓿自动传送装置两部分组成的隧道式烘箱，隧道内平均温度 200℃左右。采用适当的辐射原件组成的远红外干燥装置，温度可达 250～350℃，一般 350℃经 5 分钟，能达到安瓿灭菌的目的。

（五）中药注射剂原液的制备

中药注射剂原液的制备中，对于有效成分已经明确且比较单一的，可选择合适的溶剂与附加剂配成注射剂，如丹皮酚及银黄注射剂等。对于有效成分尚不明确或不完全明确的，特别是一些验方和复方制剂，通常采用水和乙醇提取有效成分，再用适宜的方法净化，制成注射剂。如复方丹参注射液等。

下面将有效成分尚不明确，还不能制得纯品的药材提取精制方法介绍如下。

1. 水提醇沉淀法（水醇法） 此法较普遍地用于中药注射用原液的制备。先以水为溶媒提取药材有效成分，再用乙醇沉淀除去杂质的方法。利用水、乙醇对有效成分和无效成分溶解度的不同使之分离精制。

2. 醇提水沉法（醇水法） 系指先以适当浓度的乙醇提取药材成分，再加适量的水，以除去水不溶性杂质的方法。其基本原理与水提醇沉法基本相同。其特点在于醇提可减少中药材水溶性杂质的溶出，加水处理又可除去树脂、色素等醇溶性杂质。适用于含黏液质、蛋白质、糖类等水溶性杂质较多的药材的提取。

此外，还有蒸馏法、双提法、透析法、超滤法。蒸馏法适用于药材中有效成分为挥发油或其他挥发性成分提取精制；如果处方内药材既需要挥发性成分，又需要不挥发性成分时，可采用"双提法"；透析法是利用小分子物质在溶液中可通过半透膜，而大分子物质不能通过半透膜的性质，达到分离的方法。

（六）除去药液中鞣质的方法

许多中药材中含有鞣质，如果不除尽，不仅制剂的稳定性差，且注射时比较疼痛，往往在注射部位结成硬块。除去鞣质通常用下列几种方法。

1. 明胶沉淀法与改良明胶沉淀法 明胶是一种蛋白质，与鞣质在水溶液中能形成不溶性的鞣质蛋白，因而可除鞣质，该反应在 pH 4.0～5.0 时最灵敏。

（1）明胶沉淀法 在中药水煎浓缩液中，加入2%～5%明胶溶液，至不产生沉淀为止，静置、滤过除去沉淀，滤液浓缩后，加乙醇，使含量达75%以上，以除去过量明胶。

（2）改良明胶沉淀法 水煎液浓缩，加入2%～5%明胶后稍经放置，不须滤过即再加入乙醇至含酸量达70%～80%，静置过夜，滤过，即得。适用有效成分为黄酮、蒽醌类中药提取液。

2. 醇溶液调 pH 法 将中药的水煎液浓缩加入乙醇，使其含醇量达80%或更高，冷处放置，滤除沉淀后，用40%氢氧化钠调至 pH 为8，此时鞣质生成钠盐且不溶于乙醇而析出，经放置，即可滤过除去。

3. 聚酰胺除鞣质法 聚酰胺又称锦纶、尼龙、卡普隆，是由酰胺聚合而成的高分子化合物。分子内含有许多酰胺键，可与酚类、酸类、醌类、硝基类化合物形成氢键而吸附这些物质。鞣质为多元酚的衍生物，可被强吸附，故达到除去的目的。

4. 铅盐沉淀法 醋酸铅在水溶液或醇溶液中能沉淀有机酸、酸性皂苷、树脂、鞣质、色素、蛋白质等。碱式醋酸铅还能沉淀出某些含有醇基、酮类、醛基类物质，以及黄酮类、中性皂苷和少数生物碱。本法是利用此性质用铅盐从提取液中沉淀出有效成分或分离除去杂质。

由于铅盐对人体有害，溶液中过量的铅必须除尽。除铅的常用方法有：①硫酸和硫酸钠法；②硫化氢法。

（七）注射剂的配液

1. 原料的质量要求及投料计算

（1）原料的质量要求 以有效成分或有效部位为组分配制注射剂时，所用原料应符合该有效成分或有效部位的质量标准，对溶解性、杂质检查、含量等指标有严格要求；以净药材为组分配制单方或复方注射剂时，必须选用正确的药材品种。规定含指标成分的量不低于总固体量的20%（静脉用注射剂不低于25%）；所用的各种附加剂均应符合药用标准，一般应采用"注射用"规格。

（2）投料量计算 配制前应按处方规定量及原料含量计算用量，若注射剂在灭菌后含量有所下降，应酌情增加投料量。

2. 配液用具的选择和处理 生产中常用带搅拌器的蒸汽夹层或蛇管加热的不锈钢配液罐，既可通入蒸汽加热、又可通入冷水，以吸收药物溶解热量快速冷却药液。配液罐应性质稳定、耐腐蚀，不影响药液性质。配制用具使用前，应用专门清洁剂进行洗涤清洁处理，临用前用新鲜注射用水荡洗，经干燥灭菌后备用。每次配液结束后，应立即清洗。

3. 配制方法 注射液配制的方法有两种：浓配法和稀配法。

浓配法：是将处方量的原辅料全部加入部分溶剂中配成浓溶液，加热过滤，必要时也可冷藏过滤，然后稀释至所需浓度。适用于药物（原液）杂质含量较高的注射剂的配制，杂质在浓配时滤过除去。

稀配法：是将处方量的原辅料加入所需溶剂中，一次性配成所需浓度。凡是药物（原液）杂质含量低，小样试验澄明度符合要求，并且药液浓度不高或者配液量不大时，常采用稀配法。

中药成分复杂，虽经提取精制，仍然残存一些杂质，可加入吸附剂也可用热处理与冷藏等方法克服。但应注意活性炭对药液的吸附，活性炭用量一般为 0.1% ~ 1%，应选用纯度高的优级品（常用 767 型一级针剂用炭），使用前需于 150℃ 活化 4 ~ 5 小时，提高其吸附性。但活性炭也能吸附一些有效成分，亦应予注意。

（八）注射剂的滤过

配制后的注射溶液必须经滤过处理。滤过是保证注射剂澄明的重要操作，在注射剂生产中，一般采取二级滤过方式，即初滤和精滤。滤过药液经澄明度检查合格后，方可灌装。

初滤常用的滤材有滤纸、长纤维脱脂棉等。小量制备以布氏滤器减压滤过最常用，大量生产多用滤棒进行。

微孔滤膜及滤器是在注射剂生产中广泛使用的精滤装置。它是一种高分子薄膜过滤材料，如醋酸纤维素膜，薄膜上分布有大量小而均匀的微孔，孔径 0.025 ~ 14μm。微孔总面积占薄膜总面积的 80%，过滤效果好，过滤速度比滤棒快 40 倍。但易于堵塞，且易破裂，故在薄膜过滤前应先预过滤。为防止破裂，还应将滤膜装在衬有网状材料的膜滤器内使用。微孔滤膜使用前必须用纯化水冲洗，然后浸泡 24 小时备用，或者用 70℃ 纯化水浸泡 1 小时后，将水倒出，然后用温水浸泡 12 ~ 24 小时备用。用前注意要对着日光灯检查有无破损或漏孔，再用注射用水冲洗，必要时煮沸灭菌 30 分钟后装入滤器使用。微孔滤膜还可以用于对热敏感药物的除菌过滤，无菌过滤常用孔径为 0.3μm 或 0.22μm。

不论采用何种滤过装置，开始滤出的药液澄明度常不合要求，因此滤过开始时常将最初的滤液反复回滤，待回滤药液的澄明度合格后，即可灌装。

（九）注射剂的灌封

为避免药液染菌，滤过后的药液经检查合格后，应及时灌装和封口。灌装和封口在同一室内进行，并且已经实现灌封联动。灌封岗位是注射剂制备的核心环节，其环境要求较高、控制严格，洁净度达到 C 级。最终灭菌产品生产，若属于高污染风险（此处的高污染风险是指产品容易长菌、灌装速度慢、灌装用容器为广口瓶、容器须暴露数秒后方可密封等状况）的产品灌装（或灌封），洁净度达到 C 级背景下的局部 A 级。药液灌装要求做到剂量准确，因此注入量要比标示量稍多，以抵偿使用时由于瓶壁黏附和注射器及针头的吸留而造成的损失。按 2020 年版《中国药典》规定，灌装标示装量为不大于 50ml 注射剂，应按表 7-5 适当增加注射剂装量。同时注射液灌注前必须用精确的量器校正注射器的吸取量，试装若干支安瓿，经检查合格后再行灌装。

表7-5 注射剂装量增加量

标示装量/ml	增加量/ml	
	易流动液	黏稠液
0.5	0.10	0.12
1	0.I0	0.15
2	0.15	0.25
5	0.30	0.50
10	0.50	0.70
20	0.60	0.90
50	1.00	1.50

安瓿封口的方式多采用旋转拉丝式封口。安瓿封口时要求不漏气、顶端圆整光滑、无尖头、焦头及小泡。工业大生产一般采用安瓿自动灌封机。

灌封时为保证药液的稳定性，还可通入惰性气体加以保护，常用二氧化碳、氮气。但二氧化碳遇水易显酸性，故应根据药液性质选择合适的惰性气体。安瓿通入惰性气体的方法很多，一般认为两次通气较一次通气效果好。1~2ml 的安瓿常在灌装药液后通入惰性气体，而5ml 以上的安瓿则在药液灌装前后各通一次，以尽可能驱尽安瓿内的残余空气。

（十）注射剂灭菌与检漏

熔封后的安瓿应立即灭菌，以保证产品的无菌，不可久置，通常不超过12小时。灭菌方法主要根据主药性质来选择，既要保证灭菌效果，又不能影响主药的有效成分。一般小容量的中药注射剂多采用100℃ 30分钟湿热灭菌，10~20ml 的安瓿可酌情延长15分钟灭菌时间，要求按灭菌效果 F_0 大于8分钟进行验证。对热稳定的产品可以热压灭菌。

灭菌后的安瓿应立即进行漏气检查。若安瓿未严密熔合，有毛细孔或微小裂缝存在时，则药液易被微生物与污物污染或药物泄漏，因此必须剔除漏气产品。

注射剂灭菌常用的设备有热压灭菌柜、水浴式灭菌柜等。检漏常用的设备为热压灭菌检漏器，灭菌、检漏可同时进行。

（十一）注射剂的印字和包装

灭菌后的注射剂及时转入中间站，经检查合格后，转入印字包装岗位。目前生产中常使用印字包装全自动生产线，将印字、装盒、贴签及包装等联动完成，提高了生产效率。

安瓿包装材料常采用不剥落纤维状颗粒的材料制成，并且经过热收缩膜封合。包装盒内应放入说明书、盒外应贴标签。说明书和标签上必须按规定注明药品的品名、规格、生产企业、批准文号、生产批号、主要成分、适应证、用法、用量、禁忌、不良反应和注意事项等。

 实例分析7-2

粗心险酿祸

实例：某药厂生产阿托品注射液（2ml 规格），分包装后清场不彻底，遗漏一盘无任何标签标记的阿托品注射液安瓿瓶，致使与第二天生产的苯甲醇注射液（2ml 规格）安瓿混淆，在最终产品的抽检中也未检出。销售后造成患者阿托品中毒，幸亏抢救及时，未酿成大祸。

问题：若你作为该分包装岗位的员工，每批次的生产前、后应做哪些工作呢？

思考：作为药剂相关工作人员必须养成"精益求精"的工匠精神。

答案解析

PPT

第四节　注射剂用药指导

一、用药指导

中药注射剂作为临床使用的药物，由于其给药方式使药物直接进入血管、肌肉或者皮下组织，而且中药成分复杂，质量难以控制，随着中药注射剂品种的增多，应用范围的扩大，使用人数大幅增加，其不良反应、不良事件的报道逐年增加，据国家药品监督管理局发布的《国家药品不良反应监测年度报告（2020年）》显示，2020年中药不良反应/事件报告按照给药途径统计，注射给药占33.3%、口服给药占56.4%、其他给药途径占10.3%。注射给药中，静脉注射给药占97.8%、其他注射给药占2.2%。

使用中药注射剂应在保证安全性和有效性的前提下，使用药者不承受风险，故合理使用中药注射剂应遵循以下原则。

1. 辨证用药　中药注射剂是现代制剂技术和中医药理论结合的产物，具有现代注射剂的优点，又在一定程度上保留着中药的特性。因此中药注射剂的使用也要遵循中医理论的指导，做到辨证用药。

2. 因人制宜　人的体质存在个体差异，不同个体由于遗传基因、体内代谢酶、免疫系统、生活环境及健康状况等有差异，对药物的反应也不尽相同，用药时需要注意。

此外，患者用药时的身体状态与不良反应的发生也有一定关联。如：空腹、饥饿、精神紧张、过度疲劳时均易发生不良反应。

3. 认真阅读药品说明书　药品说明书是对药品已发审评的结论，也是规范临床医护人员正确用药的标准，具有法律效力。临床医护人员正确阅读中药注射剂说明书，并根据说明书的要求予以合理应用，是保证中药注射剂有效发挥临床疗效、减少不良事件发生的关键。

4. 严格剂量　中药注射剂说明书【用法用量】项中对用量有严格规定，应严格按照说明书规定使用，不可随意加大剂量，以防止发生不良事件。

5. 疗程合理　临床上为了维持药物在体内的有效浓度，达到治疗目的，需要连续用药至一定的次数或时间。疗程长短和用药间隔时间，是根据病情、药物的作用和体内代谢过程来决定的。

6. 注意特殊人群用药　儿童正处于生长发育期，其组织器官发育不成熟，对药物作用敏感，比成人更易发生不良反应。儿童使用中药注射剂应十分谨慎。能口服给药的，不选用注射给药；能肌内注射的，不选用静脉注射，必须静脉注射的要加强监测。

对老年、肝肾功能不全的患者，使用中药注射剂也应十分谨慎，尤其静脉注射给药的风险大于口服或肌注。

7. 控制滴速　中药注射剂不良反应或不良事件的发生有时可能与滴速有关。高渗溶液输入速度过快时，可引起短暂的低血压。据报道曾有人初次使用丹参注射液，滴速为85滴/分钟，给药约5分钟时，患者皮肤出现丘疹伴瘙痒，面部发热、胸闷等症状，将滴速调为20滴/分钟后，继续给药30分钟后患者无不良反应发生。部分中药注射剂的说明书中明确指出要控制滴速，如清开灵注射剂说明书中规定，注意滴速勿快，成人以40~60滴/分钟为宜。输液速度常根据病人的年龄、病情、药物性质来调节，一般成人30~80滴/分钟，儿童20~40滴/分钟，老年体弱、婴幼儿、心肺疾病患者易以缓慢的速度滴入。

8. 间隔输注　中药注射剂宜单独使用。临床上，在两组或两组以上液体序贯静滴的情况较多。对确实需要两组或两组以上液体治疗的情况下，应分别输注，中间需适当间隔一定时间，不宜序贯给药，以防止两种药物在血液中混合发生反应引起不良反应的发生。

9. 溶媒合理　溶媒是小容量中药注射剂输入静脉的载体。溶媒的选择对于保证药物成分的稳定性至关重要，应严格遵守药品说明书，合理选择溶媒是有效降低中药注射剂不良反应的措施之一。

10. 净化配制环境，加强无菌操作　输液配制环境对输液微粒污染有一定影响，净化配制操作环境，加强无菌操作，可明显减少配制过程中热原和微粒的侵入。

二、常见中成药举例

例 7 - 1　清开灵注射液

【**处方**】胆酸　珍珠母（粉）　猪去氧胆酸　栀子　水牛角（粉）　板蓝根　黄芩苷　金银花

【**制法**】以上八味，板蓝根加水煎煮二次，每次 1 小时，合并煎液，滤过，滤液浓缩至 200ml，加乙醇使含醇量达 60%，冷藏，滤过，滤液回收乙醇，加水，冷藏备用。栀子加水煎煮二次，第一次 1 小时，第二次 0.5 小时，合并煎液，滤过，滤液浓缩至 25ml，加乙醇使含醇量达 60%，冷藏，滤过，滤液回收乙醇，加水，冷藏备用。金银花加水煎煮二次，每次 0.5 小时，合并煎液，滤过，滤液浓缩至 60ml，加乙醇使含醇量达 75%，滤过，滤液调节 pH 至 8.0，冷藏，回收乙醇，再加乙醇使含醇量达 85%，冷藏，滤过，滤液回收乙醇，加水，冷藏备用。水牛角粉用氢氧化钡溶液、珍珠母粉用硫酸分别水解 7~9 小时，滤过，合并滤液，调节 pH 至 3.5~4.0，滤过，滤液加乙醇使含醇量达 60%，冷藏，滤过，滤液回收乙醇，加水，冷藏备用。将栀子液、板蓝根液和水牛角、珍珠母水解混合液合并后，加到胆酸、猪去氧胆酸的 75% 乙醇溶液中，混匀，加乙醇使含醇量达 75%，调节 pH 至 7.0，冷藏，滤过，滤液回收乙醇，加水，冷藏备用。黄芩苷用注射用水溶解，调 pH 至 7.5，加入金银花提取液混匀，与上述各备用液合并，混匀，并加注射用水至 1000ml，再经活性炭处理后，冷藏，灌封，灭菌，即得。

【**性状**】本品为棕黄色或棕红色的澄明液体。

【**功能与主治**】清热解毒，化痰通络，醒神开窍。用于热病，神昏，中风偏瘫，神志不清；急性肝炎、上呼吸道感染、肺炎、脑血栓形成、脑出血见上述证候者。

【**用法与用量**】肌内注射，一日 2~4ml。

【**注意事项**】①有表证恶寒发热者、药物过敏史者慎用；②如出现过敏反应应及时停药并做脱敏处理；③本品如产生沉淀或浑浊时不得使用。如经 10% 葡萄糖或氯化钠注射液稀释后，出现浑浊亦不得使用；④药物配伍：到目前为止，已确认清开灵注射液不能与硫酸庆大霉素、青霉素 G 钾、肾上腺素、阿拉明、乳糖酸红霉素、多巴胺、山梗菜碱、硫酸美芬丁胺等药物配伍使用；⑤清开灵注射液稀释以后，必须在 4 小时以内使用；⑥输液速度：注意滴速勿快，儿童以 20~40 滴/分钟为宜，成年人以 40~60 滴/分钟为宜；⑦除按【用法与用量】中说明使用以外，还可用 5% 葡萄糖注射液、氯化钠注射液按每 10ml 药液加入 100ml 溶液稀释后使用。

例 7 - 2　止喘灵注射液

【**处方**】麻黄　洋金花　苦杏仁　连翘

【**制法**】以上四味，加水煎煮二次，第一次 1 小时，第二次 1 小时，合并煎液，滤过；滤液浓缩至约 150ml，用乙醇沉淀处理二次，第一次溶液中含醇量为 70%，第二次为 85%，每次均于 4℃冷藏放置 24 小时，滤过，滤液浓缩至约 100ml，加注射用水稀释至 800ml，测定含量，调节 pH，滤过；加注射用水至 1000ml，灌封，灭菌，即得。

【性状】本品为浅黄色的澄明液体。

【功能与主治】宣肺平喘，祛痰止咳。用于痰浊阻肺、肺失宣降所致的哮喘、咳嗽、胸闷、痰多；支气管哮喘、喘息性支气管炎见上述证候者。

【用法与用量】肌注。一次2ml，一日2～3次；七岁以下儿童酌减。1～2周为一疗程，或遵医嘱。

【注意事项】青光眼患者禁用；严重高血压、冠心病、前列腺肥大、尿潴留患者在医生指导下使用。

例7-3 灯盏细辛注射液

【处方】灯盏细辛800g

【制法】灯盏细辛加水煎煮二次，第一次加水10倍量，煎煮2小时，第二次加水5倍量，煎煮2小时，合并煎液，滤过，滤液减压浓缩至相对密度为1.15～1.25（75℃）的清膏。取清膏加3倍量水稀释，加5%氢氧化钠溶液调节pH至7.5～8.5，滤过，滤液加10%硫酸溶液调节pH至2～3，滤过，得滤液和沉淀。取沉淀，用等量水溶解，加10%氢氧化钠溶液调节pH至5～6，滤过，滤液加20%硫酸溶液调节pH至1～2滤过，沉淀用90%乙醇等量洗涤4次，再用适量的65%乙醇溶解，加0.5%氢氧化钠溶液调节pH至5～6，滤过，滤液加10%盐酸溶液调节pH至1～2，滤过，沉淀用90%乙醇等量洗涤4次，真空干燥，干膏粉备用；取滤液，通过聚酰胺柱，分别用4倍量水、4倍量40%乙醇、2倍量70%乙醇洗脱，弃去水洗脱液，收集40%乙醇洗脱液、70%乙醇洗脱液，回收乙醇并浓缩至相对密度为1.03～1.08（70℃）的清膏，加5%氢氧化钠溶液，调节pH至7.5～8.5，用乙酸乙酯萃取2次，每次3倍量，取碱水层用10%盐酸溶液调节pH至2～3，用乙酸乙酯萃取2次，每次3倍量，收集乙酸乙酯提取液，减压回收乙酸乙酯溶液，剩余稠膏加5倍量水，煮沸，浓缩至相对密度为1.20～1.30（45℃）的清膏，与上述备用的干膏粉，分别加注射用水适量，用5%氢氧化钠调节pH至7.5～8.5，滤过，滤液备用；另取氯化钠8g，活性炭0.2g，加适量注射用水溶解煮沸，滤过，滤液与上述备用滤液合并，混匀再加注射用水至1000ml，滤过，灌封，灭菌，即得。

【性状】本品为棕色的澄明液体。

【功能与主治】活血化瘀，通经活络。用于脑络瘀阻，中风偏瘫，心脉痹阻，胸痹心痛；缺血性中风、冠心病心绞痛见上述证候者。

【用法与用量】肌内注射，一次4ml，一日2～4次。穴位注射，每穴0.5～1.0ml，多穴总量6～10ml。静脉注射，一次20～40ml，一日1～2次，用0.9%氯化钠注射液250～500ml稀释后缓慢滴注。

PPT

第五节 输液剂

一、概述

输液剂系指静脉滴注输入人体内的大剂量注射剂，用量在100ml以上，包括无菌的水溶液和以水为连续相的无菌乳剂，在临床上主要用于救治危重、急症及不能进食的患者，补充必要的营养、热能和水分，维持体内水、电解质的平衡，改善血液循环，防止和治疗休克，调节酸碱平衡，稀释和排泄毒素等。在现代临床上占有极为重要的地位。

（一）输液剂的种类

1. 电解质输液剂 用于补充体内水分、电解质，纠正体内酸碱平衡等。如氯化钠注射液（俗称生理盐水）、复方氯化钠注射液（林格液）、乳酸钠注射液等。

2. 营养输液剂　是通过静脉途径将人体必需的碳水化合物（糖）、脂肪、氨基酸、维生素以及微量元素等营养素输入到人体内，主要用于不能吞咽、不能进食或昏迷的患者。

（1）糖类及多元醇类输液　糖类输液用以补充机体热量和补充体液，常见的有葡萄糖注射液、转化糖注射液、果糖注射液、麦芽糖注射液等。多元醇类输液用于脑水肿降低颅内压及用于烧伤后产生的水肿。如山梨醇注射液、甘露醇注射液等。

（2）氨基酸输液剂　用于危重患者和不能口服进食的患者补充营养，为机体提供生物合成蛋白质所需的氮源，如复方氨基酸注射液。

（3）脂肪乳输液剂　是一种胃肠道外的高能输液，可为不能口服食物而严重缺乏营养的病人提供大量热量和补充体内必需的脂肪酸，适用于手术后、烧伤、肿瘤等病人，如复方氨基酸注射液等。

3. 胶体输液剂　这类输液是一种与血浆等渗的胶体溶液，可较长时间地保持在循环系统中，增加血容量和维持血压，但不能代替全血应用。如右旋糖酐、聚乙烯吡咯烷酮等。

（二）输液剂的质量要求

由于输液剂的注射量大而且直接进入人体血液，应在无菌、无热原及澄明度等方面要求更高。

1. 无菌、无热原及澄明度检查必须符合《中国药典》2020 年版的要求。

2. 含量、色泽、pH 也应符合要求，pH 力求接近人体血液正常值，过高或过低容易引起酸中毒和碱中毒。

3. 渗透压应调为等渗或略高渗，不能用低渗液静滴，否则易出现溶血现象。

4. 水溶液型输液剂对可见异物检查、不溶性微粒检查应符合《中国药典》2020 年版规定，并能耐热压灭菌。

5. 输液剂中不得添加任何抑菌剂，并在贮存过程中质量稳定。

6. 输液剂中不能有产生过敏反应的异性蛋白和降压物质，不能含有引起血象任何异常变化的物质，不能损坏肝、肾功能。

二、输液剂工艺流程图

输液剂的制备主要采用最终灭菌生产工艺，其生产过程包括原辅料的准备、配液、过滤、灌封、灭菌、灯检、包装等步骤，其生产工艺流程如图 7 - 3 所示。

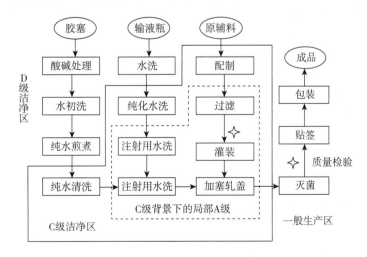

图 7 - 3　输液剂的生产工艺流程图

三、输液剂制备方法

（一）输液剂的容器

输液剂所用容器有瓶型和袋型两种。瓶型的有玻璃瓶和塑料瓶，玻璃瓶以中性硬质玻璃所制，应能耐酸、碱、水和药液的腐蚀。瓶口光滑圆整，无条纹气泡，内径必须符合要求，大小合适以利密封，其质量要求应符合国家标准。塑料瓶有聚丙烯塑料瓶、无毒软性聚氯乙烯塑料袋、非 PVC 复合膜软袋等。此种输液瓶重量轻、不易破碎、耐水耐腐蚀，具有无毒、化学性质稳定的特点，可以热压灭菌，且装入药液后密封性好，无脱落物，一次性使用，使用方便。

袋型输液容器由无毒聚氯乙烯（PVC）构成，具有质量轻、运输方便、不易破损、耐压等特点。塑料输液袋需经过热原试验、毒性试验、抗原试验、变形试验及透气试验，合格后方可使用。

输液瓶的清洗方法常见有酸洗法和碱洗法两种。前者是用硫酸重铬酸钾清洁液荡洗整个瓶的内壁及瓶口，再用纯化水、注射用水冲洗。后者是用 2% 氢氧化钠溶液冲洗，也可用 1% ~3% 碳酸氢钠溶液冲洗，由于碱性对玻璃有腐蚀作用，故接触时间不宜过长，再用纯化水、注射用水冲洗。

塑料容器清洗的主要目的是除去异物，一般采用过滤空气吹洗的清洗方式，以降低生产成本。过滤空气时多用 0.2μm 孔径滤芯，既可滤除尘埃粒子，又可滤除空气中的浮游微生物。塑料容器因其质轻、安全成为未来输液剂容器的发展趋势。

（二）原辅料的质量要求

输液剂所用的原辅料质量要求很高，在实际生产中必须严格控制。输液剂应选用优质高纯度的注射用规格的原料配制。按《中国药典》（2020 年版）规定项目，进行质量检验，特别是应严格控制水溶性钡、砷、汞、铅等有毒物质的含量，必要时要作相应的安全试验，确保符合要求后方可选择应用。输液剂配制所用的溶剂必须是符合要求的新鲜注射用水。输液剂配制过程中涉及的其他辅料，也应要求选择注射用规格。

（三）配液

配液的方法基本与小容量注射剂相同，注射用水应新鲜制备，输液剂多用浓配法，通常加入活性炭加热处理，滤过后再稀释至所需浓度。经活性炭加热处理，可吸附除去原料中的热原、色素和杂质，改善澄明度。

若原料质量较好、成品合格率较高时可用稀配法。即将原料直接加新鲜制备的注射水中配成所需的浓度，加活性炭，调整 pH，搅拌，放置约 20 分钟后，用砂滤棒抽滤至澄明，再通过 3 号垂熔滤器及微孔薄膜滤器精滤后灌装。

（四）过滤

由于输液量大，初滤一般采用垂熔玻璃滤棒、陶质砂滤棒或不锈钢板框压滤机进行；精滤目前多采用加压三级（砂滤棒 – 垂熔玻璃滤球 – 微孔滤膜）过滤。还有用聚四氟乙烯或聚碳酸酯或不锈钢滤器为支架加混合纤维素微孔滤膜组成的滤器，多用作药液的精滤。

（五）灌封

输液的灌封分为灌注药液、塞胶塞、轧铝盖等操作。输液灌封时采用局部层流，严格控制洁净度（局部 A 级）。目前大量生产多采用自动旋转式灌装机、自动翻塞机和自动落盖轧口机等完成整个灌封过程，实现联动化机械化生产。

（六）灭菌

灭菌工序是输液剂无菌质量特性的最关键的工序，输液剂灌封后应立即灭菌，一般从配制药液至灭菌在 4 小时内完成。输液剂常采用热压灭菌，灭菌条件为 121℃、15 分钟或 116℃、40 分钟。塑料袋输液的灭菌条件为 109℃、45 分钟或 111℃、30 分钟。

（七）包装

产品经贴标签、装箱后成为成品。包装线最重要的是防止混淆。应确保标签正确，批号、生产日期和有效期等信息准确。产品数、标签消耗数等应合理平衡。

（八）输液剂的质量检查

输液剂质量检查项目有：装量差异检查、热原检查、无菌检查、pH 测定等。检查方法和标准按《中国药典》2020 年版等有关规定进行。

1. 澄明度与微粒检查 澄明度检查一般用目测法，但近年来正逐步采用微孔滤膜 – 显微镜法、电阻计数法（如库尔特计数仪）、光阻计数法和激光计数法等。

（1）澄明度 应符合《中国药典》关于澄明度检查判断标准的规定。

（2）不溶性微粒 按《中国药典》2020 年版不溶性微粒检查法（通则 0903）进行检查，规定标示量为 100ml 及以上的静脉滴注用注射液，除另有规定外，每 1ml 中含 10μm 及以上的微粒不得超过 25 粒，含 25μm 及以上的微粒不得超过 3 粒。检查方法：用孔径 0.45μm 的微孔滤膜滤过后，经显微镜观察评定，或采用库尔特计数器检查。

2. 热原、无菌检查 因输液剂每次使用剂量较大，故对热原以及无菌的检查都非常重要，应符合《中国药典》2020 年版的要求。

3. 含量、pH 及渗透压检查 应根据具体品种要求进行测定，符合《中国药典》要求。

 实例分析 7-3

欣弗事件

实例：2006 年 7 月 24 日，青海西宁部分患者使用安徽华源生物药业有限公司生产的"欣弗"（克林霉素磷酸酯葡萄糖注射液）后，出现胸闷、心悸、心慌、肝肾功能损害等严重临床症状，青海药监局第一时间发出紧急通知，要求该省停用。此次事件截至当年 8 月 9 日先后造成 8 人死亡，还有 100 多万瓶问题产品未召回。原国家食品药品监督管理总局 10 日发布通报说，经对安徽华源生物药业有限公司 2006 年 6 月至 7 月所生产的克林霉素磷酸酯葡萄糖注射液（欣弗）的生产过程核查，初步分析认定，企业未按批准的生产工艺进行生产，据调查，欣弗注射液向国家有关部门申报时的消毒温度为 105℃，消毒时间为 30 分钟。但在实际生产时，降低了灭菌温度、缩短了灭菌时间、增加了灭菌柜装载量，导致灭菌不彻底，造成了严重后果。

问题：1. 这起事件在哪个环节上给患者带来了风险？

2. 请回答输液剂的质量要求有哪些？

思考：违规、渎职遗祸大，药剂工作人员必须严守规程、精益求精。

答案解析

PPT

第六节　注射用无菌粉末

一、注射用无菌粉末概述

（一）注射用无菌粉末的含义与特点

注射用无菌粉末，指原料药物或与适宜辅料制成的供临用前用无菌溶液配制成注射液的无菌粉末或无菌块状物。可用适宜的注射用溶剂配制后注射，也可用静脉输液配制后静脉滴注。一般采用无菌粉末直接分装法或无菌水溶液冷冻干燥法制得，其中以无菌水溶液冷冻干燥法制备的注射用无菌粉末，也可称为注射用冻干制剂。

制成粉针剂后，制剂稳定性大大提高，便于携带。适用于对热敏感或在水中不稳定的药物，特别是对湿热敏感的抗生素及生物制品。将某些中药注射剂制成粉针剂，其稳定性与疗效得以更好保障，如双黄连粉针剂、清开灵粉针剂、注射用灯盏花素冻干粉针等。

（二）注射用无菌粉末的分类

根据生产工艺不同，粉针可分为注射用无菌分装制品和注射用冷冻干燥制品两种。无菌分装制品是将精制而得的无菌药粉直接进行无菌分装，常见于青霉素类抗生素品种；注射用冷冻干燥制品是将药物配成无菌水溶液，并经过无菌分装，通过冷冻干燥法制成的无菌粉末，常见于生物制品如酶类等。

（三）注射用无菌粉末质量要求与一般检查

因无菌粉末属于非最终灭菌的无菌制剂，生产须采用无菌操作，对于无菌的环境要求非常严格，分装车间的生产环境要符合工艺要求，在分装等关键工序，应采取 B 级背景下的局部 A 级洁净度。

粉针剂的质量要求与注射用水溶液基本一致，应符合《中国药典》2020 年版中关于注射用药物的各项规定及注射用无菌粉末的各项检查。

二、注射用无菌粉末工艺流程图（冻干制剂工艺）

注射用冷冻干燥制品简称冻干粉针，是指将已制成的无菌水溶液预先冻结成固体，然后在低温低压条件下，将水分从冻结状态下升华除去，在无菌的条件下封口制成的粉针剂。制备所采用方法称为冷冻干燥法，此法利用水的升华除去水分达到干燥的目的，因制备过程不升温，故适用于对热敏感的药物，如一些酶制剂、血浆等生物制品的制备。其制备工艺流程包括：药液配制、过滤、灌装、冷冻干燥、封口、轧盖、质量检查。具体生产工艺流程如图 7-4 所示。

三、注射用无菌粉末制备方法

（一）冷冻干燥制品制备方法

1. 预冻　制品必须进行预冻后才能升华干燥，是冷冻干燥的重要环节，通常预冻温度应低于产品共熔点。当温度降至产品共熔点（即溶液完全冻结固化的最高温度）以下 10~20℃，药液冻成完全的固体。如预冻温度不在低共熔点以下，抽真空药液易产生类似"沸腾"现象而使表面凹凸不平。

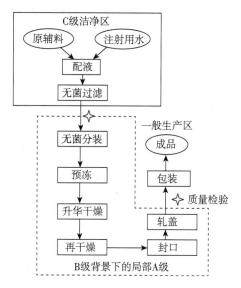

图 7 - 4 注射用冻干制品生产工艺流程图

2. 升华干燥 在维持冻结状态的条件下，用抽真空的方法降低制品周围的压力，当压力低于该温度下水的饱和蒸气压时，冰晶直接升华，水分不断被抽走，产品不断干燥。当全部冰晶除去时，一次干燥完成了。升华干燥法有两种：一种是一次升华法；另一种是反复预冻升华法。

（1）一次升华法 系指制品一次冻结、一次升华即可完成干燥的方法。此法适用于共熔点在 -20 ~ -10℃的制品，结构单一、黏度和浓度均不大，装量厚度在 10 ~ 15mm。首先将预冻后的制品减压，待真空度达一定数值后，启动加热系统缓缓加热，使制品中的冰升华，升华温度约为 -20℃，药液中的水分可基本除尽。

（2）反复预冻升华法 该法的减压和加热升华过程与一次升华法相同，只是预冻过程须在共熔点与共熔点以下 20℃之间反复升降预冻，而不是一次降温完成。此法适用于共熔点较低或结构复杂、黏稠的产品，如蜂蜜、王浆等。

3. 再干燥 在升华完成后，90%左右的水分随着冰晶体的升华逐步除去。为了达到良好干燥状态，应进行二次干燥，二次干燥的温度，根据制品的性质确定，制品在保温干燥一段时间后，整个冻干过程即告结束。

4. 封口及扎盖 通过安装在冻干箱内的液压或螺杆升降装置全压塞，将已全压塞的制品容器移出冻干箱，用铝盖轧口密封。

（二）无菌分装产品生产技术

1. 容器的处理 容器有西林瓶、安瓿等。安瓿或西林瓶以及胶塞的处理按注射剂的要求进行，均需进行灭菌处理，生产环境一般在 C 级洁净区。

2. 原料的准备 无菌原料可用灭菌溶剂结晶法或喷雾干燥法制备，若细度不符合要求，则需在无菌条件下粉碎、过筛以制得符合注射用的无菌粉末。

3. 无菌分装 无菌分装必须在高度洁净的 A 级洁净区中按无菌操作法进行分装。目前分装的机械设备有插管分装机、螺旋自动分装机、真空吸粉分装机等。此外，青霉素分装车间不得与其他抗生素分装车间轮换生产，以防止交叉污染。

4. 压塞扎盖 压塞也要求在 A 级洁净区进行。分装后要立即压塞、扎盖封口，缩短药粉暴露时间。

5. **灭菌及异物检查** 对于耐热品种，可选用适宜灭菌方法进行补充灭菌，以确保安全。对于不耐热品种，必须严格无菌操作，产品不再灭菌。异物检查一般在传送带上目检。

6. **贴签（印字）包装** 贴有药物名称、规格、批号、生产日期、有效期、用法等的标签，并装盒。

实践实训

实训十 丹参注射液的制备

【实训目的】

1. 建立中药注射液的生产情景。

2. 将处方丹参饮片采用水提醇沉，制成稠浸膏，进行配液、过滤、灌封等操作，制备注射剂。

3. 学会使用中药提取、注射剂洗瓶、配液、过滤、灌封等主要用具和设备，掌握丹参注射液的制备方法及操作要点。

4. 能进行中药注射剂的一般质量检查。

【实训条件】

1. **实训场地** GMP 模拟车间或制剂实训室。

2. **实训仪器与设备** 天平，提取设备，配液罐，安瓿灌封一体机，澄明度检测仪等。

3. **实训材料** 药材（见【处方】项下），针用活性炭等。

【实训内容】

【处方】

丹参	1000g
碳酸氢钠	150g
亚硫酸氢钠	20g
针用活性炭	12.5g
制成	10000ml

【功能与主治】扩张血管，增加冠状动脉血流量。用于心绞痛，亦可用于心肌梗死等。

【实训操作】

1. **生产前准备**

（1）接受生产任务。

（2）领料。领取生产的原辅料，办理物料交接手续，并签字记录。

（3）注意严格执行各项目《岗位标准操作规程》《仪器使用、维护保养及检修标准操作规程》及《丹参注射液工艺规程》。

2. **制备丹参浸膏**

（1）领取净药材或饮片丹参，认真核对品名、批号、数量，将原料投入提取罐内。

（2）对贮罐中提取液的数量、成品流浸膏的数量投料量、溶剂用量、煎煮时间进行复核。

（3）丹参，加水煎煮两次，第一次溶剂（饮用水）加入量为投料重量的 10 倍，煎煮 4 小时，滤过，药液贮藏至贮液罐中；在药渣中加入药材总量 8 倍饮用水，第二次煎煮 4 小时，滤过，将两次药液合并，贮藏至贮液罐中。用料泵将药液贮罐中的药液抽入浓缩器，浓缩至 6500～7500ml，另器存放，加乙醇使含醇量为 75%，静置 24 小时，取上清液，回收乙醇并浓缩至 3000ml，再加乙醇使含醇量为 85%，静置 24 小时，按溶液体积加 1% 活性炭，搅拌 30 分钟过滤，回收乙醇并浓缩至 2000～3000ml。

（4）丹参浸膏制备完成后，标明浸膏的相对密度、体积、数量、名称、批号、日期、操作人，交下一道工序。

（5）按一般生产区清场程序和设备清洁规程清理工作现场、设备、工具、容器、管道等。

3. 配液、过滤操作

（1）投料　按《投料前检查复核操作规程》双人复核，准确称取批生产指令规定原辅料量。

（2）浓配法配液　开注射用水阀把注射用水注入浓配罐内，加注射用水至配制全量的 1/3；将称量好的原料辅料按工艺要求投料顺序从投料口加入浓配罐加热、搅拌；加入已调好的炭，开搅拌器，搅拌至原辅料完全溶解。

（3）脱炭　打开循环系统阀门，使药液经过滤器循环过滤，除去药液中的活性炭，使药液澄明无明显可见异物。

（4）稀配法配液　关闭循环阀门，开启稀配阀门，将药液泵入稀配罐；加入注射用水至生产工艺规定量的 4/5；开启搅拌器和过滤循环系统各阀门，使药液在管道系统内经过滤系统循环。

（5）定容　应缓慢地补加注射用水至全量，冷却降温至 40～50℃，经初效过滤器初滤，再经 0.45μm 微孔滤膜精滤，取样检查可见异物，合格后经中空纤维超滤器过滤，末端经 0.22μm 微孔滤膜至澄明。

（6）调节 pH　取样检测 pH，确认使用 pH 调节剂的名称、浓度、数量，开启搅拌器搅拌均匀；调节药液 pH 应符合工艺规定。

（7）质量控制　按产品中间体质量标准取样检测含量、pH、可见异物。检验合格后开回流阀，药液输入灌装间备用。

（8）按清场操作规程清场，填写清场记录，QA 检测合格后颁发清场合格证。

4. 灌封操作

（1）生产前准备

①灌装岗位的操作人员按《人员进出 A 级洁净区更衣标准程序》进行洗澡、更衣、手清洗消毒后进入灌封间。

②确认生产状态、状态标志齐备，核对生产状态标志，包括：品名、规格、数量、批号等。

③打开电源，确认层流罩净化系统符合 A 级洁净度要求。

（2）灌封操作

①开机前检查与准备　点动试运行机器 1～3 个循环，检查灌封设备运转情况，有无异常声响、震动等；手动操作将药液输入灌装管路，排除管内的空气。

②试灌装　开动主机运行，在设定速度试灌装，检测装量，调节装量、装置，使装量在装量差异限度范围内，然后停机，正常灌装后每一小时检查一次可见异物和装量。

③调节火焰状态　打开燃气、氧气阀门，点燃火焰，调节燃气、氧气流量计开关，使火焰达到设定状态。

④灌封　开动主机至设定速度并进行灌装，灌装时查看针头灌注药液情况，每隔 3～5 分钟检查 1 次装量。看拉丝效果，调节火焰至最佳，用镊子挑出不合格品。

⑤关机　灌装结束后先关氧气、燃气阀门，后关闭电源开关使设备停止运行。

⑥交中转站　标示注明物料品名、规格、批号、数量、日期和操作者姓名。及时移交中转站或下一工序。

⑦按清场操作规程清场，填写清场记录，QA 检测合格后颁发清场合格证。

5. 灭菌、检漏、灯检

（1）生产前准备

①人员按一般生产区更衣程序和净化要求进入操作间。

②按生产指令从中转站领取上一工序合格中间产品，核对品名、批号、型号、数量、合格证等，确认无误后，方可开始生产操作。

（2）生产操作

①将灌封好的注射剂装上消毒车，推入灭菌柜中，关闭柜门。

②开蒸汽阀门，将蒸汽输入灭菌柜中，进行灭菌（105℃，30 分钟）。

③关蒸汽阀门，打开有色水管阀门，注入 0.05% 曙红溶液，抽真空至 85 ~ 90kPa。

④将灭菌柜内压力恢复常压，将有色液输送回储罐，水冲淋安瓿，洗净后开柜门，出瓶，将有色安瓿在澄明度检验中挑出。

⑤将待检注射剂进行澄明度检查，手持待检品瓶颈部于遮光板边缘处，轻轻旋转和翻转容器，使药液中可能存在的可见异物漂浮，在明视距离（通常为 25cm）处，分别在黑色和白色背景下，用目视法挑出有可见异物的检品及有色的检品。

⑥灯检结束后，每盘成品应标明品名、规格、批号、灯检工号，移交印字包装岗位。

⑦按清场操作规程清场，填写清场记录，QA 检测合格后颁发清场合格证。

6. 印字包装

（1）生产前准备

①人员按一般生产区更衣程序进行更衣，进入操作间。

②按批包装指令领取检验合格的内包半成品、包装材料，核对半成品、包装材料的名称、规格、数量等，确认无误后，方可开始包装操作。

（2）生产操作

①将存放注射剂的空纸盒放入输送带上（注意盒底朝上，盖朝下放置），将纸盒向前传送。

②将待包装注射剂放在加瓶料斗内，待包装注射剂向下滑入料斗出口处，将油墨加在油墨轮上，经转动的橡胶上墨轮将油墨加在字模轮上。

③印好字的安瓿落入输送带上盒盖已打开的纸盒内，手动放入一张使用说明书，最后将盒盖合上，由输送带送往贴签设备处贴标签。

④将包装好的小盒按规定量装入大箱，将填好的装箱单放入箱内，将包装好的成品入待检库，下达请验单，待检验下达合格通知单，由 QA 发放合格证后办理入库手续。

⑤按清场操作规程清场，填写清场记录，QA 检测合格后颁发清场合格证。

【质量检查】

按《中国药典》2020 年版规定，对丹参注射液进行外观、装量差异、澄明度等检查，应符合规定。

【实训结果】

表 7 - 6 实训结果

检查项目	检查结果
外观 装量差异 澄明度 成品量	
结论	

【实训考核表】

表 7 - 7 实训考核表

内容		要求	分数	得分
生产前准备		检查确认仪器、设备性能良好	5	
生产操作	生产前准备	正确使用天平，按处方量准确称取物料	3	
	提取	按《提取设备标准操作规程》规范操作	5	
	浓缩	按《浓缩设备标准操作规程》规范操作	5	
	配液	按《配液设备标准操作规程》规范操作，浓配法、稀配法操作标准	10	
	过滤	按《过滤设备标准操作规程》规范操作，初滤、精滤顺序正确	7	
	灌封	按《灌封设备标准操作规程》规范操作，会试灌装操作、会调节火焰状态	10	
	灭菌	按《灭菌设备标准操作规程》规范操作，正确调节灭菌温度和压力	15	
	检漏	按《检漏标准操作规程》规范操作	10	
成品质量	外观	符合要求	5	
	装量差异	符合要求	5	
	澄明度	符合要求	5	
	成品量	在规定范围内	5	
清场		仪器、设备、场地清洁合格，清场记录填写准确完整	10	

目标检测

答案解析

一、单项选择题

1. 关于注射剂的特点，以下描述不正确的是

    A. 药效迅速作用可靠   B. 适用不宜口服的药物

    C. 可以用于疾病诊断   D. 不能产生延长药效的作用

    E. 适用于不能口服给药的病人

2. 在水中溶解度小的药物或为了延长药物疗效的可制成

   A. 乳浊型注射剂　　　　B. 混悬型注射剂　　　　C. 水溶性注射剂

   D. 灭菌粉针剂　　　　　E. 注射剂用片剂

3. 彻底破坏热原所采用的温度及时间是

   A. 60℃加热 1 小时　　　B. 100℃加热 1 小时　　　C. 150℃加热 45 分钟

   D. 250℃加热 45 分钟　　E. 180℃加热 45 分钟

4. 将挥发油制成注射剂，常加入适量氯化钠，其主要作用是

   A. 防腐　　　　　　　　B. 增溶　　　　　　　　C. 调节渗透压

   D. 调节 pH 值　　　　　E. 盐析

5. 中药有效成分为挥发油或其他挥发性成分时，可采用以下哪种方法提取

   A. 透析法　　　　　　　B. 蒸馏法　　　　　　　C. 水醇法

   D. 酸碱法　　　　　　　E. 萃取法

6. 输液剂内不得加入任何

   A. 乳化剂　　　　　　　B. 抑菌剂　　　　　　　C. 渗透压调节剂

   D. pH 调节剂　　　　　E. 抗氧剂

7. 蒸馏水器结构上的隔沫装置，在蒸馏时所起的作用是防止

   A. 爆沸　　　　　　　　B. 蒸馏速度过快　　　　C. 带入热原

   D. 带入废气　　　　　　E. 蒸气逸散

8. 一般注射液的 pH 允许在

   A. 2～5 之间　　　　　　B. 3～7 之间　　　　　　C. 4～9 之间

   D. 5～10 之间　　　　　E. 6～11 之间

9. 注射液配制时，需用活性炭处理，其用量为

   A. 0.1%～1.0%　　　　B. 0.01%～0.1%　　　　C. 1.0%～2.0%

   D. 2.0%～3.0%　　　　E. 3.0%～5.0%

10. 正清风痛宁注射液中，乙二胺四乙酸二钠为

   A. 抑菌剂　　　　　　　B. 止痛剂　　　　　　　C. pH 调节剂

   D. 金属离子络合剂　　　E. 等渗调节剂

11. 板蓝根注射液中加入聚山梨酯 80 为

   A. 增加稳定　　　　　　B. 防止变质　　　　　　C. 增溶剂

   D. 稳定剂　　　　　　　E. 络合剂

12. 可作为血浆代用液的是

   A. 葡萄糖注射液　　　　B. 右旋糖酐　　　　　　C. 氯化钠注射液

   D. 氨基酸输液　　　　　E. 脂肪乳剂输液

13. 制备注射剂选用注射用油作溶媒时，注射用油的质量要求是

   A. 酸值越高越好　　　　B. 酸值越低越好　　　　C. 碘值越高越好

   D. 皂化值越高越好　　　E. 碘值越低越好

14. 下列关于热原的性质叙述错误的是

   A. 水溶性　　　　　　　B. 耐热性　　　　　　　C. 挥发性

D. 滤过性　　　　　　　E. 被吸附性

15. 除去药液中热原的一般方法为

A. 聚酰胺吸附　　　　　B. 一般滤器过滤法　　　　C. 醇溶液调 pH 法

D. 活性炭吸附法　　　　E. 改良明胶法

二、简答题

1. 简述除去热原的方法。

2. 简述注射剂被热原污染的途径。

3. 注射剂常用的附加剂有哪些?

4. 简述制备注射用冷冻干燥制品的一般工艺流程。

5. 制备注射剂时，为了增加主药的溶解度可选用哪些方法?

书网融合……

知识回顾　　　　　　微课　　　　　　习题

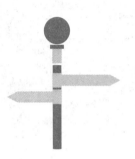

第八章　散　剂

学习引导

散剂为中医药四大传统剂型之一，在临床应用已有千年历史。我国最早方书《五十二病方》中已有记载，东汉张仲景在《伤寒杂病论》中最先提出"散"剂的名称，并说明了散剂的适应证和作用机制。全世界第一部由官方主持编撰的成方制剂《太平惠民和剂局方》中，散剂约占所有剂型的一半。虽然化学药散剂临床应用已日趋减少，但其在中药制剂中仍广泛应用。那么，散剂有什么特点？分为哪些类型？其制备及用法又是怎样？

本章主要介绍散剂的含义、特点与分类，粉碎、过筛与混合基本操作，散剂的制备工艺流程、质量检查项目与要求。

学习目标

1. **掌握**　中药散剂的特点与分类；粉碎、过筛与混合的基本操作方法；药筛与粉末的分等；散剂质量检查项目与要求；散剂的临床用药指导。
2. **熟悉**　中药散剂的含义；一般散剂与特殊中药散剂常见制备方法。
3. **了解**　粉碎的基本原理；常见中成药散剂。

第一节　概　述

PPT

一、散剂的含义与特点

散剂系指原料药物或与适宜的辅料经粉碎、均匀混合制成的干燥粉末状制剂。

散剂为古老的剂型之一，我国古代著名方书如《伤寒论》《名医别录》等均载有不少散剂。散剂除作为药物的一种剂型直接应用于临床外，也是制备其他固体剂型如丸剂、胶囊剂、片剂等的原料。

散剂主要有以下特点：易分散，奏效快；制法简便，运输携带方便；相较于片剂、胶囊剂等剂型易于分剂量；适用于老人、儿童或有吞咽困难的人群服用；用于溃疡病、外伤流血等，可起到保护黏膜、吸收分泌物、促进凝血和愈合的作用。但由于药物粉碎后表面积加大，其嗅味、刺激性、吸湿性及化学活性也相应增加，因此，具有刺激性、易挥发、吸湿或风化的药物一般不宜制成散剂；此外，散剂的口感较差，剂量大的药物还会造成服用困难，患者依从性较差。

二、中药散剂的分类

散剂通常有以下三种分类方法。

1. 按医疗用途分类 可分为口服散剂和局部用散剂。口服散剂一般溶于或分散于水、稀释液或者其他液体中服用，也可直接用水送服。局部用散剂可供皮肤、口腔、咽喉、腔道等处应用，可直接撒布患处，亦可吹入耳、鼻、喉等腔道或用酒等调敷于患处。专供治疗、预防和润滑皮肤的散剂也可称为撒布剂或撒粉。

2. 按药物组成分类 可分为单散剂和复方散剂。单散剂由一种药物组成，如猪胆粉。复方散剂由两种或两种以上药物组成，如八味沉香散。

3. 按剂量分类 可分为分剂量散剂和不分剂量散剂。分剂量散剂按一次剂量包装，由患者按包服用，此类散剂内服者较多；不分剂量散剂系以多次使用的总剂量包装，由患者按医嘱自取，此类散剂外用者较多。

4. 按药物性质分类 可分为一般散剂和特殊散剂。特殊散剂包括含毒性药物散剂、含液体药物散剂及含低共熔混合物散剂。

三、散剂质量要求与检查项目

散剂的质量要求从总体上看，主要有：①供制散剂的原料药物均应粉碎。除另有规定外，口服用散剂为细粉，儿科用和局部用散剂应为最细粉。②散剂应干燥、疏松、混合均匀、色泽一致。制备含有毒性药、贵重药或药物剂量小的散剂时，应采用配研法混匀并过筛。③散剂可单剂量包（分）装，多剂量包装者应附分剂量的用具。含有毒性药的口服散剂应单剂量包装。④散剂中可含或不含辅料。口服散剂需要时亦可加矫味剂、芳香剂、着色剂等。⑤除另有规定外，散剂应密闭贮存，含挥发性原料药物或易吸潮原料药物的散剂应密封贮存。生物制品应采用防潮材料包装。⑥为防止胃酸对生物制品散剂中活性成分的破坏，散剂稀释剂中可调配中和胃酸的成分。⑦散剂用于烧伤治疗如为非无菌制剂的，应在标签上标明"非无菌制剂"；产品说明书中应注明"本品为非无菌制剂"，同时在适应证下应明确"用于程度较轻的烧伤（Ⅰ°或浅Ⅱ°）"；注意事项下规定"应遵医嘱使用"。

除另有规定外，散剂应进行以下相应检查。

1. 粒度 除另有规定外，化学药局部用散剂和用于烧伤或严重创伤的中药局部用散剂及儿科用散剂，照下述方法检查，应符合规定。检查法：取供试品 10g，精密称定，照《中国药典》2020 年版四部粒度和粒度分布测定法（通则 0982 单筛分法）测定。中药散剂通过六号筛（化学药通过七号筛）的粉末重量，不得少于 95%。

2. 外观均匀度 取供试品适量，置光滑纸上，平铺约 $5cm^2$，将其表面压平，在明亮处观察，应色泽均匀，无花纹与色斑。

3. 水分 中药散剂照《中国药典》2020 年版四部水分测定法（通则 0832）测定，除另有规定外，不得过 9.0%。

4. 干燥失重 化学药和生物制品散剂，除另有规定外，取供试品，照《中国药典》2020 年版四部干燥失重测定法（通则 0831）测定，在 105℃干燥至恒重，减失重量不得过 2.0%。

5. 装量差异 单剂量包装的散剂，照《中国药典》2020 年版四部散剂（通则 0115）下装量差异检，应符合规定。凡规定检查含量均匀度的化学药和生物制品散剂，一般不再进行装量差异的检查。

6. 装量　除另有规定外，多剂量包装的散剂，照《中国药典》2020 年版四部最低装量检查法（通则 0942）检查，应符合规定。

7. 无菌　除另有规定外，用于烧伤［除程度较轻的烧伤（Ⅰ°或浅Ⅱ°外）］、严重创伤或临床必须无菌的局部用散剂，照《中国药典》2020 年版四部无菌检查法（通则 1101）检查，应符合规定。

8. 微生物限度　除另有规定外，照《中国药典》2020 年版四部非无菌产品微生物限度检查：微生物计数法（通则 1105）和控制菌检查法（通则 1106）及非无菌药品微生物限度标准（通则 1107）检查，应符合规定。凡规定进行杂菌检查的生物制品散剂，可不进行微生物限度检查。

第二节　粉碎、过筛与混合

PPT

一、粉碎

（一）粉碎目的

粉碎是借助机械力或其他方法（如超声波）将大块固体物料破碎成适宜程度（碎块、细粉、超细粉）的过程。粉碎操作对制剂过程有一系列的意义：①减小粒径，增加药物的比表面积，促进药物的溶解与吸收，提高药物的生物利用度；②便于制备多种剂型，如散剂、颗粒剂、丸剂、片剂、浸出制剂等；③加速药材中有效成分的溶解；④便于各成分混合均匀和服用。

通常把粉碎前物料的平均直径（d）与粉碎后药物的平均直径（d_1）的比值称为粉碎度（n），见式（8 - 1）。

$$n = d/d_1 \qquad (8 - 1)$$

粉碎度越大，物料被粉碎得越细。粉碎度的大小，取决于药物本身的性质、制备的剂型及医疗上的用途。如内服散剂中不溶或难溶性药物用于治疗胃溃疡时，必须将药物制成细粉，以利于分散，充分发挥药物的保护和治疗作用，而易溶于胃肠液的药物则不必粉碎成细粉。浸出中药材时过细的粉末易于形成糊状物而达不到浸出目的。用于眼黏膜的外用散剂需要极细粉，以减轻刺激性。所以固体药物的粉碎应随需要而选用适当的粉碎度。

（二）粉碎机理

粉碎过程主要是依靠外加机械力的作用破坏物质分子间的内聚力来实现的。被粉碎的物料受到外力的作用后在局部产生很大的应力或形变，当应力超过物料本身的分子间作用力时，即可产生裂隙并发展为裂缝，最后则破碎或开裂。粉碎过程常用的外力有：剪切力、冲击力、研磨力、压缩力、弯曲力等。被粉碎物料的性质、粉碎程度不同，所需施加的外力也不同。冲击、研磨作用对脆性物料有效；纤维状物料用剪切力更有效；粗碎以冲击力和压缩力为主，细碎以剪切力和研磨力为主；要求粉碎产物能产生自由流动时，用研磨法较好。实际上多数粉碎过程是上述几种力综合作用的结果。

（三）粉碎的方法

根据物料的性质和产品粒度的要求，结合实际的设备条件，可采用下列不同的粉碎方法，其选用原则以能达到粉碎效果及便于操作为目的。

1. 混合粉碎 混合粉碎是指两种或两种以上药物放在一起同时粉碎的操作方法。药物经过粉碎后，表面积增加，引起了表面能的增加，故体系不稳定。因表面能有趋于最小的倾向，故已粉碎的粉末有重新聚结的趋势，随着粒度的增加，重新聚结的趋势变为现实时，粉碎与聚结同时进行，粉碎便停止在一定阶段，不再往下进行，使粉碎过程达到一种动态平衡。若用混合粉碎的方法，可使另一种药物吸附于其表面使表面能显著降低，并且在其表面形成了机械隔离层，从而阻止了聚结，使粉碎能继续进行。因此，若处方中某些药物的性质及硬度相似时，可将它们混合粉碎，不但能避免一些黏性药物单独粉碎的困难，又可将粉碎与混合操作结合进行。但处方中如含有大量油脂性、黏性较大的药物，或含有新鲜动物药，应进行特殊处理。

（1）串油法 处方中含大量油脂性的药物，如桃仁、枣仁、柏子仁等，粉碎时先将处方中非油脂性药料研成细粉，再掺入油脂性药料粉碎；或将油脂性药料捣成稠糊状，再分次掺入其他细粉后共同粉碎。

（2）串料法 处方中含有大量黏液质、糖分等黏性药物，如熟地黄、黄精、玉竹、天冬、麦冬等，粉碎时先将处方中黏性小的药物混合粉碎成粗粉，然后陆续掺入黏性大的药物，粉碎成不规则的粉块或颗粒，60℃以下充分干燥后再粉碎。

（3）蒸罐法 处方中含有新鲜动物药，如乌鸡、鹿肉等，粉碎时将药物加入黄酒及其他药汁等液体辅料蒸煮后，与其他药物掺合，干燥，再粉碎。

2. 单独粉碎 单独粉碎是指将一种药物单独进行粉碎的操作方法。此法既可按欲粉碎物料的性质选择较为合适的粉碎机械，又可避免粉碎时因不同物料损耗差异而引起含量不准确的现象。宜单独粉碎的药物为：①氧化性或还原性强的药物，为避免发生爆炸，必须单独粉碎，如硫黄、雄黄等；②贵重、细料药物，为减少损耗，宜单独粉碎，如羚羊角、麝香、牛黄等；③毒性药物、刺激性大的药物，为便于劳动保护，防止中毒和交叉污染，宜单独粉碎，如雄黄、蟾酥、马钱子等；④树脂、树胶类药物，如乳香、没药应在干燥季节粉碎。

3. 干法粉碎 干法粉碎是指将物料经适当的干燥处理后，药物含水量低至一定限度（一般低于5%）而进行粉碎的操作方法。在制剂生产中大多数物料采用干法粉碎。该法的缺点是粉尘飞扬，操作人员应注意劳动保护。

4. 湿法粉碎 湿法粉碎是指在药物中加入适量液体（水或其他液体）进行粉碎的方法。由于加入的液体可以渗入颗粒的裂隙中，降低了分子间的内聚力，而有利于粉碎。液体的选用以药物遇湿不膨胀、两者不起变化、不影响药效为原则。湿法粉碎可避免操作时的粉尘飞扬，减轻某些有毒药物或刺激性药物对人体的危害。根据粉碎时加入液体种类和体积的不同，湿法粉碎可分为加液研磨法和水飞法。

（1）加液研磨法 是指药物中加入少量液体进行研磨粉碎的方法。液体用量以能湿润药物成糊状为宜。此法粉碎度高，避免粉尘飞扬，减轻毒性或刺激性药物对人体的危害，减少贵重药物的损耗，如樟脑、冰片、薄荷脑、牛黄等加入少量挥发性液体（乙醇等）研磨粉碎。研磨麝香时常加入少量水研磨粉碎，俗称"打潮"。

（2）水飞法 是将药物与水共置乳钵或球磨机中研磨，使细粉飘浮于液面或混悬于水中，倾出此混悬液，余下的药物再加水反复研磨，至全部药物研磨完毕，将所得混悬液合并，静置沉降，倾去上清液，将湿粉干燥即得极细粉。此法适用于矿物药、动物贝壳的粉碎，如朱砂、珍珠、炉甘石、滑石、雄黄等。

5. 低温粉碎 低温粉碎是指将药物或粉碎机进行冷却的粉碎方法。药物在低温时脆性增加，韧性与延展性降低，可提高粉碎效果。此法适用于在常温下粉碎困难的熔点低、软化点低、热塑性及强韧性的物料粉碎，如动物药（甲鱼、蛇）、含糖和黏液的黏性药（红参、玉竹、牛膝）、树脂、树胶、蟾酥、干浸膏、含挥发性成分的物料及抗生素类药物等。

低温粉碎一般有下列四种方法：①物料先行冷却，迅速通过高速冲击式粉碎机粉碎，物料在机内停留的时间短暂；②粉碎机壳通入低温冷却水，在循环冷却下进行粉碎；③将干冰或液化氮气与物料混合后进行粉碎；④组合应用上述三种方法进行粉碎。

知识链接

中药微粉化

中药微粉化是指在遵循中医药理论的前提下，采用现代微粉技术，将中药材、中药提取物、中药制剂微粉化。超微中药为将传统饮片微粉化加工成的新型中药饮片，服用方便，只需热水冲泡几分钟即可使用。中药微粉化能将原生药材从传统的粉碎工艺得到中心粒径150～200目的粉末（75μm）以下，提高到现在的中心粒径为300目以上（5～10μm以下），植物药材的细胞破壁率≥95%。中药材超微粉碎后，能增加药物的溶出率和生物利用度，减少中药的用量。就其实质而言，超微中药是一种新型冲散剂，既符合中医理论，又能随证加减、方便使用，还能节省药材。近年来，已有直接将珍贵中药材（灵芝、鹿茸、珍珠、羚羊角、冬虫夏草等）及易挥发的芳香药物（沉香）、动物类药物（全蝎、蜈蚣）、有效成分难溶于水的药物（朱砂、琥珀等）微粉化后直接制成中药口服散剂、胶囊剂、微囊等。但中药微粉化后的安全性、临床用量、制剂特性等还需进一步研究。

二、过筛

（一）过筛的目的

过筛是指粉碎后的物料通过一种网孔性工具以使粗粉与细粉分离的操作。这种网孔性工具称为药筛。药物粉碎后粉末的粒度是不均匀的，过筛的目的主要是将粉碎后的物料按粒度大小加以分等，以获得较均匀的粒子，以适应医疗和制剂的需要。此外，多种物料过筛还兼有混合作用，可保证组分的均一性；同时还能提高粉碎的效率。

（二）药筛规格及粉末的分等

1. 药筛的规格 药筛按制作方法不同分为编织筛和冲眼筛两种。药筛的性能、标准主要决定于筛网。编织筛是以金属丝（不锈钢丝、铜丝等）或非金属丝（尼龙丝、绢丝等）编织而成的筛网，固定在竹圈或金属圈上制成。用尼龙丝制成的筛网具有一定的弹性，对一般药物较稳定，在制剂生产中应用较多，但使用时筛线易移位导致筛孔变形，分离效率下降。冲眼筛又称模压筛，系在金属板上冲出圆形的筛孔而制成，此筛坚固耐用，筛孔不易变形，多用作粉碎机上的筛板。

按药典规定，药筛系选用国家标准的R40/3系列的标准药筛。药筛的规格有两种，一种是以筛孔内径大小（μm）为依据，共规定了九种筛号，一号筛的筛孔内径最大，依次减小，九号筛的筛孔内径最小。另一种是用"目"表示，以每吋（2.54cm）长度上所含筛孔的数目来表示，例如每吋有100个孔的筛称为100目筛，能通过100目筛的粉末称为100目粉，筛目数越大，粉末越细。药筛分等可见表8-1。

表 8-1 《中国药典》药筛分等表

筛号	筛孔内径/μm	（平均值）目号
一号筛	2000±70	10
二号筛	850±29	24
三号筛	355±13	50
四号筛	250±9.9	65
五号筛	180±7.6	80
六号筛	150±6.6	100
七号筛	125±5.8	120
八号筛	90±4.6	150
九号筛	75±4.1	200

2. 粉末的分等　药物粉末的分等是按通过相应规格的药筛而定的。2020 年版《中国药典》规定了六种粉末等级，见表 8-2。

表 8-2 《中国药典》粉末等级标准

等级	分等标准
最粗粉	指能全部通过一号筛，但混有能通过三号筛不超过20%的粉末
粗粉	指能全部通过二号筛，但混有能通过四号筛不超过40%的粉末
中粉	指能全部通过四号筛，但混有能通过五号筛不超过60%的粉末
细粉	指能全部通过五号筛，并含能通过六号筛不少于95%的粉末
最细粉	指能全部通过六号筛，并含能通过七号筛不少于95%的粉末
极细粉	指能全部通过八号筛，并含能通过九号筛不少于95%的粉末

三、混合

（一）混合的目的

混合是将两种或两种以上组分的物料均匀混合的操作。混合的目的是使制剂中各组分分布均匀、含量均一，以保证用药剂量准确、安全有效。

（二）混合方法

1. 搅拌混合　系将药粉置于适当大小容器中搅匀的操作。此法简便但不易混匀，多做初步混合之用。生产中大量药物的混合常用搅拌混合机混合一定时间，可使药粉混合均匀。

2. 研磨混合　系将各药粉置乳钵中，边研磨边混合的操作，此法适用于小量尤其是结晶性药物等混合。

3. 过筛混合　系将各药粉先搅拌作初步混合，再通过适宜孔径的筛网使之混匀的操作。由于较细、较重的粉末先通过筛网，故在过筛后仍须加以适当的搅拌，才能混合均匀。此法适用于大量生产。

在大生产中多采用搅拌或容器旋转方式使物料产生整体或局部移动的对流运动的混合方式而达混合目的。

PPT

第三节 散剂生产技术

一、散剂工艺流程图

一般中药散剂的工艺流程如图8-1所示。

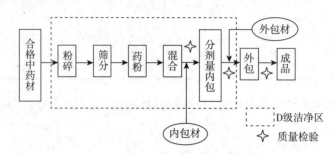

图8-1 一般中药散剂的工艺流程图

散剂生产过程中应采取有效措施防止交叉污染，口服散剂和外用散剂中用于表皮的制剂应在D级洁净区生产，深部组织创伤和大面积体表创面用散剂要达到无菌制剂的要求。

个别散剂因成分、数量或特殊要求，可将其中的几步操作合并进行。

二、散剂制备方法

（一）一般散剂的制备

一般散剂的制备主要有以下几个步骤。

1. 粉碎与过筛 制备散剂的固体药物均需粉碎，药物粉碎的粒度应根据药物的性质、作用及给药途径而定。在内服散剂中，易溶于水的药物、在胃中不稳定的药物、有不良臭味及刺激性强的药物不必粉碎得太细；难溶性药物应粉碎成极细粉或微粉；用于治疗胃溃疡的不溶性药物，必须粉碎成最细粉；用于皮肤或伤口的外用散剂，一般要求粉碎成最细粉。

粉碎时视药物的性质和粒度要求选择适宜的粉碎方法和设备，并及时过筛，保证产品的细度和均匀性。

2. 混合 混合的目的是使散剂中各组分分散均匀，色泽一致，以保证剂量准确，用药安全有效。混合时要注意设备能力、加料顺序、混合时间等。

在中药散剂中有两种比较特殊的混合方法——打底套色法和等量递增法。

（1）打底套色法 此法是中药散剂等剂型对药粉进行混合的一种经验方法。"打底"是指将量少的、色深的药粉先放入乳钵中（混合之前应首先用其他色浅的、量多的药粉饱和乳钵），即为"打底"，然后将量多的、色浅的药粉逐渐地、分次地加入乳钵中轻研，使之混合均匀，即是"套色"，此法的缺点是侧重色泽差异，而忽略了粉体粒子等比容积易混合均匀的机理。

（2）等量递增法 由于配方中各成分比例相差悬殊，不易混匀，因此采用"等量递增法"效果较好。其具体操作方法是：取小量的组分和等量的量大的组分，同时置于混合设备中混合均匀，再加入同混合物等量的量大的组分混合均匀，如此倍量增加直至加完全部量大的组分为止。

188

在研磨混合过程中应注意的问题：①一般应先在研钵中加少许量大的组分，以饱和研钵表面能（即用药粉填满研钵表面缝隙），避免因量小组分直接加入研钵而被吸附的损失。②当药物的堆密度相差较大时，应将"轻"（密度小）者先置于研钵中，再加等量"重"（密度大）者研匀，如此配研混匀。这样可避免轻者上浮飞扬，重者沉于底部而致使轻重粉末不能被混匀。

即学即练

答案解析

七厘散的处方：血竭500g，乳香（制）75g，没药（制）75g，红花75g，儿茶120g，冰片6g，人工麝香6g，朱砂60g。请设计七厘散的制备方法。

3. 分剂量 分剂量是将混合均匀的散剂按需要的剂量分成等重份数的过程。分剂量后装入内包装材料中。

（1）**容量法** 系用固定容量的容器进行分剂量的方法。此法效率较高，但准确性不如重量法。在操作过程中，要保持操作条件的一致性，以减少误差。目前药厂大量生产散剂使用容量法分剂量。

（2）**重量法** 系用衡器逐份称重的方法。此法分剂量准确，但操作麻烦，效率低，难以机械化。主要用于含毒性药物、贵重药物散剂的分剂量。

（3）**目测法** 是将总剂量的散剂用目测分成若干等份的方法。此法操作简便，但准确性差。药房临时调配少量一般药物散剂和中药调配可用此法。

4. 包装 由于散剂的表面积较大，故易吸湿、风化、挥发，若由于包装不当而吸湿，则常发生潮解、结块、变色、分解、霉变等一系列变化，严重影响散剂的质量及用药的安全性。所以散剂在包装与储存中主要应解决好防潮的问题。

（1）**包装材料** 主要有塑料薄膜袋、铝塑复合膜袋、塑料瓶（管）、玻璃瓶（管）等。

①塑料薄膜袋质软透明，有透气透湿性，应用受到一定限制。

②铝塑复合膜袋防气防湿性能较好，硬度较大，密封性、避光性好，目前应用广泛。

③玻璃瓶（管）性质稳定，阻隔性好，特适用于含芳香挥发性成分的散剂以及含细料药物、毒性药物以及吸湿性成分的散剂。

（2）**包装方法** 分剂量散剂一般用袋包装，包装后需热封严密。不分剂量散剂多用瓶（管）包装，应将药物填满压紧，避免在运输过程中因组分密度不同而分层，以致破坏了散剂的均匀性。

（二）特殊散剂的制备

1. 含毒性药物的散剂

（1）毒性药物的剂量小，不易准确称取，剂量不准易致中毒。为保证复方散剂中毒性药的含量准确，多采用单独粉碎再以配研法与其他药粉混匀。毒剧药要添加一定比例量的稀释剂制成稀释散或称倍散。如剂量在0.01～0.1g者，可配制1：10倍散（取药物1份加入赋形剂9份）；如剂量在0.01g以下，则应配成1：100或1：1000倍散。

（2）为了保证散剂的均匀性及易于与未稀释原药粉的区别，一般以食用色素如胭脂红、靛蓝等着色，且色素应在第一次稀释时加入，随着稀释倍数增大，颜色逐渐变浅。

> ▶▶ **实例分析 8-1**
>
> ### 九分散的制备
>
> **处方**：马钱子粉 250g　麻黄 250g　乳香（制）250g　没药（制）250g
>
> **制法**：以上四味，除马钱子粉外，其余麻黄等三味粉碎成细粉，与马钱子粉配研，过筛，混匀，即得。
>
> **问题**：1. 九分散有哪些功能和主治？
>
> 　　　　2. 为什么马钱子要与其他三味药配研混匀？
>
> 　　　　3. 服用本品有什么特别需要注意的地方吗？
>
> 答案解析

2. 含可形成低共熔物的散剂　当两种或多种药物按一定比例混合后，由于熔点降低而出现润湿或液化的现象称为低共熔现象。常见低共熔药物有薄荷脑与樟脑、薄荷脑与冰片等。一般采用以下方法制备。

（1）先形成低共熔物，再与其他固体粉末混匀。见例8-1痱子粉的制备。

（2）分别以固体粉末稀释低共熔组分，再轻轻混合均匀。

3. 含液体药物的散剂　应根据液体药物性质、剂量及方中其他固体粉末的多少而采用不同的处理方法。

（1）液体组分量较小，可利用处方中其他固体组分吸收后研匀。

（2）液体组分量较大，处方中固体组分不能完全吸收，可另加适量的赋形剂（如磷酸钙、淀粉、蔗糖）等吸收。

（3）液体组分量过大，且有效成分为非挥发性，可加热蒸去大部分水分后再以其他固体粉末吸收，或加入固体粉末或赋形剂后，低温干燥后研匀。

> ▶▶ **实例分析 8-2**
>
> ### 蛇胆川贝散的制备
>
> **处方**：蛇胆汁 100g　川贝母 600g
>
> **制法**：称取蛇胆汁和川贝母两味药，川贝母粉碎成细粉，与蛇胆汁吸收，混合均匀，干燥、粉碎、过筛，分装，即得。
>
> **问题**：1. 蛇胆川贝散有哪些功能和主治？
>
> 　　　　2. 为什么本处方没有加入其他赋形剂？
>
> 答案解析

4. 眼用散剂　一般配制眼用散剂的药物多经水飞或直接粉碎成极细粉且通过九号筛，以减少机械刺激。眼用散剂要求无菌，故配制的用具应灭菌，配制操作应在清洁、避菌环境下进行。成品灭菌，密封保存。

实例分析 8 –3

拨云散眼药的制备

处方：牛黄5g　麝香5g　冰片4.68g　朱砂16g　琥珀24g　硇砂4.8g　硼砂48g　炉甘石（煅）625g

制法：以上八味，除牛黄、麝香、冰片外，朱砂水飞或粉碎成极细粉；其余琥珀等分别粉碎成极细粉；将牛黄、麝香、冰片研成极细粉，与上述粉末配研，过筛，混匀，即得。

问题：1. 拨云散眼药有哪些功能和主治？
　　　　2. 本处方药物粉碎后应过几号筛？为什么？

答案解析

第四节　散剂用药指导

PPT

一、用药指导

1. 内服散剂　应温水送服，为防止口服时散剂进入气管，可以少量温开水将散剂调成稀糊状再饮用，服用后半小时内不可进食；服用剂量过大时应分次服用以免引起呛咳；服用不便的中药散剂可加蜂蜜调和送服或装入胶囊吞服。对于温胃止痛的散剂不需用水送服，应直接吞服以利于延长药物在胃内的滞留时间。

2. 外用散剂　一般均匀撒创面上或患处，如生肌散等，也有外用散剂是与植物油、蜂蜜、食醋、蜂蜡等调敷患处，如如意金黄散等。

3. 特殊散剂　用法：冰硼散采用白纸卷筒包裹后吹敷患处；八宝眼药应点于眼角；香苏散等煮散剂要加水煮沸取汁服用。

4. 散剂　吸湿性较强，因此应特别注意散剂的存放，通常散剂应置于阴凉干燥的地方。

二、常见中成药举例

例8–1　痱子粉　微课

【**处方**】薄荷脑6g　樟脑6g　麝香草酚6g　薄荷油6ml　水杨酸11.4g　硼酸85.0g　升华硫40.0g　氧化锌60.0g　淀粉100.0g，滑石粉加至1000.0g

【**制法**】取薄荷脑、樟脑、麝香草酚研磨至全部液化，并与薄荷油混合。另将升华硫、水杨酸、硼酸、氧化锌、淀粉、滑石粉研磨混合均匀，过七号筛。然后将共熔混合物与混合的细粉研磨混匀，过筛，即得。

【**性状**】本品为白色的粉末；气香。

【**功能与主治**】散风祛湿，清凉止痒。用于汗疹、痱毒，湿疮痛痒。

【**用法与用量**】外用适量，扑擦患处。

【**注意事项**】①本品为外用药，禁止内服。②忌食辛辣、油腻食物。③切勿接触眼睛、口腔等黏膜处。皮肤破溃处禁用。④皮损如有脓疱出现时，应到医院就诊。⑤扑擦面积不宜过大，量不宜过多，擦药后应避光。⑥用药不宜过久，用药3天症状无缓解，应去医院就诊。⑦用药过程如出现皮肤发红、瘙痒等不良反应时应立即停用，洗净，并向医师咨询。⑧对本品过敏者禁用，过敏体质者慎用。⑨药品性状发生改变时禁止使用。⑩儿童必须在成人监护下使用。

例 8-2 冰硼散

【处方】冰片 50g 硼砂 500g 朱砂 60g 玄明粉 500g

【制法】取朱砂以水飞法粉碎成细粉，干燥后备用。另将硼砂研细，并与研细的冰片、玄明粉混匀，然后将朱砂与上述混合粉末按套色法研磨混匀，过七号筛即得。

【性状】本品为粉红色的粉末；气芳香，味辛凉。

【功能与主治】清热解毒，消肿止痛。用于咽喉、牙龈肿痛，口舌生疮。

【用法与用量】吹敷患处，每次少量，一日数次。

【注意事项】①本品为治疗热毒蕴结所致急喉痹、牙宣、口疮的常用中成药，若病属虚火上炎者慎用。②本品含有辛香走窜、苦寒清热之品，有碍胎气，孕妇慎用。③服药期间饮食宜清淡，忌食辛辣、油腻食物，戒烟酒，以免加重病情。④方中含有玄明粉，药物泌入乳汁中，易引起婴儿腹泻，故哺乳期妇女不宜使用。⑤本品含朱砂有小毒，不宜长期大剂量使用，以免引起蓄积中毒。⑥急性咽炎、牙周炎、口腔溃疡感染严重、有发热等全身症状者，应在医生指导下使用。

实践实训

实训十一 益元散的制备

【实训目的】

1. 建立中药散剂的生产情景。

2. 学会使用中药粉碎和过筛的主要用具和设备，掌握一般散剂的制备过程和方法及操作要点。

3. 能进行中药散剂的一般质量检查。

4. 熟悉散剂等量递增的原则。

【实训条件】

1. 实训场地 GMP 模拟车间或制剂实训室。

2. 实训仪器与设备 天平，粉碎设备，混合设备，过筛设备，分装设备等。

3. 实训材料药材 见【处方】项下，以及纯化水，90%乙醇等。

【实训操作】

【处方】滑石 3000g 甘草 500g 朱砂 150g

【功能与主治】清暑利湿。用于感受暑湿，身热心烦，口渴喜饮，小便短赤。

【实训操作】

1. 生产前准备

（1）接受生产任务。

（2）领料。领取生产的原辅料，办理物料交接手续，并签字记录。

（3）注意严格执行各项目《岗位标准操作规程》《仪器使用、维护保养及检修标准操作规程》及《益元散工艺规程》。

2. 粉碎

（1）开启粉碎机，加入滑石、甘草（先少量再逐步加大至可行值），将物料粉碎至细粉（过80~100目）。

（2）将粉碎好的物料及时装于内衬胶袋的容器内。在胶袋内外各放一张标签，标签上注明：品名、细度、毛重、皮重、净重、生产日期、操作人，按不同物料现场定置管理的要求，分别放置在指定的区域。

（3）计算物料平衡率（要求物料平衡均为95%~105%）。

（4）用干净的尼龙刷将残留在机内的物料扫离机件，回收作粉碎零头，交回中间站。

（5）用球磨机采用水飞法将朱砂磨成极细粉。

3. 混合

（1）设置干粉混合时间，启动混合机，将速度调至要求，然后先将少量滑石粉和朱砂极细粉进行混合。

（2）逐渐加入等体积滑石粉混合均匀，完毕后，加入甘草细粉进行均匀混合。

4. 分装

（1）调试好分装机，设置相应参数。

（2）按每包3g分装，即得。

【质量检查】

按《中国药典》2020年版规定，对益元散进行外观、装量差异等检查，应符合规定。

【实训结果】

表8-3 实训结果

检查项目	检查结果
外观 装量差异 成品总量	
结论	

【实训考核表】

表8-4 实训考核表

内容		要求	分数	得分
生产前准备		检查确认仪器、设备性能良好	5	
生产操作	生产前准备	正确使用天平，按处方量准确称取物料	5	
	粉碎	按《粉碎设备标准操作规程》规范操作	15	
	过筛	按《过筛设备标准操作规程》规范操作	15	
	混合	按《混合设备标准操作规程》规范操作	15	
	分装	正确控制粉末流速和流量，按《分装机标准操作规程》规范操作	15	
成品质量	外观	符合要求	5	
	装量差异	符合要求	5	
	水分	符合要求	5	
	成品总量	在规定范围内	5	

续表

内容	要求	分数	得分
清场	仪器、设备、场地清洁合格 清场记录填写准确完整	10	

答案解析

目标检测

一、A 型选择题

1. 散剂按药物组成可分为

    A. 分剂量散剂与不分剂量散剂

    B. 单味药散剂与复方散剂

    C. 溶液散与煮散

    D. 吹散与内服散

    E. 内服散与局部用散

2. 有关散剂特点叙述错误的是

    A. 散剂粉碎程度大，易分散，奏效快

    B. 外用对创面有一定的机械性保护作用

    C. 适于易吸湿或易氧化变质的药物

    D. 散剂适宜小儿服用

    E. 制成散剂后化学活性也相应增加

3. 以下不必单独粉碎的药物是

    A. 氧化性药物   B. 性质相同的药物   C. 贵重药物

    D. 还原性药物   E. 刺激性药物

4. 以下关于含小剂量药物散剂的叙述中错误的是

    A. 毒、麻药物剂量小需制成倍散

    B. 1:10 倍散是指药物 1 份与稀释剂 9 份

    C. 剂量在 0.01g 以下者配成百倍散或千倍散

    D. 剂量在 0.01~0.1g 者可配成十倍散

    E. 十倍散较百倍散色泽浅些

5. 除另有规定外，散剂的含水量不得超过

    A. 8.0%   B. 9.0%   C. 10.0%

    D. 11.0%   E. 12.0%

二、X 型多选题

1. 粉碎的方法有

    A. 湿法粉碎   B. 混合粉碎   C. 干法粉碎

    D. 低温粉碎   E. 水飞法

2. 复方散剂混合不均匀的原因可能是

 A. 药物的比例量相差悬殊 B. 粉末的粒径差别大

 C. 药物的密度相差大 D. 混合的时间不充分

 E. 混合的方法不当

3. 下列关于散剂的叙述，正确的是

 A. 为干燥粉末状制剂

 B. 刺激性大、腐蚀性强的药物不宜制成散剂

 C. 内服散剂应为细粉

 D. 按药物性质可分为普通散剂和特殊散剂

 E. 含毒性药的内服散剂应单剂量包装

三、简答题

1. 影响混合均匀度的因素有哪些？

2. 九一散为提脓拔毒、去腐生肌中药散剂。其处方为石膏（煅）900g，红粉100g。根据处方，九一散属于何种散剂？制备时应采用哪种混合方法？

书网融合……

知识回顾 微课 习题

第九章 颗粒剂

学习引导

无论是在医院药房还是在零售药店，颗粒剂是应用较广泛的一种常见剂型。中医药对新型冠状病毒肺炎患者症状的改善及恢复时间的缩短具有显著优势，有几十种中药制剂获得审批用于新型冠状病毒肺炎疫情的防治，其中颗粒剂的品种较多，如银柴感冒颗粒、益肺解毒颗粒、除湿清肺颗粒、芪参固表颗粒等。那这些颗粒是如何制备的？又该怎么使用？

本章主要介绍颗粒剂的含义、特点与分类，颗粒剂的质量要求与检查项目，颗粒剂的制备方法、工艺流程及关键步骤，颗粒剂用药指导。

学习目标

1. **掌握** 颗粒剂的特点；颗粒的制备方法；水溶性颗粒剂的制备方法；颗粒剂的临床应用指导。
2. **熟悉** 颗粒剂的含义；颗粒剂的分类；颗粒剂质量要求与检查项目。
3. **了解** 酒溶性颗粒剂、泡腾颗粒剂以及混悬颗粒剂的制备方法；常见中成药颗粒剂。

第一节 概　述

PPT

一、颗粒剂的含义

颗粒剂系指原料药物与适宜的辅料混合制成具有一定粒度的干燥颗粒状制剂，供口服用。曾称之为冲剂或冲服剂。

二、颗粒剂的特点

中药颗粒剂是在汤剂、酒剂、糖浆剂等剂型的基础上发展起来的新剂型，主要有以下特点。

（1）继承了传统汤剂吸收快、作用迅速的优点，又克服了汤剂服用前临时煎煮不便、服用量大、易霉变等缺点。

（2）可根据需要加入矫味剂、芳香剂，以掩盖药物的不良气味，便于服用。

（3）颗粒剂适于工业生产，飞扬性、附着性小，产品质量稳定。

（4）处方中药材大部分经过提纯，体积小，携带、运输及贮藏方便。

（5）辅料加入量大，吸湿性较强，因此应注意包装材料的选择、控制贮存与运输条件。同时，颗粒剂成本较高，无法随证加减。

三、颗粒剂的分类

颗粒剂根据其溶解性能与溶解状态可分为可溶性颗粒剂、混悬颗粒剂、泡腾颗粒剂。

1. 可溶性颗粒剂

（1）水溶性颗粒剂 颗粒溶于水，临用前加入一定量的水即可调配成溶液，如感冒退热颗粒、小柴胡颗粒。

（2）酒溶性颗粒剂 颗粒溶于白酒，临用前加入一定量的饮用酒即可调配成溶液，如养血愈风酒颗粒、木瓜酒颗粒。

2. 混悬颗粒剂 颗粒内多含药物细粉，临用前加入一定量的分散媒即可调配成均匀的混悬液，如六味地黄颗粒、橘红颗粒。

3. 泡腾颗粒剂 系指含有碳酸氢钠和有机酸（如枸橼酸、酒石酸），遇水可释放出大量气体而呈泡腾状的颗粒剂。泡腾颗粒中的药物应是易溶性的，加水产生气泡，应能溶解或分散于水中后服用。

 知识链接

肠溶颗粒、缓释颗粒

肠溶颗粒系指采用肠溶材料包裹颗粒或其他适宜方法制成的颗粒。肠溶颗粒耐胃酸而在肠液中释放活性成分或控制药物在肠道内定位释放，可防止药物在胃内分解失效，避免对胃的刺激。肠溶颗粒不得咀嚼。

缓释颗粒系指在规定的释放介质中缓慢地非恒速释放药物的颗粒剂。缓释颗粒不得咀嚼。

四、颗粒剂质量要求与检查项目

颗粒剂在生产与贮藏期间应符合相应规定：①原料药物与辅料应均匀混合；②凡属挥发性原料药物或遇热不稳定的药物在制备过程中应注意控制适宜的温度条件，凡遇光不稳定的原料药物应遮光操作；③除另有规定外，挥发油应均匀喷入干燥颗粒中，密闭至规定时间或用包合等技术处理后加入；④根据需要颗粒剂可加入适宜的辅料，如稀释剂、黏合剂、分散剂、着色剂和矫味剂等；⑤必要时，包衣颗粒应检查残留溶剂；⑥颗粒剂应干燥，颗粒均匀，色泽一致，无吸潮、软化、结块、潮解等现象；⑦颗粒剂的微生物限度应符合要求；⑧根据原料药物和制剂的特性，除来源于动、植物多组分且难以建立测定方法的颗粒剂除外，溶出度、释放度、含量均匀度等应符合要求；⑨除另有规定外，颗粒剂应密封，置干燥处贮存，防止受潮。生物制品原液、半成品和成品的生产及质量控制应符合相关品种要求。

除另有规定外，颗粒剂应进行以下相关检查。

1. 粒度 除另有规定外，照《中国药典》（2020 年版）四部粒度和粒度分布测定法（通则 0982 第二法双筛分法）测定，不能通过一号筛与能通过五号筛的总和不得超过供试量的 15%。

2. 水分 中药颗粒剂照《中国药典》（2020 年版）四部水分测定法（通则 0832）测定，除另有规定外，水分不得超过 8.0%。

3. 溶化性 取供试品 1 袋（多剂量包装取 10g），加热水 200ml，搅拌 5 分钟，立即观察，可溶性颗粒剂应全部溶化或轻微浑浊。

泡腾颗粒剂检查 取供试品 3 袋，将内容物分别转移至盛有 200ml 水的烧杯中，水温为 15～25℃，应迅速产生气体而呈泡腾状，5 分钟内颗粒均应完全分散或溶解在水中。

颗粒剂按上述方法检查，均不得有焦屑等。混悬颗粒剂以及已规定检查溶出度或释放度的颗粒剂可不进行溶化性检查。

4. 装量差异 单剂量包装的颗粒剂按下述方法检查，应符合表 9-1 中的规定。检查法：取供试品 10 袋（瓶），除去包装，分别精密称定每袋（瓶）内容物的重量，求出每袋（瓶）内容物的装量与平均装量。每袋（瓶）装量与平均装量相比较［凡无含量测定的颗粒剂或有标示装量的颗粒剂，每袋（瓶）装量应与标示装量比较］，超出装量差异限度的颗粒剂不得多于 2 袋（瓶），并不得有 1 袋（瓶）超出装量差异限度 1 倍。

表 9-1 颗粒剂的装量差异限度

平均装量或标示装量	装量差异限度
1.0g 及 1.0g 以下	±10%
1.0g 以上至 1.5g	±8%
1.5g 以上至 6.0g	±7%
6.0g 以上	±5%

凡规定检查含量均匀度的颗粒剂，一般不再进行装量差异的检查。

5. 装量 多剂量包装的颗粒剂，照《中国药典》（2020 年版）四部的最低装量检查法（通则 0942）检查，应符合规定。

6. 微生物限度检查 按照《中国药典》（2020 年版）四部的微生物限度检查法检查，应符合规定。

五、制粒方法

制颗粒是颗粒剂制备的关键工艺技术，它直接影响颗粒剂的质量，制粒的程序一般是将浓缩到一定相对密度范围的浸膏按比例与辅料混合，必要时加适量的润湿剂，整粒，干燥。主要有以下两种制粒方法。

1. 干法制粒法 将干燥浸膏粉末和适宜的辅料（必要时加入稀释剂等）混匀后，用设备直接压成片或块状，再破碎成一定大小颗粒的方法。该法靠压缩力的作用使粒子间产生结合力，可分为重压法和滚压法。

（1）重压法制粒 又称压片法制粒，是将固体粉末物料先在重型压片机上压成直径为 20～25mm 的胚片，再破碎成所需大小的颗粒。该法的优点在于可使物料免受湿润及温度的影响、所得颗粒密度高；但具有产量小、生产效率低、工艺可控性差等缺点。

（2）滚压法制粒 利用滚压机将药物粉末滚压成片状物，然后通过颗粒机破碎成一定大小颗粒的方法。滚压法制粒与重压法制粒相比，具有生产能力大、工艺可操作性强、润滑剂使用量较小等优点，使其成为一种较为常用的干法制粒方法。

干法制粒不受溶媒和温度的影响，易于制备成型，质量稳定，比湿法制粒简易，崩解性与溶出性好，但需要固定的生产设备。干法制粒法常用于热敏性物料、遇水不稳定的药物及压缩易成形的药物，方法简单，省工省时，但应注意压缩可能引起的晶型转变及活性降低等。

2. 湿法制粒法　是在药物粉末中加入黏合剂或润湿剂，使粉末聚集而制备成颗粒。湿法制成的颗粒具有外形美观、耐磨性较强、压缩成型性好等优点，在制药工业生产中应用最为广泛。

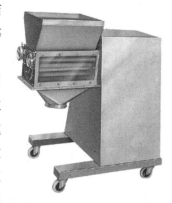

（1）挤压制粒法　将干燥浸膏粉末或黏稠浸膏与适宜的辅料混匀制成软材，再将软材挤压通过一定大小的筛孔而成粒的方法。常用的制粒设备有摇摆式制粒机，见图 9-1。影响挤压制粒的主要因素有黏合剂或润湿剂的选择与用量。如黏合剂过多，会导致软材太湿，制成的颗粒过硬，且多长条；黏合剂太少则会导致细粉过多，颗粒剂粒度不合格。正常的软材在混合机中应该能"翻滚成浪"，并且"握之成团，触之即散"。混合时间也会对颗粒质量产生影响，时间越长，物料黏性越大，

图 9-1　摇摆式制粒机

制成的颗粒越硬。筛网规格则直接影响颗粒的粒度，应根据工艺要求选用适宜的筛网，以保证粒径范围符合要求。

挤压制粒的特点主要有：①颗粒的粒度由筛网的孔径大小调节，粒子形状为圆柱状，粒度分布较窄；②挤压压力不大时，可制成松软颗粒，适合压片；③制粒时经过混合、制软材等过程，程序多、劳动强度大，不适合大批量生产。

（2）高速搅拌制粒法　将粉碎过筛后的原辅料以及黏合剂或润湿剂置于密闭的制粒容器内，在搅拌桨的作用下使物料混合、翻动、分散甩向器壁后向上运动，形成较大颗粒，在切割刀的作用下将大块颗粒绞碎、切割，并和搅拌桨的作用相呼应，使颗粒得到强大的挤压、滚动而形成致密而均匀的颗粒。生产中常用高速搅拌制粒机，见图 9-2。

影响高速搅拌制粒的因素有：①黏合剂的种类与加入量，应根据对药粉的润湿性、溶解性进行选择与调节，加入黏合剂时可以一次加入或分次加入，既可以溶液状态加入（液体黏合剂），也可以粉末状态加入（固体黏合剂）；②原料粉末的粒度，粒度越小，越有利于制粒；③搅拌速度，黏合剂加至物料后，开始以中、高速搅拌，制粒后期可以用低速搅拌，速度越大，粒度分布越均匀，但粒径有增大的趋势。

高速搅拌制粒的特点有：①在一个密闭容器内进行混合、捏合、制粒过程，和传统的挤压制粒相比，具有节省工序、操作简单、快速等优点；②通过改变搅拌桨的结构，调节黏合剂用量及操作时间可制备致密、强度高的适合用于胶囊剂的颗粒，也可制备松软的适合压片的颗粒，因此在制药工业中的应用非常广泛；③物料混合均匀，制成的颗粒圆整均匀、流动性好。

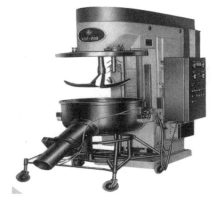

（3）流化制粒法　将粉碎、过筛后的药粉置于流化床内，在自下而上的气流作用下保持悬浮的流化状态，同时向流化层喷入液体黏合剂或润湿剂，使粉末相互聚结成颗粒，经反复喷雾、聚结与干燥而制成一定规格颗粒的方法。在此过程中，物料的混合、制粒及干燥在同一设备内一次完成，因此又称一步制粒法。

图 9-2　高速搅拌制粒机

生产中常用流化床制粒机，见图 9-3。影响流化制粒的因素有：制粒过程中，颗粒的成长是逐渐包裹

而成的，因此雾滴大小与颗粒成长成正比，而雾滴大小受到液体流量、比率的影响，当气体流量固定，液体量增大时其比率减小，同时增大雾滴也可增大颗粒的粒度。相反，若黏合剂溶液的流量不变，增加喷雾的压力，可增加比率，减小雾滴，减小颗粒的粒度；制粒过程中热空气能蒸发颗粒中的水分，同时还蒸发雾滴的水分，所以升高进风温度，可降低颗粒的粒度；由于制粒过程中有摩擦，所制颗粒较松，细粉多，且因大量热风，损失也大。影响流化制粒的因素大小顺序为：喷雾空气压力 > 粉体粒度 > 进出口温度 > 风量。

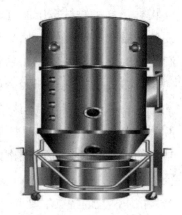

流化制粒的特点：①混合、制粒、干燥一次完成，生产工艺简单、自动化程度高；②所得颗粒圆整、均匀，溶解性能好；③颗粒的流动性和可压性好，压片时片重波动幅度小，所得片剂崩解性能好、外观质量佳；④颗粒间较少或几不发生可溶性成分迁移，减小了由此造成片剂含量不均匀的可能性；⑤在密闭容器内操作，无粉尘飞扬，符合GMP 要求。

（4）喷雾制粒法　将原辅料与黏合剂混合，不断搅拌制成含固体量约为 50% ~ 60% 的药物溶液或混悬液，再通过泵用高压喷雾器喷入干燥室内的热气流中，使水分迅速蒸发以直接制成球形干燥细颗粒的方法，又称喷雾干燥制粒法。此法是由液体直接得到固体粉状颗粒，雾滴比表面积大，热风温度高，干燥速度非常快，物粒的受热时间极

图 9-3　流化床制粒机

短，干燥物料的温度相对较低，适合于热敏性物料的处理。但能量消耗大、操作费用高。一般需使用离心式雾化器，可根据其转速等控制液滴（颗粒）的大小。近年来在抗生素粉针的生产、微型胶囊的制备、固体分散体的研究以及中药提取液的干燥中都利用了喷雾干燥制粒技术。

即学即练

被称之为一步制粒法的是（　　）

答案解析

A. 挤压制粒法　　B. 高速搅拌制粒法　　C. 流化制粒法　　D. 喷雾制粒法

第二节　水溶性颗粒剂生产技术

PPT

颗粒剂是由药物（包括药材细粉和中药浸膏或干浸膏）和辅料两部分组成。常用的辅料有：淀粉、糊精、蔗糖、乳糖、甘露醇等。

一、水溶性颗粒剂工艺流程图

水溶性颗粒剂一般生产工艺流程，见图 9-4。

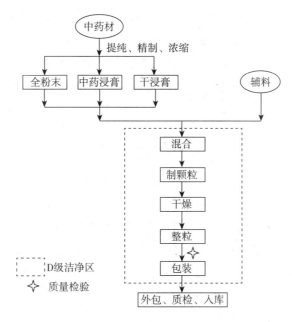

图 9－4　水溶性颗粒剂生产工艺流程图

二、水溶性颗粒剂制备方法

水溶性颗粒剂的制备有多种方法，本节仅以湿法制粒为重点，介绍与水溶性颗粒剂制备工艺相关的主要生产技术。湿法制粒主要包括提取、精制、浓缩、制湿颗粒、湿颗粒干燥、整粒、质检及包装等过程。

1. 提取　因中药含有效成分类型及对颗粒剂溶解性的不同，应采取适宜的溶剂和方法进行提取。多数药材采用煎煮法提取，也有用渗漉法、浸渍法及回流法提取。含挥发油的药材采用"双提法"。煎煮法为目前颗粒剂生产中最常用方法，除醇溶性药物外，所有颗粒剂药物的提取和制稠膏均可用此法，适用于有效成分溶于水，且对湿、热均较稳定的药材。

2. 精制　多采用水提醇沉法或醇提水沉法。

3. 浓缩　药材的有效成分提取后，提取液须浓缩至稠膏（在 50~60℃ 时，相对密度应为 1.30~1.35）或继续干燥成干浸膏备用。

4. 制粒　制颗粒是颗粒剂生产中关键的工艺技术，它直接影响颗粒剂的质量。前面已介绍了制粒方法，在此不再重复。

5. 干燥　湿颗粒制成后应迅速干燥，以防止过久之后结块或受压变形。干燥温度一般为 60~80℃为宜。注意干燥温度应逐渐升高，否则颗粒的表面干燥易结成一层硬膜而影响内部水分的蒸发，同时颗粒中的糖分骤遇高温后易溶化，使颗粒坚硬，导致颗粒剂结成黏块状。颗粒的干燥程度可通过测定含水量进行控制，一般要求颗粒的含水量不得超过 2%。生产中可凭经验掌握，即用手紧捏干粒，手放松后颗粒不应黏结成团，手掌也不应有细粉，无潮湿感即可。干燥设备的类型较多，生产中常用的有烘房或烘箱、沸腾干燥装置、远红外干燥箱等。

6. 整粒　湿颗粒干燥后需利用摇摆式制粒机过筛整粒，将结成块的粒子破碎开，以达到颗粒剂的粒度要求或片剂的压片要求。先过一号筛（12~14 目），使大颗粒磨碎，再通过四号筛（60 目）除去细小颗粒和细粉，筛下的细小颗粒和细粉可重新制粒，或一并加入下一批次药粉中，均匀制粒。颗粒剂处方中若含有挥发性成分（如挥发油），一般宜溶于适量乙醇中，用雾化器均匀地喷洒在干燥的颗粒上，密闭放置一定时间，等挥发性成分穿透吸收均匀后方可进行包装，或用 β - 环糊精包合后混入。

7. 包装　颗粒经质量检查合格后可采用复合铝塑袋、铝箔袋或不透气的塑料瓶封装。由于颗粒剂中因含有浸膏或少量蔗糖，极易吸潮软化，以致结块霉变，故应密封包装和干燥贮藏。

▶▶ 实例分析

葛根汤颗粒的制备

处方： 葛根 400g　大枣 300g　麻黄 300g　芍药 200g　生姜 200g　桂皮 200g　甘草 200g

制法： 上述 7 种药物共 1.8kg，精制粉碎后加水 20L，煎煮法提取 1 小时，过滤后除去大分子杂质得到澄清液。减压低温浓缩至 5L，喷雾干燥得到物料 210g。干燥物料中加入乳糖 90g、硬脂酸镁 1.5g，混合后压成片状，将此大片胚胎置于摇摆式颗粒机中破碎，经 2～3 号筛整粒后得到颗粒 280g。封装即可，每包装量 4g。

问题： 1. 本品采用哪种制粒法制备的？为什么？

　　　　　2. 在制备过程中加入硬脂酸镁有何作用？

答案解析

第三节　其他颗粒剂生产技术

PPT

一、酒溶性颗粒剂

酒溶性颗粒剂加入白酒后即溶解成为澄清的药酒，可代替药酒服用。

1. 制备酒溶性颗粒剂的要求

（1）处方中药材的有效成分应易溶于稀乙醇中。

（2）提取时所用溶剂为乙醇，其含醇量应与欲饮白酒的含醇量相同，才能使颗粒剂溶于白酒后保持澄明。一般以 60° 的白酒计算。

（3）添加的赋形剂应能溶于欲饮白酒中，可加糖或其他可溶性矫味剂。

（4）每包颗粒剂的量，一般以能冲泡成药酒 0.25～0.5kg 为宜，由患者根据规定量饮用。

2. 制法

（1）提取　采用渗漉法、浸渍法或回流法等方法，以 60% 左右乙醇为溶剂（或欲饮白酒的含醇度数），提取液回收乙醇后，浓缩至稠膏状，备用。

（2）制粒、干燥、整粒及包装　同水溶性颗粒剂。

二、泡腾颗粒剂

泡腾颗粒剂是利用有机酸与弱碱遇水作用产生二氧化碳气体，使药液产生气泡呈泡腾状态的一种颗粒剂。由于酸和碱中和反应，产生二氧化碳，使颗粒疏松、崩裂，具速溶性的同时，二氧化碳溶于水后呈酸性，能刺激味蕾，因而可达到矫味作用，若配有甜味剂和芳香剂，可得到碳酸饮料的风味。常用的有机酸有枸橼酸、酒石酸、苹果酸等，弱碱有碳酸氢钠、碳酸钠等。在设计此类处方时，酸的用量往往超过理论用量，以利于制品稳定及可口。

制法：将药材按一般水溶性颗粒剂提取、精制得稠膏或干浸膏粉，分成二份，一份中加入有机酸制成酸性颗粒，干燥备用；另一份中加入弱碱制成碱性颗粒，干燥备用。再将酸性与碱性颗粒混匀，包装，即得。应注意控制干颗粒的水分，以免在服用前酸与碱已发生反应。

三、混悬颗粒剂

混悬颗粒剂是将处方中部分药材提取制成稠膏，其他药材粉碎成细粉混合而制成的颗粒。用水冲后不能全部溶解，而成混悬型液体。这类颗粒剂应用较少，当处方中含有挥发性或热敏性成分药材量较多，且是主要药物，将这部分药材粉碎成细粉加入，既可发挥治疗作用，又是混悬颗粒的赋形剂，可节省其他赋形剂，降低成本。

制法：将含有挥发性、热敏性或淀粉较多的药材粉碎成细粉，过六号筛备用；一般性药材采用煎煮法提取，煎液浓缩至稠膏备用；将稠膏与药材细粉及糖粉适量混合均匀，制成软材，然后通过一号筛制成湿颗粒，60℃以下干燥，干颗粒再通过一号筛整粒，分装，即得。

第四节　颗粒剂用药指导

一、用药指导

颗粒剂既保持了中药饮片的药性和药效，又不需要临时煎煮，可直接冲服，且具有用量少、吸收迅速、疗效确切、安全卫生、携带方便等优点。但需注意的是，颗粒剂临床应用时有一定的要求，否则会影响治疗效果。

大多数颗粒剂用沸水冲服，一般每日服用 2~3 次，空腹服用时不易被吸收，对胃肠道有刺激的中药可以餐后半小时或一小时再服用。少数药宜用温开水冲服，如紫河车、乳香、没药等；若用沸水冲，其腥臭味较浓，不少人会感到恶心欲吐；若用温开水冲，腥臭味会大减。装药的容器最好为搪瓷、玻璃、陶器或不锈钢等用具，不宜用铁器或铝制品等容器，否则影响疗效。某些含有贵重药材的颗粒剂，其贵重中药是经特殊工艺处理后打粉入药的，故不易冲化溶解，服用时切不要将未溶解的药物当作杂质而丢弃，需同汤药一并服下，疗效颇佳。给儿童服用颗粒剂时，可适当减少冲药用的水量，提高药物浓度，若小儿嫌药味太苦不愿服药，可在冲药时加入适量白糖以改变药味而利于服用。服药期间，不宜喝浓茶、咖啡等，以免影响药效的发挥。总之，要根据患者具体病情，在医师或药师的指导下，正确服用颗粒剂，以达到良好的药物疗效。

二、常见中成药举例

例 9-1　夏桑菊颗粒

【处方】夏枯草 500g　野菊花 80g　桑叶 175g

【制法】以上三味，加水煎煮二次，每次 1.5 小时，合并煎液，滤过，滤液浓缩至相对密度为1.06~1.10（80℃）的清膏，加 85% 以上的乙醇使含醇量达 63%，充分搅拌，静置过夜，滤过，滤液回收乙醇，减压浓缩至适量，加入适量蔗溏粉，混匀，制成颗粒，干燥，制成1000g，即得。

【功能与主治】清肝明目，疏风散热，除湿痹，解疮毒。用于风热感冒，目赤头痛，高血压，头晕耳鸣，咽喉肿痛，疔疮肿毒等症，并可以作饮料。

【用法与用量】开水冲服。一次10~20g，一日3次。

【注意事项】①忌烟、酒及辛辣、生冷、油腻食物；②不宜在服药期间同时服用滋补性中药；③风寒感冒者不适用，其表现为恶寒重，发热轻，无汗，头痛，鼻塞，流清涕，喉痒咳嗽；④高血压、心脏病、肝病、糖尿病、肾病等慢性病严重者应在医师指导下服用；⑤对本品过敏者禁用，过敏体质者慎用；⑥如正在服用其他药品，使用本品前请咨询医师或药师。

例9-2　小柴胡颗粒

【处方】柴胡150g　黄芩56g　姜半夏56g　党参56g　生姜56g　甘草56g　大枣56g

【制法】以上七味，柴胡、黄芩、党参、甘草及大枣加水煎煮二次，每次1.5小时，合并煎液，滤过，滤液浓缩至适量。姜半夏、生姜用70%乙醇作溶剂，浸渍24小时后进行渗漉，收集渗漉液约600ml，回收乙醇，与上述浓缩液合并，浓缩至适量，加入适量的蔗糖，制成颗粒，干燥，制成1000g；或与适量的糊精、甘露醇等辅料制成颗粒400g；或与适量的乳糖制成颗粒250g，即得。

【功能与主治】解表散热，疏肝和胃。用于外感病，邪犯少阳证，症见寒热往来、胸胁苦满、食欲不振、心烦喜呕、口苦咽干。

【用法与用量】开水冲服。一次1~2袋，一日3次。

【注意事项】风寒表证者不宜使用。

例9-3　养血愈风酒颗粒（冲剂）

【处方】防风600g　秦艽600g　蚕沙600g　萆解600g　羌活300g　陈皮300g　苍耳子600g　当归600g　杜仲900g　川牛膝600g　红花300g　白茄根1200g　鳖甲（炙）300g　白术（炒）600g　枸杞子1200g　白糖24kg

【制法】将防风、枸杞子等15味药粉碎成粗末，用5倍量50%乙醇按渗漉法提取，滤液回收乙醇并浓缩至稠膏约2400g。取稠膏与糖粉（60目）搅拌均匀，过一号筛（14~16目），制成颗粒，低温干燥。整粒时喷洒食用香精，密封桶内，2天后分装。每袋50g。

【功能与主治】祛风，活血。用于风寒引起的四肢酸麻，筋骨疼痛，腰膝软弱等症。

【用法与用量】每袋用白酒0.5kg溶解，服用量每次不得超过120g。

【注意事项】高血压患者及孕妇忌用。

例9-4　山楂泡腾颗粒

【处方】山楂300g　陈皮50g　枸橼酸250g　碳酸氢钠250g　香精适量　糖粉2500g

【制法】将处理好的山楂、陈皮加水适量，煎煮2次，每次30分钟，合并滤液浓缩至150ml备用，取糖粉1250g，加入浓缩液中制成颗粒，60℃干燥后整粒。另取剩下的1250g糖粉与碳酸氢钠250g混合均匀后喷适量纯化水，制粒干燥备用。将上述两种颗粒混合均匀，喷入适量香精再加入枸橼酸混合均匀，过12目筛3~4次，分装即得，每袋装量30g。

【功能与主治】理气健脾，助消化，清凉解渴。多用于夏季高温时防暑，解渴，食欲不振及高热患者当饮品食用。

【用法与用量】开水冲服，每次1袋。

实践实训

实训十二　板蓝根颗粒的制备

【实训目的】

1. 掌握颗粒剂的制备方法及操作要点。

2. 学会使用制粒的主要用具与设备。

3. 能进行颗粒剂的一般质量检查。

【实训条件】

1. **实训场地**　颗粒剂实训车间。

2. **实训仪器与设备**　80目筛，14目筛，粉碎机，槽型混合机，摇摆式制粒机，振动分筛机，颗粒自动包装机。

3. **实训材料**　板蓝根清膏，蔗糖粉，50%乙醇。

【实训内容】

【处方】板蓝根清膏 1.0kg　蔗糖 15.0～16.0kg　50%乙醇适量

【功能与主治】清热解毒，凉血利咽。用于肺胃热盛所致的咽喉肿痛、口咽干燥、腮部肿胀；急性扁桃体炎、腮腺炎见上述证候者。

【实训操作】

1. **蔗糖粉碎**　执行《粉碎设备标准操作规程》操作，领取蔗糖，复核重量及标签内容与实物相符，将蔗糖用粉碎机粉碎，过80目筛。粉碎后装入洁净容器中，称重，贴物料标签。

2. 取板蓝根清膏至槽型混合机内，加入适当的蔗糖粉混合均匀，再加入适量50%乙醇混合制成软材，达到"握之成团，触之即散"要求。

3. 将软材用摇摆式制粒机过14目尼龙筛网制湿颗粒，随时检查筛网有无穿漏、湿颗粒质量，要求颗粒松散适宜、大小均匀、无长条、结块现象。

4. 湿粒制得后应迅速干燥，并控制干燥温度在70℃左右。将湿颗粒置于烘箱不锈钢托盘上，注意平铺均匀，待基本干燥后翻动，以提高干燥效率。

5. 干颗粒用16目和60目振动分筛机整粒，颗粒进行质量检查。

6. 采用颗粒自动包装机进行包装。每袋10g，小袋装量准确，可设定装置差异内控标准为3%，并在包装过程中抽检。🄴微课

【质量检查】

按《中国药典》2020年版规定，对板蓝根颗粒进行外观性状、粒度、溶化性、装量差异检查，应符合规定。

【实训结果】

表9-2 实训结果

检查项目	检查结果
外观形状 粒度 溶化性 装量差异 成品量	
结论	

【实训考核表】

表9-3 实训考核表

内容		要求	分数	得分
生产前准备		检查确认仪器、设备性能良好	5	
生产操作	粉碎	按《粉碎设备标准操作规程》规范操作	5	
	称量	正确使用天平，按处方量准确称取物料 按《槽型混合机安全操作规程》规范操作 正确加入原辅料	15	
	制软材	正确判断软材质量 软材质量达到"手握成团，触之即散" 正确选择与安装筛网 随时检查筛网状况	10	
	过筛制粒 颗粒干燥	按《摇摆式制粒机安全操作规程》规范操作 随时检查湿颗粒质量	6	
		及时翻动颗粒，颗粒质量好 干燥温度和时间设置准确	6	
	整粒	正确选择与安装筛网	5	
	总混	按《整粒机标准操作规程》规范操作	4	
	包装	物料混合均匀	5	
	质检	装量准确、定时抽查装量	4	
成品质量	外观	符合要求	5	
	粒度	符合要求	5	
	溶化性	符合要求	5	
	装量差异	符合要求	5	
	成品量	在规定范围内	5	
清场		仪器、设备、场地清洁合格 清场记录填写准确完整	10	

答案解析

目标检测

一、A 型选择题

1. 对颗粒剂软材质量判断的经验（软材标准）是

    A. 硬度适中，捏即成型　　　B. 手捏成团，触之即散

    C. 手捏成团，重按不散　　　D. 手捏成团，重按即散

    E. 手捏成团，触之不散

2. 关于中药颗粒剂特点的叙述中错误的是

    A. 吸收快，作用迅速　　　B. 服用方便

    C. 无吸湿性，易于保存　　D. 质量较液体制剂稳定

    E. 可掩盖药物的不良气味

3. 颗粒剂中挥发油的加入方法是

    A. 与稠膏混匀制成软材

    B. 用乙醇溶解后喷在湿颗粒中

    C. 用乙醇溶解后喷于整粒后的干颗粒中

    D. 用乙醇溶解后喷在整粒中筛出的细粉中，混匀后再与其余干颗粒混匀

    E. 与药材一起加入

4. 下列有关泡腾颗粒剂正确的制法是

    A. 先将枸橼酸、碳酸氢钠分别制成湿颗粒后，再与药粉混合干燥

    B. 先将枸橼酸、碳酸氢钠混匀后，再进行湿法制颗粒

    C. 先将枸橼酸、碳酸氢钠分别制成颗粒后，再混合干燥

    D. 先将枸橼酸、碳酸氢钠分别制成颗粒干燥后，再混合

    E. 先将枸橼酸、碳酸氢钠制成湿颗粒后，再与药粉混合干燥

5. 酒溶性颗粒剂以乙醇作为溶剂的一般浓度是

    A. 40%　　　　　　　B. 50%　　　　　　　C. 60%

    D. 70%　　　　　　　E. 80%

二、X 型选择题

1. 生产中颗粒剂的制粒方法主要有

    A. 挤压制粒　　　　B. 喷雾干燥制粒　　　　C. 湿法混合制粒

    D. 塑制法制粒　　　E. 滴制法制粒

2. 有关水溶性颗粒剂干燥注意事项的叙述中，正确的为

    A. 湿颗粒应及时干燥

    B. 干燥温度应逐渐升高

    C. 颗粒干燥程度适宜控制在含水量2%以内

    D. 干燥温度一般以60~80℃为宜

    E. 可用烘箱或沸腾干燥设备干燥

三、简答题

1. 简述颗粒剂生产过程中，由浸膏黏性过大导致制粒困难的原因及解决方法。

2. 简述颗粒剂的制备过程。

3. 制备颗粒剂时应注意哪些问题？

书网融合⋯⋯

知识回顾　　　　微课　　　　习题

第十章 片 剂

学习引导

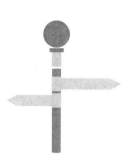

在日常生活中，无论是医院还是社会药房，片剂是广大患者最常见、使用量最大的药物剂型。片剂形状多样（如普通圆片、方形、椭圆、动物模型等）、口感多样（如清凉味、甜味、汽水味等），用法多样（如口服、外用、口腔等）。那么，为什么片剂需要做成这么多种形式？各种片剂的制备方法又是怎样？

本章主要介绍片剂的含义、特点与分类，片剂质量检查项目与要求，片剂辅料，片剂常见制备方法、工艺流程及关键步骤，片剂用药指导，片剂包衣。

学习目标

1. **掌握** 片剂的特点与种类，片剂辅料分类、主要品种及其应用；掌握片剂的临床应用指导特点；掌握片剂包衣目的、种类及要求，片剂质量检查项目与要求；片剂的临床应用指导。

2. **熟悉** 片剂的含义，片剂常见制备方法、工艺流程及关键步骤。

3. **了解** 包衣的操作方法，压片和包衣时可能发生的问题及解决办法；压片与包衣设备；常见中成药片剂。

第一节 概 述

PPT

一、片剂的含义与特点

片剂系指药物与适宜辅料混匀压制而成的圆形或异形的片状固体制剂。中药片剂系指药材提取物、药材提取物加药材细粉或药材细粉与适宜辅料混匀压制或用其他适宜方法制成的圆片状或异形片状固体制剂。

片剂是现代药物制剂中应用最为广泛的剂型之一，主要有以下特点。

1. 剂量准确，含量均匀。

2. 质量稳定。片剂为干燥固体，体积较小且致密，必要时可借包衣加以保护，所以受光线、空气、水分等影响较小，化学稳定性好。

3. 携带、运输和服用均比较方便。

4. 生产的机械化、自动化程度较高，产量大，成本较低，并容易控制微生物污染。

5. 通常情况下片剂的溶出速率及生物利用度较丸剂好，并可根据临床需要的不同制成不同类型的

209

片剂。

片剂除具有以上优点外，也存在如下缺点。

1. 婴幼儿和昏迷患者不易吞服。

2. 某些中药片剂含引湿性成分易吸潮；某些片剂中含有挥发性成分，久贮含量会有所下降。

3. 生产工艺处方和生产过程不当会影响药物的溶出和生物利用度。

4. 一些药物不宜制成片剂，如在胃肠道不吸收或吸收达不到治疗剂量的药物，以及要求发挥局部作用和要求含有一定量液体成分的药物等。

二、片剂发展简况

片剂是在丸剂基础上发展起来的，始用于 19 世纪 40 年代，随着片剂生产技术与机械设备的不断改进和更新，片剂的生产和应用得到了迅速的发展。如流化喷雾制粒、全粉末直接压片、半薄膜包衣、全自动高速压片机、全自动程序控制高效包衣机等新工艺、新技术和新设备已经广泛地应用于片剂生产。随着中药化学、药理、制剂与临床等学科的迅猛发展，中药片剂的品种、数量不断增加，工艺技术日益改进，片剂的质量逐渐提高。《中国药典》2005 年版一部收载的片剂仅 94 个品种，而《中国药典》2020 年版一部收载的片剂已达 319 个品种。目前中药片剂品种多、产量大、用途广，使用和贮运方便，已成为质量稳定的中药剂型之一。

三、片剂的种类

1. 根据原料的不同，中药片剂可分为提纯片、全粉末片、半浸膏片、全浸膏片等四种类型。

2. 根据给药途径分为口服用片剂、口腔用片剂、皮下给药片剂、外用片剂等。

（1）口服用片剂　①普通片：药物与辅料混合、压制而成的未包衣片剂。如安胃片、参茸片等。②包衣片：在普通片的外表面包上一层衣膜的片剂。根据包衣材料不同可分为糖衣片、薄膜衣片、肠溶衣片等。如牛黄解毒片、银黄片、盐酸黄连素片等。③泡腾片：含有泡腾崩解剂的片剂。泡腾崩解剂由碳酸氢钠和有机酸组成，有机酸一般常用酒石酸、枸橼酸和富马酸等。应用时将片剂放入水杯中，泡腾片遇水可产生大量二氧化碳气体使片剂迅速崩解，非常适用于儿童、老人及吞服药片有困难的病人。如茵栀黄泡腾片、止泻泡腾片、维生素 C 泡腾片、独一味泡腾片等。④咀嚼片：口腔中咀嚼或使片剂溶化后吞服，在胃肠道中发挥作用或经胃肠道吸收发挥全身作用的片剂。咀嚼片一般选择甘露醇、山梨醇、蔗糖等水溶性辅料作填充剂和黏合剂。该片剂常加入薄荷、蔗糖、食用香料等调整口味，以便适合小儿服用，对于崩解困难的药物制成咀嚼片可有利于吸收。如双黄连咀嚼片、金刚藤咀嚼片、氢氧化铝凝胶片、酵母片、板蓝根咀嚼片、维生素咀嚼片等。⑤分散片：遇水能迅速崩解并均匀分散的片剂，分散片可加水分散后饮用，也可咀嚼或含服。如板蓝根分散片、血塞通分散片、丹参三味分散片、银杏叶分散片等。⑥缓释片或控释片：能够控制药物释放速度，以延长药物作用时间的一类片剂。缓释片系指在水中或规定的释放介质中缓慢地非恒速释放药物的片剂。控释片系指在水中或规定的释放介质中缓慢地恒速或接近恒速释放药物的片剂。缓释片或控释片具有血药浓度平稳、服药次数少、治疗作用时间长等优点。如雷公藤缓释片、复方丹参缓释片、复方罗布麻漂浮型控释片等。⑦多层片：由两层或多层构成的片剂。一般由两次或多次加压而制成，每层含有不同的药物或辅料，达到缓释、控释的效果。如人工麝香骨架缓释双层片。⑧微囊片：药物微囊化后压制成的片剂。如牡荆油微囊片、羚羊感冒微囊片。

（2）口腔用片剂 ①口含片：又称含片，指含在口腔中缓缓溶化而发挥局部或全身治疗作用的片剂。含片中的药物是易溶的，主要起局部消炎、杀菌、收敛、止痒或局部麻醉作用。如复方草珊瑚含片等。②舌下片：将片剂置于舌下，药物经黏膜直接吸收而发挥全身作用的片剂，可避免肝脏对药物的首过作用。如硝酸甘油片、喘息定片等。③颊额片：又称口腔贴片，贴在口腔黏膜或患处治疗局部疾患，或由黏膜吸收，发挥全身作用的片剂，适用于肝脏首过作用较强的药物。

（3）皮下给药片剂 ①植入片：将无菌药片植入到皮下后缓缓释药，维持疗效几周、几个月直至几年。如避孕植入片。②皮下注射用片：经无菌操作制作的片剂。用时溶解于灭菌注射用水中，供皮下或肌内注射的无菌片剂，现已很少使用。如盐酸吗啡注射用片。

（4）外用片剂 ①溶液片：临用前加水溶解成溶液的片剂。一般用于漱口、消毒、洗涤伤口等。如滴鼻用安乃近溶液片、高锰酸钾片等。②阴道片：供塞入阴道内产生局部作用的片剂。具有消炎、杀菌、杀精及收敛等作用。如消糜阴道泡腾片。

四、片剂质量要求与检查项目

片剂的质量要求从总体上看，主要有：①原料药物与辅料应混合均匀；②凡属挥发性或对光、热不稳定的原料药物，在制片过程中应采取遮光、避热等适宜方法，以避免成分损失或失效；③压片前的物料、颗粒或半成品应控制水分；④根据依从性需要片剂中可加入矫味剂、芳香剂和着色剂等，一般指含片、口腔贴片、咀嚼片、分散片、泡腾片、口崩片等；⑤为增加稳定性、掩盖原料药物不良臭味、改善片剂外观等，可对制成的药片包糖衣或薄膜衣。对一些遇胃液易破坏、刺激胃黏膜或需要在肠道内释放的口服药片，可包肠溶衣，必要时，薄膜包衣片剂应检查残留溶剂；⑥片剂外观应完整光洁，色泽均匀，有适宜的硬度和耐磨性，以免包装、运输过程中发生磨损或破碎，除另有规定外，非包衣片应符合片剂脆碎度检查法（通则0923）的要求；⑦片剂的微生物限度应符合要求；⑧根据原料药物和制剂的特性，除来源于动、植物多组分且难以建立测定方法的片剂外，溶出度、释放度、含量均匀度等应符合要求；⑨除另有规定外，片剂应密封贮存，生物制品原液、半成品和成品的生产及质量控制应符合相关品种要求。

除另有规定外，片剂应进行以下相关检查。

1. 重量差异 照《中国药典》2020年版四部片剂重量差异检查法检查，应符合规定。即符合表10-1规定后方可包衣，包衣后不再检查片重差异。糖衣片的片芯应检查重量差异并符合规定，包糖衣后不再检查重量差异；薄膜衣片应在包薄膜衣后检查重量差异并符合规定。

表 10-1 片重差异限度

平均片重或标示片重/g	片重差异限度/%
< 0.30	±7.5
≥ 0.30	±5.0

2. 硬度和脆碎度 片剂应有适宜的硬度和脆碎度，以免包装、运输过程中发生磨损或破碎。除另有规定外，非包衣片照《中国药典》2020年版四部脆碎度检查法（通则0923）检查，应符合规定。硬度用硬度检测仪进行测定，一般能承受30~40N的压力即认为合格，包衣片应在包衣前测定素片的硬度。

3. 崩解时限 除另有规定外，照《中国药典》2020年版四部崩解时限检查法（0921）检查，应符合规定；阴道片照融变时限检查法（0922）检查，应符合规定；一般的口服片剂需做崩解度检查，含片、咀嚼片不检查崩解时限，其具体要求见表10－2。检查方法见《中国药典》2020年版。

表10－2　片剂崩解时限

片剂	口崩片	可溶片	泡腾片	舌下片	含片
崩解时限/分钟	1	3	5	5	10

片剂	全粉片	（半）浸膏片	糖衣片	薄膜包衣片	肠溶包衣片
崩解时限/分钟	30	60	60	60	人工胃液中2小时不得有裂缝、崩解或软化等，人工肠液中60分钟全部溶或崩解并通过筛网

4. 发泡量　阴道泡腾片照《中国药典》2020年版四部片剂发泡量检查法（通则0101）检查，应符合规定。

5. 微生物限度　以动物、植物、矿物来源的非单体成分制成的片剂、生物制品片剂以及黏膜或皮肤炎症或腔道等局部用片剂（如口腔贴片、外用可溶片、阴道片、阴道泡腾片等），照非无菌产品微生物限度检查：微生物计数法（通则1105）和控制菌检查法（通则1106）及非无菌药品微生物限度标准（通则1107）检查，应符合规定。规定检查杂菌的生物制品片剂，可不进行微生物限度检查。

第二节　片剂生产技术

PPT

一、片剂生产常用辅料

片剂由药物和辅料两部分组成。辅料（excipients or adjuvants）系指片剂中除药物以外的所有附加物料的总称，亦称赋形剂，为非治疗性物质。

为提高片剂生产效率，保证片剂质量均匀一致，要求压片所用的药物一般应具有良好的流动性、可压性及一定的黏结性，遇体液能迅速崩解与溶解，再经吸收后产生临床疗效。实际上很少有药物能完全具备这些性能，因此在处方中必须加入一定量适宜的辅料，使之达到压片要求。

片剂中所选用辅料应为化学惰性物质，理化性质稳定，不与药物发生反应，不影响主药的溶出、吸收以及含量测定，无生理活性，并要求辅料用量少，价廉易得，且对人体无任何毒性反应。实际上完全惰性的辅料很少，不同的辅料对片剂的质量可能会产生不同影响。

根据辅料在片剂中作用的不同，片剂常用的辅料可分为稀释剂与吸收剂、润湿剂与黏合剂、崩解剂、润滑剂等四种基本类型。

（一）稀释剂与吸收剂

稀释剂是指可增加片剂的重量与体积，以利于片剂成型和分剂量的辅料，也称为填充剂。为方便生产与临床应用，片剂的直径一般不小于6mm，且片重多在100mg以上，当药物的剂量小于100mg时，在工艺处方中必须加入稀释剂，既可控制片剂的体积大小及主药成分的剂量偏差，又可改善药物的压缩成形性等。若中药片剂中浸膏量大、吸潮性强、黏性大时或在原料药中含较多挥发油、脂肪油时，需添加吸收剂，以有利于压片。在中药片剂处方中的原药粉常常发挥着稀释剂或吸收剂的作用。以下为常用的稀释剂与吸收剂。

1. 淀粉（starch）　淀粉有玉米淀粉、马铃薯淀粉、小麦淀粉，其中常用的是玉米淀粉。淀粉的性质稳定，可与大多数药物配伍，吸湿性小，外观色泽好，价格便宜。淀粉用作填充剂时，用量一般在干颗粒重 20% 以上。应注意淀粉单独用作稀释剂时，制成的颗粒难以干燥，可压性差，因此常与可压性较好的糖粉、糊精、乳糖等混合使用。某些酸性较强的药物，不适宜用淀粉作填充剂。

2. 糖粉（sugar） 系指结晶性蔗糖经低温干燥、粉碎而成的白色粉末。优点是黏合力强，可增加片剂的硬度，使片剂的表面光洁美观，缺点是吸湿性较强，长期贮存，会使片剂的硬度过大、崩解或溶出困难。除口含片或可溶性片剂外，一般不单独使用，常与糊精、淀粉配合使用。糖粉遇碱性物质将变为棕色。

3. 糊精（dextrin） 系淀粉水解的中间产物，其成分中除糊精外，尚含有可溶性淀粉及葡萄糖等。在冷水中溶解较慢，较易溶于热水，不溶于乙醇。具有较强的黏结性，使用不当会使片面出现麻点、水印及造成片剂崩解或溶出迟缓；如果在含量测定时粉碎与提取不充分，将会影响测定结果的准确性和重现性，所以很少单独使用糊精，常与糖粉、淀粉配合使用。

4. 乳糖（lactose） 系由等分子葡萄糖及半乳糖组成，白色结晶性粉末，无臭、略带甜味，易溶于水，难溶于醇，不溶于醚或三氯甲烷中。常用的乳糖是含有一分子结晶水（α-乳糖），无吸湿性，可压性好，压成的药片光洁美观，性质稳定，可与大多数药物配伍。由喷雾干燥法制得的乳糖为非结晶性、球形乳糖，其流动性、可压性良好，可供粉末直接压片。

5. 葡萄糖（glucose） 由淀粉经酸法或酶法水解后制得，常用作稀释剂。本品为白色结晶性粉末，无臭、有甜味但较蔗糖差，易溶于水，在片剂中的作用与蔗糖粉相似，属还原性物质，对某些易氧化的药物，略有稳定作用，但能使片剂的硬度在贮藏期间逐渐增加。

6. 预胶化淀粉（pregelatinized starch） 亦称为可压性淀粉，又称 α-淀粉，是由淀粉通过物理分解加工制成。预胶化淀粉为白色干燥粉末，无臭无味，性质稳定，微溶于冷水，不溶于有机溶剂，水溶性、吸湿性等与淀粉相似。国产的可压性淀粉是部分预胶化淀粉，与国外的 Starch RX1500 相当。本品具有良好的流动性、可压性、自身溶胀性和干黏合性，并有较好的崩解作用。作为多功能辅料，常用于粉末直接压片。

7. 微晶纤维素（microcrystalline cellulose，MCC） 系由纤维素部分水解而制得的结晶性粉末，性质稳定，有一定吸湿性。本品具有良好的可压性、流动性，为片剂良好稀释剂和粉末直接压片的干黏合剂。在工艺处方中如含 20% 以上微晶纤维素，片剂崩解比较好。国外产品的商品名为 Avicel，并根据粒径不同分为若干规格，如 HP101、HP102、HP201、HP202、HP301、HP302 等。目前，国产微晶纤维素在国内已得到广泛应用。

8. 无机盐类 是指一些无机钙盐，如硫酸钙、磷酸氢钙及碳酸钙等。其中硫酸钙较为常用，其性质稳定，无嗅无味，微溶于水，可与多种药物配伍，制成的片剂外观光洁，硬度、崩解均好。同时对油类有较强的吸收能力，常作为挥发油的吸收剂。

9. 糖醇类 甘露醇为白色、无臭、结晶性粉末，无吸湿性，压缩成型性较好。化学性质稳定，溶于水，溶解时吸热，因此口服有凉爽感，甜度相当于蔗糖的一半。多用于维生素类、制酸剂类等咀嚼片剂的稀释剂。甘露醇制的颗粒，流动性较差，往往需加入较多的润滑剂和助流剂。近年来开发的赤鲜糖（erithritol）溶解速度快、有较强的凉爽感，口服后不产生热能，在口腔内 pH 不下降（有利于牙齿的保护）等，是制备口腔速溶片的最佳辅料，但价格昂贵。

另外，微粉硅胶、氧化镁和碳酸镁等均可作为吸收剂使用，尤适用于含挥发油和脂肪油较多的中药制片，其中微粉硅胶还可用于粉末直接压片的助流剂和崩解剂。部分常用稀释剂与吸收剂的品种及应用见表 10 - 3。

表 10 - 3　常用稀释剂与吸收剂的品种及应用

品种	应用
淀粉	为最常用的稀释剂、吸收剂和崩解剂，但淀粉的可压性差，使用量不宜太大
糖粉	为片剂优良的稀释剂，兼有矫味和黏合作用；具有引湿性，且与酸性或强碱性药物配伍时可加剧引湿性，应注意用量及配伍
糊精	常与淀粉配合用作片剂或胶囊剂的稀释剂，但不宜作为速溶片的填充剂；糊精浆可作为片剂的黏合剂，但不适用于纤维性大及弹性强的中药制片；糊精用量过多时宜用乙醇做润湿剂
乳糖	流动性、可压性、稳定性好，无吸湿性，制片光洁、美观，不影响药物溶出，对主药的含量测定影响较小，久贮不影响片剂的崩解时限，尤其适用于引湿性药物和作为喷雾干燥的直接压片辅料；价格较高，可用淀粉∶糊精∶糖粉（7∶1∶1）混合物代替乳糖
预胶化淀粉	有良好的可压性、流动性、自身润滑性，兼有黏合和崩解性能，适于粉末直接压片
硫酸钙二水物	对油类有较强的吸收能力，并能降低药物的引湿性，常作为稀释剂和挥发油的吸收剂
磷酸钙、磷酸氢钙	为中药浸出物、油类及含油浸膏的良好吸收剂，并有减轻药物引湿性的作用

（二）润湿剂与黏合剂

润湿剂与黏合剂在制片中具有使固体粉末黏结成型的作用。润湿剂系指本身没有黏性，但能诱发待制粒物料的黏性，以利于制粒的液体。常用润湿剂有水和不同浓度的乙醇等。黏合剂系指对无黏性或黏性不足的物料给予黏性，从而使物料聚结成粒，以利于制粒和压片。黏合剂分为液体黏合剂和固体黏合剂，一般在湿法制粒压片中常用液体黏合剂，而在干法制粒压片中使用固体黏合剂。制粒时主要根据物料的性质以及实践经验选择适宜的黏合剂、浓度及其用量等，以确保颗粒与片剂的质量。常用的润湿剂与黏合剂如下所示。

1. 蒸馏水　是制粒中最常用的润湿剂，无毒、无味、价廉，但干燥温度高、干燥时间长，对于水敏感的药物非常不利。一般适用于本身具有一定黏性，用水润湿即能黏结制粒的药物；不宜用于不耐热、易水解或易溶于水的药物。在处方中水溶性成分较多时可能出现发黏、结块、湿润不均匀、干燥后颗粒发硬等现象，此时最好选择不同浓度的乙醇溶液。

2. 乙醇（ethanol）　是一种润湿剂。适用于药物具有黏性，但遇水后黏性过强，或遇水受热易变质，或药物易溶于水难以制粒，或干燥后颗粒过硬，影响片剂质量者；也适用于中药浸膏粉、半浸膏粉等制粒，或使用大量淀粉、糊精、糖粉做辅料者。

乙醇浓度应视药料的性质及环境温度而定，常用浓度为30%～70%。一般随着乙醇浓度的增大，润湿后所产生的黏性降低。使用乙醇作润湿剂时，应迅速混合后立即进行制粒并迅速干燥，以避免乙醇挥发而使软材结团不易制粒或湿粒变形。

3. 淀粉浆（糊）　是片剂制颗粒过程中应用最广泛的一种黏合剂，使用浓度一般为8%～15%，以10%最为常用，若物料的可压性较差，其浓度可提高到20%。适用于对湿热较稳定且药物本身不太松散的品种，尤适用于可溶性药物较多的处方。淀粉浆的制法主要有煮浆法和冲浆法两种。煮浆法是将淀粉加全量冷水搅匀，在夹层容器中加热并不断搅拌使糊化而成。这种淀粉浆中几乎所有淀粉粒都糊化，故黏性较强。冲浆法是将淀粉混悬于少量（1～1.5倍）水中，然后根据浓度要求冲入一定量的沸水，不断搅拌至成半透明糊状。这种淀粉浆有一部分淀粉未能完全糊化，因此黏性不如煮浆法制的强，但制粒时较易操作。由于淀粉价廉易得，且黏合性良好，适用于大多数药物。若淀粉浆黏合性达不到制粒要求时，可与糊精浆、糖浆或胶浆配合使用。

4. 糊精 主要作为干燥黏合剂，亦有配成 10% 糊精浆与 10% 淀粉浆合用。糊精浆黏性介于淀粉浆和糖浆之间。

5. 糖浆 蔗糖的水溶液，其黏合力强，适用于纤维性强、弹性大以及质地疏松的药物。使用浓度一般为 50%~70%，常与淀粉浆或胶浆混合使用。不宜用于酸、碱性较强的药物，以免产生转化糖而增加引湿性，不利于制片。

6. 胶浆类 具有强黏合性，适用于可压性差、易松片或硬度要求大的片剂。使用时应注意浓度、用量和温度，若浓度过高、用量过大会影响片剂的崩解和药物的溶出。胶浆类包括阿拉伯胶浆、明胶浆和聚乙烯吡咯烷酮（polyvinylpyrrolidone，PVP）等，其中常用的阿拉伯胶浆和明胶浆主要用于口含片及轻质或易失去结晶水的药物。明胶溶于水形成胶浆，其黏性较大，制粒时明胶溶液应保持较高温度，以防止胶凝。缺点是制粒物随放置时间延长而变硬。明胶浆一般浓度为 10%~20%，用其醇溶液时浓度可略降低，主要适用于松散且不易制粒的药物，或不需控制崩解时间的片剂，如口含片等。PVP 为白色或乳白色粉末，微有特臭气味，化学性质稳定，略有吸湿性，根据分子量不同分为多种规格，其中最常用的型号是 K_{30}（分子量 6 万）。PVP 的最大优点是既溶于水，又溶于乙醇，因此可用于水溶性与水不溶性物料或对水敏感性药物的制粒，还可用做直接压片的干燥黏合剂。5%~10% 的 PVP 溶液是喷雾干燥制粒时的良好黏合剂，用于制备咀嚼片；5% 的 PVP 无水乙醇溶液可用于泡腾片的制粒。

7. 纤维素衍生物 将天然的纤维素经处理后制成的各种纤维素的衍生物。

（1）甲基纤维素（methylcellulose，MC） 是纤维素的甲基醚化物，具有良好的水溶性，可形成黏稠的胶体溶液，制成的颗粒压缩成形性好。一般浓度为 5%。本品溶液的黏合力相当于 10% 淀粉浆，可应用于水溶性及水不溶性物料的制粒。

（2）乙基纤维素（ethylcellulose，EC） 是纤维素的乙基醚化物，不溶于水，易溶于乙醇等有机溶剂中，其乙醇溶液可用作对水敏感药物的黏合剂。由于本品黏性较强，且在胃肠液中不溶解，对片剂的崩解及药物的释放具有阻滞作用。目前常用作缓、控释制剂的包衣材料。

（3）羟丙基甲基纤维素（hydroxypropyl methyl cellulose，HPMC） 是纤维素的羟丙甲基醚化物。本品为白色至乳白色纤维状或颗粒状的粉末，无臭、无味，易溶于冷水，不溶于热水，因此制备 HPMC 水溶液时，最好先将 HPMC 加入到总体积 1/5~1/3 的热水（80~90℃）中，充分分散与水化，然后降温，不断搅拌使溶解，加冷水至总体积。可用 HPMC 溶液、干燥粉末或与淀粉浆合用作为片剂黏合剂，片剂易于润湿，崩解迅速。常用浓度 2%~5%。

（4）羧甲基纤维素钠（carboxymethylcellulose sodium，CMC-Na） 是纤维素的羧甲基醚化物的钠盐。本品为白色纤维状或颗粒状粉末，无臭、无味，有吸湿性，易分散于水中成胶体溶液，不溶于乙醇、乙醚、丙酮等有机溶剂。溶于水，不溶于乙醇。其水溶液对热不稳定，黏度随温度的升高而降低。一般本品水溶液的使用浓度为 1%~2%。本品可延迟片剂的崩解时间，且随时间延长而变硬，常用于可压性较差的药物。

（5）羟丙基纤维素（hydroxypropyl cellulose，HPC） 是纤维素的羟丙基醚化物，含羟丙基 53.4%~77.5%，其中羟丙基含量为 7%~19% 的低取代物称为低取代羟丙基纤维素，即 L-HPC，属崩解剂。本品为白色粉末，易溶于冷水，加热至 50℃ 发生胶化或溶胀现象，可溶于甲醇、乙醇、异丙醇和丙二醇中。本品既可做湿法制粒的黏合剂，也可做粉末直接压片的干黏合剂。

8. 微晶纤维素 适用作黏合剂、崩解剂、助流剂、稀释剂，并可用于粉末直接压片。不宜用于包衣片及某些遇水不稳定的药物。

9. 聚乙二醇（polyethylene glycol，PEG） 根据分子量不同有多种规格，其中 PEG 4000、PEG 6000 常用于黏合剂。以 PEG 为黏合剂制得的颗粒压缩成形性好，片剂不变硬，适用于水溶性与水不溶性物料的制粒。

10. 其他黏合剂 如 50%～70% 的蔗糖溶液、海藻酸钠溶液、5%～20% 聚乙烯醇溶液等。

（三）崩解剂

崩解剂（disintegrants）是能促使片剂在胃肠液中迅速裂碎成细小颗粒，从而使主药迅速溶解吸收的物质。由于片剂是经机械压制而成，空隙率小且结合力强，使崩解、溶解时间大大延长，尤其是对于难溶性药物的片剂影响更大，因此崩解时限是片剂质量检查的主要内容之一。除了缓控释片、口含片、咀嚼片、舌下片、植入片等有特殊要求的片剂外，一般均需加入崩解剂以加速片剂的崩解、溶出。某些中药全粉末片或半浸膏片含药材细粉，遇水后能缓慢崩解，可不加崩解剂。

1. 崩解剂的作用机理 崩解剂的主要作用是消除因黏合剂或机械压缩而产生的结合力，从而促使片剂在水中崩解。一般崩解剂的作用机理有如下几种。

（1）毛细管作用 崩解剂在片剂中形成易于润湿的毛细管通道，当片剂置于水中时，水能迅速地随毛细管进入片剂内部，使整个片剂润湿而崩解。淀粉及其衍生物、纤维素衍生物属于此类崩解剂。

（2）膨胀作用 崩解剂多为高分子亲水性物质，遇水被润湿后通过自身膨胀，或有些药物在水中溶解时产生热而使片剂内部残存的空气膨胀，从而促使片剂崩解。

（3）产气作用 在泡腾制剂中加入泡腾崩解剂，遇水即产生气体，借助气体的膨胀使片剂崩解。如在泡腾片中加入的枸橼酸或酒石酸与碳酸钠或碳酸氢钠遇水产生二氧化碳气体，借助气体的膨胀而使片剂崩解。

2. 常用崩解剂

（1）干燥淀粉 是应用最广泛的崩解剂。淀粉为亲水性物质，其中支链遇水能吸水膨胀使片剂崩裂。干淀粉的吸水性较强，其吸水膨胀率为 186% 左右，用量一般为干颗粒重的 5%～20%。使用前应在 100～105℃ 下干燥 1 小时，使含水量在 8% 以下。主要适用于水不溶性或微溶性药物的片剂，而对易溶性药物的崩解作用较差。本品因压缩成形性不好，用量不宜太多。

（2）羧甲基淀粉钠（carboxymethyl starch sodium，CMS－Na） 本品为白色无定形粉末，无臭、无味，置空气中能吸潮。其特点是吸水性极强，其吸水后可膨胀至原体积的 300 倍。由于膨胀后不形成胶体溶液，不阻碍水分的继续渗入，故不影响片剂的崩解，是一种性能优良的崩解剂。本品还具有良好的流动性和可压性，可用于粉末直接压片与湿法制粒压片。一般用量为 0.5%～6%，最常用量为 2%。

（3）低取代羟丙基纤维素（L－HPC） 近年来国内应用较多的一种崩解剂。具有较大的表面积和孔隙率，有很好的吸水速度和吸水量，其吸水膨胀率为 500%～700%。本品崩解后的颗粒较细小，有利于药物的溶出，从而提高生物利用度。可用于湿法制粒，也可加入干颗粒中，或加入淀粉浆中作黏合剂用，均能起到提高片剂硬度和改善片剂崩解度的效果。一般用量为 2%～5%。

（4）交联羧甲基纤维素钠（croscarmellose sodium，CCNa） 本品为水溶性纤维素的醚，为白色、细粒状粉末，引湿性较大。由于交联键的存在，不溶解于水，在水中能吸收数倍量水膨胀而不溶化，具有较好的崩解作用和可压性。当与羧甲基淀粉钠合用时，崩解效果更好，但与淀粉合用时崩解作用会降低。一般用量为 5%。

（5）交联聚维酮（cross－linked polyvinyl pyrrolidone，PVPP） 为白色粉末，流动性好，不溶解于水，但引湿性极强。本品堆密度较小，故比表面积较大，在片中分散均匀，加上强烈的毛细管作用，水能迅速进入片剂中，促使网络结构膨胀而产生崩解作用，崩解性能十分优越。

（6）泡腾崩解剂（effervescent disintegrants） 是专用于泡腾片的特殊崩解剂，最常用的是由碳酸氢钠与枸橼酸组成的混合物。遇水时产生二氧化碳气体，使片剂在几分钟之内迅速崩解。含有这种崩解剂的片剂，在生产和贮存过程中要严格控制水分及妥善包装，避免吸湿而造成崩解剂失效。

（7）表面活性剂 表面活性剂作为辅助崩解剂主要是增加片剂的润湿性，使水分借毛细管作用而渗透到片芯引起崩解，如聚山梨酯80、十二烷基硫酸钠等。一般疏水性或不溶性药物加入适量表面活性剂效果较好。单独使用效果欠佳，常与其他崩解剂合用起辅助崩解作用。

3. 崩解剂的加入方法 崩解剂的加入方法有外加法、内加法和内外加法。

（1）外加法 是将崩解剂加于压片之前的干颗粒中，片剂的崩解将发生在颗粒之间。水分透入后崩解迅速，因颗粒内无崩解剂，所以不易崩解成细颗粒，溶出稍差。

（2）内加法 是将崩解剂加于制粒过程中，片剂的崩解将发生在颗粒内部。崩解虽较迟缓，但一经崩解便成细颗粒，有利于溶出。

（3）内外加法 是内加一部分，外加一部分，可使片剂的崩解既发生在颗粒内部又发生在颗粒之间，从而达到良好的崩解效果。此法集中了前两种加法的优点。通常内加崩解剂量占崩解剂总量的50%～75%，外加崩解剂量占崩解剂总量的25%～50%，根据崩解剂的性能不同加入量有所不同。

（四）润滑剂

压片时为了能顺利加料和出片，并减少黏冲及降低颗粒与颗粒、药片与模孔壁之间的摩擦力，使片面光滑美观，在压片前一般均需在颗粒中加入适宜的润滑剂。

按其作用不同，广义的润滑剂包括三种辅料，即助流剂、抗黏剂和润滑剂（狭义）。①助流剂（glidants）：降低颗粒之间摩擦力，从而改善粉体流动性，减少片剂重量差异。②抗黏剂（antiadherent）：防止压片时物料黏着于冲头与冲模表面，以保证压片操作的顺利进行以及片剂表面光洁度。③润滑剂（lubricants）：降低压片和推出片时药片与冲模壁之间的摩擦力，以保证压片时应力分布均匀，保证片剂的完整性。具备上述任一种作用的辅料都称为润滑剂，一种理想的润滑剂应该兼具上述助流、抗黏和润滑三种作用，但到目前还没有一种润滑剂同时具有三种功能，往往在某一个或某两个方面有较好的性能，但其他作用则相对较差。因此，应根据实际生产情况及各种辅料的特性，选择适宜的润滑剂。

润滑剂的作用机制比较复杂，一般认为主要是通过液体润滑、边界润滑与薄层绝缘等作用而发挥润滑效果。润滑剂可分为以下三类。

1. 疏水性及水不溶性润滑剂

（1）硬脂酸镁 为白色粉末，细腻疏松，有良好的附着性，与颗粒混合后分布均匀而不易分离，润滑作用好，且片面光滑美观，应用最广泛。由于本品为疏水性物质，用量过大会使片剂的崩解（或溶出）迟缓或产生裂片，一般用量为0.1%～1%。

（2）滑石粉 其成分为含水硅酸镁，为白色结晶粉末，有较好的滑动性，用后可减少压片物料黏附于冲头表面的倾向，且能增加颗粒的润滑性和流动性，为优良的助流剂。本品不溶于水，但有亲水性，对片剂的崩解作用影响不大，且价廉易得，但本品颗粒细而比重大，附着力较差，在压片过程中可因振动而与颗粒分离并沉至颗粒底部，影响润滑效果，现较少单独使用。常用量一般为0.1%～3%。

（3）氢化植物油 本品以喷雾干燥法制得，是一种良好的润滑剂。应用时，将其溶于轻质液状石蜡中，然后将此溶液喷于干颗粒表面，以利于均匀分布。凡不宜用碱性润滑剂的品种均可选用本品。

2. 水溶性润滑剂

（1）聚乙二醇类（PEG 4000，PEG 6000）　为乳白色结晶性片状物，具有良好的润滑效果。作为水溶性润滑剂，溶于水形成澄明的溶液，片剂的崩解与溶出不受影响。一般用 50μm 以下的 PEG 粉加入片剂中可达到良好的润滑效果。用量一般为 1%～4%。

（2）月桂醇硫酸钠（镁）　本品为水溶性表面活性剂，具有良好的润滑作用，不仅能增强片剂的机械强度，而且可促进片剂的崩解和药物的溶出。月桂醇硫酸钠用量一般为 0.5%～2.5%；月桂醇硫酸镁用量一般为 1%～3%。

3. 助流剂　助流剂的作用是增加物料的流动性。助流剂可黏附在颗粒或粉末的表面，将粗糙表面的凹陷处填满，并将颗粒隔开，降低颗粒间的摩擦力，故可改善其流动性。目前生产中较常用的助流剂主要有微粉硅胶，可用做粉末直接压片的助流剂。其性状为轻质白色无水粉末，无臭无味，不溶于水及酸，溶于氢氟酸及热碱溶液。化学性质稳定，比表面积大。本品具有良好的流动性，对药物有较大的吸附力，亲水性强，用量在 1%以上时可加速片剂的崩解，有利于药物的吸收。本品作助流剂的用量一般仅为 0.15%～3%。

润滑剂的作用机制比较复杂，一般认为主要是通过液体润滑、边界润滑与薄层绝缘等作用而发挥润滑效果。一种理想的润滑剂应该兼具上述助流、抗黏和润滑三种作用，但到目前还没有一种润滑剂同时具有三种功能，往往在某一个或某两个方面有较好的性能，但其他作用则相对较差。因此，应根据实际生产情况及各种辅料的特性有针对性地选择润滑剂。润滑剂的用量一般不超过 1%，其粒度要求至少100 目以上，粉末越细，表面积越大，润滑性越好。部分常用润滑剂的性能见表 10-4。

表 10-4　部分常用润滑剂的性能一览表

辅料名称	常用浓度/%	助流性	抗黏性	润滑性
硬脂酸镁	0.1～1	不好	好	很好
滑石粉	1～5	好	很好	不好
硬脂酸	1～5	无	不好	好
微粉硅胶	0.1～3	很好	—	—

另外，在片剂制备过程中，常常还需加入一些着色剂、矫味剂等色、香、味调节剂以改善口味和外观。口服制剂所用色素必须是药用级或食用级，色素的最大用量一般不超过 0.05%。香精的常用加入方法是将香精溶解于乙醇中，均匀喷洒在已经干燥的颗粒上。

在设计制剂处方时，可根据各类辅料和原料药物的特点选用片剂辅料，例如药用淀粉可用为稀释剂或吸收剂，同时也是良好的崩解剂，淀粉加水加热糊化后又可用为黏合剂；糊精可用为稀释剂，也是良好的黏合剂；中药片剂中含淀粉较多的药物细粉可用为稀释剂和崩解剂；中药浸膏可用为黏合剂。这样既能节省辅料，又可提高片剂的质量。

 知识链接

预混辅料

预混辅料是一类新兴辅料，并非单一成分，而是由几种辅料预先适当配比，并按一定工艺生产制成的复合辅料。预混辅料具有以下特点：①各自化学性质没有改变；②具有多种优良性能，如流动性、可压性、外观、口感等都比单一辅料有较大改善；③节约时间和成本，使用预混辅料可以与药物直接混合后进行生产，免去了处方优选的过程；④质量稳定。

实例分析 10 - 1

老王的疑问？

实例：老王平时体弱多病，但久病成"医"，平时喜欢捣鼓一些药物，尤其是中药，并自认为很有心得。有一天，老王在研读某中成药功效之余，拿出一个小刀片将该中成药剖开，结果发现该中成药由很多层构成，老王逐一尝试，发现外面基本为糖，中间虽然尝不出什么，但肯定不是药物，只有里面很少一部分口尝有明显药味。于是老王怀疑该药物生产厂家没有全部使用药物制成制剂，明显存在偷工减料的现象，会严重影响药物的疗效。

问题：1. 老王的怀疑正确吗？

2. 中成药制剂加入辅料的目的是什么？常见有哪些辅料？

答案解析

二、片剂制备方法分类

片剂的制备应根据药物的性质、临床用药的要求、所选用设备等条件来选择合适的辅料和具体制备方法，以满足压片过程的三大要素：流动性、压缩成形性和润滑性。通常片剂的制备方法包括制粒压片法和直接压片法两种。根据制粒方法的不同，制粒压片法又分为湿法制粒压片法和干法制粒压片法。直接压片法又分为粉末直接压片法和半干式颗粒（空白颗粒）压片法。其中应用最为广泛的是湿法制粒压片法。

1. 湿法制粒压片法 湿法制粒压片法是在处理好的药料中加入润湿剂或黏合剂，用合适的方法制成一定大小的颗粒，再压制成片的方法。本法主要适用于对湿、热稳定的药物。由于湿法制粒而成的颗粒具有外形美观、流动性好、耐磨性较强、压缩成形性好等优点，是在制药工业中应用最为广泛的方法，但对于热敏性、湿敏性、极易溶性等物料可采用其他方法制粒。

2. 干法制粒压片法 干法制粒压片法是指不用润湿剂或液体黏合剂而制成颗粒，再压制成片的方法。本法适用于对湿热敏感，又易变质的药物压片，方法简单、省工省时，与湿法制颗粒相比较还可节省辅料和成本，但此法对物料性质、晶形要求高，并非不同性质的中药药料均能采用干法制颗粒压片。制备方法包括滚压法、重压法、直接筛选法和融合法。

（1）**滚压法** 是将粉末药料与干燥黏合剂等辅料混合均匀后，利用转速相同的二个滚动圆筒之间的缝隙，将药物粉末滚压成板状物，然后再通过制粒机破碎成一定大小颗粒的方法。此法优点在于薄片的厚度较易控制，硬度也较均匀，压成的片剂无松片现象。新型干压造粒机集滚压、碾碎、整粒于一体，既简化了工艺又提高了颗粒的质量。

（2）**重压法** 亦称为大片法，是将药物与辅料混合均匀后，用较大压力压成直径约 20～25mm 的大片，然后再破碎成的适宜颗粒后压片的方法。此法因机械和原料的损耗较大，现已少用。

（3）**直接筛选法** 是将干浸膏直接粉碎成适宜大小的颗粒，或将某些具有良好流动性和可压性的结晶性药物，筛选成适宜大小的颗粒，必要时进行干燥，再加适量润滑剂或崩解剂混匀后即可压片。此法对物料的性质、晶形和大小等均有特定要求，所以能采用此法的药物较少。

（4）**融合法** 是将药物、低熔点熔合剂和其他辅料一同加热、搅拌，熔合剂熔融使药粉黏结，趁热制粒，冷后即得。此法简便且无需颗粒干燥，可用于速释、缓释、肠溶和易挥发成分颗粒的制备，也适用于对湿热敏感的药物或晶形易改变药物固体分散体颗粒的制备。

3. 粉末直接压片法 粉末直接压片法是不经过制粒过程直接把药物和辅料的混合物进行压片的方法。本法减少了制粒过程，具有省时节能、工艺简便、工序少、适用于湿热不稳定的药物等优点，但粉末流动性差，易导致片重差异大或造成裂片等不足。随着适用于粉末直接压片的优良药用辅料如微晶纤维素、可压性淀粉、喷雾干燥乳糖、微粉硅胶等不断开发，以及高效旋转压片机的成功研制，直接促进了粉末直接压片的发展。

4. 半干式颗粒压片法 半干式颗粒压片法是将药物粉末和预先制好的辅料颗粒（空白颗粒）混合进行压片的方法。该法适合于对湿热敏感、不宜制粒且压缩成型性差的药物，也可用于含药较少物料的压片。

根据《药品生产质量管理规范》（2010 年修订）及其附录的规定，片剂一般系非无菌药品（注射片、植入片等除外），中药片剂生产的暴露工序区域及其直接接触药品的包装材料最终处理的暴露工序区域，应达到"无菌药品"附录中 D 级洁净区的要求。

在生产过程中，中药材和中药饮片的取样、筛选、称重、粉碎、混合等易产生粉尘的操作，应当采取有效措施，以控制粉尘扩散；提取、浓缩、收膏工序宜采用密闭系统进行操作，并在线进行清洁，以防止污染和交叉污染。采用密闭系统生产，其操作环境可在非洁净区；采用敞口方式生产，浸膏的配料、粉碎、过筛、混合等操作以及中药饮片经粉碎、过筛、混合后直接入药，其操作环境应当与其制剂配制操作区的洁净度级别相适应。其工艺流程可见图 10 – 1。

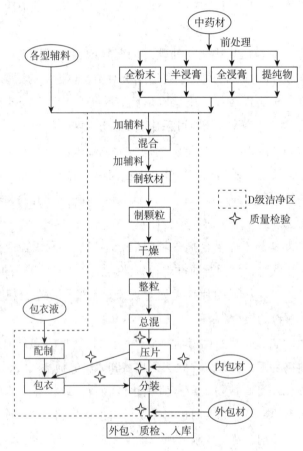

图 10 – 1 中药片剂湿法制粒压片工艺流程图

三、中药片剂生产技术

中药片剂生产过程，如前所述，有多种方法，现仅以湿法制粒压片法为重点，介绍与片剂成型工艺相关的主要生产技术。

（一）配料

1. 原辅料 制备片剂的材料一般为中药材原粉、中药浸膏、中药提纯物及片剂辅料等。

对于剂量小的贵重细料药、毒性药、对湿热敏感或几乎不具有纤维性的药材，可经粉碎成细粉后制片。如参茸片、安胃片等。一般性药材不宜全粉制粒，以免服用量太大，同时必须注意药材原粉的灭菌，使片剂符合微生物限度标准。

采用中药浸膏作为片剂原料适用于绝大多数中药片剂的制备。中药材经适宜溶剂提取纯化后制备成全浸膏片，可富集药物的浓度，减少服用量，且易达到微生物限度标准。但大多数中药浸膏具有黏性大、不耐热及易吸湿的特点，对生产工艺及环境要求较高。因此，可将处方中贵重细料药、毒性药、对湿热敏感或几乎不具有纤维性的药材粉碎成细粉，再加入浸膏中混匀，制成半浸膏片，以减少辅料用量。

对于有效部位或有效成分比较明确的药材，可制备成中药提纯物直接投料。

2. 配料方式 配料是固体口服制剂生产过程中的第一个步骤。可采用手动配料或自动配料方式进行。

（1）手动配料 由于在开放环境下手动配料将会导致粉尘飞扬，增加交叉污染的风险。所以，配料称量最好在向下的层流装置中进行，活性成分和辅料可以使用分开的层流装置。而对于高危险性的成分，应考虑在隔离装置（手套箱）中进行物料称量。

（2）自动配料 指自动化的机械配料系统，是使物料从储料容器中被卸载并以受控的方式进入接收容器，且同时被称量。这种系统需要把物料从各自的原容器中转移到储料器中，通常使用重力卸载或者气动输送。当所需重量的物料被分配到接收容器时，卸料系统会停止，然后下一种物料被分配。

（二）制粒

1. 制颗粒目的

（1）增加物料的流动性。细粉流动性差，增加片重差异或出现松片，也影响片剂的含量，制成颗粒后增加流动性。药物粉末的休止角一般为65°左右，颗粒的休止角一般为45°左右，颗粒流动性好于粉末。

（2）减少细粉吸附和容存的空气以减少药片的松裂。细粉比表面积大，吸附和容有的空气多，当冲头加压时，粉末中部分空气不能及时逸出而被压在片剂内。当压力移去后，片剂内部空气膨胀，以致产生松片、顶裂等现象。

（3）避免粉末分层。处方中有数种原、辅料粉末，密度不一，在压片过程中压片机的振动，使重者下沉，轻者上浮，产生分层现象，以致含量不准。

（4）避免细粉飞扬。采用细粉压片粉尘多，且易黏附于冲头表面或模壁造成黏冲或拉模现象。

2. 制粒方法 湿法制粒首先要制软材，掌握好软材的黏度和干湿度，才能制得松紧适度、大小均匀的颗粒。应根据药料的性质和要求选用辅料，润湿剂或黏合剂的用量应以能制成适宜软材的最少量为好。中药片剂不同类别药料的制粒主要分为全粉制粒法、半浸膏制粒法、浸膏制粒法及提纯物制粒法。至于每种制粒涉及的具体制粒操作方法（如挤出制粒、滚转制粒、喷雾制粒、一步制粒等），请参见第九章第一节制粒方法。

（1）全粉制粒法 系将处方中全部药料粉碎成细粉，与适量适宜的黏合剂或润湿剂混匀制成软材，然后制成颗粒的一种重要制片方法。制粒过程中，应根据药料的性质选用适宜的赋形剂，若处方中含有较多的矿物性、纤维性药物时应选用黏性较强的黏合剂；若处方中含有较多黏性药料，则应选用不同浓度的乙醇或水为润湿剂。此法适用于剂量较小的细料药、毒性药及几乎不具有纤维性的药材细粉制粒。

 实例分析 10 -2

新清宁片的制备

处方：熟大黄 300g

制法：取熟大黄粉碎成细粉，加乙醇适量，制成颗粒，干燥，加淀粉及硬脂酸镁适量，混匀，压制成 1000 片，包糖衣，即得。

问题：1. 本品为中药全粉片，请问加乙醇的作用是什么？

2. 硬脂酸镁在制备过程中起什么作用？用量是多少？

3. 大黄俗称"将军"，形容其药性峻猛，请问新清宁片的临床使用注意事项有哪些？

答案解析

（2）半浸膏制粒法　系指将处方中部分药料粉碎成细粉，其余药料制成稠膏，将膏、粉（及辅料）混匀后制成适宜的软材，然后制成颗粒的方法。若混匀后黏性适中可直接制软材制颗粒；若混合后黏性不足，则加适量黏合剂后再制粒；若混合后黏性过大，可将膏、粉混合后干燥，粉碎成细粉，再加润湿剂制软材制颗粒。半浸膏制粒法中稠膏兼具黏合剂作用，细粉多有崩解作用，体现了中药制剂"药辅合一"的原则，因此此法在中药片剂生产中应用较广，适用于大多数中药片剂的制备。注意实际操作中应根据药材性质及出膏率和稠膏黏度等确定膏、粉比例，粉碎药料大多数为处方量的 10% ~20% 。

 实例分析 10 -3

妇炎康片的制备

处方：赤芍 60g　土茯苓 100g　三棱（醋炙）60g　川楝子（炒）60g　莪术（醋炙）60g　延胡索（醋炙）60g、芡实（炒）100g　当归 100g　苦参 60g　香附（醋炙）40g　黄柏 60g　丹参 100g　山药 120g

制法：以上十三味，取莪术、山药粉碎为细粉，过筛，其余赤芍等十一味，加水煎煮三次，第一次 2 小时，第二、三次各 1 小时，煎液滤过，合并滤液，浓缩至适量，与上述药粉混匀，干燥，粉碎为细粉，加蔗糖、淀粉适量、制颗粒，干燥，压成 1000 片，包糖衣或薄膜衣，即得。

问题：1. 本品为中药半浸膏片，请问为什么将莪术、山药单独粉碎，这有什么作用？

2. 如果要缩短崩解时限，可采取什么办法？

3. 妇炎康片的临床使用注意事项有哪些？

答案解析

（3）全浸膏制粒法　系指处方中全部饮片提取制成干浸膏后，粉碎成干浸膏粉，以适宜浓度的乙醇为润湿剂制软材制颗粒（浸膏粉黏度越大乙醇浓度越高，以喷雾法加入为好），如障眼明片；或将干浸膏粉干法制粒，如消炎利胆片；或将干浸膏（黏性适中，吸湿性不强的干浸膏）直接粉碎成 40 目左右的颗粒；或将处方药料提取制成适宜密度药液后以喷雾干燥法制粒，如三金片。

实例分析 10 - 4

三金片的制备

处方：金樱根　菝葜　羊开口　金沙藤　积雪草

制法：以上五味，加水煎煮二次，第一次 2 小时，第二次 1 小时，煎液滤过，滤液合并，浓缩至适量，喷雾干燥，加入辅料适量，混匀，制成颗粒，干燥，压制成 1000 片（小片）或 600 片（大片），包糖衣或薄膜衣，即得。

问题：本品为中药全浸膏片，请问采用喷雾干燥制粒法有哪些优点？

答案解析

（4）提纯物制粒法　系指将提纯物细粉（有效成分或有效部位）与适量稀释剂、崩解剂等辅料混匀后，加入黏合剂或润湿剂，制软材，制颗粒，如银杏叶片、盐酸青藤碱片等。

 实例分析 10 - 5

银杏叶片的制备

处方：银杏叶提取物 40g

制法：取银杏叶提取物，加辅料适量，制成颗粒，压制成 1000 片（规格 1：每片含总黄酮醇苷 9.6mg、萜类内酯 2.4mg）或 500 片（规格 2：每片含总黄酮醇苷 19.2mg、萜类内酯 4.8mg），包糖衣或薄膜衣，即得。

问题：本品为提纯物制粒，请问制粒一般会用到哪些辅料？

答案解析

（三）湿粒的干燥

湿颗粒应及时干燥，防止结块或受压变形。干燥温度一般为 60～80℃。温度过高使颗粒中淀粉糊化，降低片剂崩解度，并使含浸膏颗粒软化。若药物易受热影响，干燥的温度可调整为 40～60℃，对热稳定的药物，也可提高到 80～100℃。颗粒干燥的程度一般凭经验掌握，含水量以 3%～5% 为宜。含水量过高易黏冲，过低则易顶裂。

干燥的颗粒除必须具有适宜的流动性和可压性外，还必须符合以下要求。①主药含量：按该片剂含量测定项下方法测定，有效（或指标）成分含量应符合规定。②含水量：压片用的干颗粒的含水量，不同品种多有差异，应通过试验确定其最佳含水量标准。中药干颗粒的含水量一般为 3%～5%，化学药干颗粒含水量一般为 1%～3%。③松紧度：干颗粒松紧以手指轻捻能粉碎成有粗糙感的细粒为宜。颗粒过硬压片易产生麻面；颗粒过于疏松又容易产生细粉，且压片时易产生顶裂或松片的现象。④大小：颗粒大小应根据片重及药片直径选用，大片可用较大的颗粒或小颗粒进行压片；但对于小片来说，必须用小颗粒压片，若小片用大颗粒压片，则片重差异较大。⑤粒度：干颗粒中应含有一定比例的不同粒度的颗粒，一般干颗粒中通过二号筛者占 20%～40% 为宜，且无通过六号筛的细粉。若粒度差异过大或粗粒过多则易造成片重差异超限，细粉过多则可能产生松片、裂片及粘冲现象。

（四）整粒与总混

在湿颗粒干燥过程中，某些颗粒可能发生粘连或结块。通过整粒可使干燥过程中结块、粘连的颗粒分散开，以得到大小均匀的颗粒。一般采用过筛的方法进行整粒，所用筛孔要比制粒时的筛孔稍小一些。整粒后，向颗粒中加入润滑剂和外加的崩解剂，进行"总混"。如果处方中有挥发油类物质或处方中主药的剂量很小或对湿、热很不稳定，则可将药物溶解于乙醇后喷洒在干燥颗粒中，密封贮放数小时后室温干燥。

若处方中有挥发油，最好加于润滑剂、外加崩解剂与干颗粒混匀后筛出的部分细粒中，混匀后再与全部干颗粒混匀。也可用80目筛从干颗粒中筛出适量细粉吸收挥发油，再加于干颗粒中混匀。若所加的挥发油，或对湿、热很不稳定的药物（如薄荷脑）量小时，可先用乙醇溶解后均匀喷雾在干颗粒上，再立即将其置桶内密封数小时后室温干燥，使挥发油在颗粒中渗透分布均匀，否则由于挥发油吸于颗粒表面，在压片时易产生花片、裂片等现象。亦可将挥发油等对湿、热不稳定的药物先行微囊化或制成环糊精包含物，再与原辅料一起湿法制粒压片。

（五）压片

1. 片重计算　除提纯片按测定颗粒中主药含量而计算片重外，中药片重一般根据药材量而求得。当剂量大时，可将一个剂量压成数片，计算方法如下。

（1）处方规定了每批药料应制的片数及每片重量时，则应：干颗粒重量（主药＋辅料）＝片重×片数。

如果干颗粒总重小于片重与片数的乘积时，不能盲目兑入淀粉来增加颗粒重量，凡因操作损失或药材质量不佳，干颗粒重量过低时，应减少压制片数以保证片中主药含量。当干颗粒总重超过预期重量时，如果因药材质量好提取物多，则可片重不变增加片数；如因杂质、异物掺入而致，则应除去杂质后再压片。

（2）应制的片数及片重未定时

①原粉片：先计算出单服颗粒重量，根据单服的颗粒重量来决定每服的片数，求得每片的重量。即

$$单服剂数 = \frac{原药材重量}{单服剂量}$$

$$单服颗粒重 = \frac{干颗粒总重量}{单服剂数}$$

$$片重 = \frac{单服颗粒重量}{单服片数}$$

②全浸膏片：若按原药材服用量及药材提取后所得浸膏重量，计算出一天的服用片数，则片重可由下式求得

$$原药材可服天数 = \frac{原药材重量}{每日服用原药材重量}$$

$$每日服用浸膏重量 = \frac{浸提液浓缩后所得干浸膏重量}{原药材可服天数}$$

$$每片应含浸膏重量 = \frac{每日服用浸膏重量}{每日服用片数}$$

$$片重 = 每片含浸膏重量 + 压片前平均每片加入辅料重量$$

③半浸膏片

$$片重 = \frac{干颗粒重量 + 辅料重量}{理论片数}$$

$$= \frac{（干浸膏重量 + 原药材粉末重量） + 辅料重量}{原药材总重量 / 每片含原药材重量}$$

$$= \frac{（药材重量 × 干浸膏收率（\%） + 原药材粉末重量） + 辅料重量}{原药材总重量 / 每片含原药材重量}$$

④提纯片

$$片重 = \frac{每片含主药量(标示量)}{颗粒中主药的百分含量(实测值)}$$

2. 压片及净片设备　压片是片剂成型的主要过程，也是整个片剂生产的关键部分。

（1）压片机　压片操作由压片机完成。用于制药工业的压片机有单冲压片机、旋转式多冲压片机和高速旋转式压片机。下面分别予以介绍。

①单冲压片机　片剂生产中，在制药厂早期使用的是单冲压片机。它只有一副冲模，利用偏心轮及凸轮机构等的作用，在其旋转一周即完成充填、压片和出片三个程序，主要构造如图 10-2 所示。这种压片机是小型台式压片机，产量为每分钟 80~100 片，适用于小批量、多品种生产。重型单冲压片机的压片压力和片径都比较大，我国生产的重型单冲压片机的最大压力 160kN，最大压片直径 80mm，最大填充深度 45mm，除压制圆形片外，还可以压制异形片和环形片。该机的压片由于采用上冲头冲压制成，压片受力不均匀，上面的压力大于下面的压力，压片中心的压力较小，使药片内部的密度和硬度不一致，片子表面易出现裂纹。

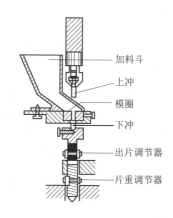

图 10-2　单冲压片机主要构造示意图

②旋转式多冲压片机　旋转式多冲压片机是目前制药工业中片剂生产最主要的压片设备。主要由动力部分、传动部分及工作部分组成。工作部分中有绕轴而旋转的机台，机台分为三层。机台的上层装着上冲，中层装模圈，下层装着下冲；另有固定不动的上下压轮、片重调节器、压力调节器、饲粉器、刮粉器、推片调节器以及吸粉器和防护装置等。旋转式多冲压片机压片工作过程示意图如图 10-3 所示。📱微课

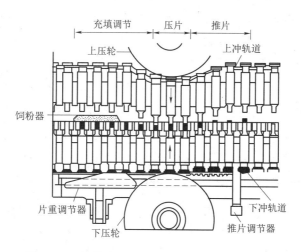

图 10-3　旋转式多冲压片机压片工作过程示意图

旋转式压片机有多种型号，按冲数分有 16 冲、19 冲、27 冲、33 冲、55 冲、75 冲等。按流程分单流程和双流程两种。单流程仅有一套上、下压轮，旋转一周每个模孔仅压出一个药片；双流程有两套压轮、饲粉器、刮粉器、片重调节器和压力调节器等，均装于对称位置，中盘转动一周。每一副冲（上下冲各一个）旋转一圈可压两个药片。双流程压片机的能量利用更合理，生产效率较高。国内使用较多的是 ZP - 33 型旋转压片机，该机结构为双流程，有两套加料装置和两套压轮。转盘上可装 33 副冲模，机台旋转一周即可压制 66 片。压片时转盘的速度、物料的充填深度、压片厚度均可调节。旋转压片机有饲粉方式合理、片重差异小、压力分布均匀、生产效率高等优点。全自动旋转压片机，除能将片重差异控制在一定范围外，对缺角、松裂片等不良片剂也能自动鉴别并剔除。

③高速旋转式压片机：高速旋转式压片机是一种先进的旋转式压片设备，通常每台压片机有两个旋转圆盘和两个给料器，为适应高速压片的需要，采用自动给料装置，而且药片重量、压轮的压力和转盘的转速均可预先调节。压力过载时能够自动卸压。片重误差控制在 2% 以内，不合格药片自动剔除。生产中药片的产量由计数器显示，可以预先设定，达到预定产量即自动停机。机器采用微电脑装置来监测冲头损坏的位置，还有过载报警和故障报警装置等。高速压片机采用了粉粒强制填充机构、两次压缩压片及压片缓冲机构，解决了填充速度慢、冲头冲击力大、片子顶裂等问题，使片剂质量更符合要求，尤其适用于中药片剂行业的大批量生产。其中 ZPH39 型压片机的最高产量达每小时 15.2 万片，适合药厂大批量生产的要求，并可实现人机隔离控制操作模式。

（2）净片设备　净片系指将片剂表面黏附着的粉末进行清除干净的过程。净片的目的是：避免片剂在包衣时因粉末粘连而使包衣粗糙；利于非包衣片的包装、保存和销售。常用的净片方法有：振动除尘、气流除尘、真空除尘和静电除尘等。常用的药品抛光机主要由加料斗、滚动毛刷、筛网、粉粒接收器和出料斗等组成。药片自加料斗进入容器内，滚动毛刷将药片上的粉粒刷下，被刷下的粉粒经筛网被筛至粉粒接收器内，然后被吸尘器吸走；已经洁净的药片自出料斗出料。药品抛光机不仅可以清除片剂表面的粉粒，还可以清除胶囊表面的粉粒，使其清洁，提高药品表面光洁度。

（六）包衣

片剂的包衣是指在压制的素片（片芯）表面均匀地包裹上适宜材料的工艺操作。包裹层的材料称为"衣料"，包成的片剂称"包衣片"。

1. 包衣的目的、种类与要求

（1）包衣的目的　①改善片剂的外观，便于识别；②掩盖药物的不良气味，增加患者的顺应性；③防潮、避光、隔绝空气以增加药物的稳定性；④改变药物释放的位置、速度；⑤将有配伍禁忌的成分分别置于片芯和衣层，防止药物的配伍变化。

（2）包衣的种类　根据包衣材料性质的不同，片剂的包衣通常分为糖衣、薄膜衣、肠溶衣三类。

（3）对包衣片片芯的要求及包衣后片剂质量的要求　用于包衣的片芯，在弧度、硬度和崩解度等方面与一般压制片有不同的要求。片芯在外形上必须具有适宜的弧度，一般选用深弧度，尽可能减小棱角，以利于减少片重增重幅度，防止衣层包后在边缘处断裂。片心的硬度应较一般压制片高，不低于 $5kg/cm^2$，脆碎度也应较一般压制片低，不得超过 0.5%，必须能承受包衣过程的滚动、碰撞和摩擦。为达到包衣片的崩解要求，压制片芯时一般宜选用崩解效果好而量少的崩解剂，如羧甲基淀粉钠等。

片剂包衣后衣层应均匀、牢固，与主药不起作用，崩解时限应符合《中国药典》规定，经较长时间贮存，仍能保持光洁、美观、色泽一致，并无裂片现象，且不影响药物的溶出与吸收。

2. 包衣方法及设备　常用的包衣方法有：滚转包衣法、流化包衣法、压制包衣法等。其中滚转包衣法又称为锅包衣法，是片剂最常用的包衣方法，根据包衣锅性能不同，又可分为普通滚转包衣法、埋管包衣法及高效包衣法等数种。

（1）普通滚转包衣法 设备为倾斜式普通包衣锅，如图10-4所示。由莲蓬形或荸荠形的包衣锅、动力部分和加热鼓风、吸粉装置等几部分组成。包衣锅的中轴与水平面一般为30°~45°，在设定转速下，片剂在锅内借助于离心力和摩擦力的作用，随锅内壁向上移动，然后沿弧线滚落而下，在包衣锅口附近形成旋涡状的运动。包衣锅内如采用加挡板的方法可改善药片的运动状态，使药片具有均衡的翻转运动，达到较佳的混合状态。但锅内空气交换效率低，干燥慢。

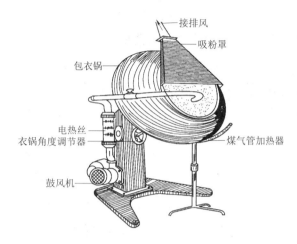

图10-4 普通包衣锅的示意图

（2）埋管包衣法 采用有气喷雾包衣形式。埋管包衣机在普通包衣锅的底部装有通入包衣溶液、压缩空气和热空气的埋管。包衣时，包衣用浆液由气流式喷嘴喷洒到翻动着的片床内，干热空气也伴随着雾化过程同时从埋管吹出，穿透整个片床进行干燥，湿空气从排出口经集尘器过滤后排出。由于雾化过程可连续进行，故包衣时间缩短，不但可避免包衣时粉尘飞扬，而且减轻劳动强度。

（3）高效包衣法 采用无气喷雾包衣形式，可以进行全封闭的喷雾包衣。高效包衣机结构如图10-5所示。包衣锅为短圆柱形并沿水平轴旋转，锅壁为多孔壁，壁内装有带动颗粒向上运动的挡板，喷雾器装于颗粒层斜面上方，热风从转锅前面的空气入口引入，透过颗粒层从锅的夹层排出。该方法适用于包制薄膜衣和肠溶衣，缺点是小粒子的包衣易粘连。

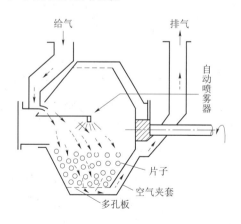

图10-5 高效包衣机结构图

（4）流化床包衣法 流化床包衣法的基本原理与流化制粒法相类似：快速上升的空气流入包衣室

内，使流化床上的片剂上下翻腾处于流化（沸腾）状态，悬浮于空气流中，与此同时，喷入包衣溶液，使其均匀地分布于片剂的表面，通入热空气使溶媒迅速挥散，从而在片剂的表面留下薄膜状的衣层。按此法包制若干层，即可制得薄膜衣片剂。

流化包衣法包衣速度快、时间短、工序少，当喷入包衣溶液的速度恒定时，则喷入时间与衣层增重呈线性关系，容易实现自动控制；整个生产过程在密闭的容器中进行，无粉尘，环境污染小。但采用流化包衣法包衣时，要求片芯的硬度稍大一些，以免在沸腾状态时造成缺损。该方法特别适合小粒子的包衣。

（5）压制包衣法　一般采用两台压片机联合起来压制包衣片，两台压片机以特制的传动器连接配套使用。一台压片机专门用于压制片芯，然后由传动器将压成的片芯输送至包衣转台的模孔中（此模孔内已填入包衣材料作为底层），随着转台的转动，片芯的上面又被加入约等量的包衣材料，然后加压，使片芯压入包衣材料中间而形成压制的包衣片剂。本方法的优点：可以避免水分、高温对药物的不良影响，生产流程短、自动化程度高、劳动条件好，但对压片机械的精度要求较高，故目前国内采用得较少。

3. 包衣常用材料

（1）糖衣　糖衣主要分为5层。①隔离层材料：常用的品种有10% ~ 15%明胶浆、35%阿拉伯胶浆、4%白芨胶浆、10%玉米朊乙醇溶液、15% ~ 20%虫胶乙醇溶液、10%醋酸纤维素酞酸酯（CAP）乙醇溶液；②粉衣层材料：最常用的是滑石粉，65%（g/g）或85%（g/g）糖浆为黏合剂，也可在滑石粉中加入10% ~ 20%的碳酸钙、碳酸镁或淀粉等；③糖衣层材料：常用65%（g/g）或85%（g/g）糖浆；④有色糖衣层材料：常用着色糖浆（在糖浆中添加色素如苋菜红、柠檬黄等，色泽由浅到深）；⑤打光剂：虫蜡，又名白蜡，用前应精制，即加热至80 ~ 100℃熔化后过100目筛，除去悬浮杂质，并加2%硅油混匀，冷却后制成80目细粉备用。

（2）薄膜衣　薄膜包衣材料由高分子成膜材料、溶剂与添加剂三部分组成。

①高分子成膜材料　A. 纤维素衍生物类：以羟丙基甲基纤维素（HPMC）最为常用，本品溶于60℃以下的水，不溶于热水和无水乙醇，在70%乙醇中和丙酮中易溶，其成膜性能好，无味、柔软，制成的膜在一定温度下抗裂、稳定。羟丙基纤维素（HPC）溶解性能类似羟丙甲纤维素，有良好的成膜性能，但其2%的水溶液包衣形成的膜黏性较强，操作及干燥较为困难。B. 聚丙烯酸树脂类：常用聚丙烯酸树脂Ⅳ号，本品对介质的pH较为灵敏，膜的溶解性能随溶液的pH上升而减小，在pH为1.5 ~ 5.0的溶液中迅速溶解，在pH为5.0 ~ 8.0的溶液中溶胀，本品溶于乙醇、丙酮、二氯甲烷，不溶于水，有优良的成膜性能，形成无色透明的衣膜。C. 乙烯聚合物：常见的有聚维酮（PVP），本品易溶于水、乙醇、三氯甲烷、异丙酮等，不溶于丙酮、乙醚，形成衣膜坚硬光亮，添加适量的聚乙二醇6000可增加膜的柔韧性，成膜后有吸湿软化现象，可与虫胶、甲基纤维素或乙基纤维素等合用增加其抗湿性能，常用5%的聚维酮水溶液包衣。D. 其他天然高分子材料：玉米朊等。

②溶剂　应能溶解或分散高分子包衣材料及增溶剂，并使包衣材料均匀分布在片剂表面。常用的溶剂有有机溶剂如乙醇、丙酮和水。有机溶剂包衣时包衣材料用量最少，形成包衣片表面光滑、均匀，但易燃并由一定的毒性，故应严格控制有机溶剂的残留量；水作包衣用溶剂，克服了有机溶剂的缺点，适于不溶性高分子，通常是将不溶性高分子材料制成水分散体进行包衣。

③常用的添加剂　主要有增塑剂、着色剂、掩蔽剂、增光剂、释放速度调节剂等。A. 增塑剂：增塑剂是指能增加包衣材料可塑性的物料。加入增塑剂可降低聚合物分子之间的作用力，增加了柔韧性，

减少了衣膜裂纹发生率。常用的增塑剂有两类，水溶性增塑剂有丙二醇、甘油、聚乙二醇等，非水溶性增塑剂有甘油三醋酸酯、乙酰化甘油酸酯、玉米油、邻苯二甲酸酯、硅油等。B. 着色剂与蔽光剂：包薄膜衣时，应用着色剂和蔽光剂的目的除了易于识别不同类型的片剂及改善产品外观外，还可遮盖某些有色斑的片芯或不同批号的片心色调差异。着色剂有水溶性、水不溶性等两类，水不溶性着色剂如色淀是由吸附剂氧化铝、滑石粉或硫酸钙吸附色素而制成。蔽光剂可提高片芯对光的稳定性，一般选用散射率较大的无机染料，如二氧化钛（钛白粉）。C. 释放速度调节剂：释放速度调节剂又称致孔剂。如蔗糖、氯化钠、聚乙二醇、聚山梨酯、脂肪酸山梨坦等水溶性物质都可选作某些纤维素衣料的致孔剂。其原理是：将纤维素衣料与一定比例的致孔剂混合，在胃肠环境中，水溶性材料迅速溶解，薄膜溶蚀后形成具有一定直径和数量孔隙的多孔膜，使药物溶液按一定速度扩散。

（3）肠溶衣材料 肠溶衣材料必须具有在不同 pH 溶液中溶解度不同的特性，可抵抗胃液酸性（pH 约为 2.0～3.0）的侵蚀，而到达小肠（最高 pH 约为 7.4）时能迅速溶解或崩解。常用的肠溶衣物料主要有以下品种。①聚丙烯酸树脂Ⅰ号、Ⅱ号、Ⅲ号：Ⅰ号为低黏度的水分散体，系乳浊液，pH 为 6.5 以上可成盐溶液，本品形成薄膜过程必须使水分完全快速蒸发，需要配合使用快速干燥设备。Ⅱ号、Ⅲ号不溶于水和酸，可溶于乙醇、丙酮、异丙酮或等量的异丙酮和丙酮的混合溶剂中，包衣液的配制以异丙醇和丙酮的混合溶剂为宜。②羟丙甲纤维素酞酸酯（HPMCP）：本品性质稳定，不溶于酸液，易溶于混合有机溶剂中，在 pH 为 5～6 之间能溶解，一般用量为片重的 5%～10%，常用浓度为 8.5%，本身具有可塑性，可少用或不用增塑剂，包衣时黏度适当，不粘连，易于操作，肠溶性能良好，为优良的肠溶材料。③邻苯二甲酸醋酸纤维素（CAP）：本品可溶于丙酮及丙酮与水、丙酮与乙醇的混合溶剂中，一般用 8%～12% 丙酮乙醇混合溶液喷雾包衣，成膜性能良好，但是本品具有一定的吸湿性，容易受温度和湿度的影响而水解，故常与疏水性增塑剂苯二甲酸二乙酯配合使用，可增加韧性和抗透湿性，添加量在 30% 以下。④聚乙烯酞酸酯（PVPP）：本品溶于丙酮、乙醇和丙酮的混合溶液，衣膜不具有半透性，其肠溶性不受膜厚度影响。本品是由聚合度为 700～7000 的聚乙烯醇与邻苯二甲酸作用而成的单酯。

实例分析 10-6

维 C 银翘片（薄膜衣）的制备

实例：某校学生对维 C 银翘片进行了薄膜包衣的实训操作，包衣过程为：将筛去细粉的维 C 银翘片芯（素片）倒入锅内，开启热风及吸尘装置，每隔 1 分钟开动锅 1 次，使素片预热至 40℃左右，开启空压机，喷枪，将包衣液喷雾喷至转动的片芯上，直至喷完为止。关热风，将打光液喷至锅内的薄膜衣上，锅慢速转动 30 分钟，再开热风 30 分钟干燥，然后开冷风冷却后取出并放在干燥箱中干燥过夜。次日观察薄膜片，发现有部分“皱皮”或“起泡”现象。

答案解析

问题：该校学生在维 C 银翘片包薄膜衣的过程中出现了什么问题？如何解决？

4. 包衣过程

（1）包糖衣 工艺流程为：片芯→包隔离层→包粉衣层→包糖衣层→包有色糖衣层→打光→干燥。根据不同品种具体要求，有的工序可以省略，有的也可以合并。①隔离层：凡含引湿性、易溶性或酸性药物的片剂，包隔离层将片芯与糖衣隔离，形成一层能延缓水分进入或不透水的屏障，阻止糖浆中的水分浸入片芯，可防止药物吸潮变质及糖衣破坏。包隔离层的物料主要为胶浆剂，所以隔离层亦称胶衣层。操作方法是将一定量素片放入包衣锅中，随着包衣锅的运转，加入适量胶浆，以能使片芯全部润滑为度，迅速搅拌，低温下（40~50℃）使衣层充分干燥。一般需包4~5层，直至片芯全部包严为止。因为包隔离层的材料大都为有机溶剂，所以应注意防爆防火。②粉衣层：目的是消除片剂的棱角，多采用交替加入糖浆和滑石粉的办法，在隔离层的外面包上一层较厚的粉衣层。操作时一般采用洒一次浆、撒一次粉，然后热风干燥20~30分钟（40~55℃），重复以上操作15~18次，直到片剂的棱角消失。为了增加糖浆的黏度，也可在糖浆中加入10%的明胶或阿拉伯胶。③糖衣层：目的是使片面平整、坚硬、光洁。操作时，分次加入60%~70%的糖浆，并逐次减少用量，以湿润片面为度，在低温（40℃）下缓缓吹风干燥，一般包裹10~15层。④有色糖衣层：目的是为了片剂的美观和便于识别。包有色糖衣层与上述包糖衣层的工序完全相同，区别仅在于在糖浆中添加食用色素。每次加入的有色糖浆中色素的浓度应由浅到深，以免产生花斑，一般需包制8~15层。⑤打光：目的是为了增加片面的光泽和疏水性。打光剂一般使用虫蜡。虫蜡用前需精制，即加热至80~100℃熔化后过100目筛，除去悬浮杂质，并掺入2%的硅油混匀，冷却，粉碎，过80目筛，每万片约用虫蜡细粉3~5g。

（2）包薄膜衣 工艺流程如图10-6所示。

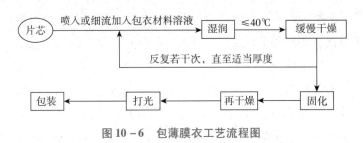

图10-6 包薄膜衣工艺流程图

包薄膜衣可用滚转包衣法，但包衣锅应有可靠的排气装置，以排除有毒、易燃的有机溶剂，包衣时溶液以细流或喷雾加入，在片芯表面均匀地分布，通过热风使溶剂蒸发，反复若干次即得。也可用空气悬浮包衣法，用热空气流直接通入包衣室后，把片芯向上吹起呈悬浮状态，然后用雾化系统将包衣液喷洒于片芯表面进行包衣。

滚转包衣法包薄膜衣具体操作程序如下：①在包衣锅内装入适当形状的挡板，以利于片芯的转动与翻转。②将片芯放入锅内，喷入一定量的薄膜衣材料的溶液，使片芯表面均匀润湿。③吹入缓和的热风使溶剂蒸发（温度最好不超过40℃，以免干燥过快，出现"皱皮"或"起泡"现象；也不能干燥过慢，否则会出现"粘连"或"剥落"现象）。如此重复上述操作若干次，直至达到一定厚度。④大多数的薄膜衣需要一定固化期，一般是在室温或略高于室温下自然放置6~8小时使之固化完全。⑤为使残余的有机溶剂完全除尽，一般还要在50℃下干燥12~24小时。

目前大多数薄膜衣需要有机溶剂溶解，带来很多不安全因素及环境污染等问题。若采用高效包衣机或流化床包衣设备可避免这些问题，同时还可以提高生产效率和降低生产成本。

（3）包肠溶衣 工艺流程基本同包薄膜衣。

（七）压片与包衣过程中可能出现的问题与解决办法

压片过程中，因药料性质、颗粒质量、环境温湿度、压片机性能等原因，可能发生裂片、松片、黏冲等问题，从而影响压片操作和片剂质量。包衣过程中，因使用包衣材料不同、包衣机性能、包衣操作等因素，可能出现起泡、掉皮等问题。表10-5列出了压片与包衣过程中常出现的问题、原因及解决方法。

表 10-5 压片与包衣过程中常出现的问题、原因分析及解决办法一览表

项目	问题	原因分析	应对措施
压片操作	裂片	1. 黏合剂不当 2. 细粉过多 3. 润滑剂过多 4. 压力过大 5. 冲头与模圈不符等	1. 换用黏合剂 2. 减少压片用颗粒中的细粉 3. 减少润滑剂用量 4. 降低压力 5. 更换冲头
	松片	黏合力差，压力不足	换用可压性好的辅料，添加黏合剂，调整压力
	黏冲	1. 颗粒不够干燥 2. 物料较易吸湿 3. 润滑剂选用不当或用量不足 4. 冲头表面锈蚀、粗糙不光滑或刻字	1. 控制颗粒的水分 2. 控制环境湿度 3. 换用润滑剂或增加其用量 4. 更换冲头
	片重差异超限	1. 颗粒大小不匀 2. 下冲升降不灵活 3. 加料斗装量时多时少	1. 重新制粒 2. 设备应经常打润滑油维护 3. 经常检视加料斗装量
	崩解迟缓	1. 崩解剂用量不足 2. 润滑剂用量过多 3. 黏合剂的黏性太强 4. 压力过大、片剂的硬度过大	1. 增加崩解剂用量 2. 降低润滑剂用量 3. 降低黏合剂用量或更换品种 4. 调整压片时压力或更换辅料
	溶出超限	1. 片剂不崩解 2. 药物的溶解度差 3. 崩解剂用量不足 4. 润滑剂用量过多 5. 黏合剂的黏性太强 6. 压力过大、片剂的硬度过大	1. 降低片剂的崩解时限 2. 采用新技术提高药物的溶解度或换用合适的溶出介质 3. 增加崩解剂用量 4. 降低润滑剂用量 5. 减少黏合剂用量或更换黏合剂种类 6. 降低压片时压力
	药物含量不均匀	1. 片重差异过大 2. 混合不均匀 3. 溶性成分在颗粒之间的迁移	1. 通过调整处方、工艺等措施降低片重差异 2. 采用等量递加稀释法、选用合适的混合设备及混合时的加料顺序 3. 换用合适的干燥方法
	变色和色斑	1. 压片用颗粒过硬 2. 混料不匀 3. 接触金属离子 4. 润滑油污染压片机等	1. 制粒时应均匀或减少黏合剂用量 2. 总混时注意均匀混合 3. 避免金属离子 4. 清洁压片机的油渍
	迭片	1. 出片调节器调节不当 2. 上冲粘片 3. 加料斗故障	1. 调整出片调节器 2. 通过调整处方和工艺、更换冲头等方式防止黏冲 3. 调整加料漏斗
	卷边	冲头与模圈碰撞，使冲头卷边，造成片剂表面出现半圆形的刻痕	立即停车，更换冲头和重新调节机器
	引湿和受潮	处方、工艺和包装等不适合	调整处方，选用合适的辅料，降低片剂的吸潮性 控制生产环境的相对湿度 换用防潮性能更好的包装，加入干燥剂

项目	问题	原因分析	应对措施
高效包衣机	机座产生较大震动	1. 电机紧固螺栓松动 2. 减速机紧固螺栓松动 3. 电机与减速机之间的联轴节位置调整不正确 4. 变速皮带轮安装轴错位	1. 拧紧螺拴螺拴 2. 调整对正联轴节
	异常噪声	1. 联轴节位置安装不正确 2. 包衣锅与送排风接口产生碰撞 3. 包衣锅前支承滚轮位置不正	1. 调整安装轴位置 2. 调整风口位置 3. 调整滚轮安装位置
	减速机轴承温度高	1. 润滑油牌号不对 2. 润滑油少 3. 包衣药片超载	1. 换成90#机械油 2. 添加润滑油 3. 按要求加料
	包衣锅调速不合要求	1. 调速油缸行程不够 2. 皮带磨损	1. 油缸中添满油 2. 更换皮带
	热空气效率低	热空气过滤器灰尘过多	清洗或更换热空气过滤器
	风门关不紧	风门紧固螺钉松动	拧紧螺钉
	包衣机主机工作室不密封	密封条脱落	更换密封条
	蠕动泵开动包衣液打不出来	1. 软管位置不正确或管破 2. 泵座位置不正确	1. 更换软管 2. 调整泵座位置,拧紧螺母
	喷雾管道泄漏	1. 管接头螺母松 2. 组合垫圈环 3. 软管接口损坏	1. 拧紧螺母 2. 更换垫圈 3. 剪去损坏接口
	喷枪不关闭或关得慢	1. 气源关闭 2. 料针损坏 3. 汽缸密封圈损坏 4. 轴密封圈损坏	1. 打开气源 2. 更换料针 3. 更换密封圈
	枪端滴漏	1. 针阀与阀座磨损 2. 枪端螺帽未压紧 3. 汽缸中压紧活塞的弹簧失去弹性或已损坏	1. 用碳化矽磨砂配研 2. 旋紧螺母 3. 更换弹簧
	压力波动过大	1. 喷嘴孔太大 2. 气源不足	1. 改用较小的喷嘴 2. 提高气源压力或流量
	胶管经常破	1. 滚轮损坏或有毛刺 2. 同一位置上使用过长	1. 修复或更换滚轮 2. 适时更换滚轮压紧胶管的部位
	胶管往外跑或往泵壳里缩	胶管规格不对	按规定更换胶管
薄膜包衣	起泡	固化条件不当,干燥速度过快	掌握成膜条件,控制干燥温度和速度
	皱皮	选择衣料不当,干燥条件不当	更换衣料,改善成膜温度
	剥落	选择衣料不当,两次包衣间的加料间隔过短	更换衣料,调节间隔时间,调节干燥温度和适当降低包衣液的浓度
	花斑	增塑剂、色素等选择不当。干燥时,溶剂可溶性成分带到衣膜表面	改变包衣处方,调节空气温度和流量,减慢干燥速度

续表

项目	问题	原因分析	应对措施
糖衣片	糖浆不沾锅	锅壁上蜡未除尽	洗净锅壁，或再涂一层热糖浆，撒一层滑石粉
	色泽不均	未搅匀；温度太高，干燥过快，糖浆在片面上析出过快，衣层未干就加蜡打光	针对原因予以解决，如可用浅色糖浆，增加所包层数，"勤加少上"，控制温度，情况严重时，可洗去衣层，重新包衣
	片面不平	撒粉太多，温度过高衣层未干就包第二层	改进操作方法，做到低温干燥，勤加料，多搅拌
	龟裂或爆裂	糖浆与滑石粉用量不当，芯片太松，温度太高，干燥过快，析出粗糖晶使片面留有裂缝	控制糖浆和滑石粉用量，注意干燥时的温度与速度，更换片芯
	露边与麻面	衣料用量不当，温度过高或吹风过早	注意糖浆和粉料的用量，糖浆以均匀润湿片芯为度，粉料以能在片面均匀黏附一层为宜，片面不见水分和产生光亮时，再吹风
	粘锅	加糖浆过多，黏性大，搅拌不匀	糖浆的含量应恒定，一次用量不宜过多，锅温不宜过低
	膨胀磨片或剥落	片芯或糖衣层未充分干燥，崩解剂用量过多	注意干燥，控制胶浆或糖浆的用量

即学即练

答案解析

1. 中药片剂湿法制粒工艺过程中，湿颗粒的干燥温度一般控制在（ ）

A. 100℃　　　　B. 80~100℃　　　　C. 60~80℃　　　　D. 40~60℃

第三节　片剂用药指导

PPT

一、用药指导

口服药物的用药指导应让患者正确理解医生的用药意图和服用方法，首先是正确理解服药时间，一天3次是指每6~8小时1次，一天2次是指早、晚各1次；其次是特殊用药时间点，如空腹，是指餐前半小时或餐后2小时；饭前，是指餐前半小时；饭时，是指用餐的同时用药；饭后，是指餐后半小时；睡前，是指晚上睡觉前半小时等。

片剂的给药方式有口服、含片、溶液片、腔道给药等多种方式，其中以口服给药最为常见。临床用药时应充分考虑片剂的性质，严格按照服用方法给药，以保证制剂疗效的发挥，避免出现毒副作用。例如，舌下片是根据药物的脂溶性特点，舌下给药后吸收完全而迅速，血药浓度高，发挥疗效快，临床应用时不应随意改变。例如硝酸甘油片改为口服给药则吸收缓慢，药物易在肝内灭活，血药浓度低，疗效仅为舌下含服的1/10，且不能发挥急救的作用。同样，口服含化片剂是口腔内局部给药，仅具有局部治疗功能，如草珊瑚含片、西地碘含片等，若改为口服给药则起不到局部治疗作用，疗效会大大降低。

普通片剂：片剂的口服给药非常方便，把制剂放入口内，然后100ml左右的温水帮助吞咽即可。用足够的水帮助服用是十分重要的，一些患者不用喝水直接服用片剂等固体制剂是非常危险的，这样有可能使干燥的固体制剂黏附在食管中，特别是睡前服用时，干燥的固体制剂黏附在食管容易产生食管损伤或刺激。

泡腾片：应用泡腾片时应注意：①供口服的泡腾片一般宜用100～150ml凉开水或温水浸泡，可迅速崩解和释放药物，应待完全溶解或气泡消失后再饮用；②不应让幼儿自行服用；③严禁直接服用或口含；④溶解后的药液有不溶物、沉淀、絮状物时不宜服用。

 实例分析 10－7

幼儿误服泡腾片致死

实例：年仅18个月大的小牧浩感冒发烧，医生为其开了处方娃娃宁泡腾片。妈妈直接将一颗直径约6毫米的泡腾片塞进其嘴里并喂水送服，不料仅10多秒后，孩子便出现剧烈抖动、咳嗽、嘴唇发紫的情况，催吐、拍背无果后立即被送往医院抢救，然而孩子因窒息导致脑部长时间缺氧，在重症监护室抢救一天后不幸离世。

问题：一颗小小的泡腾片，为何会要了孩子的命？

答案解析

舌下片：使用舌下片时应注意：①给药时迅速，含服时把药片放于舌下；②含服时间一般控制在5分钟以下，以保证药物充分吸收；③不要咀嚼或吞咽药物，不要吸烟、进食、嚼口香糖，保持安静，不宜多说话；④含后30分钟内不宜吃东西或饮水。

咀嚼片：咀嚼片常用于维生素类、解热药和治疗胃部疾患的氢氧化铝、硫糖铝、三硅酸镁等制剂。服用咀嚼片时注意：①在口腔内的咀嚼时间宜充分，如复方氢氧化铝片、氢氧化铝片嚼碎后进入胃中很快地在胃壁上形成一层保护膜，从而减轻胃内容物对胃壁溃疡的刺激。如酵母片，因其含有黏性物质较多，如不嚼碎易在胃内形成黏性团块，影响药物的作用。②咀嚼后可用少量温开水送服。③用于中和胃酸时，宜在餐后1～2小时服用。

肠溶衣片：肠溶衣片剂外层的肠溶衣对药物的片芯起保护作用，一方面防止药物在胃液中破坏或水解而降低疗效，另一方面减少药物对胃部黏膜的刺激。临床上为了小儿用药或使用方便，若将肠溶衣片剂分割或研碎服用，则大大降低了药物疗效，同时增加了药物的不良反应。如胰酶片、头孢呋辛酯片等分割使用疗效降低；红霉素肠溶片、阿司匹林肠溶片、吲哚美辛肠溶片等分割使用常可造成消化道溃疡、出血等风险。

缓控释片剂：缓控释制剂是采用新技术、新工艺制备的新型制剂，服用后能够维持稳定有效的血药浓度，对于提高药物疗效，减少服药次数均具有重要作用。若将缓释片（特别是膜控型缓释片、渗透泵型控释片）分割服用，不仅破坏了其结构，更可能丧失了缓释、控释的功能，使药物迅速大量释出，发生毒性反应或不良反应的可能性大大增加，如硝苯地平控释片、布洛芬缓释片等均应避免分割服用。此类药品的服用注意事项在医嘱中必须加以强调说明。服用缓控释片剂时应注意：①服药前一定要看说明书或请示医师，因为各制药公司的缓释型口服药的特性可能不同，另有些药用的是商品名，未标明"缓释"或"控释"字样，若在其外文药名中带有SR、ER时则属于缓释剂型；②除另有规定外，一般应整片或整丸吞服，严禁嚼碎和击碎分次服用；③缓释、控释剂每日仅服用1～2次，服药时间宜在清晨起床后或睡前。

小儿片剂用药：对于小儿用药应尽量避免破分片剂（如肠溶片、缓释片、控释片等），最好使用小儿药品单剂量规格，同时可考虑使用口服颗粒剂、散剂、口服液等。

二、常见中成药举例

例 10 – 1　牛黄解毒片

【处方】人工牛黄 5g　雄黄 50g　石膏 200g　大黄 200g　黄芩 150g　桔梗 100g　冰片 25g　甘草 50g　淀粉、硬脂酸镁各适量

【制法】将雄黄水飞成极细粉；大黄粉碎成细粉；人工牛黄、冰片研细，备用。另取黄芩、桔梗、石膏、甘草四味加水煎煮 2 次，每次 2 小时，合并煎液，滤过，滤液浓缩成稠膏，备用。将以上稠膏与大黄、雄黄粉末混合，加适量淀粉、90% 乙醇制成软材，制成湿颗粒，干燥，整粒；在颗粒中加入牛黄、冰片细粉及 1% 的硬脂酸镁等，混匀，压片，制成 1000 片。每片 0.4g。

【性状】本品为棕黄色素片；有冰片香气，味微苦、辛。

【功能与主治】方中人工牛黄味苦气凉，入肝、心经，功善清热凉心解毒，以之为主药。石膏味辛能散，气大寒可清热，清热泻火，除烦止渴；黄芩味苦气寒，清热燥湿，泻火解毒；大黄苦寒沉降，清热泻火，泻下通便，共为辅药。雄黄、冰片清热解毒，消肿止痛；桔梗味苦辛，入肺经，宣肺利咽，共为佐药。甘草味甘性平，调和诸药，为使药。诸药合用，共奏清热解毒泻火之效。用于火热内盛，咽喉肿痛，牙龈肿痛，口舌生疮，目赤肿痛。

【用法与用量】口服。一次 3 片，一日 2~3 次。

【注意事项】本品含雄黄，内服宜慎，需遵医嘱，不能长久服用。孕妇禁用。

例 10 – 2　安胃片

【处方】延胡索（醋制）63g　白矾（煅）250g　海螵蛸（去壳）187g

【制法】以上三味，粉碎成细粉，过筛，混匀，加蜂蜜 125g 与适量的水，制成颗粒，干燥，压制成 1000 片，即得。

【性状】本品为类白色至淡黄色的片剂；气微，味涩、微苦。

【功能与主治】行气活血，制酸止痛。用于气滞血瘀所致的胃脘刺痛，吞酸嗳气，脘闷不舒；胃及十二指肠溃疡，慢性胃炎见上述证候者。

【用法与用量】口服。一次 5~7 片，一日 3~4 次。

【注意事项】①服用本品时饮食宜清淡，忌酒及辛辣、生冷、油腻食物；②有高血压、心脏病、肝病、糖尿病、肾病等慢性病且严重者应在医师指导下服用；③儿童、孕妇、哺乳期妇女、年老体弱者应在医师指导下服用。

例 10 – 3　通窍鼻炎片

【处方】苍耳子（炒）200g　防风 150g　黄芪 250g　白芷 150g　辛夷 150g　白术（炒）150g　薄荷 50g

【制法】以上七味，取白芷、炒白术 80g 粉碎成细粉，剩余炒白术及其余炒苍耳子等五味，加水煎煮二次，每次 2 小时，合并煎液，滤过，滤液减压浓缩成清膏，与上述粉末混匀，干燥，粉碎，制成颗粒，压制成 1000 片，包糖衣或薄膜衣，即得。

【性状】本品为糖衣片或薄膜衣片；味微苦、辛凉。

【功能与主治】方中苍耳子为君药，以散风除湿，通窍止痛；辛夷、白芷为臣药，以发散风寒，宣通鼻窍；佐以薄荷疏散风热，清利头目；再加黄芪大补脾肺之气，白术健脾益气，防风走表驱风，诸药

合用，以奏散风消炎，宣通鼻窍之功。用于风热蕴肺、表虚不固所致的鼻塞时轻时重、鼻流清涕或浊涕、前额头痛；慢性鼻炎、鼻窦炎、过敏性鼻炎见上述证候者。

【用法与用量】 口服，一次 5~7 片，一日 3 次。

【注意事项】 ①服用本品时饮食应忌烟酒、辛辣、鱼腥食物，不宜在服用本品期间同时服用滋补性中药；②有高血压、心脏病、肝病、糖尿病、肾病等慢性病严重者应在医师指导下服用；③儿童、孕妇、哺乳期妇女、年老体弱者应在医师指导下服用；④严格按用法用量服用，本品不宜长期服用。

📝 实践实训

实训十三 复方元胡止痛片的制备

【实训目的】

1. 建立中药片剂的生产情景。

2. 将处方中部分饮片粉碎成细粉，其余饮片制备成稠浸膏，采用湿法制粒，压片法制成半浸膏片。

3. 学会使用中药提取、制粒、压片主要用具和设备，掌握复方元胡止痛片的制备方法及操作要点。

4. 能进行中药片剂的一般质量检查。

【实训条件】

1. 实训场地 GMP 模拟车间或制剂实训室。

2. 实训仪器与设备 天平，混合器械，提取器械，颗粒机，整粒机，干燥箱，压片机，硬度计等。

3. 实训材料 药材（见【处方】项下），淀粉，硬脂酸镁，蒸馏水，90%乙醇等。

【实训内容】

【处方】

延胡索（醋制）	980g
徐长卿	980g
川楝子	980g
香附	980g
淀粉	适量
糊精	适量
制成	10000 片

【功能与主治】 理气，活血、止痛。用于气滞血瘀的胃痛、胁痛、头痛及月经痛等。

【实训操作】

1. 生产前准备

（1）接受生产任务

（2）领料　领取生产的原辅料，办理物料交接手续，并签字记录。

（3）注意严格执行各项目《岗位标准操作规程》《仪器使用、维护保养及检修标准操作规程》及《复方元胡止痛片工艺规程》。

2. 粉碎

（1）开启粉碎机，加入延胡索、徐长卿饮片（先少量再逐步加大至可行值），将物料粉碎至细粉

（过 100 ~ 120 目）。

（2）将粉碎好的物料及时装于内衬胶袋的容器内。在胶袋内外各放一张标签，标签上注明：品名、细度、毛重、皮重、净重、生产日期、操作人，按不同物料现场定置管理的要求，分别放置在指定的区域。

（3）计算物料平衡率（要求物料平衡均为 95% ~ 105%）。

（4）用干净的尼龙刷将残留在机内的原辅料扫离机件，回收作粉碎零头交回中间站。

3. 提取

（1）领取净药材或饮片川楝子、香附，认真核对品名、批号、数量，将原料投入提取罐内。

（2）对贮罐中提取液的数量、成品流浸膏的数量对投料量、溶剂用量、煎煮时间进行复核。

（3）川楝子、香附煎煮两次，第一次溶剂（饮用水）加入量为投料重量的 10 倍，煎煮 4 小时，滤过，药液贮藏至贮液罐中；在药渣中加入药材总量 8 倍饮用水，第二次煎煮 4 小时，滤过，将两次药液合并，贮藏至贮液罐中。用料泵将药液贮罐中的药液抽入浓缩器中。

（4）煎煮完成后，标明煎煮液的相对密度、体积、数量、名称、批号、日期、操作人，交下一道工序。

（5）提取液放尽后排出药渣，药渣排尽后，喷淋饮用水将提取罐清洗干净。

4. 浓缩

（1）开启真空泵及其蒸发器装置部件。

（2）依次吸进药液，以料液上升到加热管的喷管口视镜 2/3 为宜，缓慢升高温度，调节蒸气压力约 0.09 MPa 为宜。

（3）设备在运行中要保持正常液面、维持一定的真空度，同时注意罐内温度、池水的水温。当药液体积不断变小，打开进料阀，不断补加药液。

（4）药液蒸发到一定浓度，取少量浓缩液，测量比重，当浓缩液相对密度达 1.2（80 ~ 85℃）时，即可准备出料。

（5）排放浓缩液，并盛装于洁净的容器内，称重，标明品名、批号、生产日期、重量、桶数、操作者，转移交制剂车间。

5. 制粒

（1）将延胡索、徐长卿等细粉及淀粉、糊精等原辅料倒入物料锅内。

（2）设置干粉混合时间。

（3）启动混合机，将速度调至要求的数值进行干混。

（4）混合完毕后，加入川楝子、香附等稠膏。

（5）按要求设定湿混造粒时间，进行制粒操作，每隔 15 分钟进行湿颗粒粒度和外观检查，防止湿颗粒结块或细分过多。

（6）制粒完毕后，把颗粒排出（控制湿颗粒的粒度 16 ~ 18 目）。

（7）填写好盛装单，将物料送全规定的地点。

（8）卸料完毕，将容器内剩余的物料清理干净，防止交叉污染。

6. 干燥

（1）根据产品需要，设置干燥的方式、时间，干燥温度控制在 60℃ 以下，每隔 1 小时取样检测水分（控制水分 4% ~ 6%），符合要求可以收粒，不符合要求则要继续以上操作。

（2）水分符合要求后，将颗粒铲出至内衬胶袋的铁桶内，称量、记录，两张产物标签，桶内一张，盖上桶盖，桶外附一张，将颗粒转移至整粒总混间。

（3）计算物料平衡率。

7. 整粒、总混

（1）合格颗粒温度降至室温，将其倒入摇摆式颗粒机上料斗内，进行整粒，使干燥颗粒过18～20目筛。

（2）将整粒后的颗粒置三维混合机内，按工艺要求加入外加辅料硬脂酸镁混合20～30分钟，混合均匀。

（3）混合完毕时，放出物料于内有洁净衬袋的桶内，过秤、记录，统计汇总，计算物料平衡率（要求98%～100%），附两张产物标签，桶内一张，盖上桶盖，桶外附一张。

（4）将颗粒移至中间站，中间站管理员填写中间产品请验单，送质监科检验。

8. 压片

（1）压片前应试压，检查硬度、厚度、崩解度、脆碎度和外观，符合要求后才能开机。

（2）调试　将批混后检验合格少量的颗粒加入料斗内进行调试操作。调试主要内容：调整充填量；片厚度的调节；颗粒量的调整。

（3）将批混后检验合格的颗粒加入料斗中。用料桶接片，打开除粉筛，连续压片，每隔20分钟抽样检查平均片重1次，每小时记录片重不得少于一次，应时刻注意检查片子硬度、脆碎度、厚度、崩解时限、外观等质量指标。

（4）药片装入桶内，不得超过桶高的2/3，扎紧袋口，将盛装单扎在袋口上，称重，每批压完后将过程卡、压片制造记录、片子送交中间站，填写中间产品交接单及请验单，送质监科检测片重差异、崩解时限等。

9. 包衣

（1）包衣前准备

①检验合格后，根据生产安排开具领料单，从仓库领取包衣材料，核对品名、批号、型号、数量、合格证等，确认无误后，方可开始生产操作。

②从中转站领取素片，核对品名、批号、规格、数量、合格证等，确认无误后，方可开始包衣操作。

（2）包衣用溶液配制　称取包衣液应用的包衣材料、溶媒（两人核对），并按工艺规程配制要求将各包衣材料置不同配制桶内分别配制。

①15%明胶浆的配制，取300g的明胶加入1000ml的水浸泡2小时后煮溶，并加水至总量2000ml。

②75%糖浆的配制，取10000ml的纯水，煮沸，将30kg白砂糖溶于沸水中，搅拌，溶解后过滤，并用纯水补充至总量40000ml。

（3）包衣操作过程

①程序　片芯→隔离层（2层）→粉衣层（15层）→糖衣层（15层）→有色糖衣层（5层）→打光。

②操作步骤

1）称取片芯50kg置包衣锅内。

2）隔离层：加入明胶浆搅拌均匀后，加滑石粉，干燥后加第二层。

3）粉衣层：在隔离层的基础上，继续包到片剂的棱角完全包没为度。

4）糖衣层：在包糖衣层时，包衣材料只用糖浆，每次加入糖浆后待片面略干后再吹冷风至干，需包 15 层。

5）有色糖衣层：加有色糖浆，工艺与上述包糖衣层相同，需包 5 层。

6）打光：有色糖衣层完成后，加入虫蜡进行打光，使片面表面磨得光洁而美观。包衣工序完成后，糖衣片置干燥室内干燥存放 10 小时以上。

③包衣操作完毕，将干燥的包衣片装入内衬布袋的带盖周转桶中，称量、记录，桶内外各附在产物品标签一张，按中间产品交接程序办理交接，送中间站。中间站管理员填写请检单，送质监科请检。

（4）计算物料平衡率。

下一工序为包装，复方元胡止痛片的内包装通常采用 250PVC、250 铝箔进行铝塑泡罩包装，规格为 12 片/板。

【质量检查】

按《中国药典》2020 年版规定，对复方元胡止痛片进行外观、重量差异、崩解时限检查，应符合规定。

【实训结果】

表 10 - 6 实训结果

检查项目	检查结果
外观 重量差异 崩解时限 成品量	
结论	

【实训考核表】

表 10 - 7 实训考核表

内容		要求	分数	得分
生产前准备		检查确认仪器、设备性能良好	5	
生产操作	生产前准备	正确使用天平，按处方量准确称取物料	3	
	粉碎	按《粉碎设备标准操作规程》规范操作	5	
	提取	按《提取设备标准操作规程》规范操作	5	
	浓缩	按《浓缩设备标准操作规程》规范操作	5	
	制颗粒	正确判断软材质量 软材质量达到"手握成团，轻压即散" 按《颗粒机标准操作规程》规范操作	10	
	颗粒干燥	按《干燥箱标准操作规程》规范操作 干燥温度及时间正确 及时翻动颗粒	7	
	整粒、总混	按《整粒机标准操作规程》《混合机标准操作规程》规范操作，会计算辅料用量、片重，物料混合均匀	5	
	压片	按《压片机标准操作规程》规范操作 正确检查片剂质量	15	
	包衣	按《包衣机标准操作规程》规范操作	10	

续表

内容		要求	分数	得分
成品质量	外观	符合要求	5	
	重量差异	符合要求	5	
	崩解时限	符合要求	5	
	成品量	在规定范围内	5	
清场		仪器、设备、场地清洁合格 清场记录填写准确完整	10	

组别：　　　　　　　　　时间：

目标检测

答案解析

一、A 型选择题

1. 下列物质中属黏合剂的有
   A. 三氯甲烷　　　　　　　B. 水　　　　　　　　　　C. 乙醇
   D. 胶浆　　　　　　　　　E. 有色糖浆

2. 按崩解时限检查法检查，浸膏片应在多长时间内崩解
   A. 60 分钟　　　　　　　B. 40 分钟　　　　　　　C. 30 分钟
   D. 15 分钟　　　　　　　E. 10 分钟

3. 片剂辅料中，既能作填充剂，又能作黏合剂及崩解剂的是
   A. 淀粉　　　　　　　　　B. 淀粉浆　　　　　　　　C. 糖粉
   D. 微晶纤维素　　　　　　E. 乙醇

4. 以下片剂包衣目的不正确的是
   A. 增加药物稳定性　　　　B. 改善片剂外观　　　　　C. 掩盖药物不良臭味
   D. 减少服药次数　　　　　E. 便于识别

5. 泡腾崩解剂作用原理是
   A. 润湿作用　　　　　　　B. 膨胀作用　　　　　　　C. 溶解作用
   D. 毛细管作用　　　　　　E. 产气作用

6. 可用作片剂肠溶衣物料的是
   A. 淀粉　　　　　　　　　B. 乙醇　　　　　　　　　C. 羧甲基纤维素钠
   D. 丙烯酸树脂Ⅳ号　　　　E. 丙烯酸树脂Ⅲ号

7. 片剂生产中制颗粒的目的是
   A. 减少片重差异
   B. 避免复方制剂中各成分间的配伍变化
   C. 避免片剂硬度不合格
   D. 改善药物崩解性
   E. 改善药物溶出

8. 以下关于片剂的特点叙述错误的是
   A. 剂量准确
   B. 质量较稳定
   C. 生物利用度高于胶囊剂
   D. 可以实现定位给药
   E. 对儿童不是理想的剂型

9. 舌下片的给药途径是
   A. 口服
   B. 黏膜
   C. 呼吸道
   D. 皮肤
   E. 注射

10. 以下关于咀嚼片的叙述，错误的是
   A. 适用于吞咽困难的患者
   B. 适用于小儿给药
   C. 一般不需要加入崩解剂
   D. 治疗胃部疾患的药物可以制成咀嚼片
   E. 属于口腔用片剂

11. 以下关于片剂的叙述正确的是
   A. 中药片剂按原料及制法分为全浸膏片、全粉末片及提纯片
   B. 银黄片属于浸膏片
   C. 片剂根据医疗途径及制法分为口服片与外用片两种
   D. 分散片属于口服片
   E. 片剂不可以制成控释制剂

12. 片剂中若主药含量极少，不可采用以下哪种为稀释剂
   A. 淀粉
   B. 糊精
   C. 糖粉
   D. 硫酸钙
   E. 硬脂酸镁

13. 下列关于润滑剂的叙述错误的是
   A. 改善压片原料的流动性
   B. 附着在颗粒表面发挥润滑作用
   C. 其用量越多颗粒流动性越好
   D. 选用不当可影响崩解
   E. 用量不当可影响崩解

14. 目前中药片剂生产上广泛使用的包衣方法是
   A. 滚转包衣法
   B. 悬浮包衣法
   C. 平压包衣法
   D. 液中包衣法
   E. 沸腾包衣法

15. 片剂包糖衣的顺序是
   A. 粉衣层→隔离层→糖衣层→有色糖衣层
   B. 糖衣层→粉衣层→有色糖衣层→隔离层
   C. 隔离层→粉衣层→糖衣层→有色糖衣层
   D. 隔离层→糖衣层→粉衣层→有色糖衣层
   E. 粉衣层→糖衣层→隔离层→有色糖衣层

16. 压片力过大、黏合剂过量、疏水性润滑剂用量过多可能造成下列哪种片剂质量问题
   A. 裂片
   B. 松片
   C. 崩解迟缓
   D. 黏冲
   E. 片重差异大

17. 冲头表面粗糙将主要造成片剂的

    A. 黏冲   B. 硬度不够   C. 花斑

    D. 裂片   E. 崩解迟缓

18. 以下哪一个不是造成黏冲的原因

    A. 颗粒含水量过多   B. 压力不够   C. 冲模表面粗糙

    D. 润滑剂使用不当   E. 环境湿度过大

二、简答题

1. 片剂的种类有哪些?

2. 片剂的辅料有哪些? 各有什么作用?

3. 片剂制备的方法有哪些?

书网融合……

知识回顾   微课   习题

第十一章　胶囊剂

学习引导

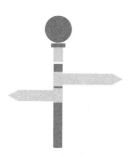

俗话说"良药苦口利于病"，但现在"良药"也许已经并不"苦口"了，因为很多药物都可以装在一种胶壳囊状体中，连着胶囊壳一起服用，甚至有部分药物还可以装在软质的胶囊壳中一起服用。那么这种制剂形式有什么优点？制备方法又是怎样的呢？

本章主要介绍胶囊剂的含义、特点与分类，胶囊剂的质量要求和检查项目，胶囊剂常见制备方法、工艺流程及关键步骤，胶囊剂用药指导。

学习目标

1. **掌握**　胶囊剂的含义、特点与分类，质量要求与质量检查项目；胶囊剂的临床应用指导。
2. **熟悉**　胶囊剂的常见制备方法、工艺流程及关键步骤。
3. **了解**　空心胶囊的规格；常见中成药胶囊剂。

第一节　概　述

PPT

一、胶囊剂的含义与特点

（一）胶囊剂的含义

胶囊剂（capsules）系指原料药物或与适宜辅料充填于空心胶囊或密封于软质囊材中制成的固体制剂。胶囊剂主要供口服，但也可供直肠、阴道等腔道外用。

胶囊剂在我国的应用，最早可追溯到明代，当时称作面囊。19世纪中叶，胶囊剂在西方出现，Mothes 先提出软胶囊剂，之后 Murdock 改为硬胶囊剂。开始是手工制作，随着机械化大生产时代的到来，电子仪器的发展，自动化的胶囊填充机得到了普遍应用，胶囊剂的生产质量和生产效率得到了极大的提高，使胶囊剂获得了广泛的应用。在各国药典收载的剂型品种中，胶囊剂是仅次于片剂、注射剂的剂型。

（二）胶囊剂的特点

1. 胶囊剂的优点

（1）外观整洁、美观，颜色多样，可以印字，便于识别，携带、储存、服用方便。

（2）提高内容药物的稳定性，掩盖不良嗅味。药物填充于胶囊中，胶囊壳使其与外界隔离，隔绝了水分、空气、光线等影响，掩盖了药物的苦、涩、臭味，减小药物的刺激性，对光、湿、热不稳定的药物有保护作用。

（3）提高药物生物利用度。胶囊剂制备可不加黏合剂和压力，以粉末、颗粒、小丸等状态直接填充于胶囊中，进入胃肠道内，胶囊壳迅速溶蚀，药物释放出来，快速分散、溶出、吸收，比片剂和丸剂起效快，生物利用度高。

（4）可将液体药物做成固体剂型。含油量高的药物或液态药物难以制成丸剂或片剂等，但可制成软胶囊剂，将液态药物做成固体剂型，以个数计量，服用方便。

（5）可制成缓控释制剂。将药物制成骨架型、膜控型缓控释颗粒、小丸，装入胶囊制成缓控释制剂，或对胶囊壳进行缓控释处理，可以达到缓释、控释、长效、靶向定位等作用。例如使用肠溶材料制备的颗粒或胶囊壳，可使药物定位释放于小肠、大肠。结肠靶向胶囊剂适用于结肠段吸收较好的蛋白类、多肽类药物。

2. 胶囊剂的缺点

（1）胶囊剂具有一定体积和硬度，不适合吞咽困难的患者，如老年人和儿童。

（2）胶囊剂不适合特殊药物的制备。由于胶囊壳的主要材料是明胶，具有下列性质的药物不宜制成胶囊剂：药物的水溶液或稀乙醇溶液，能使胶囊壳溶化；易风化的药物，失水能使胶囊壳软化；易吸湿的药物，能使胶囊壳失水脆裂；刺激性强的易溶药物如溴化物、碘化物、氯化物等，在胃中溶解后局部浓度过高会引起胃黏膜刺激。

二、胶囊剂的分类

1. 根据胶囊剂的外观硬度分类　可将其分为硬胶囊和软胶囊。

（1）硬胶囊（通称为胶囊）　系指采用适宜的制剂技术，将原料药物或加适宜辅料制成的均匀粉末、颗粒、小片、小丸、半固体或液体等，充填于空心胶囊中的胶囊剂。如阿莫西林胶囊、罗红霉素胶囊、复方氨酚烷胺胶囊等。中药硬胶囊剂系指中药材或中药材提取物的粉末或颗粒填充于空胶囊中制成的固体制剂。如人参首乌胶囊、三九胃泰胶囊、女金胶囊等。中药材量小的可粉碎成粉末或制成颗粒填充于空胶囊中制成。药材量大的可经过提取或提取纯化后用适当方法制成颗粒填充于空胶囊中制成。中药材的液体成分如挥发油等可用适当的吸收剂吸收后填充于空胶囊中制成。含有浸膏的胶囊剂在生产或贮藏过程中应注意防止吸湿使胶囊变形、内容物结块，应采取密封包装。

（2）软胶囊　又称胶丸，系指将一定量的液体药物直接密封，或将固体原料药物溶解或分散在适宜的辅料中制成溶液、混悬液、乳浊液或半固体，密封于软质囊材中的胶囊剂。中药软胶囊剂系指填充中药液体药物的胶囊剂。中药软胶囊剂的胶囊材料、质量要求和制备方法与一般软胶囊剂相同。中药软胶囊剂填充的药物多为中药材挥发油、油性提取物、能溶解或混悬于油的其他中药材成分。

2. 根据胶囊剂的释药性能分类　可将其分为速释胶囊、缓释胶囊、控释胶囊和肠溶胶囊剂。

（1）速释胶囊　遇体液囊壳立刻崩解，快速释放药物的胶囊剂。如前列舒通胶囊、仙灵古葆胶囊等。

（2）缓释胶囊　系指在规定的释放介质中缓慢地非恒速地释放药物的胶囊剂。如茶碱缓释胶囊、布洛芬缓释胶囊等。

（3）控释胶囊　系指在规定的释放介质中缓慢地恒速释放药物的胶囊剂。如盐酸地尔硫草控释胶囊、吲哚美辛控释胶囊等。

（4）肠溶胶囊　系指用肠溶材料包衣的颗粒或小丸充填于胶囊而制成的硬胶囊，或用适宜的肠溶材料制备而得的硬胶囊或软胶囊。肠溶胶囊不溶于胃液，但能在肠液中崩解而释放活性成分。肠溶胶囊适合对胃有刺激性或遇酸不稳定，需要在肠道中溶解吸收发挥药效的药物。如三七肠溶胶囊、红霉素肠溶胶囊等。

三、胶囊剂质量要求与检查项目

胶囊剂在生产与贮藏期间应符合下列规定：①胶囊剂的内容物不论是原料药物还是辅料，均不应造成囊壳的变质。②小剂量原料药物应用适宜的稀释剂稀释，并混合均匀。③胶囊剂可以根据需要，制备不同形式内容物填充于空心胶囊中，如将原料药物加适宜的辅料如稀释剂、助流剂、崩解剂等制成均匀的粉末、颗粒或小片；将普通小丸、速释小丸、缓释小丸、控释小丸或肠溶小丸单独填充或混合填充，必要时加入适量空白小丸作填充剂；将原料药物粉末直接填充；将原料药物制成包合物、固体分散体、微囊或微球；溶液、混悬液、乳状液等也可采用特制灌囊机填充于空心胶囊中，必要时密封。④胶囊剂应整洁，不得有黏结、变形、渗漏或囊壳破裂现象，并应无异臭。⑤根据原料药物和制剂的特性，除来源于动、植物多组分且难以建立测定方法的胶囊剂外，溶出度、释放度、含量均匀度等应符合要求。必要时，内容物包衣的胶囊剂应检查残留溶剂。⑥除另有规定外，胶囊剂应密封贮存，其存放环境温度不高于30℃，湿度应适宜，防止受潮、发霉、变质。生物制品原液、半成品和成品的生产及质量控制应符合相关品种要求。

除另有规定外，胶囊剂应进行以下相应检查。

1. 水分　中药硬胶囊剂应进行水分检查。

取供试品内容物，照水分测定法（通则0832）测定。除另有规定外，不得超过9.0%。

硬胶囊内容物为液体或半固体者不检查水分。

2. 装量差异　除另有规定外，取供试品20粒（中药取10粒），分别精密称定重量后，倾出内容物（不得损失囊壳），硬胶囊囊壳用小刷或其他适宜的用具拭净；软胶囊或内容物为半固体或液体的硬胶囊囊壳用乙醚等易挥发性溶剂洗净，置通风处使溶剂挥尽，再分别精密称定囊壳重量，求出每粒内容物的装量与平均装量。每粒装量与平均装量相比较（有标示装量的胶囊剂，每粒装量应与标示量比较），超出装量差异限度的胶囊不得多于2粒，并不得有1粒超出限度1倍。

表11-1　胶囊剂的装量差异限度规定

平均装量或标示装量	装量差异限度
0.30g 以下	±10%
0.30g 或 0.30g 以上	±7.5%（中药±10%）

凡规定检查含量均匀度的胶囊剂，一般不再进行装量差异的检查。

3. 崩解时限　除另有规定外，不管是硬胶囊剂或软胶囊剂，均取胶囊6粒，按《中国药典》2020年版四部特性检查规定的固体制剂崩解时限检查法进行（化药如胶囊漂浮于液面，可加挡板；中药胶囊加挡板检查）。硬胶囊应在30分钟内全部崩解，软胶囊应在1小时内全部崩解。以明胶为基质的软胶囊可改在人工胃液中进行检查。如有1粒不能完全崩解，应另取6粒，按上述方法复试，均应符合规定。

肠溶胶囊，除另有规定外，取供试品6粒，按上述装置与方法，先在盐酸溶液（9→1000）中不加挡板检查2小时，每粒的囊壳均不得有裂缝或崩解现象；将吊篮取出，用少量水洗涤后，每管各加入挡板，再按上述方法，改在人工肠液进行检查，1 小时内应全部崩解。如有 1 粒不能完全崩解，应另取 6 粒复试，均应符合规定。

凡规定检查溶出度或释放度的胶囊剂，不再进行崩解时限的检查。

4. 溶出度与释放度 是测定在规定的溶出介质中有效成分从胶囊剂中溶出的程度与速度。一般以一定时间内溶出有效成分的百分率为限度标准。溶出度是对普通的胶囊剂而言，释放度是对缓释、控释制剂而言。它们是反映制剂内在质量的重要指标之一。检查方法依照《中国药典》2020 年版四部通则 0931 溶出度与释放度测定法项下进行。

5. 微生物限度 以动物、植物、矿物质来源的非单体成分制成的胶囊剂，生物制品胶囊剂，照非无菌产品微生物限度检查：《中国药典》2020 年版四部通则 1105 微生物计数法和通则 1106 控制菌检查法及通则 1107 非无菌药品微生物限度标准检查，应符合规定。

凡规定检查杂菌的生物制品胶囊剂，可不进行微生物限度检查。

即学即练 11 – 1

胶囊剂按释药性能分类表述错误的是（　　）

答案解析　A. 速释胶囊　　　　B. 硬胶囊　　　　C. 缓释胶囊　　　　D. 控释胶囊

第二节　胶囊剂生产技术

PPT

一、硬胶囊生产技术

（一）工艺流程图

硬胶囊剂一般按照如图 11 – 1 所示的工艺流程进行生产制备。制备空心胶囊，制备填充物料，填充、套合、封口、包装，获得成品。

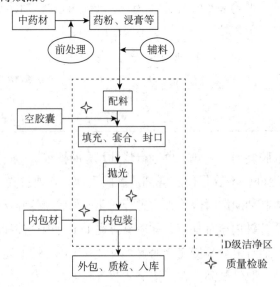

图 11 – 1　硬胶囊生产工艺流程图

（二）空心胶囊的制备

1. 空心胶囊的组成　空心胶囊的成分包含成囊材料、增塑剂、增稠剂、着色剂、遮光剂等，主要的成囊材料是明胶；为增加韧性与可塑性，一般加入增塑剂，如甘油、山梨醇、羧甲基纤维素钠、羟丙基纤维素等；为增加胶冻力，可加入增稠剂琼脂等；对光敏感药物，可加入遮光剂二氧化钛；为美观和便于识别，可加入着色剂食用色素等；为防止霉变，可加入防腐剂羟苯酯类等。以上组分除成囊材料外并不是每一种空心胶囊都必须具备，而应根据具体情况加以选择。

> 📖 **知识链接**
>
> #### 药用明胶
>
> 药用明胶是生产空胶囊的主要材料，是由骨、皮水解而制得的（由酸水解制得的明胶称为 A 型明胶，等电点 pH 7～9；由碱水解制得的明胶称为 B 型明胶，等电点 pH 4.7～5.2）。以骨骼为原料制得的骨明胶，质地坚硬，性脆且透明度差；以猪皮为原料制得的猪皮明胶，富有可塑性，透明度好。为兼顾囊壳的强度和塑性，采用骨、皮混合胶较为理想。还有其他胶囊，如淀粉胶囊、甲基纤维素胶囊、羟丙基甲基纤维素胶囊等，但均未广泛使用。
>
> 明胶的应用广泛，除了作为辅料用于药品工业，在食品、工业等领域都常见其身影，但因制备工艺、含量、杂质导致的价格差异，使一些不法商家用价低质劣的工业明胶代替药用明胶，生产出的空胶囊重金属镉超标数十倍，在 2012 年引发全社会震惊，被称为"毒胶囊"事件。经过此次事件，制药行业对辅料的安全管控提到了前所未有的高度。

2. 空心胶囊的制备过程　空心胶囊分为两部分，上部和下部，内径略大的囊帽套住内径略小的囊体，因此像身体上戴了帽子。空心胶囊目前普遍采用的方法是将不同型号的不锈钢栓模浸入明胶溶液中形成囊壳的栓模法。其工艺流程如图 11-2 所示。空心胶囊一般由专门的工厂生产，制剂生产厂家只需按需购买即可。为了便于识别，空心胶囊除用各种颜色区别外，还可用食用油墨在空胶囊上印字，印刷厂家名称、标识、药品名称、规格等。

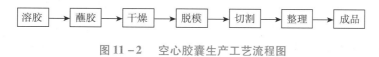

图 11-2　空心胶囊生产工艺流程图

3. 空心胶囊的规格　空心胶囊的规格按容积由大到小分为 000、00、0、1、2、3、4、5 号共 8 种，一般常用的为 0～5 号，可填充容积如表 11-2 所示。胶囊号数越大，其容积越小，即 000 号最大，而 5 号最小。根据药物剂量所需容积选用最接近的空心胶囊规格。

表 11-2　常用空心胶囊的容积

空胶囊号码	0	1	2	3	4	5
容积（ml）	0.75	0.55	0.40	0.30	0.25	0.15

（三）填充物料的制备

硬胶囊剂的填充物料（内容物）一般是粉末状、颗粒状、小丸状的固体，也有半固体或液体。通常填充物料包括药物与辅料，若药物粉碎至适宜粒度就能满足硬胶囊剂的填充要求，即可直接填充。但多数药物由于物理性质等方面的原因，需要加入一定量的辅料才满足填充的要求。胶囊剂所用辅料同片剂类同，若药物剂量过小应加入适量稀释剂以增大其体积，液体药物应加入吸收剂制成固体或半固体以便填充。常用的稀释剂或吸收剂有淀粉、蔗糖、乳糖、微晶纤维素、氧化镁等。若药物流动性差，可加入助流剂如微粉硅胶、滑石粉及硬脂酸镁等来改善其流动性，以确保胶囊剂重量差异符合规定。亦可通过加入湿润剂或黏合剂等将药物粉末制成颗粒或微丸进行填充，既可增加流动性又避免了物料的分层。在颗粒、微丸中加入水溶性稀释剂或崩解剂，可促进难溶性药物的溶出和吸收，反之若加入阻滞剂或对颗粒、微丸包衣也可延缓、控制药物的释放。若必须填充液体药物，需要解决液体在囊帽囊体接合处泄露的问题，用胶液进行牢固封口处理。

（四）填充

硬胶囊剂物料的填充可采用手工填充和机器填充。

1. 手工填充　小量试制可用手工填充，填充效率低，重量差异大。手工填充采用胶囊填充板为工具进行物料填充。胶囊填充板如图11-3所示，分为体板、帽板、框板、中间板；辅助用具刮粉板。操作过程如下。

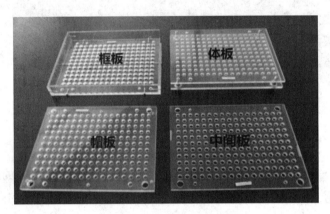

图 11-3　胶囊填充板

（1）先手工分离空心胶囊的囊帽和囊体。

（2）框板、帽板叠放对齐，囊帽倒入框板，晃动，囊帽开口朝上落入帽板，倒出多余囊帽，取下框板。

（3）框板、体板叠放对齐，囊体倒入框板，晃动，囊体开口朝上落入体板，倒出多余囊体，取下框板。

（4）在体板上倒上适量填充物料，手持刮粉板来回刮动进行填充，注意填充均匀紧实，刮除多余物料。

（5）中间板、帽板叠放对齐，盖在体板上，对齐，用力下压帽板，使囊帽与囊体套合。

（6）取下帽板和体板，将中间板翻转，使囊帽朝下，轻拍囊体末端，胶囊落下，完成手工填充。

2. 机器填充　大量生产时，企业采用半自动胶囊填充机和全自动胶囊填充机进行胶囊填充。目前我国大部分生产企业多采用全自动胶囊填充机作为硬胶囊生产设备，如图11-4所示。 微课1

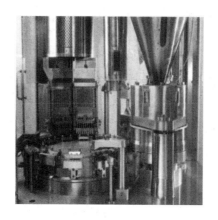

图 11 - 4　全自动胶囊填充机

其工作过程如图 11 - 5 所示，在全自动胶囊填充机的圆形工作转盘上，依次按工作过程分布了 8 个工位，空胶囊随转盘转动一周，完成一次填充得到成品。

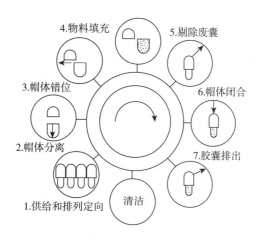

图 11 - 5　全自动胶囊填充机工作过程

（1）空心胶囊供给和排列定向区　空心胶囊从供囊斗进入滑道，通过方向校准，最终均以囊帽在上、囊体在下的方向落入转盘囊板。

（2）帽体分离区　空心胶囊受负压牵引，帽体被分离开来。

（3）帽体错位区　空心胶囊囊体径向向外伸出完成囊帽与囊体错位。

（4）物料填充区　囊体进入物料回转盘下，定量填充装置将物料填充进囊体。

（5）废囊剔除区　剔除废胶囊，即未填充的空胶囊（因在第一个工位处未分离帽体，导致无法填充）。

（6）胶囊闭合区　囊体被顶杆上顶入囊帽，帽体套合。

（7）胶囊排出区　胶囊成品被顶杆顶出。

（8）清洁区　清洁囊板中的残留填充物料和囊皮碎屑，转盘转完一周，为下次填充做准备。

（五）封口

空胶囊由囊体和囊帽套合而成，套合方式有锁口式与非锁口式两种。采用锁口型的空胶囊，物料填充后，囊体囊帽套上即咬合锁口，物料不易泄漏，密封性好，不必封口，目前被广泛采用。若使用了非锁口型胶囊，必须封口，通常用明胶液封口套合处，烘干即可。

（六）抛光

填充后的硬胶囊剂表面往往黏附残余填充物料，影响其外观质量，使用胶囊抛光机进行清洁和抛光，达到胶囊剂外观光洁的质量要求。若为手工操作，则多用洁净的纱布包起胶囊，轻轻揉搓，拭去胶囊外附着的粉料，然后用喷有少量石蜡油的纱布包起，轻轻揉搓胶囊使之光亮，可起到美观及防潮的作用。

二、软胶囊生产技术

（一）流程图

软胶囊剂一般包括囊壳的制备及填充物料的制备、填充与成型、整丸与干燥、包装，即获得成品。其工艺流程可见图11-6。

（二）软胶囊的囊壳

软胶囊囊壳的组成与硬胶囊相同，是以明胶为主要材料制成，根据需要加入其他附加剂。软胶囊可塑性强、弹性大，是因为囊壳中明胶、增塑剂、水三者的重量比为明胶：增塑剂：水 = 1：0.4~0.6：1。其中增塑剂的用量会直接影响软胶囊的硬度，增塑剂用量过少，囊壳会过硬；反之，囊壳会过软。软胶囊的制备和放置过程中水分会有所损失，需考虑到损失进行比例设计。常用的增塑剂有甘油、山梨醇或二者的混合物。其他附加剂包括防腐剂、着色剂、遮光剂等，可沿用硬胶囊囊壳附加剂。

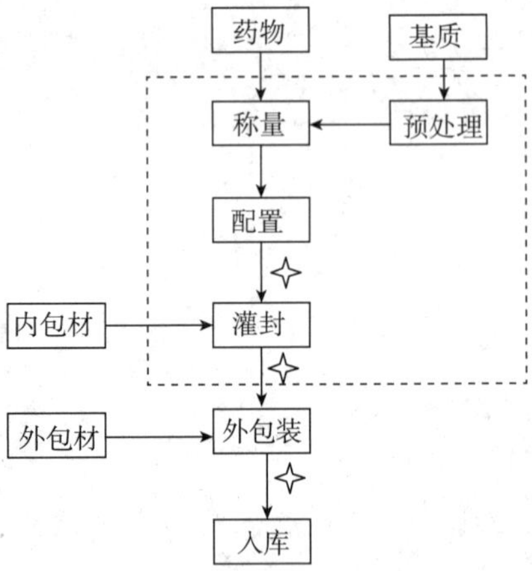

（三）填充物料的制备

由于软胶囊囊材以明胶为主，明胶的本质是蛋白质，因此只有

图11-6 软胶囊的生产工艺流程图

对蛋白质性质无影响的物料才能填充。填充物料可以是油类或对囊壳无影响的液体药物、药物溶液、混悬液，也可以是固体物质。液态药物的pH以4.5~7.5为宜，否则易使明胶水解或变性，导致泄漏或影响崩解、溶出，可选用磷酸盐、乳酸盐等缓冲液来调整。值得注意的是：液体药物若含超过5%水或为水溶性、挥发性、小分子有机物，如乙醇、酮、酸、酯等，能使囊材软化或溶解；醛可使明胶变性等，因此均不宜制成软胶囊。软胶囊剂常将固体药物粉末混悬在水不溶性的植物油或水溶性的PEG 400、聚山梨酯80中包裹而成。药物粉末应过五号筛。混悬液中应加入助悬剂，油状溶剂常用的助悬剂是油蜡混合物，对于非油性溶剂，常用PEG 4000或PEG 6000作助悬剂。其他附加剂如抗氧剂、增溶剂也可按需添加。

（四）软胶囊的填充与成型

软胶囊剂制备时物料的填充与软胶囊的成型是同时进行，可分为两种方法：滴制法和压制法。

1. 滴制法 滴制法由具有双层滴头的滴丸机完成，过程如图11-7所示。制备时将配制好的明胶液与药液分别置于胶液贮槽与药液贮槽内，在双层滴头的外层与内层以不同速度滴出，以定量的胶液包裹定量的药液，滴入与胶液不相混溶的冷却液中，由于表面张力作用，使之形成球形，并逐渐冷却、凝固成软胶囊。滴制中，胶液、药液的温度、滴头的大小、滴制速度、冷却液的温度等因素均会影响软胶囊的质量，应根据不同的品种，通过实验考查筛选适宜的工艺条件。

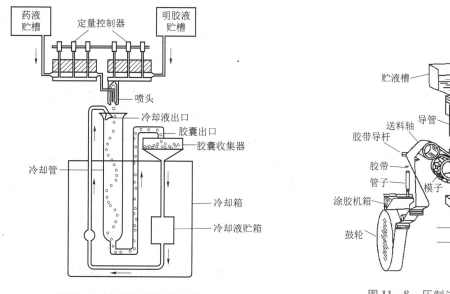

图 11 - 7　滴制法过程示意图　　　　　　　　　图 11 - 8　压制法过程示意图

2. 压制法　压制法是将明胶、甘油、水制成胶液，胶液制成厚薄均匀的胶片，再将药液置于两个胶片之间，用钢板模或旋转模压制软胶囊的一种方法。目前多采用旋转轧囊机旋转模压成囊进行生产，其工作原理见图 11 - 8 所示，由机器自动制出的两条胶带以连续不断的形式，向相反的方向移动，在达到旋转模之前逐渐接近，一部分经加压而结合，此时药液则从填充泵经导管由楔形注入管压入两胶带之间，由于旋转模的不停转动，遂将胶带自动切割分离，药液的数量由填充泵准确控制。本方法可连续自动化生产，产量高，成品率也高，成品的装量差异小。模孔有椭圆形、球形等多种形状，可生产出不同形状的软胶囊。　📱微课2

三、肠溶胶囊生产技术

肠溶胶囊的制备方法有甲醛浸渍法和肠溶包衣法。甲醛浸渍法制备的胶囊肠溶性不稳定，现已不用。肠溶包衣法可以包内容物也可以包囊壳。对装在胶囊中的颗粒、微丸用肠溶衣材料如 CAP、HPM-CP 包衣的方法制得的肠溶胶囊肠溶性好，并具有肠溶颗粒剂和微丸剂的特点，目前应用较为普遍。另一种包囊壳的方法则分为：一是把溶解好的肠溶衣材料直接加到明胶液中，然后制成肠溶空胶囊；二是在普通硬胶囊外涂上肠溶衣材料而成为肠溶胶囊，可用流化床包衣，肠溶性较为稳定。

即学即练 11 - 2

硬胶囊剂制备过程中，在全自动胶囊填充机的工位上，帽体闭合前一步需完成（　　）

答案解析　　A. 供给和排列　　　　B. 清洁　　　C. 填充物料　　　D. 剔除废囊

PPT

第三节　胶囊剂用药指导

一、用药指导

胶囊剂的给药方式有口服和腔道给药的方式，通常都是口服给药。临床用药时应充分考虑胶囊剂的性质，严格按照服用方法给药，以保证制剂疗效的发挥，避免出现毒副作用。

胶囊剂的正确口服方法：取一杯温度适中的白水（凉开水或温开水），采取站姿或挺胸坐姿，先喝一口水，润润喉咙和食管，然后把胶囊含入口中，再喝一口水，将头向后略仰，将胶囊与水一同咽下，接着再喝一些水，确保将胶囊冲下。服用后不能立即躺卧。一般不使用饮料、茶水或牛奶送服，说明书标注可以的除外。

对于吞服胶囊剂有困难的患者，如老人、儿童，可否将胶囊壳打开，倒出内容物服用呢？通常是不能的。因为药物制成胶囊剂，多因为以下这些原因：有些药物对食道和胃黏膜有刺激作用，甚至可能造成灼伤，这些药装入胶囊，保护了食道和胃肠道；有些胶囊是肠溶胶囊，囊壳是肠溶材料，囊壳在胃内不崩解，保证药物不在胃内释放，安全到达肠道才释放药物；有些胶囊属于缓控释胶囊，通过囊壳可以延长药物成分的释放时间，或者控制药物定时定位释放药物，让药效更加稳定。所以胶囊剂不宜去壳服用，说明书标注可以的除外。对于确实吞咽困难的患者，可要求主治医生修改处方，更换其他易服给药剂型，如液体制剂、散剂等。

胶囊应在25℃以下，相对湿度45%以下的阴凉干燥处密封贮藏。胶囊如果不是即刻服用，不要去掉泡罩包装或从瓶中取出，以免胶囊受潮、软化、黏结、内容物结块，甚至发霉。

 实例分析

胶囊壳可以去掉再吃吗？

实例：小黄的爷爷前不久中风住院，医生开具的药品里面有三七肠溶胶囊，因老人中风后口部吞咽功能受到一定影响，吞服胶囊要花很长时间，小黄就想，把胶囊里面的药粉倒出来兑水给爷爷服用，这样就方便多了。但是护士知道后，却批评了小黄，说他错误服药。请问小黄为什么错了呢？

问题：1. 护士为什么说小黄错误用药？

2. 其他胶囊可以去掉胶囊壳服用吗？

答案解析

答案解析

即学即练 11 -3

以下有关胶囊剂的用药叙述正确的是（　　）

A. 固体耐高温，胶囊剂可以放在厨房

B. 胶囊可以去掉泡罩包装，放在衣服口袋里，方便携带使用

C. 胶囊壳阻湿，可以放在卫生间

D. 胶囊剂临用前才拆包装或从瓶中取出

二、常见中成药举例

例 11-1　心可宁胶囊

【处方】

丹参	732g	三七	141.6g
冰片	1.22g	水牛角浓缩粉	47.2g
蟾酥	0.79g	红花	48.4g
牛黄	6.3g	人参须	94.4g

【制法】以上 8 味，丹参加水煎煮 3 小时，滤过，滤液浓缩至适量。另取人参须、三七、红花粉碎成粗粉，与丹参浓缩液拌匀，干燥。粉碎成细粉，过筛，再与牛黄、水牛角浓缩粉、蟾酥、冰片混合研磨均匀，装入胶囊，制成 1000 粒，即得。

【性状】本品为硬胶囊，内容物为棕褐色的粉状物；味辛、苦。

【功能与主治】活血散瘀，开窍止痛之功。用于冠心病、心绞痛、胸闷、心悸、眩晕等症。

【用法与用量】口服，一日三次，一次 2 粒。

【附注】

1. 丹参用水煎法提取，能提取水溶性成分丹参素、原儿茶醛、原儿茶酸、丹参酸等，为丹参治疗冠心病的主要有效成分，且方法简便。

2. 冰片应待其他药物烘干后，最后加入混匀，不必再干燥，以免其挥发损失。

3. 本品可采用薄层层析扫描法对原儿茶醛、人工牛黄、蟾酥进行含量测定，以保证制剂质量。

例 11-2　藿香正气软胶囊

【处方】

苍术	195g	甘草浸膏	24.4g
陈皮	195g	紫苏叶油	0.98ml
白芷	293g	茯苓	293g
大腹皮	293g	生半夏	195g
广藿香油	1.95ml	厚朴（姜制）	195g

【制法】以上十味，苍术、陈皮、厚朴、白芷用乙醇提取二次，合并醇提取液，浓缩成清膏；茯苓、大腹皮加水煎煮二次，煎液滤过，滤液合并；生半夏用冷水浸泡，每 8 小时换水一次，泡至透心后，另加干姜 16.5g，加水煎煮二次，煎液滤过，滤液合并；合并二次滤液，浓缩后醇沉，取上清液浓缩成清膏；甘草浸膏打碎后水煮化开，醇沉，取上清液浓缩制成清膏；将上述各清膏合并，加入广藿香油、紫苏叶油与适量辅料，混匀，制成软胶囊 1000 粒，即得。

【性状】本品为软胶囊，内容物为棕褐色的膏状物；气芳香，味辛、苦。

【功能与主治】解表化湿，理气和中。用于外感风寒、内伤湿滞或夏伤暑湿所致的感冒，症见头痛昏重、胸膈痞闷、脘腹胀痛、呕吐泄泻；胃肠型感冒见上述证候者。

【用法与用量】口服。一日 2 次，一次 2~4 粒。

【附注】

1. 各味药材用不同的提取方法可提高有效成分的提取率。

2. 广藿香油、紫苏叶油应最后加入混匀，以免其挥发损失。

3. 本品可采用高效液相色谱法对厚朴中厚朴酚和陈皮中橙皮苷进行含量测定，以保证制剂质量。

✍ 实践实训

实训十四　感冒退热胶囊的制备

【实训目的】

1. 掌握中药胶囊剂的制备；煎煮法提取药材，醇沉法纯化制备流浸膏，流浸膏湿法制颗粒的方法。

2. 熟悉中药提取、纯化、制粒、胶囊填充的主要用具和设备。

3. 熟练掌握感冒退热胶囊的制备方法及操作要点。

4. 能进行中药胶囊剂的一般质量检查。

【实训条件】

1. 实训场地　GMP 模拟车间或制剂实训室。

2. 实训仪器与设备　天平，混合器械，提取器械，颗粒机，整粒机，干燥箱，全自动胶囊填充机，崩解时限检测仪等。

3. 实训材料　药材（见处方），淀粉，糊精，硬脂酸镁，纯化水，90%乙醇等。

【实训内容】

【处方】

大青叶	200g	连翘	100g
板蓝根	200g	拳参	100g
淀粉	适量	糊精	适量
纯化水	适量	乙醇	适量
硬脂酸镁	适量		

【功能与主治】疏风解表，清热解毒。

【实训操作】

1. 生产前准备

（1）接受生产任务。

（2）领料。领取生产的原辅料，办理物料交接手续，并签字记录。

（3）注意严格执行各项目《岗位标准操作规程》《仪器使用、维护保养及检修标准操作规程》及《感冒退热胶囊生产工艺规程》。

2. 提取

（1）领取净药材或饮片大青叶、连翘、板蓝根、拳参，认真核对品名、批号、数量，将原料投入提取罐内。

（2）对贮罐中提取液的数量、成品流浸膏的数量对投料量、溶剂用量、煎煮时间进行复核。

（3）加纯化水浸泡 1 小时，第一次纯化水加入量为投料重量的 10 倍，煎煮 2 小时，滤过，药液贮藏至贮液罐中；在药渣中加入药材总量 8 倍饮用水，第二次煎煮 4 小时，滤过，将两次药液合并，贮藏至贮液罐中。用料泵将药液贮罐中的药液抽入浓缩器中。

（4）煎煮完成后，标明煎煮液的相对密度、体积、数量、名称、批号、日期、操作者，交下一道工序。

（5）提取液放尽后排出药渣，药渣排尽后，喷淋饮用水将提取罐清洗干净。

3. 浓缩与纯化

（1）开启真空泵及其蒸发器装置部件。

（2）依次吸进药液，以料液上升到加热管的喷管口视镜 2/3 为宜，缓慢升高温度，调节蒸气压力约 0.09 MPa 为宜。

（3）设备在运行中要保持正常液面、维持一定的真空度，同时注意罐内温度、池水的水温。当药液体积不断变小，打开进料阀，不断补加药液。

（4）药液蒸发到一定浓度，取少量浓缩液，测量比重，当浓缩液相对密度达 1.08（90~95℃）时，即准备纯化。

（5）冷却至室温，加等量的乙醇使沉淀，静置。

（6）取上清液浓缩至相对密度 1.20（60~65℃）。

（7）加等量的水，搅拌，静置 15 分钟。

（8）取上清液浓缩成相对密度为 1.38~1.40（60~65℃）的清膏。

（9）称重，标明品名、批号、生产日期、重量、桶数、操作者，转移交制粒岗位。

4. 制粒

（1）将药材提取稠膏与淀粉、糊精等原辅料倒入物料锅内进行湿混。

（2）按要求设定湿混造粒时间，进行制粒操作，每隔 15 分钟进行湿颗粒粒度和外观检查，防止湿颗粒结块或细粉过多。

（3）制粒完毕后，把颗粒排出（控制湿颗粒过 40 目）。

（4）填写好盛装单，将物料送至规定的地点。

（5）卸料完毕，将容器内剩余的物料清理干净，防止交叉污染。

5. 干燥

（1）根据产品需要，设置干燥的方式、时间，干燥温度控制在 60℃以下，每隔 1 小时取样检测水分（控制水分 9%以内），符合要求可以收粒，不符合要求则要继续以上操作。

（2）水分符合要求后，将颗粒铲出至内衬胶袋的铁桶内，称量、记录，两张产物标签，桶内一张，盖上桶盖，桶外附一张，将颗粒转移至总混车间。

（3）计算物料平衡率。

6. 整粒、总混

（1）待合格颗粒温度降至室温，将其倒入摇摆式颗粒机上料斗内，进行整粒，使干燥颗粒过 40 目筛。

（2）将整粒后的颗粒置三维混合机内，按工艺要求外加辅料硬脂酸镁混合 20~30 分钟，混合均匀。

（3）混合完毕时，放出物料至内有洁净衬袋的桶内，过秤、记录，统计汇总，计算物料平衡率（要求 98%~100%），附两张产物标签，桶内一张，盖上桶盖，桶外附一张。

（4）将颗粒移至中间站，中间站管理员填写中间产品请验单，送质检科检验。

7. 胶囊填充

（1）开机试运行。

（2）将批混后检验合格少量的颗粒加入料斗内进行调试操作，调整填充量和转盘运转速率，检查外观、最低装量、装量差异。检验合格进行批生产，时刻注意装量差异。

（3）每批填充完成后将过程卡、填充记录、胶囊送交中间站，填写中间产品交接单及请验单，送质检科检测装量差异、崩解时限等。

（4）计算物料平衡率。

8. 包装 感冒退热胶囊的内包装通常采用250PVC、250铝箔进行铝塑泡罩包装，规格为12粒/板。

【质量检查】

按《中国药典》2020年版规定，对感冒退热胶囊进行外观、装量差异、崩解时限检查，应符合规定。

【实训结果】

表11-3　实训结果

检查项目	检查结果
外观 装量差异 崩解时限 成品量	
结论	

【实训考核表】

表11-4　实训考核表

内容		要求	分数	得分
生产前准备		检查确认仪器、设备性能良好	5	
生产操作	生产前准备	正确使用天平，按处方量准确称取物料	5	
	粉碎	按《粉碎设备标准操作规程》规范操作	5	
	提取	按《提取设备标准操作规程》规范操作	5	
	浓缩	按《浓缩设备标准操作规程》规范操作	5	
	制颗粒	正确判断软材质量 软材质量达到"手握成团，轻压即散" 按《颗粒机标准操作规程》规范操作	10	
	颗粒干燥	按《干燥箱标准操作规程》规范操作 干燥温度及时间正确 及时翻动颗粒	10	
	整粒、总混	按《整粒机标准操作规程》《混合标准操作规程》规范操作，会计算辅料用量、片重；物料混合均匀	10	
	填充	按《全自动胶囊填充机标准操作规程》规范操作 正确检查胶囊剂质量	15	

续表

内容		要求	分数	得分
成品质量	外观	符合要求	5	
	重量差异	符合要求	5	
	崩解时限	符合要求	5	
	成品量	在规定范围内	5	
清场		仪器、设备、场地清洁合格 清场记录填写准确完整	10	

目标检测

答案解析

一、A 型选择题

1. 以下哪一类药物不宜做成胶囊剂

　　A. 油状液体　　　　　　B. 药物颗粒　　　　　　C. 中药材粉末

　　D. 药物水溶液　　　　　E. 难溶性药物

2. 制备空心胶囊的主要原料是

　　A. 植物油　　　　　　　B. 可可豆脂　　　　　　C. 明胶

　　D. 二氧化钛　　　　　　E. 山梨醇

3. 中药胶囊剂取多少粒检查装量差异

　　A. 5　　　　　　　　　　B. 10　　　　　　　　　C. 15

　　D. 20　　　　　　　　　E. 30

4. 关于软胶囊剂说法不正确的是

　　A. 只可填充液体药物　　　B. 有滴制法和压制法两种

　　C. 压制法多采用旋转模压　　D. 冷却液应与囊材不相溶

　　E. 挥发性、小分子有机物会使囊壳软化

5. 制备空胶囊时，加入甘油的作用是

　　A. 作为防腐剂　　　　　　B. 增加可塑性　　　　　　C. 起矫味作用

　　D. 延缓明胶溶解　　　　　E. 制成肠溶胶囊

二、简答题

1. 胶囊剂有几种分类方法？各种分类方法有哪些具体品种？

2. 胶囊剂有什么优点？又有什么缺点？

3. 硬胶囊剂是怎样制备的？

书网融合……

知识回顾　　　　　微课1　　　　　微课2　　　　　习题

学习引导

丸剂是应用广泛的中药传统剂型之一，从大家耳熟能详的"六神丸"，到享誉海内外的"安宫牛黄丸"等许多中成药的制剂表现形式都是丸剂，甚至许多武侠、仙幻小说影视剧中描述的许多神奇仙丹也是以丸剂作为表现形式，由此，中药丸剂在中药药剂中的影响力可见一斑。那么，中药丸剂有什么特点，有哪些种类，怎么制备呢？

本章主要介绍丸剂的含义与特点、分类，丸剂检查项目与要求，水丸、蜜丸、滴丸的生产技术，丸剂用药指导。

学习目标

1. **掌握**　各种丸剂的含义和特点；泛制法、塑制法、滴制法制备丸剂的基本方法；蜂蜜的质量要求和炼制；滴丸的基质、冷凝液的要求与选用。
2. **熟悉**　制备水丸对药粉的要求和赋形剂的种类；滴制法制备丸剂的质量控制。
3. **了解**　微丸、糊丸、蜡丸的含义、特点与制法。

第一节　概　述

PPT

一、丸剂的含义与特点

丸剂系指原料药物与适宜的辅料制成的球形或类球形制剂。中药丸剂包括蜜丸、水蜜丸、水丸、糊丸、蜡丸、浓缩丸和滴丸等。

丸剂是中药中最常用的剂型之一。早期丸剂是在汤剂的基础上发展起来的，最早记载于《五十二病方》。《神农本草经》《伤寒杂病论》《金匮要略》《太平惠民和剂局方》等古典医籍中均有丸剂品种、剂型理论、辅料、制法及应用等方面的记载。近年来，随着丸剂的新辅料、新工艺、新技术的发展，丸剂在继承的基础上得到了更大的发展，生产效率和质量可控性均获得了提高。目前，丸剂仍是中药制剂应用广泛的主要剂型之一。《中国药典》2020年版一部收载丸剂品种达400余种。

丸剂具有以下特点：①丸剂溶散、释药缓慢，药效作用持久，适于慢性病的治疗和调理气血，如石斛夜光丸、六味地黄丸等。②有些毒性、刺激性药物，制成糊丸、蜡丸等，可延缓药物释放和吸收，减弱药物毒性和不良反应，如妇科通经丸（蜡丸）。③新型水溶性基质滴丸奏效迅速，可用于急救，如速效救心丸、复方丹参滴丸、苏冰滴丸等。④可将挥发性成分或有不良臭味的药物泛制在丸芯层，减缓挥发性成分的挥散和掩盖药物的不良臭味，也可通过丸剂包衣来解决。⑤制法简便，可容纳固体、半固体、黏稠性液体、细粉等多种形态的药物。

丸剂的缺点：①某些传统品种服用剂量大，尤其是小儿服用困难。②制作技术不当时，影响崩解和疗效。③以原粉入药的丸剂，微生物易超标。④目前对中成药丸剂的有效成分标准尚需继续深入研究。

二、丸剂的分类

（一）按赋形剂不同分类

1. 水丸 系指饮片细粉以水（或根据制法用黄酒、醋、稀药汁、糖液、含 5% 以下炼蜜的水溶液等）为黏合剂制成的丸剂。

2. 蜜丸 系指饮片细粉以炼蜜为黏合剂制成的丸剂。

3. 水蜜丸 系指饮片细粉以炼蜜和水为黏合剂制成的丸剂。

4. 糊丸 系指饮片细粉以米粉、米糊或面糊等为黏合剂制成的丸剂。

5. 蜡丸 系指饮片细粉以蜂蜡为黏合剂制成的丸剂。

6. 浓缩丸 系指饮片或部分饮片提取浓缩后，与适宜的辅料或其余饮片细粉，以水、炼蜜或炼蜜和水为黏合剂制成的丸剂。

7. 滴丸剂 系指原料药物与适宜的基质加热熔融混匀，滴入不相混溶、互不作用的冷凝介质中制成的球形或类球形制剂。

（二）按制备方法不同分类

1. 塑制丸 系指饮片细粉与赋形剂混合制成软硬适度、可塑性较大的丸块，然后依次经制丸条、分粒、搓圆等步骤制成的丸剂。如蜜丸及部分浓缩丸、糊丸、蜡丸等。

2. 泛制丸 系指饮片细粉用适宜的液体赋形剂泛制而成的丸剂。如水丸及部分水蜜丸、糊丸与浓缩丸等。

3. 滴制丸（滴丸） 系利用一种熔点较低的基质（水溶性基质或脂肪性基质），将原料药物溶解、混悬或乳化后，滴入不相混溶、互不作用的冷凝介质中制成的丸剂。如复方丹参滴丸、治咳川贝枇杷滴丸。

此外，根据粒径大小，还有微丸。微丸系指药物粉末和辅料采用泛制法制备的直径小于 2.5mm 的圆球状实体。制成的微丸包缓释衣或其他衣层后，然后再进一步压成片剂或装入胶囊中使用。

三、丸剂质量要求与检查项目

丸剂的质量要求从总体上看，主要有：①除另有规定外，供制丸剂用的药粉应为细粉或最细粉；②制备时可根据品种、气候等具体情况选用不同炼蜜，蜜丸应细腻滋润，软硬适中；③浓缩丸所用饮片提取物应按制法规定，采用一定的方法提取浓缩制成；④蜡丸制备时，将蜂蜡加热熔化，待冷却至适宜温度后按比例加入药粉，混合均匀；⑤各类丸剂均应采用适宜的方法干燥；⑥滴丸基质包括水溶性基质和非水溶性基质，滴丸冷凝介质必须安全无害，且与原料药物不发生作用；⑦凡需包衣和打光的丸剂，应使用各品种制法项下规定的包衣材料进行包衣和打光；⑧薄膜衣包衣滴丸应检查残留溶剂；⑨除另有规定外，丸剂外观应圆整，大小、色泽应均匀，无粘连现象，蜡丸表面应光滑无裂纹，丸内不得有蜡点和颗粒，滴丸表面应无冷凝介质黏附；⑩除另有规定外，丸剂应密封贮存，防止受潮、发霉、虫蛀、变质。

除另有规定外，中药丸剂应进行以下相应检查。

1. 水分 除另有规定外，照《中国药典》2020 年版四部水分测定法（通则 0832）测定，丸剂的含水量应符合表 12-1 规定。

表 12-1 丸剂含水量要求

丸剂类型	含水量要求
蜜丸、浓缩蜜丸	不得超过 15.0%
水蜜丸、浓缩水蜜丸	不得超过 12.0%
水丸、糊丸和浓缩水丸	不得超过 9.0%
蜡丸	不检查水分

2. 重量差异

（1）除另有规定外，滴丸照《中国药典》2020 年版四部（通则 0108）所述方法检查，应符合规定。

检查法：取供试品 20 丸，精密称定总重量，求得平均丸重后，再分别精密称定每丸的重量。每丸重量与标示丸重相比较（无标示丸重的，与平均丸重比较），按表 12-2 中规定，超出重量差异限度的不得多于 2 丸，并不得有 1 丸超出限度 1 倍。

表 12-2 滴丸剂重量差异限度

标示丸重或平均丸重	重量差异限度
0.03g 及 0.03g 以下	±15%
0.03g 以上至 0.1g	±12%
0.1g 以上至 0.3g	±10%
0.3g 以上	±7.5%

（2）除另有规定外，其他丸剂照《中国药典》2020 年版四部（通则 0108）所述方法检查，应符合规定。

检查法：以 10 丸为 1 份（丸重 1.5g 及 1.5g 以上的以 1 丸为 1 份），取供试品 10 份，分别称定重量，再与每份标示重量（每丸标示量 × 称取丸数）相比较（无标示重量的丸剂，与平均重量比较），按表 12-3 规定，超出重量差异限度的不得多于 2 份，并不得有 1 份超出限度 1 倍。

表 12-3 其他丸剂重量差异限度

标示丸重或平均丸重	重量差异限度
0.05g 及 0.05g 以下	±12%
0.05g 以上至 0.1g	±11%
0.1g 以上至 0.3g	±10%
0.3g 以上至 1.5g	±9%
1.5g 以上至 3g	±8%
3g 以上至 6g	±7%
6g 以上至 9g	±6%
9g 以上	±5%

（3）包糖衣丸剂检查丸芯的重量差异并符合规定，包衣后不再检查重量差异，其他包衣丸剂应在

包衣后检查重量差异并符合规定；凡进行装量差异检查的单剂量包装丸剂及进行含量均匀度检查的丸剂，一般不再进行重量差异检查。

3. 装量差异

（1）除糖丸外，单剂量包装的丸剂，照《中国药典》2020 年版四部（通则 0108）所述方法检查应符合规定。

检查法：取供试品 10 袋（瓶），分别称定每袋（瓶）内容物的重量，每袋（瓶）装量与标示装量相比较，按表 12 - 4 规定，超出装量差异限度的不得多于 2 袋（瓶），并不得有 1 袋（瓶）超出限度 1 倍。

表 12 - 4　单剂量包装丸剂装量差异限度

标示装量	装量差异限度
0.5g 及 0.5g 以下	±12%
0.5g 以上至 1g	±11%
1g 以上至 2g	±10%
2g 以上至 3g	±8%
3g 以上至 6g	±6%
6g 以上至 9g	±5%
9g 以上	±4%

（2）以重量标示的多剂量包装丸剂，照《中国药典》2020 年版四部（通则 0942）最低装量检查法检查，应符合规定。以丸数标示的多剂量包装丸剂，不检查装量。

4. 溶散时限　除另有规定外，大蜜丸及研碎、嚼碎后或用开水、黄酒等分散后服用的丸剂不检查溶散时限；蜡丸照《中国药典》2020 年版四部崩解时限检查法（通则 0921）片剂项下肠溶衣片检查法检查，应符合规定；其他丸剂均照《中国药典》2020 年版四部崩解时限检查法（通则 0921）片剂项下的方法加挡板（滴丸不加挡板）进行检查，应符合表 12 - 5 规定。

表 12 - 5　丸剂溶散时限

丸剂类型	溶散时限
小蜜丸、水蜜丸、水丸	1 小时内全部溶散
浓缩丸（水丸、蜜丸、水蜜丸）、糊丸	2 小时内全部溶散
滴丸	30 分钟内全部溶散
包衣滴丸	1 小时内全部溶散
蜡丸	符合肠溶衣片崩解时限规定
大蜜丸及研碎、嚼碎后或用开水、黄酒等分散后服用的丸剂	不检查溶散时限

5. 微生物限度　以动物、植物、矿物质来源的非单体成分制成的丸剂、生物制品丸剂，照非无菌产品微生物限度检查：微生物计数法（通则 1105）和控制菌检查法（通则 1106）及非无菌药品微生物限度标准（通则 1107）检查，应符合相关规定，生物制品规定检查杂菌的，可不进行微生物限度检查。

6. 除另有规定外，丸剂应密封贮存，防止受潮、发霉、虫蛀和变质。

即学即练 12 -1

答案解析

1. 下列不需要做溶散时限检查的是（　）
A. 水丸　B. 浓缩丸　C. 滴丸　D. 小蜜丸　E. 大蜜丸
2. 除另有规定外，蜜丸中水分含量不得超过（　）
A. 6%　B. 9%　C. 12%　D. 15%　E. 18%

PPT

第二节　水丸生产技术

水丸亦称水泛丸，系指饮片细粉以水（或根据制法用黄酒、醋、稀药汁、糖液、含5%以下炼蜜的水溶液等）为黏合剂，以泛制法制成的丸剂。泛制法除可用于制备水丸外，还可制备水蜜丸、糊丸、浓缩丸、微丸等丸剂。

丸剂的规格习惯用实物比拟，如芥子大、梧桐子大、赤豆大等。现在统一用重量为标准，即以每克有多少粒数来表示，如竹沥达痰丸每50丸重3g，服用时按重量计算；对含有毒性药物（如蟾酥、雄黄、巴豆霜等）、贵料药的水丸则规定其丸粒重量，如麝香保心丸每丸重22.5mg，服用时按丸数服用。

水丸具有以下特点：①丸粒较小，表面致密光滑，便于吞服，不易吸潮；②根据药物性质分层泛丸，从而掩盖药物的不良气味，提高芳香挥发性成分的稳定性（内层），也可将速效部分泛于外层、缓释部分泛于内层，达到长效的目的；③以水或水性液体为赋形剂，药物在体内易溶散，吸收、显效较蜜丸、糊丸、蜡丸快；④生产设备简单，可大量生产，亦可临时制备；⑤泛制法制丸工时长、经验性强，药物含量的均匀性及溶散时限较难控制；⑥因赋形剂为水性，含水量控制不当易霉变。

一、工艺流程图

水丸采用泛制法制备。其工艺流程如图 12 - 1 所示。

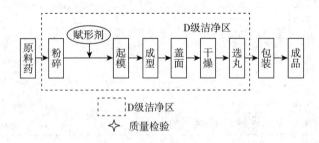

图 12 - 1　泛制法制丸的工艺流程图

二、制备方法

（一）原料药的粉碎

药材本身的粉碎粒度，对水泛丸的质量极为重要。除另有规定外，一般水泛丸的药粉应过100～120目筛，用细粉泛丸，泛出的丸粒表面细腻光滑圆整。若药粉较粗，则丸粒表面粗糙有花斑，甚至有纤维毛。用于起模、盖面、包衣工序用药粉一般应过 120～140 目筛的细粉，或根据处方规定选用方中特定药材的细粉。若处方中有些药材需制备药汁的，应按规定制备。

（二）赋形剂

水丸的赋形剂种类较多。它们除能润湿原料药细粉，诱导药粉的黏性外，有些赋形剂如酒、醋、药汁等还能增加主药中某些有效成分的溶解度，具有协同作用和改变药物性能的作用。因此，恰当地选择赋形剂，使之既有利于丸剂成型、控制溶散时限，又有助于提高疗效。常用的赋形剂有以下几种。

1. 水 是水丸制备中应用最广、最主要的赋形剂，应选用新煮沸放冷的水或蒸馏水。水本身无黏性，但能使药粉中的黏液质、胶类、糖、淀粉等成分润湿后产生黏性，从而将药粉泛制成丸。凡临床治疗上无特殊要求，处方中未明确规定赋形剂的种类，成分遇水后性质稳定，润湿后又能产生黏性的药粉，皆可选用水作赋形剂泛丸。若处方中含少量可溶性成分，应先溶解在少量的水中，以利于分散。

2. 酒 具有活血通络、引药上行及降低药物寒性作用，故舒筋活血之类的处方常以酒作赋形剂泛丸。因地区习惯和处方中药物性质不同，常用黄酒（含醇量 12%～15%）与白酒（含醇量 50%～70%）两种。酒是良好的有机溶剂，有助于药粉中生物碱、挥发油等溶出，以提高药效，如香附丸（水丸）。酒润湿药粉后产生的黏性比水弱，且含醇量越高黏性越弱，若用水泛丸黏性太强时，可用酒（或乙醇）泛丸，如口咽清丸、参精止渴丸等。酒易于挥发而使制品容易干燥。同时，酒具有防腐作用，可使药物在泛制过程中不霉变。

3. 醋 常用米醋（含醋酸为 3%～5%）。醋能增加药材中生物碱类有效成分的溶出，增强疗效。醋能活血散瘀，消肿止痛，引药入肝经，故消瘀止痛的处方制丸常以醋作赋形剂泛丸，如香连丸。

4. 药汁 处方中某些药材不易制粉者，可榨成药汁或提取成药液作赋形剂泛丸，既有利于保存药性，又能提高疗效，也便于泛丸操作。具有下列性质的药材可用此法。

（1）药物煎汁 处方中含有纤维丰富（如大腹皮、丝瓜络）、质地坚硬的矿物（如磁石、自然铜）、树脂类（如阿魏、乳香、没药）、浸膏类（如儿茶、芦荟）、糖黏性（如熟地、大枣）、胶类（如阿胶、龟胶）等难以制成细粉的药材，以及可溶性盐类（如芒硝、青盐），可取其煎汁或加水溶化作黏合剂。

（2）动物汁 处方中含有乳汁（如麦门冬丸）、牛胆汁（如牛黄苦参丸）、熊胆汁等液体药材时，可加适量水稀释作黏合剂。

（3）药物鲜汁 处方中含有生姜、大葱或其他鲜药时，可将鲜药捣碎榨取其汁作黏合剂。

（三）起模 微课1

起模是将药粉制备丸粒基本母核（丸模、模子）的操作，是泛制法制备水丸的关键工序。丸模通常为直径约 1mm 的球形粒子，丸模的形状直接影响丸剂的圆整度，粒径和数目影响丸粒的规格。起模时常用水作为润湿剂，起模用粉应选用有适宜黏性的药粉，黏性过强或无黏性的药粉均不利于起模。

1. 起模的方法 主要有粉末直接起模法和湿颗粒起模法两种。

（1）粉末直接起模法 机械泛丸时，起模操作在泛丸锅（即包衣锅，如图 10-4 所示）中完成。即用喷雾器喷少量水，撒布少量药粉使之润湿，开动泛丸锅，刷下机壁附着的粉粒，再喷水，撒粉，如此反复操作，使粉粒逐渐增大，至丸模直径约 1mm 时，筛取一至二号筛之间颗粒，即得丸模。该法制得的丸模较紧密，但费工时。适用于药物粉末较疏松、纤维多、黏性较差的物料。

手工泛丸时，起模操作是在泛丸匾（竹皮编织而成的圆形匾，如图 12-2 所示）中完成的。即用刷子（棕或马兰根做成刀形或条形刷）蘸取少量清水，于泛丸匾内一侧（约 1/4 处）刷匀，使匾面湿润

（习称水区），然后将适量的药粉撒布于水区，双手持匾作团、揉、翻等动作，使药粉均匀的粘于匾上；然后用干刷子顺次扫下，倾斜药匾，使润湿的药粉集中到药匾干燥的另一侧，撒布适量的干药粉于湿药粉上，双手持匾作团、揉、翻、撞等动作，使干、湿药粉紧密黏附而成小颗粒；再在水区上加少量水，摇动药匾，使小颗粒在水区再次润湿，再用干刷子顺次扫下，倾斜药匾，使润湿的小颗粒集中到药匾干燥的另一侧，撒布适量的干药粉，双手持匾作团、揉、翻、撞等动作，如此加水加粉反复多次，颗粒逐渐增大至规定标准的圆球形小颗粒，筛去过大、过小颗粒，即得均匀的丸模。

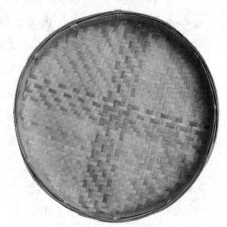

图 12 - 2　泛丸匾

（2）湿颗粒起模法　将起模用药粉加水混匀制成软材，过二号筛制成颗粒，取颗粒置泛丸机中，经旋转摩擦成圆形，取出过筛分等，即得丸模。该法丸模成型率高，丸模较均匀，但丸模较松散。适用于黏度一般或较强的药物粉末，黏合剂一般为水、药汁、流浸膏等。

2. 起模用粉量　起模用粉量和丸模的数量应适当，成模量是否符合整批生产是丸剂生产中很重要的一个环节。丸模的数量应根据丸粒的规格和药粉重量而定，丸模过多，药粉用完时，成丸的直径达不到规定的要求；丸模过少，丸模增大至规定要求时还剩余药粉。因此，一般少量手工起模时，起模用粉量占总量的 2% ~ 5%；大量生产时，起模用粉量可按经验式（12 - 1）计算。

$$\frac{C}{0.625} = \frac{D}{X} \tag{12-1}$$

式中，C 为成品水丸 100 粒干重（g）；D 为药粉总量（kg）；X 为起模用粉量（kg）；0.625 为标准模子 100 粒重量（g）。

实际用粉量应比计算出的 X 量多 30% ~ 35%，这样是考虑到了粉末的含水量及各种操作消耗。

例 12 - 1　现有 100kg 藿香正气丸粉料，要求制成 4000 粒总重 0.25kg 的水丸，求起模的用粉量。

解：根据式（12 - 1）　$\frac{C}{0.625} = \frac{D}{X}$

已知　$D = 100\text{kg}$

先求 100 粒丸子重 $C = \dfrac{250 \times 100}{4000} = 6.25\,(\text{g})$

将 C、D 代入上述公式，得

$$X = \frac{0.625 \times D}{C} = \frac{0.625 \times 100}{6.25} = 10\,(\text{kg})$$

因实际操作中因有各种消耗，故计算起模用粉量要比实际用粉量多 30% ~ 35%，这样才有实际意义。

丸模用量的多少直接影响成品的大小，一般小量手工泛丸，可按经验式（12 - 2）计算出丸模的用量。

$$X = \frac{a \times b}{c} \tag{12-2}$$

式中，a 为每克成品的粒数；b 为药粉总重量；c 为每克湿丸模的粒数；X 为所需湿丸模的重量。

例 12 - 2　现有药粉 1200g，需制成每克 16 粒的丸剂，先按总粉量的 3% 起模，精确称取 1g 湿丸模，计数为 220 粒，应取多少克湿丸模加大成型？

解：已知 $a=16$，$b=1200$，$c=220$，代入式（12-2），得

$$X = \frac{a \times b}{c} = \frac{16 \times 1200}{220} = 87.3 \text{（g）}$$

精确称取 87.3g 大小均匀的湿丸模，用所剩下的药粉将丸模全部加大成型，即得所要求大小的丸剂。多余的湿丸模可用水调制成糊后泛于丸上。

（四）成型

成型系指将已筛选均匀合格的丸模逐渐加大至接近成品的操作。加大的方法和起模一样，在丸模上进行反复加水润湿、撒粉、黏附滚圆及不断筛选的操作。必要时，可根据药材性质不同采用分层泛入的方法。

操作注意事项：①每次加水、加粉量应适当，而且要分布均匀，随着丸粒的增大，加水量和加粉量应酌情逐步增加；泛制水蜜丸、糊丸、浓缩丸时，所用赋形剂浓度可随丸粒的增大而提高；②滚动时间应适当，使丸粒坚实致密而不影响其溶散为指标；③应控制丸粒的粒度和圆整度，在丸粒增大过程中，不断筛选出产生的歪粒、粉块、过大过小的丸粒等应随时用水调成糊状（俗称浆头）泛在加大的丸粒上，并避免剩余细粉致使再次加润湿剂时产生新的丸模；④处方中含有芳香挥发性或特殊气味或刺激性极大的药材，应采用分层泛入的操作，将这类药物泛于丸粒中层，避免挥发损失及掩盖药物不良气味和刺激性；⑤泛丸锅不宜用铁质、铝质或铜质品，尤其不能用于含朱砂、硫黄及酸性药物的丸剂，以免变色或产生毒性成分。

（五）盖面

取已加大、合格、筛选均匀的丸粒，用盖面材料（清水、清浆和部分药材的极细粉等）继续泛制至成品大小，使丸粒表面致密、光洁、色泽一致的操作。常用的盖面方法如下。

1. 干粉盖面 在加大前先用六号筛从药粉中筛取最细粉供盖面用或根据处方规定选用处方中特定的药材细粉盖面。将丸粒置于泛丸锅内，加赋形剂充分湿润，一次或分数次将用于盖面的药物细粉均匀撒于丸上，快速翻、揉，滚动一定时间，至丸粒表面致密、光洁、圆整时即可取出，俗称"收盘"。干粉盖面的丸粒干燥后，丸粒表面色泽均匀、美观。

2. 清水盖面 方法与干粉盖面完全相同，将丸粒置于泛丸锅内，不加干粉，只加清水使丸粒充分润湿，滚动一定时间，迅速取出，立即干燥，否则干燥后的成品色泽不一致。清水盖面的丸粒表面色泽仅次于干粉盖面。

3. 清浆盖面 方法与清水盖面完全相同。用药粉或废丸粒加水制成清浆代替清水进行盖面，即加清浆使丸粒充分润湿，滚动一定时间，迅速取出，立即干燥。应特别注意分布均匀，收盘后立即取出，否则丸粒表面呈深浅不同的色斑。

盖面操作应注意：①干粉盖面时，加入的药粉和赋形剂比例要恰当，分布要均匀，否则易出现光洁度差、色花、并粒及粘连现象；②滚动时间太长，尽管光洁度好，但会造成溶散迟缓；③对一些黏性较大，易并粒的丸药，出锅时可加少量麻油、液状石蜡等防粘连。

即学即练 12 -2

1. 水丸盖面操作的目的是（ ）

A. 使丸粒增大　　　　　　B. 使丸粒表面光洁、致密、色泽均匀

C. 使丸粒崩解时限延长　　D. 使丸粒崩解时限缩短

E. 使丸粒含菌量降低

（六）干燥

泛制丸因含水量大，易发霉变质，故盖面后的丸粒应及时干燥，控制水丸含水量在9%以内。一般干燥温度为80℃左右，含芳香挥发性成分或遇热易分解成分的丸剂，干燥温度不应超过60℃。干燥时要注意经常翻动，避免出现"阴阳面"。长时间高温干燥可能影响水丸的溶散速度，可采用流化沸腾干燥，既可降低干燥温度，缩短干燥时间，还可控制含水量在2%～3%以下。但对于质地松散、吸水性较强、干燥时体积收缩性较大、易开裂的丸剂宜采用低温焖烘。对色泽要求较高的浅色丸及含水量特高的丸药，应采用先晾、勤翻、后烘的方法，以确保质量。

（七）选丸

选丸是将制成的水丸进行筛选，除去过大、过小及不规则的丸粒，使成品大小均一的操作。泛制法制备水丸过程中，常出现丸粒大小不匀和畸形，除在泛制过程中及时筛选外，干燥后，也需经过筛选。选丸的目的是确保丸粒圆整、大小均匀、剂量准确。选丸可选用手摇筛、振动筛、滚筒筛、CW－1500型小丸连续成丸机组、检丸器及立式检丸器等进行筛选分离。

1. 滚筒筛　由三级不同孔径的筛网构成滚筒，筛孔由小到大，前段筛孔小，后段的筛孔大，如图12－3所示。将待选丸粒加于装料斗中，徐徐流入滚筒内，丸粒从前向后螺旋滚动时，流过不同孔径的筛孔时，将大小不同的丸粒分档收集。

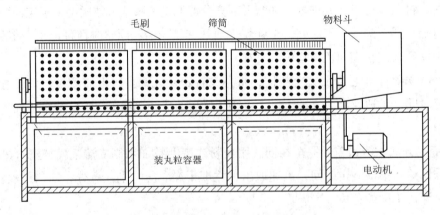

毛刷　　筛筒　　物料斗

装丸粒容器

电动机

图 12 -3　滚筒筛

2. 检丸器　检丸器分上下两层，每层装三块斜置玻璃板，玻璃之间相隔一定距离，上层玻璃上方装有加丸漏斗，如图12－4所示。丸粒加于加丸漏斗中，经闸门落于玻璃板上，沿着玻璃板斜坡向下滚动，当滚至两玻璃板的间隙时，完整的丸粒滚转比较快，故能跳过全部间隙最后到达好粒容器中，但畸形的丸粒由于滚动迟缓或滑动，不能跳过间隙而收集于坏粒容器内。玻璃板的间隙愈多所挑拣的丸粒也愈完整。

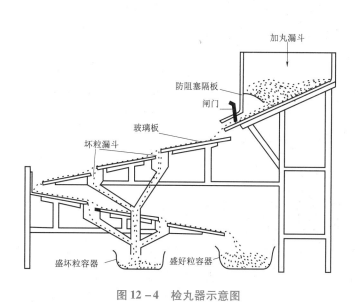

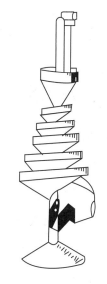

图 12-4 检丸器示意图   图 12-5 立式检丸器示意图

3. 立式检丸器 丸粒靠自身重量顺螺旋轨道向下自然滚动，利用滚动时产生的离心力不同，将圆整丸粒与畸形丸粒分开。外侧出料口收集合格丸粒，内侧出料口收集畸形丸粒。如图 12-5 所示。

>> **实例分析 12-1**

香连丸的制备

处方： 萸黄连 800g 木香 200g

制法： 以上二味，粉碎成细粉，过筛，混匀，每 100g 粉末用米醋 8g 加适量的水泛丸，干燥，即得。

问题： 1. 香连丸以何种赋形剂泛丸？按丸重服用还是按丸数服用？
2. 采用泛丸法制备丸剂时，应如何操作？泛丸成功的关键工序是什么？

答案解析

第三节 蜜丸生产技术

PPT

蜜丸系指饮片细粉以炼蜜为黏合剂，采用塑制法制备的丸剂。蜜丸在中成药中是中医临床应用较广泛的一种。蜜丸按丸重可分为大蜜丸与小蜜丸，其中每丸重量在 0.5g（含 0.5g）以上者称大蜜丸，每丸重量在 0.5g 以下者称小蜜丸。大蜜丸一般每丸重 3~9g，如八珍益母丸每丸重 9g；亦有每丸重 1.5g，如牛黄镇惊丸（大蜜丸）每丸重 1.5g；或超过 9g 的大蜜丸，如定坤丹每丸重 10.8g。大蜜丸均按丸数服用。小蜜丸与水蜜丸均为小粒丸，如小活络丸（小蜜丸），每 100 丸重 20g，牛黄解毒丸（水蜜丸）每 100 丸重 5g，小蜜丸多按重量服用，也有按丸数服用。

蜜丸具有以下特点：①滋补作用强，蜂蜜为主要赋形剂，含葡萄糖、果糖、有机酸、维生素等多种营养成分，具有益气补中、缓急止痛、滋润补虚、止咳润肠、解毒、缓和药性等作用，临床上多用于镇咳祛痰药、补中益气药；②溶散释药缓慢，作用持久，炼制后的蜂蜜黏合力强，制成的丸粒崩解缓慢，作用持久，多用于慢性病；③提高药物的稳定性，蜂蜜含大量还原糖能防止易氧化药物成分的变质；

④水蜜丸丸粒小，光滑圆整，易于吞服。

但由于蜜丸用蜂蜜量较大，若制备技术不当，则易吸潮、发霉变质，故有的品种改制成水蜜丸或其他剂型。

一、生产工艺流程图

蜜丸采用塑制法制备，其制备工艺流程见图12-6。

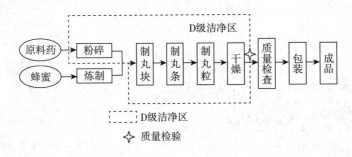

图12-6 蜜丸的制备工艺流程图

二、制备方法 微课2

（一）原辅料的准备与处理

1. 药材饮片 按照处方要求对药材饮片进行净选、淋洗、干燥、灭菌（如流通蒸汽灭菌法、微波灭菌法等）后，粉碎成细粉或最细粉，过80~100目筛，混匀备用。若处方中含有毒剧药或贵重细料药，则应单独粉碎，并用等量递增法混匀备用。

2. 蜂蜜的选择与炼制 是保证蜜丸质量的关键。

（1）蜂蜜的选择 蜂蜜品种较多，品质各异，对蜜丸质量影响较大。优质蜂蜜制成的蜜丸柔软、丸粒光滑、滋润，且贮存期内不变质。按照蜜源的花种来看，一般以枣花蜜、荔枝花蜜、椴树花蜜、荆条花蜜为佳；以油菜花蜜、紫云英蜜、葵花蜜次之；以荞麦花蜜、桉树花蜜、乌桕花蜜较差，乌头花、曼陀罗花、雪上一枝蒿等花蜜有毒，切勿选用。

药用蜂蜜应符合下列质量要求：①为外观呈半透明、带光泽、浓稠的液体，呈白色至淡黄色或橘黄色至黄褐色，久放或遇冷渐有白色颗粒状结晶析出；②气芳香，味极甜，清洁无杂质；③25℃时的相对密度在1.349以上；④还原糖不少于64.0%；⑤用碘试液检查，应无淀粉、糊精。

（2）蜂蜜的炼制 蜂蜜的炼制是指将蜂蜜加热熬炼至一定程度的操作。炼制目的主要有：除去杂质，破坏酶类，杀灭微生物，除去部分水分以增强其黏合力，促进部分糖的转化增加稳定性。小量生产时，将生蜜置锅中，加入适量的清水（蜜、水总量不能超过锅总容积的1/3，以防加热沸腾后，泡沫溢锅）加热至沸腾，过滤，除去浮沫及杂质，再置锅中继续加热熬炼（熬炼过程中不断用筛捞去浮沫）至所需程度。大量生产时常用夹层锅以蒸汽为热源进行炼制，既可以常压炼制，也可以减压炼制。

按炼制程度不同，炼蜜分为嫩蜜、中蜜和老蜜三种。①嫩蜜，将蜂蜜加热至105~115℃，含水量约20%，相对密度1.35左右，颜色稍变深，略有黏性，适用于含淀粉、黏液质、糖类、脂肪较多的药粉制丸；②中蜜（炼蜜），将嫩蜜继续加热，蜜温达116~118℃，含水量在12%~16%，相对密度为1.37左右，出现浅黄色带光泽翻腾的均匀细气泡（俗称"鱼眼泡"），用手捻搓有黏性，当两手指分开时无长白丝出现，适用于黏性适中的药粉制丸；③老蜜，将中蜜继续加热至119～122℃，含水量在10%以下，相对密度为1.40左右，颜色呈红棕色，表面翻腾着较大的红棕色气泡（俗称"牛眼泡"），手捻搓黏性甚强，当两手指分开时出现长白丝（俗称"打白丝"），滴入水中成珠状（滴水成珠），适用于黏性差的矿物、甲壳及纤维较多的药粉制丸。

 知识链接

人造蜂蜜

　　果葡糖浆又称人造蜂蜜，是由蔗糖水解或淀粉酶解而成，在国外早已大量进入食品饮料中，是逐步取代蔗糖等的新糖源。由于生产的发展，对蜂蜜的需要量日增，同时由于蜂蜜质量的不稳定性，有报道用果葡糖浆代替蜂蜜生产蜜丸、糖浆剂、煎膏剂等。果葡糖浆与蜂蜜在外观指标、理化性质及所含主要成分果糖和葡萄糖的含量等均基本相似或略超过。药效学试验结果表明果葡糖浆与蜂蜜同样具有镇咳、通便、抗疲劳的作用。用果葡糖浆生产大小蜜丸的质量与应用蜂蜜基本相似。留样观察表明两者均无明显差异。用果葡糖浆制备蜜丸有利于保证中药制剂的质量，且能简化工艺，降低成本。

　　3. 润滑剂 为防止丸块黏附器具，同时使丸粒表面光滑，制丸过程中可使用适量的润滑剂。一般机制蜜丸用乙醇做润滑剂，传统制丸用麻油与蜂蜡的融合物做润滑剂，即将1000g麻油加热至沸，然后加入黄蜡200～300g融化，搅匀，冷却后即得油膏状润滑剂。

　　（二）制丸块

　　制丸块又称"和药""合坨"，是将混合均匀的药粉与适宜的炼蜜混合均匀，制成软硬适宜、具有一定可塑性丸块的操作，是塑制法制丸的关键工序。丸块质量的优劣直接影响丸粒成型和在贮存中是否变形，优质的丸块用手搓捏不粘手，也不黏附器壁，应能随意塑性变形而不开裂。

　　手工和药可在盆内进行，大量生产则采用捏合机和药，如图12-7所示。操作时一般先加入一部分药材细粉，然后加入炼蜜等液体赋形剂和其余药粉，转动桨叶，反复捏合直至成为均一而容易从桨叶及槽壁剥落的丸块为度。

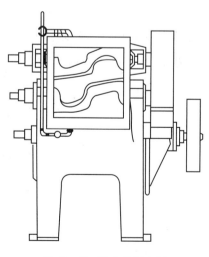

图12-7 捏合机示意图

影响丸块质量的因素主要有以下三个方面。

　　1. 炼蜜程度 根据处方中药粉的性质、粉末的粗细、含水量以及制备时的环境温度和湿度等决定炼蜜的程度。炼蜜过嫩，黏性不足，粉末黏合得不好，难以成丸或丸粒搓不光滑；炼蜜过老，丸块发硬，难以搓丸。

2. 和药蜜温 根据处方中药物的性质决定。①制备大、小蜜丸时，一般采用热蜜和药。②处方中含有大量的树脂、胶质、糖、油脂类药物时，应采用60℃左右炼蜜和药。否则蜜温过高易使药物熔化，所得丸块黏软，不易成形，而冷后则又变硬，不利制丸，亦不易溶散。③处方中含有冰片、麝香等芳香挥发性药物时，应采用温蜜和药，以免温度过高造成药物挥散。④处方中含有大量叶、茎、全草等纤维性药粉或矿物类药粉时，粉末黏性很小，则须用老蜜趁热和药。

3. 用蜜量 药粉与蜜的比例也是影响丸块质量的重要因素。制备大、小蜜丸时，药粉与炼蜜的比例一般为1:1~1:1.5，但也有高于1:2或低于1:1的，主要取决于药物性质，另与季节、和药方法也有关。①药物性质：黏性大的药物用嫩蜜量宜少，黏性小的药物用老蜜量宜多；②气候季节：夏季用蜜量较少，冬季用蜜量较多；③和药方法：手工和药用蜜量较多，机械和药用蜜量较少。

（三）制丸条

将已制好的丸块，放置一定时间，使炼蜜充分湿润药粉后即可搓成粗细适宜的丸条。丸条要求粗细均匀一致，表面光滑无裂缝，内部充实无空隙，以便分粒和搓圆。小量制备时常用搓条板，大量生产时常用螺旋式或挤压式丸条机，如图12-8所示。丸条的粗细可根据制丸的需要，通过更换出条管的出口调节器来控制。

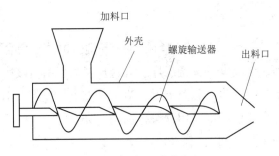

图12-8 螺旋式丸条机

（四）制丸粒

制丸粒包括分粒和搓圆两步。少量手工制丸可用搓丸板，即将粗细均匀的丸条横放在搓丸板底槽沟上，用有沟槽的压丸板，先轻轻前后搓动，逐渐加压，然后继续搓压，直至上下齿端相遇而将丸条切成小段，再搓成光滑圆整的丸粒。大量生产多采用双滚筒式轧丸机（图12-9）和三滚筒式轧丸机（图12-10），三滚筒式轧丸机虽成型较好，但不适于生产质地较松软的丸剂。

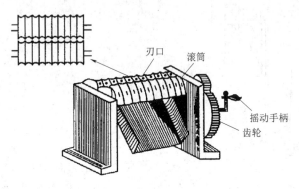

图12-9 双滚筒式轧丸机

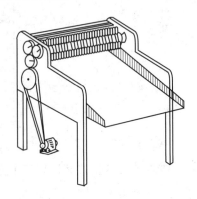

图12-10 三滚筒式轧丸机

目前，大生产已采用中药自动制丸机、光电自控制丸机等制丸设备，可将制丸条、分粒、搓圆成型等步骤自动完成。

（五）干燥

为使蜜丸和水蜜丸的含水量符合规定，防止蜜丸发霉变质，达到干燥和灭菌双重效果，蜜丸可采用微波加热、远红外辐射干燥或60～80℃低温干燥。处方中含有芳香挥发性或遇热易分解的药物成分时，应控制在60℃以下温度干燥。以老蜜为黏合剂制成的蜜丸无须干燥，可立即分装。

实例分析 12－2

六味地黄丸的制备

处方：熟地黄160g 酒萸肉80g 牡丹皮60g 山药80g 茯苓60g 泽泻60g

制法：以上六味，粉碎成细粉，过筛，混匀，用乙醇泛丸，干燥，制成水丸；或每100g粉末加炼蜜35～50g与适量的水，制丸，干燥，制成水蜜丸；或加炼蜜80～110g制成小蜜丸或大蜜丸，即得。

问题：1. 六味地黄丸有水丸、水蜜丸、蜜丸三种类型，各以何做为赋形剂？分别采用什么方法制备？

2. 蜜丸采用塑制法制备时，应如何操作？制丸成功的关键工序是什么？

答案解析

答案解析

即学即练 12－3

A. 嫩蜜 B. 中蜜 C. 老蜜 D. 蜜水 E. 生蜜

1. 在蜂蜜的炼制中，适用于含较多纤维或黏性差的药粉制丸的是（ ）

2. 在蜂蜜的炼制中，适用于含黏性中等的药粉制丸的是（ ）

3. 在蜂蜜的炼制中，适用于含黏性强的药粉制丸的是（ ）

PPT

第四节 滴 丸

一、滴丸的含义与特点

滴丸系指原料药物与适宜的基质加热熔融混匀，滴入不相混溶、互不作用的冷凝介质中制成的球形或类球形制剂。主要供口服，亦可在眼、耳、鼻、直肠、阴道等局部给药。

滴丸始于1933年的丹麦药厂，用滴制法制备了维生素A、D丸。我国于1958年开始研究，并用滴制法制备了酒石酸锑钾滴丸，《中国药典》1977年版开始收载滴丸剂，但直到近几年才有较快的发展，《中国药典》2020年版收载的滴丸，在2015年版基础上新增芪参益气滴丸、柴胡滴丸和益心酮滴丸等3种，共收载18种滴丸。

滴丸的主要特点是：①起效迅速，生物利用度高，滴丸剂采用固体分散技术，药物以分子、胶体或微晶状态高度分散在基质中，当采用水溶性基质时，药物溶出速度快，可成为高效、速效的制剂，适用于急症治疗。②液体药物固体化。可将液体药物如满山红油及芸香油制成固体滴丸，便于服用和运输。③可提高药物稳定性。主药分散度大且被大量基质所包围，与空气等外界因素接触面积小，能提高挥发性药物或易氧化药物的稳定性。④可选用缓释、肠溶基质材料，也可包衣，制成缓释或肠溶制剂。⑤生产设备简单，生产周期短，生产效率高，生产成本低，生产车间无粉尘，有利于劳动保护。⑥应用方便，给药途径广泛。滴丸可内服，也可在耳、鼻、口腔等局部给药。⑦载药量少，且供滴丸使用的基质和冷却剂的品种较少，限制了滴丸品种的应用。

二、滴丸的基质与冷凝液

近年来，随着中药滴丸品种和数量的增多，其所用基质和冷凝剂的品种也有了一定的发展。

（一）滴丸常用基质

滴丸中除主药以外的赋形剂称为基质，它与滴丸的形成、溶散时限、溶出度、稳定性、药物含量等密切相关。滴丸基质应具备以下条件：①化学惰性，不与主药发生化学反应，不影响主药疗效及检测；②对人体安全，无毒性、无副作用；③熔点较低，受热能熔化成液体，遇骤冷后又能凝固，常温下保持固体状态，并在加入一定量的药物后仍能保持上述性质。

滴丸基质有水溶性和非水溶性两类：①水溶性基质常用的有聚乙二醇类（如 PEG 6000、PEG 4000）、泊洛沙姆、硬脂酸钠、聚氧乙烯单硬脂酸酯（S-40）、甘油明胶等；②非水溶性基质常用的有硬脂酸、单硬脂酸甘油酯、虫蜡、蜂蜡、氢化植物油等。

（二）滴丸常用冷凝液

用于冷却滴出的液滴，使之冷凝成固体丸粒的液体称为冷凝液（冷凝介质）。滴丸冷凝液应符合以下要求：①冷凝介质安全无害；②不溶解主药和基质，不与主药和基质发生化学反应；③有适宜的相对密度和黏度（略高或略低于滴丸的相对密度），使滴丸在冷凝介质中缓缓下沉或上浮，以使其能充分凝固，有利于丸形圆整。

冷凝液有两类，可根据主药和基质的性质来选用合适的冷凝液。①水性冷凝液，常用的有水、不同浓度乙醇、无机盐溶液等，适用于非水溶性基质的滴丸；②油性冷凝液，常用的有液状石蜡、二甲硅油、植物油、汽油或它们的混合物等，适用于水溶性基质的滴丸。

三、滴丸生产技术

（一）工艺流程图

滴丸采用滴丸机以滴制法制备，其工艺流程如图 12-11 所示。

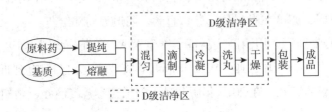

图 12-11 滴丸的制备工艺流程图

（二）制备方法

1. 原料的处理 滴丸载药量小，因此应根据有效成分的性质，选用适宜的方法将药材进行粉碎、提取、纯化处理，制成药材细粉、有效成分（有效部位）或药材提取物。

2. 药物与基质混匀 选用合适的基质是滴制法成功的关键之一。实际生产中尽可能选择与主药性质相似的物质作基质，加热熔融后，将主药溶解、混悬或乳化在适宜的已熔融的基质中，配成药液，加热并保温在 80～90℃。

3. 滴制成型 将配制好并保温的药液通过滴丸机的滴头恒速滴入适宜的冷凝液中，凝固形成的丸粒徐徐沉于器底或浮于冷凝液表面，取出，洗去冷凝液，干燥即得滴丸。根据药物的性质与使用、贮藏的要求，在滴制成丸后亦可包糖衣或薄膜衣。

工业上生产滴丸的设备主要是滴丸机。滴丸机主要部件有：滴管系统（滴头和定量控制器）、恒温系统（带加热恒温装置的贮液槽）、冷凝系统（冷凝柱）及收集系统（滴丸收集器）等。型号规格多样，按滴制方式有上浮式、下沉式，按滴头多少有单滴头、双滴头和多滴头等，可根据情况选用。滴制法装置示意图如图 12－12 所示。

（三）影响滴丸质量的因素

滴丸在滴制过程中应注意控制丸重及圆整度，避免空洞、叠丸及拖尾现象。

1. 影响滴丸丸重的因素 ①药物与基质未完全熔融，混合不均匀；②滴制压力不均衡，料液对滴管口的压力越大，丸重增加；随着料液的滴出，液压逐渐减少，丸重变小；③滴制温度不恒定，温度升高时，料液的表面张力变小，丸重变轻，温度降低时，料液的表面张力变大，丸重增加；④滴速控制不当，滴速快，丸重增加，滴速慢，丸重小；⑤滴管口与冷凝液液面的距离过大，液滴跌散使滴丸变小，有的滴丸若将滴管口浸入冷凝液中滴制，可增加丸重。

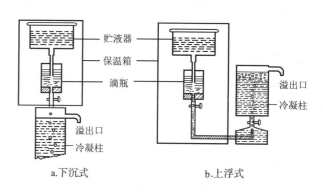

图 12－12 滴制法装置示意图

2. 影响滴丸圆整度的因素 ①冷凝液未控制好温度梯度。滴出的液滴经空气滴到冷凝液的液面时，会变形并带进空气，此时如果冷凝液上部温度过低，液滴未收缩成丸前就凝固，导致滴丸不圆整，丸内空气来不及逸出形成空洞、拖尾。②冷凝液选择不当，液滴与冷凝液的相对密度差过大或冷凝液的黏度小，使液滴在冷凝液中移动的速度过快，易成扁形。③液滴大小，小丸（70mg）的圆整度优于大丸。

叠丸是指滴丸在冷却过程中，液滴相互粘连、重叠甚至合并的现象。主要是由于滴速太快、滴丸下沉速度太快或液滴大小不均匀所致。拖尾是液滴收缩不充分造成的滴丸球体不圆，甚至有尖锐突起的现象。主要是由于液滴在空气中下落的时间不够、料液的黏度太大、保温温度太低或滴管口堵塞造成。

实例分析 12－3

复方丹参滴丸的制备

处方： 丹参90g　三七17.6g　冰片1g

制法： 以上三味，冰片研细；丹参、三七加水煎煮，煎液滤过，滤液浓缩，加入乙醇，静置使沉淀，取上清液，回收乙醇，浓缩成稠膏，备用。取聚乙二醇适量，加热使熔融，加入上述稠膏和冰片细粉，混匀，滴入冷却的液状石蜡中，制成滴丸，或包薄膜衣，即得。

问题： 1. 滴丸制备时，聚乙二醇和液状石蜡分别起何作用？

　　　　2. 为保证滴丸圆整度要求，制备过程中应注意哪些问题？

答案解析

即学即练 12－4

A. 水　　B. 聚乙二醇　　C. 石油醚　　D. 硬脂酸　　E. 液状石蜡

1. 制备水溶性滴丸时用的冷凝液是（　　）

2. 制备水不溶性滴丸时用的冷凝液是（　　）

3. 滴丸的水溶性基质是（　　）

4. 滴丸的非水溶性基质是（　　）

答案解析

PPT

第五节　微　丸

一、微丸的含义与特点

微丸系指药物与适宜的辅料制成的粒径约为1mm，一般不超过2.5mm的球状实体。制成的微丸可直接分装应用，或根据需要制成速释、缓释或控释微丸，充填于硬胶囊中或压成片剂使用，主要供口服。

中药制剂中早就有微丸制剂，如"六神丸"等。随着对微丸工艺和专用设备的研究，微丸在缓释、控释制剂方面的运用越来越多，如"新康泰克"等都是将微丸装入胶囊开发成的新制剂，一些普通制剂如"伤风感冒胶囊"等也开始采用微丸制剂技术。微丸按释药速度不同主要分为速释微丸和缓控释微丸；根据微丸释药机理不同分为骨架微丸、膜控微丸（包括肠溶衣型微丸和水不溶型微丸）和采用骨架技术与膜控技术相结合制备而成的微丸。

微丸具有下列特点：①外形圆整，流动性好，易于分剂量、填充胶囊。②可通过包衣，增加药物稳定性和掩盖药物不良气味。③比表面积大，药物溶出快，生物利用度高。④不受胃排空因素的影响，药物体内吸收均匀，个体差异小。⑤利于制备缓控释制剂与速释制剂，也利于复方制剂制备。

二、微丸的制备方法

中药微丸的制备方法主要有：包衣锅滚动制丸法、挤出－滚圆成丸法、离心造丸法和流化床喷涂法制微丸等。

（一）包衣锅滚动制丸法

又称旋转－滚动制丸法，即泛制法，是较传统的制备微丸的方法。此法是将药材与辅料细粉混合均匀后，加入黏合剂制成软材，制粒，放于泛丸锅中滚制成微丸。为了改善微丸的圆整性，可采用"丸模法"即以蔗糖或淀粉细粒为"丸模"（空白丸心），以水为黏合剂，加入药物与辅料滚制成含药丸芯，干燥后再重复进行此操作至大小合适的微丸，再包上薄膜衣。

（二）挤压－滚圆成丸法

挤压－滚圆成丸法是目前制备微丸最广泛应用的方法。此法借助于挤压机和滚圆机共同作用，将药物与辅料细粉加入黏合剂均匀混合，制成可塑性软材，放入挤压机械中挤压成高密度圆柱形条状物，挤出的条状物装入滚圆机中，由于摩擦板运动使物料之间相互碰撞以及物料与摩擦板和室壁间相互摩擦，丸条被分成长度均匀的小球，并滚圆成为球状实体。该法优点是制粒效率高、颗粒分布带窄、圆整度高、颗粒表面光滑、生产效率高、劳动强度小以及能适合工业生产需要等。但是药物释放比较缓慢，特别是对于水难溶性药物。

（三）离心造丸法

离心造丸法是利用高速旋转的离心机转子产生的离心力和摩擦力，将颗粒制成结实的球形小粒。该法是将粉料投入离心机，通过对粒子流表面喷射雾化的浆液，使粉料相互聚结滚动成为母核。然后再按一定比例将雾化的黏合剂或润湿剂及物料细粉分别喷入其中，母核在运动状态下吸纳黏合剂雾滴、黏附主药干粉，逐渐增大成为符合要求的微丸。药物既可做母核，也可以溶液、混悬液或者干燥粉末的形式沉积在预制成型的丸核表面。

采用离心造丸法制得的微丸崩解、圆整度和流动性好，粒度分布更集中，且微丸硬度大、脆碎度小、密度大，成分的含量均匀。

（四）流化床喷涂法

流化床喷涂法又称空气悬浮包埋法。此法是将药材与辅料细粉置于流化床中，鼓入气流，使二者混合均匀，再喷入黏合剂，使之成为颗粒，当颗粒大小满足要求时停止喷雾，所得颗粒可直接在沸腾床内干燥。对颗粒的包敷是制微丸的关键，包敷是指对经过筛选的颗粒进行包衣（包粉末）形成微丸产品的过程。在整个过程中，微丸始终处于流化状态，可有效防止微丸在制备过程中发生粘连。本法所得微丸大小均匀、圆整、粒度分布窄、无粘连，微丸衣层厚薄均匀。该法可使起模、制粒、干燥、包衣在同一台设备内完成。

（五）其他方法

微丸剂的制备还有喷雾干燥制粒法、液中制粒法、振动喷嘴装置法、熔融制粒法、微囊包囊技术制微丸等。

第六节　其他丸剂

PPT

一、水蜜丸

（一）概述

水蜜丸系指饮片细粉以蜜水为黏合剂制成的小球形丸剂。若处方中的饮片或部分饮片提取浓缩后，以蜂蜜和水为黏合剂制成的丸剂称浓缩水蜜丸。

水蜜丸是采用营养成分丰富的蜂蜜，加适量水稀释后做黏合剂泛制而成的。同蜜丸相比，可节省蜂蜜，降低成本，并利于贮存。所以补益药剂制小蜜丸者，多用蜜水做黏合剂制成水蜜丸，尤其是南方气候湿润的省份，生产水蜜丸者更多。

（二）制备方法

水蜜丸可采用塑制法制备（方法同蜜丸），也可采用泛制法制备（方法同水丸）。浓缩水蜜丸可根据物料处理后得到的膏、粉比例来选择制备方法，一般粉多膏少时，宜采用泛制法；膏多粉少时，宜采用塑制法。

采用塑制法制备时，药粉的性质与蜜水的比例用量关系密切。黏性中等的一般性药料，每100g细粉用炼蜜40g左右；含纤维和矿物药较多的药料，每100g细粉用炼蜜50g左右；含黏液质、糖、胶类等较多的药料，每100g细粉用炼蜜10～15g左右。蜜水配制方法：取适量炼蜜，加适量水，按炼蜜∶水=1∶（2.5～3.0）搅匀，煮沸过滤即可。

采用泛制法制备时，泛丸的蜜水浓度与药粉的性质相适应，才能泛制出合格的水蜜丸。蜜水制备方法及蜜水与药粉的用量与塑制法基本相同。起模时必须用水，以免黏结。加大成型用蜜水应按浓度先低再高的顺序依次加入。而撞光应改用低浓度的蜜水，否则，蜜水浓度过高会造成丸粒黏结。水蜜丸泛丸用蜜水的一般规律是：低浓度蜜水→高浓度蜜水→低浓度蜜水，这样交替应用使泛制的水蜜丸丸粒光滑圆整。水蜜丸中含水量较高，成丸后应及时干燥，以防霉变。

 实例分析 12-4

二至丸的制备

处方：酒女贞子500g　墨旱莲500g

制法：以上二味，酒女贞子粉碎成细粉；墨旱莲加水煎煮两次，每次1小时，合并煎液，滤过，滤液浓缩至适量，加炼蜜60g及水适量，与上述粉末泛丸，干燥，即得。

问题：1. 本品用什么方法制丸？采用的赋形剂是什么？如何配制？

2. 本品使用时应注意哪些事项？

答案解析

二、浓缩丸

浓缩丸又称药膏丸、浸膏丸，系指饮片或部分饮片提取浓缩后，与适宜的辅料或其余饮片细粉，以水、炼蜜或炼蜜和水为黏合剂制成的丸剂。根据所用黏合剂不同，分为浓缩水丸、浓缩蜜丸和浓缩水蜜丸等。

浓缩丸具有以下特点：处方中部分或全部饮片经提取浓缩处理，具有体积减小，易于服用与吸收，同时利于携带与储藏，不易霉变等优点。但饮片在提取浓缩过程经提取、浓缩和干燥等工序，受热时间较长，某些有效成分可能会受到影响，使药效降低。且成品吸潮性较强，包装时必须注意密封防潮。

（一）浓缩水丸

1. 含义 浓缩水丸系指以水或适宜浓度的乙醇为润湿剂制成的浓缩丸。具有水丸的特点和规格，但与水丸比较，饮片或部分饮片进行了提取、浓缩，减小服用剂量，便于服用、运输、携带和贮存。

2. 制备方法 浓缩水丸采用泛制法制备。系将处方中的部分饮片提取、适当浓缩后作为润湿剂，与其余饮片细粉泛制成丸，或将饮片提取液制成稠膏后与细粉（其余饮片细粉或适宜辅料）混合、干燥后粉碎成细粉，再用不同浓度的乙醇或水为润湿剂泛制成丸。在泛制过程中如发生黏结成块的现象，可撒少许原药细粉，轻轻搓揉，使其分开，再继续泛制并筛选丸粒至符合要求为止。此操作方法同水丸，不同之处在于原料药的处理。

3. 原料药的处理原则 原料药的处理应根据饮片的质地和所含有效成分的性质，考虑处方功能主治及制备方法的要求，确定饮片粉碎或提取。①一般量少而作用强烈的药物、贵重细料药及含淀粉多的饮片宜粉碎成细粉。②质地坚硬、纤维性强、体积大、含糖分多黏性大的饮片宜提取制膏。③有效成分（或有效部位）明确且含量较高的饮片，又有简便稳定可行的提取方法，可提取有效成分（或有效部位），并进一步除去杂质，缩小体积。提取与制粉饮片的比例，须根据得膏率、制粉率及采用的制丸工艺等情况综合分析确定。

在提取制膏过程中，一般的饮片可采用煎煮法取其煎煮液浓缩；含挥发性成分的饮片应先提取挥发油或芳香水，药渣再与一般药材同煎；遇热易分解的饮片不宜直火加热煎煮，宜采用渗漉法提取。浓缩时的温度不宜太高，以减压浓缩或薄膜浓缩为佳。膏的稠度应视粉末的多少而定，一般以刚用完为好。若需先制备浸膏粉，则浸膏粉质量直接影响成品的疗效。制粉的关键在于浸膏的干燥，常采用喷雾干燥法、减压干燥法等干燥方法，干燥所得浸膏色泽浅、质地松脆、易于粉碎、药味浓郁。若采用常压干燥，则干燥所得浸膏色黑、质硬、极难粉碎、常有焦糊味。

（二）浓缩蜜丸

1. 含义 浓缩蜜丸系指以炼蜜为黏合剂制成的浓缩丸。具有蜜丸的特点和规格，但与蜜丸比较，饮片或部分饮片进行了提取、浓缩，减小服用剂量，便于服用、运输、携带和贮存。

2. 制备方法 浓缩蜜丸采用塑制法制备。系将处方中部分药材饮片提取浓缩成膏，加适量炼蜜混匀后做黏合剂，其余药材饮片粉碎成细粉与之混合均匀，制成可塑性丸块后再制丸；或将处方中全部药材饮片提取制成清（浸）膏，加适量炼蜜混匀后，再与适宜辅料混合均匀，制成可塑性丸块后再制丸。操作方法同蜜丸，原料药的处理原则同浓缩水丸。

塑制法制丸时需要注意：①一般处方中膏多粉少时用塑制法制丸。②药材的提取、粉碎比例，一般以提取浓缩的稠膏与药粉混合即可制成适宜丸块为宜，必要时可加适量的细粉或炼蜜进行调节。③制丸操作过程中，喷洒95%乙醇防止丸粒粘连。④制备成丸后，应及时进行干燥。⑤崩解过于迟缓时，可加适量崩解剂（详见第十章片剂）来改善。

实例分析 12 −5

葛根芩连丸的制备

处方：葛根1000g　黄芩375g　黄连375g　炙甘草250g

制法：以上四味，取黄芩、黄连，分别用50%乙醇作溶剂，浸渍24小时后进行渗漉，收集漉液，回收乙醇，并适当浓缩；葛根加水先煎30分钟，再加入黄芩、黄连药渣及炙甘草，继续煎煮二次，每次1.5小时，合并煎液，滤过，滤液浓缩至适量，加入上述浓缩液，继续浓缩成稠膏，减压低温干燥，粉碎成最细粉，用乙醇为湿润剂，泛丸，制成300g，过筛，于60℃以下干燥，即得。

问题：1. 处方中的中药饮片分别采取了哪些方法处理？

　　　　2. 本品采用何种方法制备丸剂？从丸剂的分类上，葛根芩连丸属于哪种丸剂？

答案解析

三、糊丸

糊丸系指饮片细粉以米粉、米糊或面糊等为黏合剂制成的小丸剂。糊丸历史悠久，始见于汉代《伤寒论》方中，在宋代广泛使用。由于糊丸干燥后质地坚硬，溶散迟缓，可使药物缓缓释放，延长药效，又能减少药物对胃肠道的刺激，适用于含毒剧药或刺激性药物以及需延缓药效的处方制丸。由于所用的糊粉和制糊方法不同，制成的糊，其黏合力不同，临床治疗作用也不同，故糊丸能适应各种处方的特性，充分发挥药物的治疗作用。但若糊的种类选用不当，制备技术低劣，成品往往崩解度不合格或产生霉败现象。

（一）糊的种类与制法

1. 糊的种类

（1）**按糊粉来源**　分为米粉、糯米粉、面粉、神曲粉等，其中以黏性较强的糯米糊最常用。

（2）**按糊的制品**　分为稀糊、稠糊、饼糊、神曲糊、酒糊、醋糊、药汁糊等。

2. 制糊的方法　一般有调糊法、煮糊法、蒸糊法三种。

（1）**调糊法**　取细糊粉置锅内，加少量温水，调匀后直接用沸水冲至半透明糊状即可。一般糊丸中糊粉用量为药料的30%以下者宜采用此法。

（2）**煮糊法**　取细糊粉加适量冷水（约50%）混合均匀制成块状，置沸水中煮成均匀半透明状，捞出稍凉，揉成泥状，即可使用。此法制得的糊黏性比调糊法强而体积小。糊丸中用糊粉量为药料量的40%左右时宜用此法制糊。

（3）**蒸糊法**　取细糊粉加适量冷水（约30%）混合均匀制成团块，蒸熟后使用。蒸糊黏性最强，体积小。糊丸中用糊粉量为药料量的50%以上时需采用此法制糊。

（二）糊丸的制备方法

糊丸的制备方法有塑制法和泛制法两种。

1. 塑制法　制备方法与蜜丸塑制法相似。制备时先将糊制好，稍凉即倾入混合均匀的药料细粉中，充分搅拌，揉搓均匀，制成软硬适宜的丸块，然后制丸。操作时应注意以下几点：①保湿，糊丸的丸块极易变硬，不利操作，故在制备过程中多用湿布覆盖丸块或加适量温沸水揉搓，以保持丸块润软，制丸时间尽量缩短；②控制糊粉量及糊的稀稠度，若量多糊稠，则制成的糊丸干燥后质坚硬，服后难以崩解消化；如量多糊稀，则服后迅速崩解吸收，达不到"迟化"的目的。制备时应根据处方药物的性质和医疗要求来确定药粉与糊粉的比例，药粉与糊粉的比例一般以 3∶1 较为适宜，将多余糊粉炒熟后加入药粉中制丸。

2. 泛制法 将药粉用调糊法所制的稀糊为黏合剂泛丸。操作时须注意以下几点：①糊粉用量，只需药粉总量的 5%~10% 冲糊，多余的糊粉炒熟后拌入药粉中泛丸；②用水起模，由于糊的黏性大，起模时必须用水，在加大过程中逐渐将糊泛入；③调糊应均匀，糊中的块状物必须滤过除去，加入药粉后须经常将块状物搓散，以免黏结。

糊丸制成后，不宜立即用高温烘烤或曝晒，否则会使丸粒表面干燥、内部稀软，从而导致开裂。一般应置阴凉通风处阴干或低温烘干。

 实例分析 12-6

小金丸的制备

处方：麝香或人工麝香 30g　木鳖子（去壳去油）150g　制草乌 150g　枫香脂 150g　醋乳香 75g　醋没药 75g　五灵脂（醋炒）150g　酒当归 75g　地龙 150g　香墨 12g

制法：以上十味，除麝香或人工麝香外，其余木鳖子等九味粉碎成细粉。将麝香或人工麝香研细，与上述粉末配研，过筛。每 100g 粉末加淀粉 25g，混匀，另用淀粉 5g 制稀糊，泛丸，低温干燥，即得。

问题：1. 该处方用稀淀粉糊泛丸，淀粉糊如何制备？

2. 该丸剂为何打碎服用？使用期间应注意哪些事项？

答案解析

四、蜡丸

蜡丸系指饮片细粉以蜂蜡为黏合剂制成的圆球形丸剂。因为蜂蜡的主要成分是脂肪性物质，极性小，不溶于水，制成蜡丸后在体内不溶散，药物释放缓慢，延长药效。调节蜂蜡用量，使丸剂在胃中不溶解而在肠中溶解，以防止药物中毒及对胃起强烈刺激，并发挥肠溶效果。因此，凡丸剂处方中含有毒剧药或刺激性较强的药物，以及需要延效或在肠内发挥定位作用的药物，皆可考虑制成蜡丸。但由于蜡丸制作较困难，药物释放过缓，目前蜡丸品种不多。

（一）蜂蜡的要求和精制

蜂蜡，又称黄蜡，系蜜蜂的自然分泌物，呈浅黄色块状，断面有颗粒状突起，微香，嚼之细腻粘牙而无味，熔点为 62~67℃，相对密度为 0.965~0.969。虫白蜡（又称川蜡）及石蜡皆不能用。市售蜂蜡中含杂质较多，入药前应精制。

1. 漂蜡 将蜂蜡加热熔化稍静置，呈细流慢加快搅倒入大量的冷水中，蜡即被掼成疏松的蜡花，捞起风干。如此反复 1~2 次，即得白色、松脆、纯净的蜡花，这是蜂蜡传统的精制方法，所得的成品色泽好，易粉碎，但效率低、产量低。

2. 煮蜡 将蜂蜡加适量水加热熔化，搅拌使杂质下沉，静置，冷后取出上层蜡块，刮去底面杂质。如此反复几次，即可。此法产量高，但成品质量较漂蜡差。

（二）蜡丸的制备

蜡丸一般采用塑制法制备，其具体操作如下：将精制的蜂蜡，加热熔化，凉至 60~70℃，待蜡液开始凝固时，加入药粉，迅速搅拌至混合均匀，趁热制丸条，分粒，搓圆成形。在制备过程中需注意以下问题：①控制温度，温度过高，蜡液与药粉分层无法混悬；温度过低，无法混匀制丸块，整个制丸过程的温度必须保持在60℃左右。②控制蜂蜡的用量，蜡丸含蜡量的高低直接影响崩解度和疗效，应根据药物性质和医疗要求而定，一般植物性药材多，药粉黏性小，用蜡量宜偏高，通常情况药粉与蜂蜡的比例为1：0.5~1。若药粉黏性小，用蜡量可适当增加；含结晶水的矿物药（如白矾、硼砂等）多，则用蜡量适当减少。

 实例分析 12 −7

妇科痛经丸的制备

处方： 巴豆（制）80g 干漆（炭）160g 醋香附200g 红花225g 大黄（醋炙）160g 沉香163g 木香225g 醋莪术163g 醋三棱163g 郁金163g 黄芩163g 艾叶（炭）75g 醋鳖甲163g 硇砂（醋制）100g 醋山甲163g

制法： 以上十五味，除巴豆外，其余醋香附等十四味粉碎成细粉，过筛，与巴豆细粉混匀。每100g粉末加黄蜡100g制丸。每500g蜡丸用朱砂粉7.8g包衣，打光，即得。

问题： 1. 该方以蜂蜡为赋形剂制备丸剂，蜂蜡在方中起什么作用？使用前应如何处理？

2. 该丸剂采用何种方法制备？如何操作？

答案解析

第七节　丸剂用药指导

PPT

一、用药指导

丸剂系指原料药物与适宜的辅料制成的球形或类球形制剂，分为蜜丸、水蜜丸、水丸、糊丸、蜡丸、浓缩丸、滴丸等类型。丸剂主要供内服，吸收部位发生在胃、小肠、大肠等胃肠道部位，其中以小肠吸收最为重要。药物透过胃肠道上皮细胞后进入血液，随体循环系统分布到各组织器官而发挥疗效。因此，胃肠道生理环境的变化对吸收产生较大的影响。

大部分丸剂的服用方法为口服，如保济丸、二陈丸、六味地黄丸等；个别丸剂为含服，如速效救心丸；也有嚼碎服的，如冠心苏合丸。口服丸剂有的注明姜汤或温开水送服，如清暑益气丸；也有的注明空腹用温开水送服的，如木香顺气丸；也有饭后清茶送服的，如川芎茶调丸；有的宜饭前服用或进食同服的，如八珍丸。

丸剂的服用量一般大蜜丸按丸数服用，温开水送服，一次1丸或2~4丸，一日2~3次；或遵医嘱。其他丸剂多按丸重服用，一日1~3次；或遵医嘱。其中蜜丸中含有的蜂蜜具有益气补中，滋润补虚，止咳润肠等作用，故蜜丸一般适用于慢性疾病或调理气血的滋补药剂。水丸崩解较蜜丸快，便于吸收。一般适用于清热、解表、消导等药剂，多用开水泡服或开水冲服或研碎后开水送服。糊丸释药缓慢，适用于含毒、剧药或刺激性成分的药剂。蜡丸缓释、长效，且可达到肠溶效果，适合毒剧药和刺激性较强的药剂。浓缩丸因处方中饮片或部分饮片经过提取、浓缩处理，故体积小，便于服用。滴丸剂中药物溶解于基质中或以固体分散体形式存在，药物溶出快，起效迅速。滴丸剂服用方便，可含化或吞服。

　　小儿一般不宜吞服丸剂，服用时应该把丸药揉碎，用温开水在小勺中烊化成汤液给小儿喂服。如遇到小儿服丸药呕吐时，可让其休息片刻，在药液里加点白糖水和少量的生姜汁搅匀后再喂服。这样可以起到止呕、调节药味的作用。对于大一点儿童，可将丸药揉成小颗粒，裹上一点白糖再用温开水送服，或者装入糯米纸或胶囊内，以清除丸药的异味。部分丸剂中均含有石膏等成分，与西药配伍使用，应特别注意，以防形成络合物，影响药物在胃肠道的吸收。因此，中西药合用时，两者服用时间最好间隔30分钟。同时，小儿服用丸剂时，勿以茶水或饮料送服。

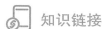 知识链接

中成药联合用药的配伍禁忌

　　中成药组方复杂，成分含量多。使用前一定要熟悉中成药制剂的处方内容，才可能发现中成药中含有配伍禁忌的情况。如天麻丸、人参再造丸中均含有附子，而蛇胆川贝枇杷膏中含有川贝母、半夏，因上述两组中的附子与贝母、半夏配伍属中药"十八反"配伍禁忌，故两方不能联合用药。

二、常见中成药举例

例12-1　十香止痛丸（大蜜丸）

　　【处方】香附（醋炙）160g　乌药80g　檀香40g　延胡索（醋炙）80g　香橼80g　蒲黄40g　沉香10g　厚朴（姜汁炙）80g　零陵香80g　降香40g　丁香10g　五灵脂（醋炙）80g　木香40g　香排草10g　砂仁10g　乳香（醋炙）40g　高良姜6g　熟大黄80g

　　【制法】以上十八味，粉碎成细粉，过筛，混匀，每100g粉末加炼蜜140～160g制成大蜜丸，即得。

　　【性状】本品为深棕褐色的大蜜丸，气香，味微苦。

　　【功能与主治】疏气解郁，散寒止痛。用于气滞胃寒，两胁胀满，胃脘刺痛，腹部隐痛。

　　【用法与用量】口服。一次1丸，一日2次。

　　【注意事项】孕妇慎服。

例12-2　十五味沉香丸（水丸）

　　【处方】沉香100g　藏木香150g　檀香50g　紫檀香150g　红花100g　肉豆蔻25g　高山辣根菜150g　悬钩子茎（去皮、心）200g　宽筋藤（去皮）100g　干姜50g　石灰华100g　广枣50g　诃子（去核）150g　毛诃子（去核）80g　余甘子100g

　　【制法】以上十五味，粉碎成细粉，过筛，混匀，用水泛丸，干燥，即得。

　　【性状】本品为黄褐色、棕红色至棕褐色的水丸；气香，味苦。

　　【功能与主治】调和气血，止咳，安神。用于气血郁滞，胸痛，干咳气短，失眠。

　　【用法与用量】研碎后开水送服。一次3～4丸，一日2次。

　　【注意事项】肾病患者慎服。

例12-3　七味都气丸（水蜜丸）

　　【处方】醋五味子150g　山茱萸（制）200g　茯苓150g　牡丹皮150g　熟地黄400g　山药200g

泽泻 150g

【制法】以上七味，粉碎成细粉过筛，混匀。每 100g 粉末用炼蜜 30g 加适量的水泛丸，干燥，即得。

【性状】本品为黑褐色的水蜜丸；气微香，味甘、微酸。

【功能与主治】补肾纳气，涩精止遗。用于肾不纳气所致的喘促、胸闷、久咳、气短、咽干、遗精、盗汗、小便频数。

【用法与用量】口服。一次 9g，一日 2 次。

【注意事项】外感咳嗽、气喘者忌服。

例 12-4　川芎茶调丸（浓缩丸）

【处方】川芎 61.2g　白芷 30.6g　羌活 30.6g　细辛 15.3g　防风 23g　荆芥 61.2g　薄荷 122.4g
甘草 30.6g

【制法】以上八味，取川芎 35.7g，甘草 15.3g 及白芷、细辛混合粉碎成细粉；剩余川芎及羌活、防风粉碎成粗粉，以 70% 乙醇作溶剂，进行渗漉，收集渗漉液，回收乙醇，浓缩成稠膏；薄荷、荆芥提取挥发油，备用，药渣和剩余甘草加水煎煮二次，每次 1.5 小时，煎液滤过，滤液浓缩成稠膏；将以上各稠膏、药材细粉和挥发油加适量蜂蜜或饴糖混匀，制成 1000 丸，烘干，打光，即得。

【性状】本品为黄棕色至深棕色的浓缩丸；气香，味辛、甘、微苦。

【用法与用量】饭后清茶送服。一次 8 丸，一日 3 次。

【注意事项】孕妇慎服。

例 12-5　元胡止痛滴丸（滴丸）

【处方】醋延胡索 86.6g　白花 43.4g

【制法】以上二味，粉碎成粗粉，用 60% 乙醇浸泡 24 时，加热回流提取 2 次，第一次 3 小时，第二次 2 小时，煎液过滤，滤液合并，浓缩成相对密度为 1.40~1.45（60℃）的稠膏，备用。取聚乙二醇 6000 适量，加热使熔化，与上述稠膏混匀，滴制成 1000 丸，除去表面油迹，即得。

【性状】本品为棕褐色的滴丸；气香，味微苦。

【功能与主治】理气，活血，止痛。用于气滞血瘀的胃痛、胁痛、头痛及痛经。

【用法与用量】口服。一次 20~30 丸，一日 3 次，或遵医嘱。

实践实训

实训十五　补中益气丸（水丸）的制备

【实训目的】

1. 建立中药水丸剂的生产情景。

2. 掌握粉碎、煎煮、泛丸操作的要点，学会使用粉碎、煎煮、泛丸用具和设备，能按补中益气丸（水丸）的制备方法将处方中的成分泛制成合格的水丸。

3. 能进行中药丸剂的一般质量检查。

【实训条件】

1. 实训场地 GMP模拟车间或制剂实训室。

2. 实训仪器与设备 天平，粉碎器械，过筛器械，煎煮器械，糖衣锅（机械泛丸）或泛丸匾（手工泛丸），药粉勺，药粉盆，水盆，棕或马兰根刷子，药筛，选丸筛，小型水丸机，烘箱，包装纸，塑料袋等。

3. 实训材料 参见【处方】项下内容。

【实训内容】

【处方】炙黄芪200g 炙甘草100g 当归60g 柴胡60g 党参60g 炒白术60g 升麻60g 陈皮60g 生姜20g 大枣40g

【实训操作】

1. 生产前准备

（1）接受生产任务。

（2）领料。领取生产的原辅料，办理物料交接手续，并签字记录。

（3）注意严格执行各项目《岗位标准操作规程》《设备使用、维护保养及检修标准操作规程》及《补中益气丸（水丸）工艺规程》

2. 粉碎

（1）开启粉碎机，按药材性质，将处方物料炙黄芪、炙甘草、当归、柴胡、党参、炒白术、升麻、陈皮等原料药粉碎至细粉，过100~120目筛。

（2）将粉碎好的物料及时装于内衬胶袋的容器内。在胶袋内外各放一张标签，标签上注明：品名、细度、毛重、皮重、净重、生产日期、操作人，按不同物料现场定置管理的要求，分别放置在指定的区域。

（3）计算物料平衡率（要求物料平衡率均为95%~105%）。

（4）用干净的尼龙刷将残留在机内的原辅料扫离机件，回收作粉碎零头交回中间站。

3. 提取

（1）领取净药材或饮片生姜、大枣，认真核对品名、批号、数量，将原料投入提取罐（少量提取时用煎煮锅）内。

（2）生姜、大枣加水煎煮两次，滤过，合并两次煎液，贮藏至贮液罐中，标明煎煮液的相对密度、体积、数量、名称、批号、日期、操作人，交下一道工序。

（3）提取液放尽后排出药渣，药渣排尽后，喷淋饮用水将提取罐（煎煮锅）清洗干净。

4. 混合

（1）将炙黄芪、炙甘草、当归、柴胡、党参、炒白术、升麻、陈皮等原辅料倒入混合机中。

（2）设置干粉混合时间。

（3）启动混合机，将速度调至要求的数值进行干混。

5. 起模

（1）计算起模用粉量和泛丸用湿丸模量 一般少量手工起模时，起模用粉量占总量的2%~5%；大量生产时，起模用粉量可按式（12-1）的经验式 $C:0.625=D:X$ 计算。计算所得 X 值即为起模用粉量，实际用粉量应比计算出的 X 量多30%~35%，这样是考虑到了粉末的含水量及各种操作消耗。

湿丸模用量，一般小量手工泛丸，可按经验式（12-2）$X=\dfrac{a \times b}{c}$ 计算出丸模的用量 X。精确称取相当重量大小均匀的湿丸模，用所剩下的药粉将丸模全部加大成型，即得所要求大小的丸剂。多余的湿丸模可用水调制成糊后泛于丸上。

（2）起模　在糖衣锅或泛丸匾中喷洒少量水做润湿剂，使糖衣锅或泛丸匾润湿，撒布少量起模用药粉，转动糖衣锅或泛丸匾，并刷下附着的粉末小点。

（3）制丸模　继续在刷下的粉末上喷水、撒粉，配合揉、撞、翻等的泛丸操作，反复多次，泛制成粒径1mm的圆球形小颗粒，筛去过大和过小的粉粒，即得丸模。

6. 泛丸成型

（1）取适量湿丸模，用生姜、大枣煎液泛丸。即在湿丸模上反复加煎液润湿、撒粉滚圆和筛选，制得质量符合要求的水丸。

（2）起模和成丸过程中产生的歪粒、粉块、过大或过小的丸粒等应随时用水调成糊状泛制在丸粒上。

7. 盖面　将上述合格、筛选均匀的丸粒，置于泛丸锅（泛丸匾）中，继续用处方中药粉操作至成品大小，并将药粉全部用完，使丸粒表面致密、光洁、色泽一致。

8. 干燥

（1）根据产品需要，设置干燥的方式、时间，干燥温度控制在80℃左右，含芳香挥发性成分或遇热易破坏成分，干燥温度控制在60℃以内。

（2）控制水分在9%以内，经含水量测定符合要求即可。

9. 选丸

（1）用过筛法或利用丸粒圆整度不同滚动有差异来筛选形状圆整、大小均匀的丸粒。

（2）不合格丸粒不得丢弃，可进一步制浆盖面或继续泛制成丸。

10. 包装　补中益气丸（水丸）的内包装通常采用塑料袋包装，规格为每袋6g。

【质量检查】

按《中国药典》2020年版规定，对补中益气丸（水丸）进行外观、水分、装量差异、溶散时限、微生物限度等检查，应符合规定。

【实训结果】

表 12－6　实训结果

检查项目	检查结果
外观 含水量 装量差异 溶散时限 成品量	
结论	

【实训考核表】

表 12 – 7　实训考核表

内容		要求	分数	得分
生产前准备		检查确认仪器、设备性能良好	5	
生产操作	生产前准备	正确使用天平，按处方量准确称取物料	3	
	粉碎	按《粉碎设备标准操作规程》规范操作	5	
	提取	按《提取设备标准操作规程》规范操作	5	
	混合	按《混合设备标准操作规程》规范操作	5	
	起模	会计算起模用粉量和湿丸模用量 润湿、撒粉操作正确 按《起模标准操作规程》规范操作	10	
	泛丸	正确取用湿丸模用量 加、撒、滚、筛操作流畅 按《泛丸标准操作规程》规范操作	7	
	盖面	会选用合适粒度的盖面细粉 按《盖面标准操作规程》规范操作	5	
	干燥	按《干燥标准操作规程》规范操作 控制干燥温度及时间正确 干燥程度合适	15	
	选丸	会采用合适的选丸方法进行选丸 按《选丸标准操作规程》规范操作	5	
成品质量	外观	符合要求	5	
	含水量	符合要求	5	
	装量差异	符合要求	5	
	溶散时限	符合要求	5	
	成品量	在规定范围内	5	
清场		仪器、设备、场地清洁合格 清场记录填写准确完整	10	

实训十六　穿心莲内酯滴丸的制备

【实训目的】

1. 建立中药滴丸的生产情景。

2. 掌握滴丸滴制成型岗位操作法；掌握滴丸滴制成型工艺要点及质量控制要点；掌握《滴丸机标准操作规程》及《清洁、维护、保养标准操作规程》。

3. 能按穿心莲内酯滴丸的制备方法将处方中的成分滴制成合格的滴丸并能进行质量检查。

【实训条件】

1. **实训场地**　GMP 模拟车间或制剂实训室。

2. **实训仪器与设备**　天平，水浴锅，温度计，滴丸装置，保温夹层漏斗，药筛，选丸筛，烘箱，包装纸，塑料袋等。

3. **实训材料**　见【处方】项下内容；冷却剂为二甲基硅油。

【实训内容】

【处方】　穿心莲内酯50g　PEG（6000）150g

【实训操作】

1. 生产前准备

（1）接受生产任务。

（2）领料。领取生产的原辅料，办理物料交接手续，并签字记录。

（3）注意严格执行各项目《岗位标准操作规程》《设备使用、维护保养及检修标准操作规程》及《穿心莲内酯滴丸工艺规程》。

2. 熔化

（1）取聚乙二醇置于适宜容器中，水浴上加热使熔融，并除净产生的气泡。

（2）于熔融的基质中加入穿心莲内酯，搅拌混匀，使药物高度分散在熔化的聚乙二醇基质中。

3. 滴丸

（1）将熔融的药液转至滴丸机的贮液器中，并通过保温油浴来控制贮液器中药液的温度（一般控制在90℃左右）和黏度。

（2）控制冷却介质的温度（6~8℃），并控制滴速（45滴/分钟），将药液滴入冷却的液状石蜡中（滴头直径3mm，滴距6cm左右），冷凝收缩成丸。

4. 取丸　将收缩成丸的滴丸通过纱布过滤，再把滴丸摊放在滤纸上，擦干表面附着的液体、晾干或干燥器中干燥，包装即得。

【质量检查】

按《中国药典》2020年版规定，对穿心莲内酯滴丸进行外观、重量差异、溶散时限等检查，应符合规定。

【实训结果】

1. 随机取10枚，测定硬度，记录数据于表12-8。

表12-8　数据记录表1

丸粒	1	2	3	4	5	6	7	8	9	10
硬度										

2. 随机取6枚，测定溶散时限，记录数据于表12-9。

表12-9　数据记录表2

丸粒	1	2	3	4	5	6
溶散时限						

【实训考核表】

表 12-10　实训考核表

内容		要求	分数	得分
生产前准备		检查确认仪器、设备性能良好	5	
生产操作	生产前准备	正确使用天平，按处方量准确称取物料	5	
	熔化	按《熔化标准操作规程》规范操作 水浴上熔化基质，并除去基质中气泡 加入稠膏和冰片，搅匀，高度分散	15	
	滴丸	按《滴丸机标准操作规程》规范操作 控制好药液温度和冷却介质温度 控制好滴出速度	25	
	取丸	取丸后除去冷却介质并干燥	5	
成品质量	外观	符合要求	5	
	重量差异	符合要求	10	
	溶散时限	符合要求	10	
	成品量	在规定范围内	5	
清场		仪器、设备、场地清洁合格 清场记录填写准确完整	10	

目标检测

答案解析

一、A 型选择题

1. 下列不适宜作为水丸赋形剂的是

　　A. 纯化水　　　　　　　　B. 黄酒　　　　　　　　C. 淀粉浆
　　D. 米醋　　　　　　　　　E. 药汁

2. 正确的水丸制备工艺流程是

　　A. 起模→泛制成型→盖面→干燥→选丸→包衣→打光→质检→包装
　　B. 起模→泛制成型→干燥→盖面→选丸→包衣→打光→质检→包装
　　C. 泛制成型→干燥→选丸→盖面→包衣→打光→质检→包装
　　D. 起膜→泛制成型→盖面→选丸→包衣→打光→质检→包装
　　E. 泛制成型→盖面→干燥→选丸→包衣→打光→质检→包装

3. 下列不需要做溶散时限检查的是

　　A. 水丸　　B. 浓缩丸　　C. 滴丸　　D. 小蜜丸　　E. 大蜜丸

4. 水溶性基质制备滴丸时的冷却介质应选

　　A. 水　　　　　　　　　　B. 乙醇　　　　　　　　C. 液状石蜡与乙醇的混合液
　　D. 煤油与乙醇的混合液　　E. 液状石蜡

5. 含有毒性及刺激性强的药物宜制成

　　A. 水丸　　B. 蜜丸　　C. 蜡丸　　D. 浓缩丸　　E. 水蜜丸

二、B 型选择题

【1~4】

    A. 水丸   B. 蜜丸   C. 滴丸   D. 蜡丸

1. 一般不含有其他附加剂，实际含药量较高的剂型是

2. 溶散迟缓，可延缓药效的剂型是

3. 疗效迅速，生物利用度高的剂型为

4. 通过溶蚀等方式缓缓释放药物的剂型为

【5~8】

    A. 6%   B. 9%   C. 12%

    D. 15%   E. 18%

5. 除另有规定外，水丸中水分含量不得超过

6. 除另有规定外，浓缩水蜜丸中水分含量不得超过

7. 除另有规定外，蜜丸中水分含量不得超过

8. 除另有规定外，浓缩蜜丸中水分含量不得超过

三、X 型选择题

1. 可用塑制法制备的丸剂有

    A. 蜜丸   B. 浓缩丸   C. 水丸   D. 糊丸   E. 蜡丸

2. 水丸常用的赋形剂有

    A. 水   B. 酒   C. 醋   D. 药汁   E. 糖浆

3. 作水丸起模应注意的是

    A. 起模用粉选用具有适宜黏性的药粉

    B. 起模常用乙醇做润湿剂

    C. 起模是将药粉制成 0.5~1mm 大小的丸粒

    D. 起模常用水作为润湿剂

    E. 起模用粉量应根据药粉的性质和丸粒规格决定

4. 下列适于制备蜡丸的药物是

    A. 滋补性药物   B. 芳香性药物   C. 解表性药物

    D. 刺激性药物   E. 毒性药物

5. 滴丸的水溶性基质是

    A. PEG 6000   B. 虫蜡   C. 泊洛沙姆

    D. 硬脂酸   E. 明胶

书网融合……

    知识回顾   微课1   微课2   习题

第十三章　外用膏剂

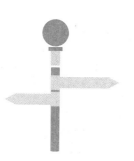

学习引导

外用膏剂是中药传统制剂的代表之一，在古代中医药堂所门口悬挂的标志，通常就是一张传统中药黑膏药的图像。现代社会中，外用膏剂因使用简单、携带方便，发展出软膏剂、贴膏剂、凝胶剂等多种形式，适用于不同病证需要。那么，各种类型外用膏剂的制备方法是什么样的？各自有什么特点和用途呢？

本章主要介绍外用膏剂的含义、特点与分类，外用膏剂质量检查项目与要求，外用膏剂的基质，外用膏剂的制备方法、工艺流程及关键步骤，外用膏剂用药指导。

学习目标

1. **掌握**　各种外用膏剂的特点与分类；软膏剂基质类型、特点及应用；黑膏药基质的组成；贴膏剂的组成；外用膏剂质量要求与检查项目；外用膏剂临床应用指导。

2. **熟悉**　各种外用膏剂的含义；软膏剂、黑膏药、贴膏剂的制备方法；外用膏剂药物经皮吸收的机制及影响因素。

3. **了解**　贴剂、凝胶剂、糊剂、涂膜剂的制备方法；常见中成药外用膏剂。

第一节　概　述

PPT

一、外用膏剂的含义与特点

外用膏剂系指药材提取物、药材提取物加药材细粉或药材细粉与适宜的基质，采用适宜的工艺过程与制法，制成专供外用的半固体或近似固体的一类制剂。

外用膏剂广泛用于皮肤科和外科等，使用时多涂布或黏贴于皮肤、黏膜或创面上，对皮肤或患处起保护、润滑或局部治疗作用，亦可透过皮肤或黏膜吸收而起全身治疗作用。

外用膏剂中的中药软膏与硬膏在中国应用甚早。近年来中药橡皮硬膏、中药巴布膏等外用膏剂的发展也很迅速。外用膏剂应用越来越多，主要是其具有以下特点。

1. 作为经皮给药系统制剂，药物透过皮肤黏膜吸收进入体循环，能避免肝脏的首过效应，减少药物对肝脏的毒副作用。

2. 避免药物在胃肠道中因 pH 或酶而被破坏，失去活性。

3. 避免口服刺激性药物对胃黏膜的刺激。

4. 释药速度缓慢，可延长作用时间，减少血药浓度的峰谷变化，减少用药次数。

5. 携带、使用方便。

6. 可自主用药，随时可停止用药，使用较安全。

外用膏剂亦存在起效慢、载药量小、易污染衣物等缺点。对皮肤有刺激性或过敏性的药物不宜制成外用膏剂。

二、外用膏剂的分类

外用膏剂按基质与形态不同主要分为软膏剂、膏药和贴膏剂三类。

1. 软膏剂 主要用于皮肤或黏膜的、具有一定稠度的半固体外用制剂。包括油脂性基质、乳剂型基质、水溶性基质软膏。

2. 膏药 亦称硬膏剂，是供皮肤贴敷的、类似于固体的外用制剂，可起保护、封闭及治疗作用。分为黑膏药和白膏药。

3. 贴膏剂 是一类供皮肤贴敷、可产生全身性或局部作用的薄片状制剂。包括橡胶贴膏、凝胶贴膏。

其他类似的外用膏剂还有贴剂、凝胶剂、糊剂、涂膜剂等。

即学即练 13 - 1

外用膏剂的种类有（　　）

答案解析　A. 软膏剂　　B. 膏药　　C. 贴膏　　D. 止痛膏

三、药物经皮吸收机制与影响因素

（一）药物经皮吸收机制

外用膏剂用于局部皮肤的治疗和保护作用时，有些膏剂仅限在皮肤表面起作用不须透皮吸收；有些膏剂需要透过表皮才能在皮肤内部发挥疗效。外用膏剂产生全身作用时，药物则须透皮吸收进入血液循环。药物经皮吸收包括释放、穿透和吸收入血液循环三个阶段。

释放是指药物从基质中脱离并扩散到皮肤或黏膜表面，可起到保护和润滑作用；穿透是指药物透过表皮进入真皮、皮下组织，可起到局部治疗作用；吸收是指药物进入血液循环的过程，可起到全身治疗作用。

（二）影响药物经皮吸收的因素

影响外用膏剂中药物经皮吸收的主要因素如下。

1. 药物的性质

（1）药物的溶解性与油/水分配系数（$K_{o/w}$）　一般认为，脂溶性药物较水溶性药物更易穿透皮肤。油/水分配系数适中的药物，由于具有一定的油溶性，又具有适当的水溶性，此类药物的穿透作用较理想。而在油、水中都难溶的药物及脂溶性太强的药物，均难以透皮吸收。

（2）药物的相对分子质量　当药物穿透表皮后，通常相对分子质量较小的药物更有利于吸收，而相对分子质量越大的药物吸收越慢。

（3）药物的熔点　低熔点的药物容易渗透通过皮肤。

（4）药物在基质中的存在状态影响其吸收　药物在基质中呈溶解状态的比混悬状态更容易吸收，细颗粒药物比粗颗粒药物更容易吸收。

2. 基质

（1）基质的种类　基质的组成若与皮脂分泌物相似，则有利于某些药物的吸收。在软膏剂中基质对药物释放和穿透皮肤的促进作用最好的是乳剂型基质，动物油脂基质次之，植物油脂基质更次之，烃类基质最差；水溶性基质如聚乙二醇对药物的释放虽然快，但制成的软膏很难透皮吸收。

（2）基质的pH　若基质的pH有利于药物以未解离型（分子型）形式存在，则有利于药物的吸收，即基质的pH小于酸性药物的pK_a或大于碱性药物的pK_a时，有利于药物的穿透与吸收。

3. 皮肤　皮肤的渗透性是影响药物透皮吸收的重要因素。存在着个体差异、年龄、性别、用药部位和皮肤的状态等方面的不同。

（1）应用部位　不同应用部位的皮肤其表皮各层的厚薄、粗细及毛孔的多少不同，而致药物的透皮吸收程度不同，故选择角质层薄、施药方便的皮肤部位有利于外用膏剂更好地发挥药效。另外，选择适宜的经络穴位皮肤给药也可促进药物发挥作用。

（2）皮肤的状况　若皮肤表面有创伤、烧伤或患湿疹、溃疡时，药物可自由地进入真皮层，则药物的吸收速度和程度可显著增加，但药物的刺激性及不良反应也可能相应增大。

（3）皮肤的温度与湿度　当皮肤的温度增高时，皮下血管扩张，血流量增加，药物的吸收速度也增加，故有些外用膏剂加热变软后热敷更有利于药效的发挥。当皮肤的润湿度增加，角质层的水合作用增强，使角质层细胞结构的致密程度降低而有利于药物的穿透吸收。

（4）皮肤的清洁　用肥皂等清洁剂清洁皮肤，可洗去毛囊、角质层、皮脂腺上的堵塞物，有利于药物的穿透。

4. 附加剂

（1）透皮促进剂　系指促进药物穿透皮肤屏障的物质。主要有：①二甲基亚砜及其类似物。二甲基亚砜是应用较早的一种透皮促进剂，促渗透作用较强，但长期或大量使用可导致皮肤产生严重刺激，甚至引起肝损害和神经毒性等，因此，美国FDA已经不允许其在药品中使用。一种新的渗透促进剂癸基甲基亚砜（DCMS）已获得FDA的批准，其在低浓度时即有渗透活性，对极性药物的渗透促进作用大于非极性药物。②氮酮类化合物。月桂氮酮是非极性渗透促进剂，它可使角质软化，增强通透性，而使药物透过皮肤屏障，对亲脂性亲水性药物均有透皮促进作用。有效浓度为1%~6%，起效较慢，药物透过皮肤的时间从2~10小时不等，但发挥作用后可持续多日，若与其他促进剂合用效果更佳。③其他促进剂。如丙二醇、甘油、聚乙二醇、二甲基甲酰胺等也有透皮促进作用，但单独使用效果较差，常与其他促进剂合用。

（2）表面活性剂　在软膏基质中加入适当的表面活性剂（如聚山梨酯、十二烷基硫酸钠等），可增加药物的分散与基质的吸水性，促进药物的释放与穿透。通常非离子型表面活性剂的作用大于阴离子型表面活性剂，且刺激性较小。

5. 其他因素　药物浓度、使用面积、次数及与皮肤接触的时间、人的年龄、性别均对皮肤的穿透、吸收有影响。药物浓度大，吸收量大；老年人皮肤干燥，穿透和吸收能力较差；女性比男性皮肤薄，穿透、吸收能力较强；婴儿的表皮比成人的薄，穿透吸收的能力也比成人的强。

PPT

第二节　软膏剂

一、概述

（一）软膏剂的含义和种类

软膏剂系指原料药物与油脂性或水溶性基质混合制成的均匀的半固体外用制剂。因原料药物在基质中分散状态不同，分为溶液型软膏剂和混悬型软膏剂。溶液型软膏剂为原料药溶解（或共熔）于基质或基质组分中制成的软膏剂；混悬型软膏剂为原料药细粉均匀分散于基质中制成的软膏剂。

乳膏剂系指原料药物溶解或分散于乳状液型基质中形成的均匀半固体制剂。由于基质不同，可分为水包油型乳膏剂和油包水型乳膏剂。

软膏主要起保护、润滑、局部治疗作用，如消肿止痛、收敛皮肤等，多用于慢性皮肤病，禁用于急性皮肤疾病。少数软膏中的药物经皮吸收后，也可以起到全身治疗作用。

（二）软膏剂的特点

1. 细腻、均匀，无粗糙感。
2. 黏稠度适宜，易于涂布。
3. 一般有比较好的吸水性，所含药物的释放、穿透能力比较强。
4. 无不良刺激性、过敏性，不良反应小。
5. 性质稳定，长期贮存无酸臭、异味、变色等变质现象产生。
6. 生产工艺简单，使用、携带、贮存比较方便。

软膏剂也有因使用不恰当会污染衣物，有的软膏剂具有会妨碍皮肤正常功能等缺点。

二、软膏剂基质

软膏剂主要由药物与基质两部分组成，基质不仅是软膏剂的赋形剂，同时也是药物的载体，其质量直接影响软膏剂的质量及药物的释放、吸收等。因此，软膏剂的基质一般应具备以下质量要求：①无生理活性、刺激性和过敏性；②性质稳定，不与主药或附加剂等其他物质发生配伍变化；③有良好的吸水性，能吸收伤患处的分泌物；④不妨碍皮肤的正常功能，有利于药物的释放与吸收；⑤具有适当稠度，易涂布，易于清洗，不污染衣物。

实际上，没有一种基质能完全符合上述质量要求，一般可根据软膏剂的要求，将基质混合使用，或添加适宜附加剂获得理想基质。常用的软膏剂基质有油脂性基质、水溶性基质和乳剂型基质三类。

（一）油脂性基质

此类基质的共同特点为：润滑、无刺激性，对皮肤有保护、软化作用；性质稳定，能与多种药物配伍而不发生配伍禁忌，不易长霉；除羊毛脂外，吸水性差，对药物的释放、穿透作用较差，油腻性强，不易洗除。

主要适用于遇水不稳定的药物软膏的制备。适用于烧伤脱痂、湿疹、皮炎以及冬季皮肤含水量减少后发生干燥、落屑、皲裂等皮肤疾患，但有多量渗出液的皮肤疾患不宜选用。此类基质主要包括油脂类、类脂类、烃类等。

1. 油脂类　从动物或植物中提炼所得，在贮存中易受温度、光线、空气等的影响而氧化酸败，生成物有刺激性，化学性质不及烃类基质稳定，需适当添加抗氧剂和防腐剂改善。

（1）动物油　常用的是豚脂（猪油），熔点 36～42℃，可吸收 15% 的水，在应用时可加入 1%～2% 苯甲酸防止其酸败，并且常需加其他基质调节稠度。

（2）植物油　常用花生油、麻油、棉籽油等，常温下多为液体，故常与熔点较高的蜡类调制成稠度适宜的基质，也可作为乳剂型基质的油相。

（3）氢化植物油　主要是将植物油氢化而成的饱和或部分饱和的脂肪酸甘油酯。不完全氢化的植物油呈半固体状态，较植物油稳定，但仍可被氧化而酸败；完全氢化的植物油呈蜡状固体，熔点较高。

（4）单软膏　以花生油（或棉籽油）670g 与蜂蜡 330g 加热熔和而成。

2. 烃类　从石油中得到的各种烃的混合物，多数为饱和烃，不易酸败，无刺激性，性质稳定，很少与主药发生作用，适用于保护性软膏，也常用在乳膏中做油相。

（1）凡士林　最常用的软膏基质，又称软石蜡，呈半固体膏状物。有黄、白两种，白凡士林由黄凡士林漂白而成。熔点为 38～60℃，有适宜的黏稠性和涂展性，可单独用作基质。性质稳定，适用于遇水不稳定的药物。但释药性、对皮肤的穿透性差，且油腻性强、吸水性亦差，仅适用于皮肤表面病变，单独使用不适用于有大量渗出液的患处，常加入适量羊毛脂、胆固醇或表面活性剂等改善其吸水性。

（2）固体石蜡　为固体饱和烃类的混合物，熔点 50～65℃，与其他基质熔合后不会单独析出，优于蜂蜡。用于调节软膏硬度和增高熔点使用。

（3）液状石蜡　亦称白油，为各种液体烃的混合物，主要用于调节软膏稠度，也可用于研磨药物粉末以利于与基质混合。

3. 类脂类　系高级脂肪酸与高级醇化合而成的酯类，其物理性质与油脂类相似，但化学性质比油酯类稳定。有一定的吸水性，常与油脂类基质合用，可增加油脂类基质的吸水性。

（1）羊毛脂　又称无水羊毛脂，熔点 36～42℃，无毒，对皮肤和黏膜无刺激性，由于其组成与皮脂分泌物相近，有利于药物的透皮吸收。羊毛脂有良好的吸水性，特别适合于含水的软膏。但因黏性过大，不宜单独使用，常与凡士林合用，可改善凡士林的吸水性和穿透性。

（2）蜂蜡　系蜜蜂的自然分泌物，有黄、白之分，白蜂蜡系由黄蜡漂白精制而成。熔点 62～67℃，不易酸败，无毒，对皮肤、黏膜无刺激性；具有较弱的吸水性，吸水后形成粗的油包水型乳剂基质。常用于调节软膏的稠度和作乳膏剂的辅助乳化剂。

（3）鲸蜡　熔点为 42～50℃，为弱的油包水型乳化剂，常用于调节软膏的稠度，也可用作乳膏剂的稳定剂。

4. 硅酮　简称硅油，无毒，对皮肤无刺激性，润滑而易于涂布，不妨碍皮肤正常功能，不污染衣物，在使用温度范围内黏度变化很小，为理想的疏水性基质。对眼睛有刺激性而不宜用做眼膏基质。

（二）水溶性基质

水溶性基质是由天然或合成的水溶性高分子物质组成的。优点是释药速度较快，无油腻性，易涂布，对皮肤及黏膜无刺激性，能与水溶液混合并吸收组织渗出液，多用于湿润、糜烂创面，有利于分泌物的排除，也常用于腔道黏膜或防油保护性软膏的基质，适用于亚急性皮炎、湿疹等慢性皮肤病。缺点是润滑性差，水分易蒸发，易霉败，常需加入保湿剂与防腐剂。

1. 聚乙二醇（PEG）类 系乙二醇的高分子聚合物，相对分子质量在 300～6000 较为常用。常用的有聚乙二醇1500与聚乙二醇300等量的融合物，及聚乙二醇4000与聚乙二醇400等量的融合物。本品对人体无毒性，无刺激性，化学性质稳定，不易酸败和发霉；吸湿性好，可吸收分泌液，易洗除，但长期使用可致皮肤干燥。可与一些药物如苯酚、苯甲酸、水杨酸、鞣酸等产生配伍禁忌，可降低酚类防腐剂的防腐能力。不宜用于遇水不稳定的药物软膏。目前聚乙二醇基质逐步被水凝胶基质所代替。

2. 纤维素衍生物 常用有甲基纤维素（MC）、羧甲基纤维素钠（CMC－Na）等。甲基纤维素能与冷水形成复合物而胶溶；羧甲基纤维素钠在冷、热水中均溶解，浓度较高时呈凝胶状。

3. 卡波姆 系丙烯酸与丙烯基蔗糖交联的高分子聚合物。因分子量不同有多种规格，其制成的软膏涂用舒适，尤适用于脂溢性皮炎的治疗，还具有透皮促进作用。

4. FAPG基质 是一种新型水溶性基质。主要由十八醇和丙二醇组成，还可含有少量增塑剂聚乙二醇（PEG）、增黏剂甘油或硬脂酸、透皮吸收促进剂氮酮或二甲基亚砜或二甲基甲酰胺。制品润滑、白皙、柔软，是无水的亲水性半固体，并带有珠光。此基质具有如下特点为：①无水，但具有水洗性，适用于易水解的药物；②在皮肤上的铺展性好，黏附性好，能形成封闭的薄膜；③不易水解，不易酸败。

5. 其他 主要有海藻酸钠和甘油明胶等。甘油明胶系甘油与明胶溶液混合制成，甘油10%～20%，明胶1%～3%，水70%～80%。本品温热后易涂布，涂后能形成保护膜，使用较舒适。

（三）乳剂型基质

乳剂型基质是由水相、油相与乳化剂在一定的温度下经乳化而成的半固体基质，由油相物质、水相物质、乳化剂、保湿剂、防腐剂等组成，可分为水包油型（O/W）与油包水型（W/O）两类。

油相：常用油脂性基质，如高级脂肪醇、酸、酯类等。主要有硬脂酸、石蜡、液状石蜡、蜂蜡、羊毛脂、凡士林等。此相中可含有油溶性药物、乳化剂等油溶性成分。

水相：主要为纯化水、水溶性药物、保湿剂、乳化剂、防腐剂等水溶性成分。

乳化剂：常用阴离子型表面活性剂和非离子型表面活性剂。常用 O/W 型乳化剂有硬脂酸三乙醇胺、十二烷基硫酸钠、吐温类、平平加O（脂肪醇聚氧乙烯醚类）、乳化剂OP（烷基酚聚氧乙烯醚类）等；常用 W/O 型乳化剂有司盘类、多价皂、羊毛脂、胆固醇等。

乳剂型基质对皮肤正常功能影响较小，对油、水均有一定的亲和力，基质中药物的释放、穿透性较好，能吸收创面渗出液，适用于脂溢性皮炎、皮肤开裂、疱疹、瘙痒等皮肤病；忌用于糜烂、溃疡、水疱及化脓性创面。遇水不稳定的药物不宜选用。

1. 水包油（O/W）型乳剂基质 外观形态似雪花膏状，故有"雪花膏"之称。易洗除，不污染衣物，能吸收一定量的渗出液。在储存过程中，易发生霉变、易失水而使软膏变硬，常需加入适量的保湿剂和防腐剂。润滑性较差，久用易黏于创面。用于有大量渗出液的糜烂创面时，其所吸收的分泌物可重新进入皮肤（称反向吸收）而使炎症恶化，临床使用时应注意。

常用的水包油型乳剂基质的乳化剂有以下几种。

（1）一价肥皂 多为一价金属离子钠、钾、铵的脂肪酸盐，一般是由它们的氢氧化物、硼酸盐或三乙醇胺、三异丙胺等有机碱与硬脂酸或油酸等脂肪酸在基质制备过程中生成的新生皂，HLB 值15～18，易形成 O/W 型乳剂型基质。以新生皂为乳化剂制成的基质避免用于酸、碱类药物制备软膏，一般

pH 在 5~6 以下容易水解。忌与含钙、镁离子类药物配伍，忌与阳离子型表面活性剂及阳离子药物配伍。

以钠皂为乳化剂制成的乳剂基质较硬，以钾皂为乳化剂制成的基质较软，以有机胺皂为乳化剂制成的基质较为细腻、光亮。

（2）脂肪醇硫酸（酯）钠类　常用的有十二烷基硫酸（酯）钠和十二烷基丙磺酸钠，均为阴离子型表面活性剂，可形成 O/W 型乳剂基质，常与其他 W/O 型乳化剂如十六醇、十八醇、硬脂酸甘油酯、脂肪酸山梨坦类等合用，以调整适当的 HLB 值，达到油相所需范围。

本品较肥皂类稳定，较耐酸和钙、镁盐，但与阳离子型表面活性剂配伍可因电荷中和形成沉淀而失效，另外，1.5%~2% 氯化钠可使之丧失乳化作用，其乳化作用适宜的 pH 应为 6~7，不应小于 4 或大于 8。脂肪醇硫酸（酯）钠类乳化剂对黏膜有一定的刺激性，故主要用作外用软膏的乳化剂。

（3）聚山梨酯类（吐温类）　无毒性，对热稳定，对黏膜与皮肤的刺激性小，并能与酸性盐、电解质配伍，但在强酸、碱和酶的作用下容易水解，与碱类、重金属盐、酚类与鞣质均可产生配伍变化，能与一些防腐剂羟苯酯类、季铵盐类、苯甲酸等发生络合而严重抑制其防腐能力，选择防腐剂时应注意。

（4）聚氧乙烯醚的衍生物类　①平平加 O，为非离子型表面活性剂，多与不同辅助乳化剂按不同配比制成乳剂型基质；②乳化剂 OP，耐酸、碱、还原剂及氧化剂，性质稳定，但与苯酚、间苯二酚、麝香草酚、水杨酸等配伍形成络合物，破坏乳剂型基质，此外，水溶液中有大量金属离子如铁、锌、铝、铜、铬等时，其表面活性降低。

 实例分析 13-1

水包油型乳剂基质的制备

处方：硬脂酸 120g　凡士林 10g　羊毛脂 50g　单硬脂酸甘油酯 35g　液状石蜡 60g　三乙醇胺 4g　甘油 50g　羟苯乙酯 1g　纯化水加至 1000g

制法：取硬脂酸、单硬脂酸甘油酯、羊毛脂、凡士林、液状石蜡（油相）置适当容器中，水浴加热至 80℃ 左右使熔化，保持温度恒定；另选适当容器，取甘油、三乙醇胺和纯化水混合（水相），水浴加热至 80℃。将油相缓缓加至水相中，按同一方向随加随搅拌至冷凝，即得。

问题：1. 油相有哪些？水相有哪些？乳化剂是什么？

　　　　2. 甘油、羟苯乙酯分别有什么作用？

答案解析

2. 油包水（W/O）型乳剂基质　外观形态似油膏状，又称冷霜。涂展性能好，能吸收少量的水分，不能与水混合，不易洗除，常用作润肤剂。

常用的油包水型乳剂基质的乳化剂有以下几种。

（1）多价皂　多为二、三价金属离子，由钙、镁、铝的氧化物与脂肪酸作用生成，常用的有硬脂酸钙、硬脂酸镁、硬脂酸铝等。

（2）高级脂肪醇及多元醇酯类　高级脂肪醇中常用的有鲸蜡醇（十六醇）和硬脂醇（十八醇），均为较弱的 W/O 型乳化剂，亦可用于 O/W 型乳剂基质油相中，可增加乳剂的稳定性和稠度。多元醇酯中常用单硬脂酸甘油酯，属非离子型表面活性剂，为弱的 W/O 型乳化剂，常作 O/W 型乳剂基质的辅助乳化剂，可起稳定和增稠作用。

（3）脂肪酸山梨坦　即司盘类，为亲油性的非离子型表面活性剂，常用作 W/O 型的乳化剂，有时也可用于 O/W 型乳剂基质的辅助乳化剂。

> **实例分析 13-2**
>
> 油包水型乳剂基质的制备
>
> 　　处方：单硬脂酸甘油酯120g　蜂蜡50g　白凡士林50g　石蜡50g　液状石蜡250g　油酸山梨坦20g　聚山梨酯80 10g　羟苯乙酯1g　纯化水加至1000g
>
> 　　制法：将油相（单硬脂酸甘油酯、蜂蜡、石蜡、白凡士林、液状石蜡、油酸山梨坦）与水相（聚山梨酯80、羟苯乙酯、水）分别加热至80℃，将水相加入油相中，边加边搅拌至冷凝，即得。
>
> 　　问题：1. 处方中的油相有哪些？水相有哪些？
> 　　　　　2. 处方中的乳化剂是什么？处方中的单硬脂酸甘油酯、蜂蜡各有什么作用？
>
> 答案解析

三、软膏剂生产技术

（一）工艺流程

软膏剂在生产时，依据原料及生产量的不同，可采用研和法、熔合法、乳化法三种方法制备。一般来说，溶液型或混悬型软膏剂多采用研合法或熔合法，乳膏剂则采用乳化法。

软膏剂的制备应在符合新版 GMP（2010 年修订）要求的洁净区内进行，一般供表皮外用的软膏剂的配制、灌封操作室洁净度要求 D 级，除直肠用药外的腔道用软膏剂生产需在 C 级洁净区进行，用于深部组织创伤的软膏剂制备的暴露工序操作室洁净度要求不低于 B 级洁净区要求。其中，一般软膏剂的生产工艺流程见图 13-1。

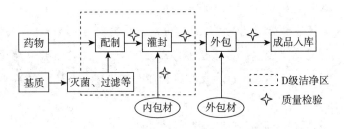

图 13-1　一般软膏剂的生产工艺流程图

（二）制备方法

1. 基质的处理

（1）油脂性基质应先加热熔融，趁热用多层织物滤材或 120 目钢丝网过滤除杂，采用干热灭菌，150℃灭菌 1 小时以上，同时除去部分水分。加热多用蒸气夹层锅，忌用直火加热。

（2）高分子水溶性基质应溶胀、溶解制成溶液或胶冻。

2. 药物的加入方法

（1）不溶性固体药物粉末可先与少量基质或液体成分如液状石蜡、甘油等混匀，再逐渐递加其余基质；也可将药物细粉在不断搅拌下加到熔融的基质中，继续搅拌均匀至冷凝。

（2）可溶于基质的药物，应溶解在基质或基质组分中。①油溶性药物可先溶于液体油中，再与油脂性基质中混匀，制成油脂性基质软膏；②水溶性药物应先用少量水溶解，以羊毛脂吸收，再与其余油脂性基质混匀；③水溶性药物溶解于少量水中，再与水溶性基质混匀，制成水溶性基质软膏；④乳剂型软膏的药物，在不影响乳化的情况下，可在制备时根据药物的性质分别溶于水相或油相。遇水稳定的药物，不宜用水溶解，也不宜选用水溶性基质或水包油型乳剂基质。

（3）中药提取液可先浓缩至稠膏状，再与基质混合；提纯物或固体浸膏可加少量溶剂使之软化或研成糊状，再与基质混匀。

（4）樟脑、薄荷脑、麝香草酚等挥发性共熔成分共存时，可先研磨至共熔后，再与冷却至40℃左右的基质混匀。

（5）挥发性或易升华的药物，或受热易被破坏的药物，应使基质冷却至40℃左右，再加入药物混合均匀。

 实例分析 13-3

清凉油的制备

处方：樟脑8g　薄荷脑8g　薄荷油5ml　桉叶油5ml　氨水0.3ml　凡士林10g　石蜡10g　蜂蜡5g

制法：将樟脑、薄荷脑置于研钵中研磨使其共熔液化后，加入薄荷油、桉叶油研匀，备用。将石蜡、蜂蜡、凡士林置于蒸发皿中，加热至110℃，如有杂质可过滤，冷却至70℃，将上述共熔物加入油相中，搅匀，最后加入氨水，搅拌均匀，25～60℃时装盒，即得。

问题：1. 本品的基质有哪些？属于哪类软膏基质？有何功效？

　　　　2. 本品中的共熔组分有哪些？你认为各基质用什么方法混合效果更好？

答案解析

（三）制备方法

1. 研和法　是将药物细粉用少量基质研匀或用适宜液体研磨成细糊状，再递加其余基质研匀的制备方法。

适用于基质的各组分及药物在常温下能均匀混合的情况。也适用于不耐热的药物制备软膏。大量生产时用机械研合法，如电动研磨钵、三滚筒软膏研磨机、胶体磨等。

2. 熔合法　是将基质加热熔化，再将药物分次逐渐加入，边加边搅拌，直至冷凝的制备方法。适用于软膏中基质的熔点不同，在常温下不能与药物均匀混合的情况。操作时应注意：①先将熔点高的基质（如室温下为固体的蜂蜡、石蜡）加热熔化，再按熔点高低依次加入其余基质，最后加入液体成分。②将药物加入已熔化混匀的基质时，应不断搅拌，直至冷凝为止，以防不溶性药粉下沉使其分散不均匀，使成品均匀光滑。③冷却速度不可过快，以防止高熔点成分呈块状析出。④冷凝成膏状后应停止搅拌，以免带入过多气泡。⑤挥发性成分应待基质冷到40℃左右时加入。

3. 乳化法　是制备乳膏剂的方法，包括熔化和乳化两个过程。操作时，将油相组分混合加热熔融，另将水溶性成分加热至与油相温度相近时（约80℃），两相液体混合，边加边搅拌，待乳化完成后，直至冷凝的方法。

操作注意事项：①油、水两相同时掺和，使用机械研磨设备可获得均匀、细腻的软膏，适用于连续的或大批量的软膏制备；分散相逐渐加入到连续相中，适用于含少量分散相的乳剂系统；连续相逐渐加入到分散相中，适用于多数乳剂系统，在混合过程中引起乳剂的转型，从而使分散相粒子更细小。②搅拌时应防止混入空气，以免成品中有气泡，不仅使容积增大，并可致乳膏在贮存中分离、变质。③在油、水两相中均不溶解的组分最后加入。

4. 灌封及包装　大量生产时可采用机械灌封如软膏自动灌装封尾机。常用的包装容器有金属、塑料的盒子、玻璃制的广口瓶等，大量生产多用锡管、铝管或塑料管，灌装，轧尾，包装，即得。

四、软膏剂质量要求与检查项目

软膏剂的质量要求从总体上看，主要有：①软膏剂、乳膏剂选用基质应根据各剂型特点、原料药物的性质、制剂的疗效和产品的稳定性，基质也可由不同类型基质混合制成。②基质应均匀、细腻，涂于皮肤或黏膜上无刺激性，软膏剂中不溶性原料药物，应预先用适宜的方法制成细粉，确保粒度符合规定。③应具有适当的黏稠度，易涂布于皮肤或黏膜上，不融化，黏稠度随季节变化应很小。④根据需要可加入保湿剂、抑菌剂、增稠剂、稀释剂、抗氧剂及透皮促进剂。除另有规定外，加入抑菌剂的软膏剂、乳膏剂在制剂确定处方时，该处方的抑菌效力应符合抑菌效力检查法的规定。⑤应无酸败、异臭、变色、变硬，乳膏剂不得有油水分离及胀气现象。⑥所用内包装材料不应与原料药物或基质发生物理化学反应。无菌产品的内包装材料应无菌。用于烧伤治疗如为非无菌制剂的，应在标签上标明"非无菌制剂"，产品说明书中应注明"本品为非无菌制剂"，同时在适应证下应明确"用于程度较轻的烧伤（Ⅰ°或浅Ⅱ°），注意事项下规定"应遵医嘱使用"。⑦除另有规定外，软膏剂应避光密封贮存，乳膏剂应避光密封置25℃以下贮存，不得冷冻。

除另有规定外，软膏剂、乳膏剂应进行以下相应检查。

1. 粒度　除另有规定外，混悬型软膏剂、含饮片细粉的软膏剂照下述方法检查，应符合规定。

检查法：取供试品适量，置于载玻片上涂成薄层，薄层面积相当于盖玻片面积，共涂3片，照《中国药典》2020年版四部粒度和粒度分布测定法（通则0982第一法）规定，均不得检出大于180μm的粒子。

2. 装量　照《中国药典》2020年版四部最低装量检查法（通则0942）检查，应符合规定。

3. 无菌　用于烧伤［程度较轻的烧伤（"Ⅰ°或"或浅"Ⅱ°"）］或严重创伤的软膏剂与乳膏剂，照《中国药典》2020年版四部无菌检查法（通则1101）检查，应符合规定。

4. 微生物限度　除另有规定外，照《中国药典》2020年版四部非无菌产品微生物限度检查：微生物计数法（通则1105）和控制菌检查法（通则1106）及非无菌药品微生物限度标准（通则1107）检查，应符合规定。

即学即练 13 −3

答案解析　下列基质属于水溶性基质的是（　　）

A. 聚乙二醇　　　B. 甘油　　　C. 羊毛脂　　　D. 硬脂酸

PPT

第三节 膏 药

一、概述

（一）膏药的含义

膏药系指饮片、食用植物油与红丹（铅丹）或宫粉（铅粉）炼制成膏料，摊涂于裱背材料上制成的供皮肤贴敷的外用制剂。前者称为黑膏药，后者称为白膏药。

硬膏剂是一种古老的传统剂型，在我国中医外科、伤科和民间仍在广泛使用，尤其黑膏药应用更广。

（二）膏药的特点

中药膏药外治可消肿、拔毒、生肌，主治肌肤红肿、痈疽、疮疡等症。膏药具有如下特点：①作用持久、疗效可靠；②价格低廉；③携带、运输、贮存及使用比较方便。

但膏药也存在不足：①制备过程污染较大，对周围环境影响大，产生的气体对空气有污染性、对人体具有损害性；②释药速度缓慢，显效慢；③易污染衣物及皮肤，撕扯性能差；④含有一定量的重金属离子，使用具有局限性。

二、黑膏药

黑膏药用前须烘软，一般贴于患处，亦可贴于经络穴位，局部起到保护、封闭、拔毒生肌、收口及消肿止痛等作用；全身则通过经皮吸收系统进入血循环起到祛风散寒、行滞祛瘀、通经活络、强筋健骨等作用，用于治疗跌打损伤、风湿痹痛等病症。急性、糜烂渗出性的皮肤病禁用。

（一）生产技术

黑膏药的一般生产工艺流程如图 13-2 所示。

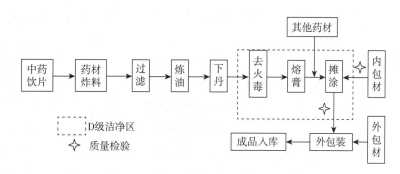

图 13-2 黑膏药生产工艺流程图

（二）制备方法

1. 原辅料的选择与药料的处理

（1）植物油 以麻油为最好，其优点是熬炼时泡沫少，有利于操作，其制成的膏药色泽光亮，黏性好，产品质量优。棉籽油、豆油、花生油、菜油等亦可用，但炼油时一般较易产生泡沫，应多加注意。

（2）红丹　又称章丹、铅丹、黄丹、东丹、陶丹等为橘红色粉末，主要成分为四氧化三铅（Pb_3O_4），含量要求大于95%以上，为干燥细粉。红丹如果湿润易相互聚集而沉于锅底，不易与油发生反应，故在使用前应炒去水分，过80目筛后使用。

（3）药物的选择与处理　在生产时应选择质量合格的药物，要按性质的不同分为一般性药物与贵重细料药。一般性药物经适当粉碎，大多用的是药物的饮片；贵重细料药、挥发性药材及矿物药等，如乳香、没药、麝香、樟脑、冰片、雄黄、朱砂等，则粉碎成细粉。然后摊膏前直接加入到温度不超过70℃的熔化膏药中，混匀或在摊涂时撒布于膏药表面。

2. 黑膏药的制备

（1）药料提取（炸料）　将植物油置锅中，先加入质地坚硬的甲、角、根、根茎等药料炸至枯黄，然后加入质地疏松的花、草、叶、皮等药料，炸至表面深褐色，内部焦黄为度（油温控制在200～220℃）；过滤，除去药渣，得药油。现在多采用炸料罐提取，将油和药物装入罐内，密闭浸渍24小时，加热榨取药油。可溶性或挥发性的药材如乳香、没药、冰片等可先研成细粉，摊涂前加入到已熔化的膏体中混匀；贵重药材如麝香等可研成细粉，待膏药摊涂后撒布于表面。

（2）炼油　将药油过滤至装有搅拌、抽气、排烟设备的炼油锅内继续加热，熬炼，使油脂在高温条件下发生氧化、聚合等反应的过程。炼油程度与下丹方式有关。火上下丹时，滤除药渣微炼后即可下丹；离火下丹必须掌握药油离火的时间，温度应控制在320℃左右。熬炼过老，则制成的膏药质硬，黏着力小，贴于皮肤上易脱落；若过嫩则膏药质软，贴于皮肤易移动；应老嫩适宜，则贴之即粘，揭之即落。

（3）下丹成膏　在炼成的油中加入红丹，使之反应生成脂肪酸铅盐，从而使油脂进一步氧化、聚合、增稠而成膏状的过程。当油温达到约300℃时，在不断搅拌下，将红丹缓缓加入油锅中，使油与红丹在高温下充分反应，直至成为黑褐色稠厚状液体。下丹的方式分为火上下丹法和离火下丹法两种。火上下丹法是指将药油微炼后，边加热边下丹；而离火下丹法是将炼好的药油连锅离开火源，趁热加入红丹。下丹时撒布要均匀，速度不宜太快（溢锅），也不宜太慢（冷却），要不断地沿同一方向搅拌。由于下丹时的油液温度高，会有大量丙烯酸等刺激性浓烟产生，应注意防火、通风。

检查熬炼程度的方法有：取膏体少许滴入水中数秒后取出，若膏黏手，拉之有丝则过嫩，需继续熬炼；若拉之有脆感，则过老。膏不黏手，稠度适中，则表示合格。膏药也可用软化点测定仪来判断其老嫩程度。

（4）去火毒　因在熬炼过程中油在高温条件下氧化分解有刺激性的低级分解产物如醛、酮、低级脂肪酸等俗称"火毒"，若膏药直接应用皮肤，会对局部产生一定的刺激性，轻则出现瘙痒、红斑，重则产生发泡、溃疡，因此须用水漂、水浸或长期置于阴凉处的方法除去"火毒"。操作时，应将炼成的膏药以细流状倒入冷水中，不断搅拌，待膏体冷却凝结后取出，反复搓揉膏体，挤出内部水分，制成团块，并将团块置冷水中浸泡至少24小时，每天换水一次，去火毒。

（5）摊涂　取一定量的膏药团块，文火或水浴熔融，加入细料药或挥发性药物搅匀，按规定量摊涂于纸或布等裱背材料上，折合，包装即可。

即学即练 13-4

黑膏药制备时炼油温度一般控制在（　　）

答案解析　　A. 100℃　　　　B. 80～100℃　　　　C. 320℃　　　　D. 40～60℃

三、膏药的质量要求与检查项目

膏药的质量要求从总体上看，主要有：①膏药的原料饮片应按规定处理，制备用红丹、宫粉均应干燥、无吸潮结块。②炸过药的油应炼至"滴水成珠"，再加入红丹或宫粉。③膏药的膏体应油润细腻、光亮、老嫩适度、摊涂均匀、无飞边缺口，加温后能粘贴于皮肤上且不移动。黑膏药应乌黑、无红斑；白膏药应无白点。④除另有规定外，膏药应密闭，置阴凉处贮存。

除另有规定外，膏药应进行以下相应检查。

1. 软化点　照《中国药典》2020 年版四部膏药软化点测定法（通则 2102）测定，应符合各品种项下的有关规定。

2. 重量差异　取供试品 5 张，分别称定每张总重量，剪取单位面积（cm²）的裱背，称定重量，换算出裱背重量，总重量减去裱背重量，即为膏药重量，与标示重量相比较，应符合表 13 - 1 中规定。

表 13 - 1　重量差异

标示重量	重量差异限度
3g 及 3g 以下	±10%
3g 以上至 12g	±7%
12g 以上至 30g	±6%
30g 以上	±5%

知识链接

白膏药

白膏药亦是用植物油提取药材中有效成分制成，同样属于传统的硬膏剂，制法基本上与黑膏药相同。白膏药和黑膏药不同点主要是：①成品色泽不同，白膏药为黄白色；②下丹温度不同，白膏药需将药油冷至 100℃ 左右；③基质原料不完全相同，除植物油外，白膏药使用铅粉（宫粉，主要成分是碱式碳酸铅）；④油丹比例不同，铅粉的用量较铅丹多，与药油的比例是 1∶1 或 1.5∶1。

第四节　贴膏剂

PPT

一、概述

贴膏剂是指将原料药物与适宜的基质制成膏状物，涂布于背衬材料上供皮肤贴敷，可产生全身性或局部作用的一种薄片状制剂。包括凝胶贴膏（原巴布膏剂或凝胶膏剂）和橡胶贴膏（原橡胶膏剂）。

贴膏剂常用的裱背材料有棉布、无纺布、纸等；常用的盖衬材料有防黏纸、塑料薄膜、铝箔 - 聚乙烯复合膜、硬质纱布等。

二、橡胶贴膏

（一）橡胶贴膏的含义与特点

橡胶贴膏系指原料药物与橡胶等基质混匀后涂布于背衬材料上制成的贴膏剂。橡胶贴膏有两种类型：含药的如追风膏、伤湿止痛膏，不含的如胶布。

橡胶贴膏的黏着力很强，可直接粘贴于皮肤上使用，无需加热软化，具有使用方便，不污染皮肤与衣物，携带、运输、贮存方便等优点，但其膏层薄、载药量少，药效维持时间较膏药短。

（二）橡胶贴膏的组成

1. 膏料层 由药物和基质组成，为橡胶贴膏的主要部分。

2. 背衬材料 一般采用漂白细布。

3. 膏面覆盖物 多用硬质纱布、塑料薄膜及玻璃纸等，以避免膏片互相黏着防止挥发性成分的挥发散失。

（三）橡胶贴膏常用基质

1. 橡胶 为基质的主要原料，是一种弹性强，具有不透气、不透水、低传热性的物质。

2. 增稠剂 增加膏体的黏性。过去常用松香，但其会加速橡胶贴膏的老化，现多采用甘油松香酯、氢化松香、β - 蒎烯等新型材料，可提高橡胶贴膏的稳定性。

3. 软化剂 用于软化生胶，增加膏体的可塑性及成品的耐寒性，改善膏浆的黏性。常用的有植物油、凡士林、羊毛脂、液状石蜡、邻苯二甲酸二丁酯等。中药挥发性成分也具有一定的软化作用，处方中若含有较多挥发性成分，可酌情减少软化剂的用量，但挥发性成分易挥发散失，贮存过程中易致膏面干燥而失黏，故不宜过多使用。

4. 填充剂 常用氧化锌、锌钡白（俗称立德粉）。氧化锌具有缓和收敛作用，其与松香生成的松香酸锌盐，既可增加膏料的黏性，又可减少橡胶贴膏对皮肤的刺激性；锌钡白常用于热压法制备橡胶贴膏的填充剂，其特点是遮盖力强，胶料硬度大。

（四）橡胶贴膏的制备

1. 橡胶贴膏的一般生产工艺流程 药物、基质的选择和处理→基质与药物混合→涂布膏料→回收溶剂→切割→加衬→质量检查→成品。

2. 橡胶贴膏常用的制备方法 有溶剂法和热压法两种。

（1）溶剂法 将生橡胶洗净，在50~60℃条件下加热干燥或晾干，切成适宜大小的块状，在炼胶机中塑炼成网状薄片，消除静电18~24小时后，浸入适量汽油中，浸泡至充分溶胀或成凝胶状，再移入打胶机中搅匀，依次加入增黏剂、软化剂、填充剂等制成均匀的基质，再加入药物或药材提取物，不断继续搅拌制成均匀膏浆，过筛即得膏料，将膏料涂于细白布上，回收汽油，盖衬，切割，包装，即得。

（2）热压法 制网状胶片的方法与溶剂法相同，胶片制好后加入油脂性药物浸泡，待充分溶胀后再加入其他药物和增黏剂、软化剂、填充剂等，搅拌均匀后充分炼压，置烘箱加热保温于80℃进行涂布，盖衬，切割，包装，即得。本法不需用汽油，但成品光滑性差。

三、凝胶贴膏

（一）凝胶贴膏的含义与特点

凝胶贴膏系指原料药物与适宜的亲水性基质混匀后涂布于背衬材料上制成的贴膏剂。常用基质有聚丙烯酸钠、羧甲基纤维素钠、明胶、甘油和微粉硅胶等。

凝胶贴膏具有以下特点：

1. 保湿性强，与皮肤相容性、亲和性好，透气、耐汗，贴着舒服。

2. 刺激性、过敏性小，增加患者的依从性，方便治疗。

3. 药物释放性良好，能提高皮肤的水合作用，有利于药物的透皮吸收。

4. 载药量大，尤其适用于中药浸膏。

5. 使用方便，不污染衣物，可反复揭贴，随时终止给药，用药安全。

（二）凝胶贴膏的组成

1. 背衬层　为基质的载体，常选用无纺布、人造棉等。

2. 防黏层　用于保护膏体，常选用聚丙烯及聚乙烯薄膜、聚酯薄膜及玻璃纸等。

3. 膏体　为凝胶贴膏的主要部分，由药物和基质组成。膏体应有适当黏性，能与皮肤紧密接触而发挥治疗作用。

基质的原料主要包括：①黏合剂，常用有海藻酸钠、西黄蓍胶、明胶、聚丙烯酸及其钠盐、羧甲基纤维素及其钠盐；②保湿剂，常用聚乙二醇、山梨醇、丙二醇、丙三醇及它们的混合物；③填充剂，常用微粉硅胶、二氧化钛、碳酸钙、高岭土及氧化锌等；④渗透促进剂，可用氮酮、二甲基亚砜、尿素等，近年来多用氮酮，氮酮与丙二醇合用能提高氮酮的促渗透作用。芳香挥发油物质如薄荷脑、冰片等也有促渗透作用。另外，亦可根据药物的性质加入适宜表面活性剂等附加剂。

（三）凝胶贴膏的制备

凝胶贴膏的一般制备方法是：将高分子物质胶溶，按一定顺序加入黏合剂等其他附加剂，制成均匀基质后，再与药物混匀，涂布，压合防黏层，分割，包装，即得。

在搅拌炼制过程中，影响膏体物理性状的主要因素有：①搅拌速度。速度过快，不但使膏体产生很多气泡，还由于剪切力的作用会破坏膏体形成的氢键而使其黏度下降；速度过慢，膏体不易均匀。②膏体的含水量。含水量太高或太低都会产生不良影响，一般情况以含水量为30%~60%为宜。

四、贴膏剂质量要求与检查项目

贴膏剂的质量要求从总体上看，主要有：①贴膏剂根据需要可加入表面活性剂、乳化剂、保湿剂、抑菌剂或抗氧剂等。②贴膏剂的膏料应涂布均匀，膏面应光洁、色泽一致，贴膏剂应无脱膏、失黏现象。背衬面应平整、洁净、无漏膏现象。涂布中若使用有机溶剂的，必要时应检查残留溶剂。③采用乙醇等溶剂应在标签中注明过敏者慎用。④根据原料药物和制剂的特性，除来源于动、植物多组分且难以建立测定方法的贴膏剂外，贴膏剂的含量均匀度、释放度、黏附力等应符合要求。⑤除另有规定外，贴膏剂应密封贮存。

除另有规定外，贴膏剂应进行以下相应检查。

1. 含膏量　橡胶贴膏照第一法检查，凝胶贴膏照第二法检查。

第一法：取供试品2片（每片面积大于35cm²的应切取35cm²），除去盖衬，精密称定，置于有盖玻璃容器中，加适量有机溶剂（如三氯甲烷、乙醚等）浸渍，并时时振摇，待背衬与膏料分离后，将背衬取出，用上述溶剂洗涤至背衬无残附膏料，挥去溶剂，在105℃干燥30分钟，移至干燥器中，冷却30分钟，精密称定，减失重量即为膏重，按标示面积换算成100cm²的含膏量，应符合各品种项下的规定。

第二法：取供试品 1 片，除去盖衬，精密称定，置烧杯中，加适量水，加热煮沸至背衬与膏体分离后，将背衬取出，用水洗涤至背衬无残留膏体，晾干，在 105℃ 干燥 30 分钟，移至干燥器中，冷却 30 分钟，精密称定，减失重量即为膏重，按标示面积换算成 100cm² 的含膏量，应符合各品种项下的规定。

2. 耐热性 除另有规定外，橡胶贴膏取供试品 2 片，除去盖衬，在 60℃ 加热 2 小时，放冷后，背衬应无渗油现象；膏面应有光泽，用手指触试应仍有黏性。

3. 赋形性 取凝胶贴膏供试品 1 片，置 37℃、相对湿度 64% 的恒温恒湿箱中 30 分钟，取出，用夹子将供试品固定在一平整钢板上，钢板与水平面的倾斜角为 60°，放置 24 小时，膏面应无流淌现象。

4. 黏附力 除另有规定外，凝胶贴膏照《中国药典》2020 年版四部黏附力测定法（通则 0952 第一法）测定，橡胶贴膏照黏附力测定法（通则 0952 第二法）测定，均应符合各品种项下的规定。

5. 含量均匀度 除另有规定外，凝胶贴膏（除来源于动、植物多组分且难以建立测定方法的凝胶贴膏外）照《中国药典》2020 年版四部含量均匀度检查法（通则 0941）测定，应符合规定。

6. 微生物限度 除另有规定外，照《中国药典》2020 年版四部非无菌产品微生物限度检查：微生物计数法（通则 1105）和控制菌检查法（通则 1106）及非无菌药品微生物限度标准（通则 1107）检查，凝胶贴膏应符合规定，橡胶贴膏每 10cm² 不得检出金黄色葡萄球菌和铜绿假单胞菌。

即学即练 13 - 5

橡胶贴膏剂常用软化剂有（ ）

答案解析 A. 甘油 B. 植物油 C. 羊毛脂 D. 汽油

第五节 其他外用经皮吸收制剂

PPT

一、贴剂

（一）贴剂的含义

贴剂系指原料药物与适宜的材料制成的供粘贴在皮肤上的可产生全身性或局部作用的一种薄片状制剂。贴剂可用于完整皮肤表面，也可用于有疾患或不完整的皮肤表面。其中，用于完整皮肤表面能将药物输送透过皮肤进入血液循环系统起全身作用的贴剂称为透皮贴剂。

透皮贴剂通过扩散而起作用，药物从贮库中扩散直接进入皮肤和血液循环，若有控释膜和黏贴层则通过上述两层进入皮肤和血液循环。透皮贴剂的作用时间由其药物含量及释药速率决定。

（二）贴剂的组成

贴剂主要由背衬层、药物贮库层、黏胶层及临用前需除去的保护层组成。

1. 背衬层 常用的背衬材料有棉布、无纺布、纸等。

2. 药物贮库层 可以是骨架型或控释膜型，主要起负载药物、控制药物释放速率等作用。目前较常用的有乙烯－乙酸乙烯共聚物（EVA）、硅橡胶和聚乙二醇等。

3. 黏胶层　目前大多使用压敏胶作黏合剂，较常用的有聚异丁烯压敏胶（PIB）、聚丙烯酸酯压敏胶、硅酮压敏胶、水凝胶压敏胶等。

4. 保护层　起防粘和保护制剂的作用，通常为防粘纸、塑料薄膜或金属材料，当除去时，应不会引起贮库及黏胶层等的剥离。贴剂的保护层，应使活性成分不能透过，通常水也不能透过。

（三）贴剂的制备

贴剂的一般制备方法：将药物分散于基质中，涂布于背衬材料上，加热烘干，再进行胶黏层涂布，最后覆盖上保护膜，分割，包装，即得。

贴剂生产时，所用的材料及辅料应符合国家标准有关规定，根据需要可加入表面活性剂、乳化剂、保湿剂、抑菌剂、抗氧剂或透皮促进剂。原料药物可以溶解在溶剂中，填充入贮库，贮库应无气泡和泄漏；原料药物如混悬在制剂中则必须保证混悬和涂布均匀。

（四）贴剂的质量要求与检查项目

贴剂的质量要求从总体上看，主要有：①贴剂所用的材料及辅料应符合国家标准有关规定，无毒、无刺激性、性质稳定、与原料药物不起作用。②贴剂根据需要可加入表面活性剂、乳化剂、保湿剂、抑菌剂、抗氧剂或透皮促进剂。③外观应完整光洁，有均一的应用面积，冲切口应光滑无锋利的边缘。④原料药物可以溶解在溶剂中，填充入贮库，贮库应无气泡和泄漏。原料药物如混悬在制剂中则必须保证混悬和涂布均匀。⑤黏贴层涂布应均匀，用有机溶剂涂布的贴剂，应对残留溶剂进行检查。⑥采用乙醇等溶剂应在标签中注明过敏者慎用。⑦贴剂的黏附力等应符合要求。⑧除另有规定外，贴剂应密封贮存。⑨贴剂应在标签中注明每贴所含药物剂量、总的作用时间及药物释放的有效面积。

除另有规定外，贴剂应进行以下相应检查：含量均匀度、释放度、微生物限度，均应符合规定。

二、凝胶剂

（一）凝胶剂的含义

凝胶剂系指原料药物与能形成凝胶的辅料制成的具凝胶特性的稠厚液体或半固体制剂。除另有规定外，凝胶剂限局部用于皮肤及体腔，如鼻腔、阴道和直肠。

凝胶剂按基质不同可分为水性凝胶剂和油性凝胶剂。按分散状态不同可分为溶液型凝胶剂、乳状液型凝胶剂（又称乳胶剂）、混悬型凝胶剂。混悬型凝胶剂可有触变性，静止时形成半固体而搅拌或振摇时成为液体。

凝胶剂与贴膏剂相比有着应用相似的特点，具有载药量大、黏附性好、保湿性与皮肤相容性良好、剂量准确、吸收面积恒定、药效持久、释放穿透力强、不易过敏、稳定性好、制备简单、使用方便、易于清洗等优点。

（二）凝胶剂的基质

凝胶剂基质属单相分散系统，有水性与油性之分。水性凝胶基质一般由水、甘油或丙二醇与纤维素衍生物、卡波姆、海藻酸盐、西黄蓍胶、明胶、淀粉等构成；油性凝胶基质由液状石蜡与聚乙烯或脂肪油与胶体硅或铝皂、锌皂等构成。

临床上应用较多的是水性凝胶剂。水性凝胶基质大多在水中溶胀成水性凝胶而不溶解。这类基质的特点是释放药物较快，不油腻、易洗除，易涂布，对皮肤及黏膜无刺激性，能吸收组织渗出液，不妨碍皮肤正常功能。但润滑性较差，易失水和霉败，常需加入保湿剂和防腐剂。

（三）凝胶剂的制备

水性凝胶剂的一般制备方法分两种情况：溶于水的药物，先将药物用一定量的水或甘油进行溶解，必要时加热，然后将处方中其余组分按基质配制要求制成水凝胶基质，再将两者混合加水调至所需量即可；不溶于水的药物，可先将药物用少量的水或甘油研磨均匀，再混入水凝胶基质中搅拌均匀即得。

凝胶剂根据需要可加入保湿剂、抑菌剂、抗氧剂、乳化剂、增稠剂和透皮促进剂等。

（四）凝胶剂的质量要求与检查项目

凝胶剂的质量要求从总体上看，主要有：①混悬型凝胶剂中胶粒应分散均匀，不应下沉、结块。②凝胶剂应均匀、细腻，在常温时保持胶状，不干涸或液化。③凝胶剂根据需要可加入保湿剂、抑菌剂、抗氧剂、乳化剂、增稠剂和透皮促进剂等。④凝胶剂一般应检查 pH。⑤除另有规定外，凝胶剂应避光、密闭贮存，并应防冻。⑥凝胶剂用于烧伤治疗如为非无菌制剂的，应在标签上标明"非无菌制剂"；产品说明书中应注明"本品为非无菌制剂"，同时在适应证下应明确"用于程度较轻的烧伤（Ⅰ°或浅Ⅱ°）"；注意事项下规定"应遵医嘱使用"。

除另有规定外，凝胶剂应进行以下相应检查：粒度、装量、无菌、微生物限度，均应符合规定。

三、糊剂

（一）糊剂的含义

糊剂系指大量的原料药物固体粉末（一般25%以上）均匀地分散在适宜的基质中所组成的半固体外用制剂。

糊剂具有收敛、消毒、吸收分泌物作用，由于含固体粉末较多而具有较大的吸水能力，适用于有多量渗出液的伤患处，慢性皮肤病如亚急性皮炎、湿疹及结痂成疮等轻度渗出性病变也适用。

（二）糊剂的分类

根据赋形剂不同，糊剂可分为含水凝胶性糊剂和脂肪糊剂。

1. 含水凝胶性糊剂 系指以水、酒、醋、药汁、蜂蜜、饴糖、淀粉或其他水溶性高分子物质为基质调制而成的糊剂，无油腻性，易洗除。

2. 脂肪糊剂 系指以麻油等植物油或凡士林为赋形剂制成的糊剂，具有油腻性，常用于疮疡疔肿、烧烫伤等。

（三）糊剂的制备

糊剂的制备：通常是将药物粉碎成细粉，粉状药物应过六号筛，也有将药物按所含有效成分采用适当方法提取制得干浸膏，再粉碎成细粉，与基质搅拌均匀，调成糊状。基质需加热时，温度不应过高，一般应控制在70℃以下，以免淀粉糊化。

（四）糊剂的质量要求与检查项目

糊剂的质量要求从总体上看，主要有：①糊剂基质应均匀、细腻，涂于皮肤或黏膜上应无刺激性；②糊剂应无酸败、异臭、变色与变硬现象；③除另有规定外，糊剂应避光密闭贮存，置25℃以下贮存，不得冷冻。

除另有规定外，糊剂应进行以下相应检查：装量与微生物限度，均应符合规定。

四、涂膜剂

（一）涂膜剂的含义

涂膜剂系指原料药物溶解或分散于含成膜材料的溶剂中，涂搽患处后形成薄膜的外用液体制剂。

涂膜剂用时涂于患处，溶剂挥发后形成薄膜以保护创伤面，并缓慢释放药物起治疗作用。涂膜剂具有制备工艺简单、不用裱背材料、不需要特殊设备、使用方便等特点，对某些皮肤病的治疗有良好的效果。一般用于无渗出液的损害性皮肤病、过敏性皮炎、牛皮癣和神经性皮炎等。

（二）涂膜剂的组成

涂膜剂由药物、成膜材料和挥发性有机溶剂三部分组成。常用的成膜材料有聚乙烯醇缩甲乙醛、聚乙烯醇、聚乙烯吡咯烷酮、乙基纤维素等；挥发性溶剂有乙醇、丙酮、乙酸乙酯、乙醚等。涂膜剂中一般还需加入增塑剂如甘油、丙二醇、山梨醇、三乙酸甘油酯等，必要时可加抑菌剂、抗氧剂等其他附加剂，但所加附加剂应对皮肤或黏膜无刺激性。

（三）涂膜剂的制备

一般采用溶解法制备。若药物能溶于溶剂中，则直接加入溶解；若为中药，则应先制成乙醇提取液或提取物的乙醇-丙酮溶液，再加至成膜材料溶液中即得。

（四）涂膜剂的质量要求与检查项目

涂膜剂的质量要求从总体上看，主要有：①涂膜剂应稳定，根据需要可加入抑菌剂或抗氧剂，除另有规定外，在制剂确定处方时，该处方的抑菌效力应符合抑菌效力检查法（通则1121）的规定；②除另有规定外，应避光、密闭贮存；③除另有规定外，涂膜剂在启用后最多可使用4周；④涂膜剂用于烧伤治疗如为非无菌制剂的，应在标签上标明"非无菌制剂"，产品说明书中应注明"本品为非无菌制剂"，同时在适应证下应明确"用于程度较轻的烧伤（Ⅰ°或浅Ⅱ°）"，注意事项下规定"应遵医嘱使用"。

除另有规定外，涂膜剂应进行以下相应检查：装量、无菌、微生物限度，均应符合规定。

即学即练 13-6

涂膜剂加入甘油的目的是（　　）

答案解析　A. 增稠剂　　B. 透明剂　　C. 保湿剂　　D. 增塑剂

PPT

第六节 外用膏剂用药指导

一、用药指导

外用膏剂相对于内服给药和注射给药来说比较安全，但婴幼儿、孕妇、哺乳期妇女等特殊人群应用时仍需十分谨慎。影响外用膏剂透皮吸收的主要因素是药物的理化性质和皮肤的生理病理条件，故使用外用膏剂时，应根据医疗用途、药物性质及患者用药部分的实际情况等综合考虑，合理用药。

使用外用膏剂时的注意事项如下。

1. 有大量渗出液的糜烂创面时，不宜选用水包油型乳膏剂、油膏剂。有渗出液的患处宜选用水溶性基质软膏剂，或糊剂或水性凝胶剂。皮肤有破损时一般不宜选用贴膏剂、贴剂。患处有红肿、溃烂时不宜贴敷膏药。

2. 清洗擦干皮肤后再涂敷给药于患处，轻轻按摩给药部位，直至药膏涂布均匀。

3. 涂布、贴敷部位出现灼烧感或瘙痒、发红、肿胀、出疹等反应时，应停药，并将局部药物洗净，必要时进行抗过敏治疗。

4. 涂布软膏的厚度应适当，轻薄地涂一层能保持皮肤的正常呼吸。

5. 孕妇禁用含有麝香、乳香、红花、没药、桃仁等活血化瘀的膏药。

6. 黑膏药用前须烘软再贴敷，药效更好。

7. 外用膏剂如为非无菌制剂，仅用于程度较轻的烧伤（Ⅰ°或浅Ⅱ°），而大面积烧伤、严重创伤者必须使用无菌的外用膏剂。

8. 除另有规定外，涂膜剂在启用后最多可使用 4 周。

 实例分析 13 - 4

盲目使用膏药后果严重

实例： 张大爷患糖尿病有二十多年，平时按时吃药、监测血糖，一直控制得不错。两周前，张大爷的颈椎病犯了，便自行买了几贴膏药贴在脖子后面，刚开始觉得挺舒服，可一天后，脖子后面却起了大水泡。张大爷觉得没大事，把膏药拿掉就慢慢好了，没想到越来越严重，10 多天没见好转，赶紧前往医院治疗。

问题： 一贴膏药，为何会出现严重不良反应呢？

答案解析

二、常见中成药举例

例 13 - 1 老鹳草软膏

【处方】 老鹳草 1000g 羊毛脂 50g 羟苯乙酯 0.3g 凡士林适量

【制法】 取老鹳草加水煎煮二次，每次 1 小时，煎液滤过，滤液合并，浓缩至相对密度 1.05 ~ 1.10（80 ~ 85℃），加等量的乙醇使沉淀，静置，滤取上清液，浓缩至适量，加入羟苯乙酯 0.3g、羊毛脂 50g

与凡士林适量，混匀，制成1000g，即得。

【性状】本品为棕黄色至棕褐色或褐紫色的软膏。

【功能与主治】除湿解毒，收敛生肌。用于湿毒蕴结所致的湿疹、痈、疔、疖及小面积水、火烫伤。

【用法与用量】外用，涂敷患处，一日一次。

例13-2　定喘膏

【处方】血余炭400g　洋葱400g　附子200g　生川乌200g　制天南星200g　干姜200g

【制法】以上六味，酌予碎断，另取食用植物油4800g，同置锅内炸枯，炼油至滴水成珠，滤过，去渣；取约1/5的炼油置另器中，加入红丹1500~2100g搅拌成稀糊状，再与其余4/5炼油合并，搅匀，收膏，将膏浸泡于水中；取膏，用文火熔化，分摊于布或纸上，即得。

【性状】本品为摊于布上或纸上的黑膏药。

【功能与主治】温阳祛痰，止咳定喘。用于阳虚痰阻所致的咳嗽痰多、气急喘促、冬季加重。

【用法与用量】温热软化，外贴肺俞穴。

例13-3　伤湿止痛膏

【处方】伤湿止痛流浸膏50g　颠茄流浸膏30g　芸香浸膏12.5g　水杨酸甲酯15g　樟脑20g　薄荷脑10g　冰片10g

【制法】以上七味，按处方量称取各药，另加3.7~4.0倍重的由橡胶、松香等制成的基质，制成涂料。进行涂膏，切段，盖衬，切成小块，即得。

【性状】本品为淡黄绿色至淡黄色的片状橡胶膏；气芳香。

【功能与主治】祛风湿，活血止痛。用于风湿性关节炎、肌肉疼痛、关节肿痛。

【用法与用量】外用，贴于患处。

【注意事项】孕妇慎用。

📝 实践实训

实训十七　黄芩素乳膏的制备

【实训目的】

1. 掌握黄芩素乳膏的制备方法及操作要点。

2. 学会不同类型基质软膏的制备方法；学会在制备过程中控制工艺参数，保证产品质量；学会使用制备软膏剂需用到的用具和设备。

3. 能进行软膏剂的外观质量评价。

【实训条件】

1. 实训场地　制剂实训室。

2. 实训仪器与设备　天平，ZJR型真空乳化机，B-GFW-40型自动灌装封尾机等。

3. 实训材料　黄芩素细粉，冰片，硬脂酸，蓖麻油，单硬脂酸甘油酯，甘油，三乙醇胺，尼泊金乙酯，纯化水等。

【实验内容】

【处方】黄芩素细粉40g 冰片2g 硬脂酸120g 单硬脂酸甘油酯40g 蓖麻油20g 甘油100g 三乙醇胺15ml 尼泊金乙酯1g 纯化水500ml 制成1000g

【功能与主治】清热解毒，燥湿。用于急、慢性湿疹，过敏性药疹，接触性皮炎，毛囊炎，疖肿等。

【实训操作】

1. 生产前准备

（1）接受生产指令。

（2）检查岗位的清场情况和设备状态标志。

（3）检查配制容器、用具是否清洁干燥，用75%乙醇溶液对乳化罐、油相罐、配制容器、用具进行消毒。

（4）更换生产状态标志。

（5）根据生产指令从备料称量间领取原、辅料，并核对品名、批号、规格、数量、质量无误后，办理物料交接手续，并填写领料记录。

2. 操作

（1）配制

①检查加热、搅拌、真空是否正常，关闭油相罐、乳化罐底部阀门，打开真空泵冷却水阀门。

②配制油相。加入油相基质，控制温度在70℃。待油相开始熔化时，开动搅拌至完全熔化。

③配制水相。将水相基质投入处方量的纯化水中，加热搅拌，使溶解完全。

④乳化。保持上述油相、水相的温度，将油相、水相通过带过滤网的管路压入乳化锅中，启动搅拌器、真空泵、加热装置。乳化完后，降温，停止搅拌，真空静置。

⑤根据药物的性质，在配制水相、油相时或乳化操作中加入药物。

⑥静置。将乳膏静置一定时间后，称重，送交中间站，填写中间产品交接单及请验单，送质检室检验。

⑦填写生产操作记录。

（2）灌封

①灌封前准备

1）检查灌封设备各部件是否安装到位，用75%乙醇溶液对设备的关键部位进行消毒。

2）手动调试灌封机，保证安装、调试到位。

3）点动灌封机，观察灌封机运转是否正常。

4）挂运行状态标志。按生产指令到中间站领取物料，复核各物料的品名、规格、数量。

②灌封操作

1）操作人员戴好口罩和一次性手套。

2）加料。将乳膏加满贮料罐，盖上盖子，生产中当贮料罐内料液不足贮料罐总容积的1/3时，必须进行加料。

3）开启灌封机总电源开关，设定主要参数，按"送管"开始进管，通过点动设定装量合格并确认设备无异常后，正常开机；每隔10分钟检查一次密封口、批号、装量。

③填写生产操作记录。

3. 生产结束

（1）按《操作间清洁标准操作规程》《软膏剂灌封机清洁标准操作规程》，对设备、场地、用具、容器进行清洁消毒。

（2）填写清场记录。

【质量检查】

1. 外观检查色泽均一、细腻，无粗糙感，有一定的黏着性。

2. pH 测定。取软膏适量，加水振摇，分取水溶液加酚酞或甲基红指示液均不得变色。

3. 粒度检查。照《中国药典》2020 年版四部通则 0982 粒度和粒度分布测定法第一法或第二法检查，均不得检出大于 180μm 的粒子。

【实训结果】

表 13-2　实训结果

检查项目	检查结果
外观 pH 粒度	
结论	

【实训考核表】

表 13-3　实训考核表

内容		要求	分数	得分
生产前准备（10分）		核对生产指令	2	
		检查岗位的清场情况和设备状态标志	2	
		检查确认仪器、设备性能良好	2	
		更换生产状态标志	2	
		领料程序正确	2	
生产操作 （65分）	配制	正确使用衡器，按处方量准确称取物料	6	
		正确加入油相并控制温度	2	
		正确加入水相并控制温度	2	
		正确加入药物	3	
		乳化操作程序正确	2	
		按《ZJR 型真空乳化机标准操作规程》规范操作	10	
	灌封	检查灌封设备	15	
		调试灌封机	10	
		按《软膏剂自动灌装封尾机标准操作规程》规范操作	10	
	生产操作记录	填写及时、准确、完整	5	

续表

内容		要求	分数	得分
成品质量 （15分）	外观	符合要求	5	
	pH	符合要求	5	
	粒度	符合要求	5	
清场（10分）		仪器、设备、场地清洁合格	7	
		清场记录填写准确完整	3	
总分				

目标检测

答案解析

一、A 型选择题

1. 软膏剂是

　　A. 药材、食用植物油与红丹炼制而成的铅硬膏

　　B. 药物与基质制成的具有适当稠度的膏状剂型

　　C. 就是乳膏剂

　　D. 药物与橡胶等基质混合后涂布于裱背材料上的外用剂型

　　E. 用有机溶剂溶解成膜材料及药物而制成的外用剂型

2. 下列不属于油脂性软膏基质的是

　　A. 硅酮 　　　　　　　　B. 凡士林 　　　　　　　　C. 聚乙二醇

　　D. 蜂蜡 　　　　　　　　E. 羊毛脂

3. 羊毛脂作为油脂性基质，其优点不包括

　　A. 熔点 　　　　　　　　B. 吸水性 　　　　　　　　C. 刺激性

　　D. 润滑性 　　　　　　　E. 稳定性

4. 最适用于大量渗出性伤患处的基质是

　　A. 水溶性基质 　　　　　　B. 乳剂型基质 　　　　　　C. 羊毛脂

　　D. 凡士林 　　　　　　　　E. 蜂蜡

5. 外用膏剂中药物透皮吸收过程包括

　　A. 浸润、渗透 　　　　　　B. 释放、穿透、吸收 　　　　C. 渗透、扩散

　　D. 解吸、溶解、扩散 　　　E. 浸润、渗透、解吸、溶解、扩散

6. 下列有关软膏剂基质的叙述中错误的是

　　A. 油脂性基质不适用于脂溢性皮炎

　　B. O/W 型乳剂基质易清洗，不污染衣物

　　C. 油脂性基质适合于遇水不稳定的药物

　　D. 乳剂型基质可加入保湿剂

　　E. 遇水不稳定的药物可选用乳剂型基质

7. 红丹是制备黑膏药的重要原料，其主要成分是

    A. 三氧化铁　　　　　　B. 四氧化三铅　　　　　　C. 硫酸亚铁

    D. 硫酸铜　　　　　　　E. 硅酸盐

8. 凡士林、羊毛脂在橡胶贴膏中的作用为

    A. 乳化剂　　　　　　　B. 增黏剂　　　　　　　　C. 填充剂

    D. 软化剂　　　　　　　E. 润滑剂

9. 糊剂一般含粉末量为（　　）以上

    A. 5%　　　　　　　　　B. 10%　　　　　　　　　C. 15%

    D. 25%　　　　　　　　E. 30%

二、X 型选择题

1. 下列可作为乳剂型基质油相成分的是

    A. 甘油　　　　　　　　B. 三乙醇胺　　　　　　　C. 凡士林

    D. 单硬脂酸甘油酯　　　E. 硬脂酸

2. 下列有关橡胶贴膏的描述中正确的是

    A. 黏着力强　　　　　　B. 载药量大　　　　　　　C. 不污染衣物

    D. 携带、运输及使用方便　　E. 对机体损害性很大

3. 下列有关凝胶贴膏的描述中正确的是

    A. 载药量大　　　　　　B. 与皮肤相容性好　　　　C. 可反复揭贴

    D. 不用裱背材料　　　　E. 溶剂挥发后形成薄膜以保护创伤面

三、简答题

1. 简述外用膏剂中药物的透皮吸收机制。

2. 橡胶贴膏和凝胶贴膏分别有哪些特点？

书网融合……

              知识回顾　　　　　　习题

第十四章 栓 剂

学习引导

栓剂的应用历史悠久，古称坐药或塞药，《伤寒杂病论》《肘后备急方》《千金方》《证治准绳》等医籍中均有栓剂制备与应用的记载。《本草纲目》中也有耳用栓、鼻用栓、阴道栓、尿道栓、肛门栓的记述。最初栓剂仅限于局部用药，随着科技的发展，发现栓剂能通过直肠吸收而起全身作用，使栓剂应用范围日渐扩大。目前，除普通栓剂外，我国已研发了中空栓、双层栓、微囊栓、渗透泵栓、凝胶栓、膨胀栓等新型栓剂。作为腔道给药剂型，栓剂有哪些种类？怎样制备栓剂？使用的注意事项有哪些？

本章主要介绍栓剂的含义、特点、分类与质量要求，栓剂的基质、生产工艺与包装贮存。

📖 学习目标

1. **掌握** 栓剂的特点与分类；栓剂基质分类、主要品种及其应用；栓剂质量要求与检查项目；栓剂的临床应用指导。
2. **熟悉** 栓剂的概念；栓剂常见制备方法；栓剂吸收途径及影响因素；栓剂的正确使用。
3. **了解** 栓剂作用的特点；常见中成药栓剂。

第一节 概 述

PPT

一、栓剂的含义与特点

栓剂系指原料药物与适宜基质等制成供腔道给药的固体制剂。多数用于直肠给药，少数用于阴道、尿道。栓剂在常温下为固体，塞入人体腔道后，在体温下迅速软化、熔融或溶解于分泌液，逐渐释放药物而产生局部或全身作用。栓剂亦称坐药或塞剂，为古老剂型之一，在公元前1550年埃及的《伊佰氏纸草本》中即有记载。我国使用栓剂也有悠久的历史，《史记·扁鹊仓工列传》《伤寒杂病论》《千金方》等均有记载。栓剂的传统应用主要起局部作用，1954年以后，人们逐渐开始研究栓剂的全身作用，并开发了以速释、缓释或控释为目的的新型栓剂，大大拓展了栓剂的应用范围。由于新基质的不断出现和新设备的不断更新，目前栓剂生产品种和数量日益增加。

栓剂具有以下特点。

1. 用法简便。绝大部分可由患者或家属独立给药，特别适用于低龄儿童。

2. 直肠栓可避免肝脏的首过效应。全身作用的直肠栓若使用得当，药物可直接进入中下腔静脉系统吸收，减少了肝脏的首过效应。

3. 不经胃肠道给药，避免胃肠道 pH、酶或细菌对药物的分解破坏，也可减少药物对胃的刺激性。

4. 适用于不能或者不愿意口服给药的患者，或伴有呕吐症状的患者。

5. 局部用药浓度高，停留时间较长。

6. 栓剂的生产工艺较为简单，易于生产。

7. 剂量一定，一枚栓剂为一次剂量。

但栓剂也有缺点，如吸收不稳定，受压后易变形或折断，遇高温时会发生融化（或软化），栓剂基质中的一些成分易变质，一些栓剂易吸湿，所以在贮存时应注意避免受热、受潮及受压。

📖 知识链接

栓剂的作用特点

栓剂常温下为固体，塞入腔道后，受体温影响融化、软化或溶解于分泌液，逐渐释放出药物，产生局部或全身作用。

1. 局部作用 其给药方式可以直接到达病灶部位，从而使药物局部浓度较高，利于疾病的治疗。局部作用的栓剂主要起止痛、止痒、抗菌消炎等作用，常用药物为消炎药、局部麻醉药、杀菌剂等。例如用于治疗便秘的甘油栓、用于治疗妇女阴道炎的达克宁栓、用于治疗痤疮感染的克霉唑栓等。起局部作用的栓剂要求释药缓慢而持久。

2. 全身作用 栓剂的全身作用主要是通过直肠给药，主药由腔道吸收至血液循环起全身作用。以全身作用为目的的栓剂有解热镇痛药、抗生素类药、肾上腺皮质激素类药、抗恶性肿瘤治疗药等，例如治疗感冒发热的阿司匹林栓和消炎镇痛的吲哚美辛栓等。起全身作用的栓剂要求引入腔道后迅速释药。

二、栓剂的分类

栓剂按使用腔道不同，可分为直肠栓、阴道栓和尿道栓等。其中最常用的是直肠栓和阴道栓，临床应用已有近百年的历史。临床常用栓剂概况见表14-1。为适应机体应用部位，栓剂的形状及重量各不相同，一般均有明确规定。

表14-1 临床常用栓剂概况

用药对象	使用部位	常见形状	作用特点	重量和长度
女性	阴道	鸭嘴形、球形、卵形	局部作用	重量3~5g；长度2~3cm
成人	直肠	鱼雷形、圆锥形、圆柱形	局部/全身作用	重量2g；长度3~4cm
儿童	直肠	鱼雷形、圆锥形、圆柱形	局部/全身作用	重量1g；长度1.5~2cm

1. 直肠栓 直肠栓有鱼雷形、圆锥形或圆柱形等形状，见图14-1。每颗重量约2g，儿童用约1g，长3~4cm。其中以鱼雷形较好，因塞入肛门后，易压入直肠内。

2. 阴道栓 阴道栓有鸭嘴形、球形或卵形等形状，见图14-1。每颗重量3~5g，直径1.5~2.5cm。其中鸭嘴形较好，因相同重量的栓形，鸭嘴形的表面积最大。阴道栓可分为普通栓和膨胀栓。阴道膨胀栓系指含药基质中插入具有吸水膨胀功能的内芯后制成的栓剂；膨胀内芯系以脱脂棉或黏胶纤维等经加工、灭菌制成。

3. 尿道栓　尿道栓一般为棒状，一端稍尖，有男、女之分，男用者约重 4g，长 100～150mm；女用者重约 2g，长 60～75mm。由于使用有疼痛感，目前已较为少用。

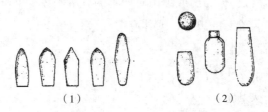

图 14-1　栓剂的形状

(1) 直肠栓　　　　　(2) 阴道栓

三、栓剂质量要求与检查项目

栓剂在生产与贮藏期间应符合下列有关规定：①栓剂一般采用搓捏法、冷压法和热熔法制备。栓剂中的原料药物与基质应混合均匀，其外形应完整光滑，放入腔道后应无刺激性，应能融化、软化或溶化，并与分泌液混合，逐渐释放出药物，产生局部或全身作用；并应有适宜的硬度，以免在包装或贮存时变形。②栓剂常用基质为半合成脂肪酸甘油酯、可可豆脂、聚氧乙烯硬脂酸酯、聚氧乙烯山梨聚糖脂肪酸酯、氢化植物油、甘油明胶、泊洛沙姆、聚乙二醇类或其他适宜物质。根据需要可加入表面活性剂、稀释剂、润滑剂和抑菌剂等，除另有规定外，在制剂确定处方时，该处方的抑菌效力应符合抑菌效力检查法（通则 1121）的规定，常用水溶性或与水能混溶的基质制备阴道栓。③制备栓剂用的固体原料药物，除另有规定外，应预先用适宜方法制成细粉或最细粉，可根据施用腔道和使用需要，制成各种适宜的形状。④栓剂所用内包装材料应无毒性，并不得与原料药物或基质发生理化作用。⑤阴道膨胀栓内芯应符合有关规定，以保证其安全性。⑥除另有规定外，应在 30℃ 以下密闭贮存和运输，防止因受热、受潮而变形、发霉、变质，生物制品原液、半成品和成品的生产及质量控制应符合相关品种要求。

除另有规定外，栓剂应进行以下相应检查。

1. 重量差异　照下述方法检查，应符合规定。

检查法：取供试品 10 粒，精密称定总重量，求得平均粒重后，再分别精密称定每粒的重量。每粒重量与平均粒重相比较（有标示粒重的中药栓剂，每粒重量应与标示粒重比较），按表 14-2 中的规定，超出重量差异限度的不得多于 1 粒，并不得超出限度 1 倍。凡规定检查含量均匀度的栓剂，一般不再进行重量差异检查。

表 14-2　栓剂重量差异限度

平均粒重或标示粒重	重量差异限度
1.0 g 及 1.0 g 以下	±10%
1.0 g 以上至 3.0 g	±7.5%
3.0 g 以上	±5%

2. 融变时限　除另有规定外，照《中国药典》2020 年版四部融变时限检查法（通则 0922）检查，除另有规定外，应符合以下规定。脂肪性基质的栓剂 3 粒均应在 30 分钟内全部融化、软化或触压时无硬心；水溶性基质的栓剂 3 粒均应在 60 分钟内全部溶解。如有 1 粒不符合规定，应另取 3 粒复试，均应

符合规定。

3. 膨胀值　除另有规定外，阴道膨胀栓应取 3 粒检查膨胀值，3 粒栓的膨胀值均应大于 1.5。

4. 微生物限度　除另有规定外，照《中国药典》2020 年版四部非无菌产品微生物限度检查：微生物计数法（通则 1105）和控制菌检查法（通则 1106）及非无菌药品微生物限度标准（通则 1107）检查，应符合规定。

四、栓剂中药物的吸收途径及其影响因素

（一）栓剂中药物的吸收途径

药物经直肠吸收有三条途径：①不通过门肝系统，塞入距肛门 2cm 处，经中、下直肠静脉和肛管静脉，进入下腔静脉，绕过肝脏直接进入血液循环起全身作用；②通过门肝系统，塞入距肛门 6cm 处的栓剂，药物经直肠黏膜吸收，经上直肠静脉进入门静脉，经肝脏代谢后，再进入血液循环运行全身；③通过直肠淋巴系统，经肠导管进入大循环。

阴道栓中释放出的药物，可经内阴静脉至下腔静脉，最后直接进入血液大循环产生全身作用。但阴道栓绝大多数是希望产生局部抗菌、消炎、灭滴虫等作用，一般不作为全身治疗给药。

全身作用的栓剂一般要求迅速释放药物，常选用油脂性基质，特别是具有表面活性作用的油脂性基质，不但在体温下能很快融化，而且能很好地分散，但栓剂在直肠的吸收受药物、基质和生理因素等影响，如栓剂塞入直肠的深度、直肠的充便情况，因此在使用时应综合考虑。

（二）影响栓剂中药物吸收的因素

局部作用的栓剂，药物通常是不需要吸收或应尽量减少吸收的。而用于产生全身作用的栓剂，药物则需要通过直肠吸收，直肠黏膜是类脂屏障，药物从直肠吸收机理主要是被动扩散，其影响因素主要有以下几点。

1. 生理因素　指用药部位直肠的解剖生理特性或状态对药物吸收的影响。如前所述，由于直肠血管分布与循环的差异，用药部位不同，将明显影响药物吸收分布过程。若距肛门 2cm 处，50% ~75% 药物不经门肝系统，可避免首过作用；若塞入距肛门处 6cm 处，则大部分药物进入门肝系统，故全身作用的栓剂用药时不宜塞得太深，一般塞入距肛门口约 2cm 处。

直肠的 pH 对药物的吸收速度起重要作用，通常直肠液 pH 约为 7.4，无缓冲能力。因此，药物进入直肠后，直肠的 pH 是由被溶解的药物所决定的。

直肠内若无粪便存在，将有利于药物扩散及与吸收表面的接触，可以得到理想的效果。同时，栓剂在直肠保留的时间与吸收也有很大关系，保留时间越长，吸收越完全，如阿司匹林栓用药后 2 小时即排便，吸收仅 40%，若 10 小时排便，吸收近 100%。腹泻、直肠脱水者一般不宜使用。

2. 药物的理化性质　栓剂中药物吸收过程表明，在有限的直肠液和吸收表面，药物从基质释放到体液中的速度将是影响吸收的限速过程，而药物的溶解度、粒径、解离度等理化性质将影响其释放，进而影响吸收。

（1）溶解度　一般水溶性大的药物吸收较多，因为药物易于溶解在体液中，实际上增加了药物与吸收部位的接触面，从而增加吸收。对于难溶性药物可用其溶解度大的盐类或衍生物制成油溶性基质的栓剂，以利于吸收。

（2）粒径　药物在基质中不溶而呈混悬分散状态时，其粒径大小能影响吸收，小粒子有利于释放

与吸收。因此，一般制备混悬型栓剂的药物都宜微粉化。

（3）脂溶性与解离度　直肠黏膜属类脂屏障，对药物分子有选择透过性。脂溶性好、非解离型的药物透过性好、最易吸收；未解离的分子愈多、透过性愈好，吸收愈快；高度解离的药物，如季铵盐类化合物透过极微或不透过，很难吸收。通常弱酸性药物 $pK_a > 4.3$，弱碱性药物 $pK_a < 8.5$，吸收均较快；弱酸性药物 $pK_a < 3$，弱碱性药物 $pK_a > 10$，吸收则慢。因药物的解离度可受用药部位 pH 的影响，故降低用药部位 pH，可增加弱酸性药物的吸收，升高用药部位 pH，可增加弱碱性药物的吸收。

3. 基质和附加剂　栓剂引入腔道后，首先要使药物从熔化的基质中释放出来并溶解于分泌液，才能被黏膜吸收而产生疗效；或者药物从基质中很快释放直接扩散到达黏膜而被吸收。栓剂中药物的吸收，其限速环节之一是药物扩散到吸收药物的直肠黏膜部位的速率。所以药物从基质中释放得快，可产生较快而强烈的作用，反之则作用缓慢而持久。对于起全身作用的栓剂，要求药物在腔道里能从基质中迅速释放、扩散、吸收。但由于基质种类和性质不同，释放药物的速率和对药物影响的机理也不同。实验表明，基质的溶解行为正好与药物相反时，有利于药物释放，增加吸收。如脂溶性药物吲哚美辛制得的栓剂，以 PEG 为基质较以可可豆脂为基质溶出快 10 倍，体内平均达峰浓度增高 15.18%，达峰时间缩短 33.3%。

为增加栓剂中药物的吸收，可加入表面活性剂等附加剂。例如在盐酸克伦特罗栓剂的基质半合成椰油酯中加入 2% 的聚山梨酯 80 后，在家兔体内的相对生物利用度比不加聚山梨酯 80 的增加约 50%。但是不同的表面活性剂促进吸收的程度是不同的，如以乙酰水杨酸为模型药物，以半合成脂肪酸酯为基质，比较几种表面活性剂制成的栓剂，由家兔体内血药浓度得出的生物利用度值的顺序为：十二烷基硫酸钠（0.5%）＞聚山梨酯 80＞十二烷基硫酸钠（0.1%）＞司盘 80＞烟酸乙酯。

第二节　栓剂生产技术

PPT

一、栓剂基质

栓剂主要由药物与基质组成。基质是药物的载体，并可影响药物的作用效果。优良的栓剂基质应符合以下要求：①在室温下应有适当的硬度，塞入腔道时不致变形或碎裂，在腔道温度下易软化、熔化或溶解，熔点与凝固点之差要小；②性质稳定，与药物混合后无相互作用，不妨碍主药的作用与含量测定；③对黏膜无刺激性、毒性和过敏性；④释药速率应符合治疗要求，需产生局部作用者一般要求释药缓慢而持久；⑤具有润湿或乳化能力，能容纳较多的水；⑥适用于热熔法及冷压法制备栓剂，遇冷收缩可自动脱模，无需使用润滑剂；⑦油脂性基质要求酸价在 0.2 以下，皂化价为 200～245，碘价低于 7。

栓剂的基质一般分为油脂性基质和水溶性及亲水性基质。

（一）油脂性基质

1. 可可豆脂　是由梧桐科植物可可树的种仁，经烘烤、压榨而得的固体脂肪，主要是含硬脂酸、棕榈酸、油酸、亚油酸和月桂酸的甘油酯。在常温下为黄白色固体，性质稳定，无刺激性，熔点为 30～35℃，加热至 25℃ 时即开始软化，在体温下能迅速融化，但在 10～20℃ 时性脆易粉碎成粉末。加入 10% 以下的羊毛脂能增加其可塑性。可以冷压成型，也可搓捏成型。本品可与多数药物配合使用，但有些药物如挥发油、樟脑、薄荷油、木榴油、酚以及水合氯醛等可使可可豆脂熔点显著降低至液化。

可可豆脂为同质多晶型物质，有 α、β、β′、γ 四种晶型，α 及 γ 两型结晶不稳定，熔点分别为 22℃

及 18℃，而 β 型结晶最稳定，熔点为 34℃，各种晶型可因温度不同而转变，但最后转变成 β 型。每 100g 可可豆脂可吸收 20～30g 水，若加入 5%～10% 聚山梨酯，可增加吸水量，还有助于药物混悬在基质中。加入乳化剂可制成 O/W 或 W/O 型乳剂基质，加快药物释放。加入单硬脂酸铝、硅胶等，可使熔化的可可豆脂具触变性而使混悬栓剂稳定。但含有这些附加剂的栓剂，在贮存时易变硬。可可豆脂虽是优良栓剂基质，但需进口，且价格昂贵。

2. 半合成脂肪酸酯 系由脂肪酸与甘油酯化而成的一类基质。由于所含不饱和碳链较少，不易酸败，因此已逐渐代替天然的油脂性基质。目前国内品种有以下几种。

（1）混合脂肪酸甘油酯 系月桂酸、硬脂酸与甘油酯化而成的脂肪酸甘油酯混合物。为白色或类白色蜡状固体；具有油脂臭；在水或乙醇中几乎不溶；根据熔点等不同有四种型号；各型号熔点为：34 型 33～35℃，36 型 35～37℃，38 型 37～39℃ 与 40 型 39～41℃。本品的酸值不大于 1.5；碘值不大于 2；羟值不大于 60；36 型的皂化值为 220～230，目前应用最多的是 36 型。

（2）椰油酯 系椰子油加硬脂酸与甘油经酯化而成。为乳白色块状物，具油脂臭，水中不溶，熔点：35.7～37.9℃，抗热能力强，刺激性小。

（3）棕榈酸酯 系棕榈仁油加硬脂酸与甘油酯化而成。对直肠和阴道黏膜均无不良影响，抗热能力强，酸值和碘值低，为较好的半合成脂肪酸甘油酯。

（4）硬脂酸丙二醇酯 系由硬脂酸与丙二醇 -［1，2］经酯化而成，是硬脂酸丙二醇单酯与双酯的混合物，为乳白色或微黄色蜡状固体，略有类似脂肪之臭。水中不溶，遇热水可膨胀。熔点 36～38℃，无明显刺激性，安全、无毒。

（二）水溶性基质

1. 甘油明胶 本品系用明胶、甘油与水制成，有弹性，不易折断，且在体温时不熔化，但塞入腔道后可缓慢溶于分泌液中，延长药物的疗效。溶出速度可随水、明胶、甘油三者比例改变，甘油与水含量愈高愈易溶解。甘油也能防止栓剂干燥，通常以水：明胶：甘油为 10：20：70 的配比为宜。

本品常用作阴道栓剂的基质，如醋酸氯己定阴道栓。因明胶为蛋白质，凡与蛋白质能产生配伍禁忌的药物，如鞣酸、重金属盐等均不能用甘油明胶为基质。

以甘油明胶为基质的栓剂贮存时应注意其在干燥环境中的失水性，同时，甘油明胶易滋长真菌等微生物，故需加入抑菌剂如羟苯酯类。

2. 聚乙二醇类 本类基质具有不同聚合度、分子量以及物理性状。其平均分子量为 200、400 及 600 者为无色透明液体。分子量为 1000 的，为软蜡状固体，3000 以上的均为固体。PEG 1000、4000、6000 的熔点为 37～40℃、50～58℃、55～63℃。通常将两种以上的不同分子量的聚乙二醇加热熔融，制得所要求的栓剂基质。

3. 泊洛沙姆 由乙烯氧化物和丙烯氧化物组成的嵌段聚合物（聚醚），易溶于水。本品有多种型号，随聚合度增大，物态从液体、半固体至蜡状固体，均易溶于水，可用作栓剂基质。较常用的型号为 188 型，商品名为 Pluronic F68，熔点为 52℃。本品能促进药物的吸收并起到缓释与延效的作用。

4. 聚氧乙烯（40）硬脂酸酯 系聚乙二醇的单硬脂酸酯和二硬脂酸酯的混合物，为蜡状固体，熔程为 39～45℃，可溶于水、乙醇、丙酮，不溶于液状石蜡。商品名为 Myri 52，商品代号为 S-40。

5. 聚山梨酯 61 系聚氧乙烯脱水山梨醇单硬脂酸酯，为淡琥珀色可塑性固体，熔程为 35～39℃，有润滑性，与水性溶液可形成稳定的水包油乳剂基质。本品可与多数药物配伍，且无毒性、无刺激性，在水中能自行乳化，贮藏时不易变质。

二、栓剂附加剂

为了改变栓剂的物理性状、改善药物的吸收和提高栓剂的稳定性，栓剂中往往要加入一些附加剂，如表面活性剂、吸收剂、增塑剂、润滑剂和防腐剂等。目前常用的直肠黏膜吸收促进剂有非离子型表面活性剂、脂肪酸、脂肪醇和脂肪酸酯类及水杨酸钠、苯甲酸钠、尿素、羧甲纤维素钠、环糊精类衍生物等。在栓剂基质中加入少量聚山梨酯 80、聚山梨酯 85、蓖麻油、脂肪酸甘油酯、甘油或丙二醇作为增塑剂能增加基质弹性，防止栓剂破裂。脂肪性基质的栓剂常加入抗氧剂，如没食子酸、间苯二酚、维生素 C 等；硬脂醇、鲸蜡醇等能改善基质的黏性。

 知识链接 -

栓剂置换价的计算和测定

药物在栓剂中占有一定的体积，不同的栓剂处方，用同一模型所制得的栓剂容积是相同的，但其重量则随基质与药物密度的变化而变化。栓剂基质的用量可以根据置换价（DV）进行计算。置换价系指药物的重量与同体积基质的重量之比。置换价（DV）的计算公式为：

$$DV = \frac{W}{G - (M - W)} \tag{14-1}$$

式中，W 为每粒栓中药物的平均重量；G 为纯基质空白栓的平均重量；M 为含药栓的平均重量。

测定方法：取基质作空白栓，称得平均重量为 G，另取基质与药物定量混合做成含药栓，称得平均重量为 M，每粒栓剂中药物的平均重量 W。将这些数据代入式（14-1），即可求得某药物对某一新基质的置换价。用测定的置换价可计算出制备含药栓需要的基质重量。

$$X = \left(G - \frac{W}{DV}\right) \times n \tag{14-2}$$

式中，n 为拟制备栓剂的枚数；根据公式（14-2）可以很方便地计算出生产中所需栓剂基质的量。

- -

三、栓剂工艺流程图

栓剂的制备方法主要有三种，即冷压法、热熔法和搓捏法。可按基质的不同和制备的数量选择不同制法，其中工业化生产多采用热熔法，其工艺流程图如图 14-2 所示。

四、栓剂制备方法 　微课

1. 冷压法　冷压法适宜于大量生产脂肪性基质栓剂。方法是先将基质磨碎或挫成粉末，再与主药混合均匀，装于压栓机中，在配有栓剂模型的圆桶内，通过水压机或手动螺旋活塞挤压成型。冷压法避免了加热对主药或基质稳定性的影响，不溶性药物也不会在基质中沉降，但生产效率不高，成品中往往夹带空气而不易控制栓重。现在生产上很少采用此方法。

2. 热熔法 热熔法适宜于脂肪性基质和水溶性基质栓剂的制备，此法应用最为广泛。大量生产采用热熔法制备栓剂的生产工序包括配料、制壳、灌装、冷却、封切等，其工艺流程如图 14-2 所示，常用设备有半自动栓剂灌封机组和全自动栓剂灌封机组。

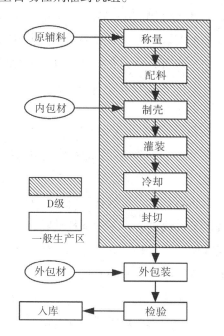

图 14-2 热熔法制备栓剂的工艺流程图

少量生产可采用手工灌模法。其工艺流程为熔化基质→加入药物混匀→注模→冷却成型→整理削平→脱模→质检→包装。

（1）熔化基质 一般采用水浴加热的方法熔化，为了避免过热，一般在基质熔融达 2/3 时即停止加热，适当搅拌，利用余热将剩余基质熔化。

（2）加入药物 按药物的性质以不同方法将药物加入上述已熔基质中。若加入不溶性固体药物应一直搅拌，避免下沉。

（3）栓模处理 为了使栓剂成型后易于取出，在熔融物注入前，应先在模具内表面涂润滑剂。常用的润滑剂有两类：①脂肪性基质的栓剂常用肥皂、甘油各一份与 95% 乙醇五份所制成的醇溶液，也称肥皂醑；②水溶性或亲水性基质栓剂则用液状石蜡或植物油等油性润滑剂。有的基质如可可豆脂或聚乙二醇类不黏模，可不用润滑剂。

（4）注模 待熔融的混合物温度降至 40℃ 左右，或由澄明变浑浊时，倾入栓模中，注意要一次完成，以免发生液层凝固，出现断层，同时倾入时应稍溢出模口，以避免凝固时栓剂表面凹陷。

（5）冷却脱模 注模后可将模具于室温或冰箱中冷却，待完全凝固后，削去溢出部分，然后打开模具，推出栓剂，晾干，包装即得。实验室用栓剂制备模具如图 14-3 所示。

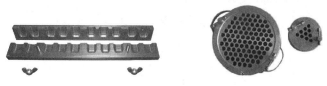

图 14-3 实验室用栓剂制备模具

实例分析 14-1

治糜康栓的制备

　　实例：某医院制剂室欲制备治糜康栓 10 枚，其处方成分为黄柏 5g，苦参 5g，儿茶 5g，枯矾 4g，冰片 1g。采用聚氧乙烯单硬脂酸酯及甘油制成的基质，以热熔法制备成型。

　　问题：1. 如果您是制剂室的工作人员，请问你将选择什么润滑剂？

　　　　　　2. 热熔法制备栓剂的一般工艺流程是什么样的？

　　　　　　3. 制备过程中有哪些注意事项？

答案解析

　　3. 搓捏法　取药物的细粉在研钵内，加入等量的基质混合均匀后，再缓缓加入剩余的基质，制成均匀的可塑团块，再置于光滑平板上，用工具揉搓、轻压、滚转成圆柱体，然后按需要分成若干等份，搓捏成适当的形状。搓捏法适宜于脂肪型基质小量制备，此法目前较少采用。

　　栓剂中药物与基质的混合可按以下方法进行：①油溶性药物，可直接溶于油脂性基质中，但如加入的药物量过大时能降低基质的熔点或使栓剂过软，此时可加适量石蜡或蜂蜡调节；②不溶于油脂而溶于水的药物，可加少量水配成浓溶液，用适量羊毛脂吸收后再与基质混匀；③含浸膏剂，需先用少量水或稀乙醇软化使成半固体，再与基质混合；④不溶于油脂、水或甘油的药物，须先制成细粉，全部通过六号筛再与基质均匀混合，不必过度粉碎，因主药过细能增加基质黏度，制成栓剂放置后可能硬化，影响吸收。

五、栓剂的包装与贮存

　　栓剂所用的内包装材料应无毒，并不得与原料药物或基质发生理化作用。目前常用的包装形式有塑料壳包装、塑料袋包装、铝塑包装和双铝包装。栓剂应独立包装，防止栓剂互相黏结，互相挤压。

　　除另有规定外，栓剂应在 30℃ 以下密闭贮存或运输，防止因受热、受潮而变形、发霉、变质。一般来说，脂溶性基质栓剂应置于阴凉干燥处贮存。环境湿度对栓剂贮存亦很重要。高湿度时栓剂易吸潮，干燥时可使之失水而变脆。对光敏感药物的栓剂一般用不透光材料如锡箔等包装。甘油明胶栓剂聚乙二醇栓可置室温阴凉处贮存，并宜密闭于容器中以免吸湿、变形。

实例分析 14-2

栓剂的储存

　　实例：小王是药品仓库保管员，7 月份公司接到一批药品，因为小王家里有事，匆忙验收后，就放到常温库了。结果第二天发货后，接到商家投诉，这批药品当中的双黄连栓软化变形，已不能使用。

　　问题：1. 请问本次事故的原因是什么？

　　　　　　2. 栓剂贮存有没有一些特殊要求？如果有，这些要求是什么？

答案解析

PPT

第三节 栓剂用药指导

一、用药指导

直肠栓剂和阴道栓剂是外科常用药。直肠为大肠的末端，长 12~15cm，当栓剂塞入直肠内距离肛门口约 2cm，药物直接吸收率为 50%~75%，而塞入直肠内距离肛门口约 6cm，药物吸收率将降低为 20%~40%。

（一）直肠栓剂使用注意事项

1. 栓剂基质的硬度容易受气候的影响而改变。在夏季，炎热的天气会使栓剂变得松软而不易使用。用前宜将其置入冰箱或冰水中 10~20 分钟，待其基质变硬后再使用。

2. 清洗双手和肛门局部，剥去栓剂外裹的铝箔或聚乙烯膜，在栓剂的顶端涂少许润滑剂（液状石蜡、凡士林、植物油等）。

3. 塞入栓剂时患者取侧卧位，双手抱膝，使大腿紧贴于腹部，暴露肛门。儿童可趴在大人的腿上。

4. 放松肛门，把栓剂的尖端向肛门插入，并用手指缓缓推进，深度距肛门口幼儿约 2cm，成人约 3cm。合拢双腿并保持侧卧姿势 15 分钟，以防止栓剂被挤压出来。

5. 用药后 1~2 小时内不排大便，因为栓剂在直肠内停留时间越长，吸收越完全。

6. 可在肛门外塞一点脱脂棉或纸巾，以防基质漏出而污染被褥、衣物。

（二）阴道栓剂使用注意事项

阴道栓剂是一种外观类似球形、卵形或鸭嘴形供塞入阴道的固体，重量一般为 3~5g，熔点与体温接近，主要用来治疗妇科炎症。使用阴道栓剂时应注意以下几点。

1. 清洗双手和外阴。用清水或润滑剂涂在栓剂的尖端部。

2. 为了防止药液外流，提高药效，有些栓剂会配有一根卫生棉条。使用卫生棉条后，应及时取出，以防止卫生棉条在阴道内放置时间过长，造成新的感染。

3. 用药期间，应保持外阴清洁、干燥，穿棉质透气的内裤，并每日更换。如果感染的是滴虫性阴道炎或霉菌性阴道炎，不仅需要夫妻同治，而且还应注意内裤每天都要消毒。

4. 阴道栓剂一般都同时配有一个特定的辅助送入的小器械，并且配有详细的使用说明书，使用前一定要仔细阅读。有些医院自制的阴道栓剂可能会配套不全，但无论何种情况，在医生开处方时都应仔细咨询药物的使用方法。

5. 大多数阴道栓剂使用时都要求戴上指套操作，以保证卫生和安全。如果允许用裸露的手指直接放置栓剂，那么操作前一定要注意手部的清洁，以免感染其他疾病。必要时会阴部还应用 1∶5000~1∶8000 的高锰酸钾溶液，或其他药物清洗液清洗。放置阴道栓时，可用手指或将其固定到辅助送入的器械上，缓缓地、尽可能深地（不能因此而引起任何不适）送入阴道，并保持卧姿 15 分钟左右，方可起身。

6. 阴道栓剂最好在晚上临睡前使用，因为这样能使药物在人体平卧的状态下充分溶解，从而更好地作用于炎症部位。如果白天使用，由于站、坐或行走，人体处于垂直状态，再加之活动量较大等原因，容易使栓剂滑落出来或栓剂融化后流出阴道，不仅会给使用者带来麻烦和尴尬，而且还会对治疗效果产生影响。

二、常见中成药举例

例 14-1 消糜栓

【处方】人参茎叶皂苷 25g　紫草 500g　黄柏 500g　苦参 500g　枯矾 400g　冰片 200g　儿茶 500g

【制法】以上七味，儿茶、枯矾粉碎成细粉，冰片研细；黄柏、苦参、紫草加水煎煮三次，第一次 2 小时，第二次、第三次各 1 小时，合并煎液，滤过，滤液浓缩至相对密度为 1.10（80℃）的清膏，加乙醇使含醇量为 75%，静置 24 小时，滤过，回收乙醇，浓缩至相对密度为 1.36（80℃）的稠膏，干燥，粉碎成细粉，与上述细粉及人参茎叶皂苷粉混匀；另取聚氧乙烯单硬脂酸酯及甘油 22g，混合加热熔化，温度保持在 40℃±2℃，加入上述细粉，搅匀，注入栓剂模，冷却，制成 1000 粒，即得。

【性状】本品为褐色至棕褐色的栓剂；气特异。

【功能与主治】清热解毒，燥湿杀虫，祛腐生肌。用于湿热下注所致的带下病，症见带下量多、色黄、质稠、腥臭、阴部瘙痒；滴虫性阴道炎、霉菌性阴道炎、非特异性阴道炎、宫颈糜烂见上述证候者。

【用法与用量】阴道给药。一次 1 粒，一日 1 次。

【注意事项】①本品为外用药，禁止内服。②忌食辛辣、生冷、油腻食物。③治疗期间忌房事，配偶如有感染应同时治疗。④未婚妇女不宜使用；已婚妇女月经期及阴道局部有破损者不宜使用。绝经后患者应在医师指导下使用。⑤外阴白色病变、糖尿病所致的瘙痒不宜使用。⑥带下伴血性分泌物，或伴有尿频、尿急、尿痛者，应去医院就诊。⑦用药部位如有烧灼感等不适时应停药，严重者应去医院就诊。⑧注意卫生，防止重复感染，用药前应先用温开水清洗外阴。药栓放入阴道不应超过 12 小时，给药时应洗净双手或戴指套或手套，取出时拉出棉栓，使不洁分泌物得以清除。用药 7 天症状无缓解，应去医院就诊。⑨对本品过敏者禁用，过敏体质者慎用。⑩本品性状发生改变时禁止使用，请将本品放在儿童不能接触的地方，如正在使用其他药品，使用本品前请咨询医师或药师，妊娠期忌用。

例 14-2 化痔栓

【处方】次没食子酸铋 200g　苦参 370g　黄柏 92.5g　洋金花 55.5g　冰片 30g　共制 1000 粒

【制法】以上五味，苦参、黄柏、洋金花加水煎煮二次，第一次 4 小时，第二次 2 小时，合并煎液，滤过，静置 12 小时，取上清液浓缩至相对密度为 1.12（60~65）的清膏，干燥，粉碎成最细粉；将 2.6g 的羟苯乙酯用适量乙醇溶解；另取基质适量，加热熔化，加入次没食子酸铋、上述最细粉、冰片以及 16.8g 聚山梨酯 80、羟苯乙酯乙醇液，混匀，灌注，制成 1000 粒，即得。

【性状】本品为暗黄褐色的栓剂。

【功能与主治】清热燥湿，收涩止血。用于大肠湿热所致的内外痔、混合痔疮。

【用法与用量】将药栓单个撕开，再从塑料片分离处撕开取出药栓，患者取侧卧位，置入肛门 2~2.5cm 处。一次 1 粒，一日 1~2 次。

【注意事项】①本品为直肠给药，禁止内服。②忌烟酒及辛辣、油腻、刺激性食物。③保持大便通畅。④儿童、孕妇、哺乳期妇女及年老体弱者应在医师指导下使用。⑤有严重肝肾疾病及高血压、心脏病、糖尿病或血液病者应在医师指导下使用。⑥肛裂患者不宜使用。内痔出血过多或原因不明的便血，或内痔脱出不能自行还纳，均应去医院就诊。⑦药品宜存放在阴凉干燥处，防止受热变形。若因温度过高等原因致使药栓变软、熔化，如稍有变形、变软并不影响疗效，仍可将药栓冷冻后再撕开使用。⑧严格按用法用量使用，本品不宜长期使用。⑨用药 3 天症状无缓解，应去医院就诊。⑩对本品过敏者禁用，过敏体质者慎用。

📝 实践实训

实训十八　双黄连栓（小儿消炎栓）的制备

【实训目的】

1. 建立中药栓剂的生产情景。

2. 将处方中饮片制备成稠浸膏，采用模制成形法（热熔法），制备栓剂。

3. 学会使用中药提取、浓缩、灌模等主要用具和设备，掌握双黄连栓的制备方法及操作要点。

4. 能进行中药栓剂的一般质量检查。

【实训条件】

1. 实训场地　GMP 模拟车间或制剂实训室。

2. 实训仪器与设备　天平，粉碎器械，提取设备，干燥箱，栓剂模具等。

3. 实训材料　药材（见【处方】项下），半合成脂肪酸酯，纯化水等。

【实验内容】

【处方】

金银花	25000g
黄芩	25000g
连翘	50000g
半合成脂肪酸酯	7800g
制成	10000 粒

【功能与主治】本品疏风解表，清热解毒。用于外感风热所致的感冒，症见发热、咳嗽、咽痛；上呼吸道感染、肺炎见上述证候者。

【实训操作】

1. 生产前准备

（1）接受生产任务。

（2）领料。领取生产的原辅料，办理物料交接手续，并签字记录。

（3）注意严格执行各项目《岗位标准操作规程》《仪器使用、维护保养及检修标准操作规程》及《双黄连栓（小儿消炎栓）工艺规程》。

2. 粉碎

（1）开启粉碎机，加入黄芩、连翘饮片（先少量再逐步加大至可行值），将物料粉碎至粗粉（过 20～40 目）。

（2）将粉碎好的物料及时装于内衬胶袋的容器内。在胶袋内外各放一张标签，标签上注明：品名、细度、毛重、皮重、净重、生产日期、操作人，按不同物料现场定置管理的要求，分别放置在指定的区域。

（3）计算物料平衡率（要求物料平衡率均为95%~105%）。

（4）用干净的尼龙刷将残留在机内的原辅料扫离机件，回收作粉碎零头交回中间站。

3. 提取

（1）领取净药材金银花，认真核对品名、批号、数量，将其和上述黄芩、连翘粗粉投入提取罐内。

（2）对贮罐中提取液的数量、药材量、投料量、溶剂用量、煎煮时间进行复核。

（3）黄芩加水煎煮三次，第一次2小时，第二、三次各1小时，合并煎液，滤过，滤液浓缩至相对密度为1.03~1.08（80℃），在80℃时加2mol/L盐酸溶液，调节pH至1.0~2.0，保温1小时，静置24小时，滤过，沉淀物加6~8倍量水，用40%氢氧化钠溶液调节pH至7.0~7.5，加等量乙醇，搅拌使溶解，滤过。滤液用2mol/L盐酸溶液调节pH至2.0，60℃保温30分钟，静置12小时，滤过，沉淀用水洗至pH至5.0，继用70%乙醇洗至pH 7.0。沉淀物加水适量，用40%氢氧化钠溶液调节pH至7.0~7.5，搅拌使溶解，备用；金银花、连翘加水煎煮二次，每次1.5小时，合并煎液，滤过，滤液浓缩至相对密度为1.20~1.25（70~80℃）的清膏，冷至40℃时搅拌下缓慢加入乙醇，使含醇量达75%，静置12小时，滤取上清液，回收乙醇，浓缩液再加乙醇使含醇量达85%，充分搅拌，静置12小时，滤取上清液，回收乙醇至无醇味。加上述黄芩提取物水溶液，搅匀，并调节pH至7.0~7.5，减压浓缩成稠膏，低温干燥，粉碎。

（4）完成后，标明干膏粉数量、名称、批号、日期、操作人，交下一道工序。

（5）提取罐药渣排尽后，喷淋饮用水将提取罐清洗干净。

4. 熔化灌模

（1）将半合成脂肪酸酯加热熔化，温度保持在40℃±2℃。

（2）加入上述干膏粉，混匀，浇模，冷却脱模即得。

【质量检查】

按《中国药典》2020年版规定，对双黄连栓进行外观、重量差异、融变时限检查，应符合规定。

【实训结果】

表14-3 实训结果

检查项目	检查结果
外观 重量差异 融变时限 成品质量	
结论	

【实训考核表】

表 14 - 4　实训考核表

内容		要求	分数	得分
生产前准备		检查确认仪器、设备性能良好	6	
生产操作	生产前准备	正确使用天平,按处方量准确称取物料	4	
	粉碎	按《粉碎设备标准操作规程》规范操作	6	
	提取	按《提取设备标准操作规程》规范操作	6	
	浓缩	按《浓缩设备标准操作规程》规范操作	6	
	低温干燥	正确判断干燥程度 按《干燥箱标准操作规程》规范操作 干燥温度及时间正确	15	
	熔化灌模	按《栓剂生产机标准操作规程》规范操作 会计算基质用量、栓剂重量 物料混融均匀	20	
成品质量	外观	符合要求	7	
	重量差异	符合要求	7	
	融变时限	符合要求	7	
	成品量	在规定范围内	6	
清场		仪器、设备、场地清洁合格 清场记录填写准确完整	10	

目标检测

答案解析

一、A 型选择题

1. 发挥全身作用的栓剂在直肠中最佳的用药部位在

   A. 接近直肠上静脉　　　　　B. 接近直肠下静脉

   C. 接近肛门括约肌　　　　　D. 应距肛门口 2cm 处

   E. 接近直肠上、中、下静脉

2. 属于天然物质的栓剂基质是

   A. 可可豆脂　　　　　B. 氢化植物油　　　　　C. 甘油明胶

   D. 聚乙二醇类　　　　E. 硬脂酸甘油酯

3. 将脂溶性药物制成起效迅速的栓剂应选用的基质是

   A. 可可豆脂　　　　　B. 椰油酯　　　　　C. 棕榈酸酯

   D. 聚乙二醇类　　　　E. 氢化植物油

4. 栓剂的质量检查项目包括

   A. 溶散时限　　　　　B. 软化点　　　　　C. 融变时限

   D. 相对密度　　　　　E. 崩解时限

5. 油脂性基质的栓剂,全部融化或软化的变形时间上限是

   A. 20 分钟　　　　　B. 30 分钟　　　　　C. 60 分钟

D. 90 分钟　　　　　　　E. 120 分钟

二、X 型选择题

1. 以下属于水溶性或能与水混溶的栓剂基质是
    A. 可可豆脂　　　　　　B. 甘油明胶　　　　　　C. 氢化植物油
    D. 聚乙二醇类　　　　　E. 半合成椰子油酯

2. 栓剂的质量评价项目包括
    A. 熔化时限　　　　　　B. 融变时限　　　　　　C. 重量差异
    D. 微生物限度　　　　　E. 崩解时限

3. 栓剂制备中，栓模孔内涂肥皂醑适用于哪些基质
    A. 可可豆脂　　　　　　B. 甘油明胶　　　　　　C. 半合成脂肪酸酯甘油酯
    D. 聚乙二醇　　　　　　E. 椰油酯

4. 下列有关栓剂包装材料和储存的叙述，正确的是
    A. 栓剂应于 5℃ 以下储存
    B. 栓剂应于干燥阴凉处 30℃ 以下储存
    C. 甘油明胶栓及聚乙二醇栓宜密闭于容器中以免吸湿
    D. 甘油明胶栓及聚乙二醇栓宜可于室温阴凉处储存
    E. 栓剂储存应防止因受热受潮而变形、发霉、变质

5. 对栓剂基质的要求有
    A. 室温下不易软化、熔融或溶解
    B. 无毒，无过敏，对黏膜无刺激性
    C. 与主药无配伍禁忌
    D. 不能混入较多的水
    E. 熔点与凝固点相距较近

三、简答题

1. 简述热熔法生产栓剂的工艺流程。
2. 简述栓剂储存的温度要求。

四、实例分析题

发挥全身作用的直肠栓剂为什么不应在使用时塞入直肠深部？

书网融合……

    知识回顾　　　　　微课　　　　　习题

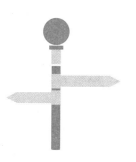

气雾剂的概念最早源于 1862 年 Lynde 提出的用气体的饱和溶液制备加压的包装，直至 1933 年，挪威化学工程师俄利克·波希姆用液化气体制备了具有现代意义的气雾剂的原形。那么，气雾剂被应用到药品以后到底是如何喷射出来的？气雾剂的组成都有哪些？如何制备气雾剂呢？

与气雾剂类似的剂型还有喷雾剂、粉雾剂，本章主要介绍气雾剂、喷雾剂、粉雾剂的含义、特点与制备方法，气雾剂、喷雾剂、粉雾剂的质量要求及质量检查方法。

学习目标

1. **掌握**　气雾剂的含义、组成、分类、制备方法及质量要求。
2. **熟悉**　喷雾剂与粉雾剂的含义、特点、制备方法、质量要求和抛射剂的要求。
3. **了解**　喷雾剂与粉雾剂的用药指导。

第一节　气雾剂

PPT

一、概述

气雾剂系指原料药物或原料药物和附加剂与适宜的抛射剂共同装封于具有特制阀门系统的耐压容器中，使用时借助抛射剂的压力将内容物呈雾状物喷出，用于肺部吸入或直接喷至腔道黏膜、皮肤的制剂。内容物喷出后呈泡沫状或半固体状，则称之为泡沫剂或凝胶剂/乳膏剂。

（一）气雾剂的分类

1. 按处方组成分类和容器中存在的相数分类　可分为两类。

（1）二相气雾剂（溶液型）　在容器内存在着气体和液体两相，由抛射剂的气相和药物与抛射剂混溶的液相组成。

（2）三相气雾剂（混悬型和乳剂型；含气相、液相、固相或液相）　可分为三种；一是由抛射剂气相、药物水溶液（或水性溶液）相和液化抛射剂相所组成的二层气雾剂。药物溶液在上层，抛物剂在下层；二是混悬型气雾剂，内容物包括抛射剂气相、液化抛射剂和固相药物微粉；三是乳剂型气雾剂，内容物包括抛射剂气相，乳浊液的内相及外相。乳浊液多制成水包油型（抛射剂为内相），也有油包水型（抛射剂为外相）。

2. 按内容物组成分类 分为溶液型、乳状型或混悬型三种。

3. 按给药途径分类 分为呼吸道吸入给药、皮肤给药、黏膜或腔道给药等。

4. 按给药剂量分类 分为定量气雾剂和非定量气雾剂。

（二）气雾剂的主要特点

中药气雾剂近年来取得快速发展，在临床上应用广泛，其优点主要表现在以下几点。

（1）具有速效和定位作用。气雾剂可直接到达作用（或吸收）部位，如异丙肾上腺素气雾剂吸入后1~2分钟即可起平喘作用。

（2）提高生物利用度。不通过胃肠道吸收，避免胃肠道不适，防止药物在胃肠道的降解和肝脏首过效应。

（3）稳定性好。由于药物严封于密闭容器内，避免与外界接触，不易染菌，隔绝空气、水分、光线，还能增加药物的稳定性。

（4）剂量准确。可通过阀门控制剂量，喷出的雾粒微小，药物分布均匀，给药剂量准确。

（5）使用方便，可避免胃肠道的不良反应。

（6）对创面的机械刺激性小。外用可在皮肤上形成均匀薄膜，减少常规制剂的机械刺激。

气雾剂也存在一定的缺点，主要表现在以下几点。

（1）气雾剂需特定的生产设备，因此生产成本高。

（2）气雾剂借抛射剂蒸气压力给药，具有一定内压，遇热或经撞击后易发生爆炸。如氟氯烷烃类抛射剂在动物或人体内达到一定浓度都可致敏心脏，造成心律失常。

（3）气雾剂的抛射剂由于高度挥发而具有制冷性，反复使用易引起给药部位不适。

（4）单次给药剂量偏小。

（5）抛射剂发生泄漏可导致失效。

（三）气雾剂的质量要求与检查项目

气雾剂的质量要求从总体上看，主要有：①气雾剂根据需要可加入附加剂，但吸入气雾剂中所有附加剂均应对呼吸道黏膜和纤毛无刺激性、无毒性，非吸入气雾剂中所有附加剂均应对皮肤或黏膜无刺激性。②二相气雾剂应按处方制得澄清的溶液后，按规定量分装。三相气雾剂应将微粉化（或乳化）原料药物和附加剂充分混合制得混悬液或乳状液，如有必要，抽样检查，符合要求后分装。吸入气雾剂的雾滴（粒）大小应控制在$10\mu m$以下，其中大多数应为$5\mu m$以下，一般不使用饮片细粉。③根据气雾剂所需压力，可将两种或几种抛射剂以适宜比例混合使用。④气雾剂的容器，应能耐受气雾剂所需的压力，各组成部件均不得与原料药物或附加剂发生理化作用，其尺寸精度与溶胀性必须符合要求。⑤定量气雾剂释出的主药含量应准确、均一，喷出的雾滴（粒）应均匀。⑥制成的气雾剂应进行泄漏检查，确保使用安全。⑦气雾剂应置凉暗处贮存，并避免曝晒、受热、敲打、撞击。⑧定量气雾剂应标明：每瓶总揿次，每揿从阀门释出的主药含量和/或每揿从口接器释出的主药含量。⑨气雾剂用于烧伤治疗如为非无菌制剂的，应在标签上标明"非无菌制剂"；产品说明书中应注明"本品为非无菌制剂"，同时在适应证下应明确"用于程度较轻的烧伤（Ⅰ°或浅Ⅱ°）"；注意事项下规定"应遵医嘱使用"。

除另有规定外，气雾剂应进行以下相关检查。

1. 每罐总揿次 定量气雾剂照《中国药典》2020年版四部吸入制剂（通则0111）相关项下方法检

查，每瓶罐总揿次应符合规定。

2. 递送剂量均一性　定量气雾剂照《中国药典》2020 年版四部吸入制剂（通则 0111）相关项下方法检查，递送剂量均一性应符合规定

3. 每揿主药含量　定量气雾剂按下述方法进行每瓶每揿主药含量检查，应符合规定。

检查法：取供试品 1 瓶，充分振摇，除去帽盖，试喷 5 次，用溶剂洗净套口，充分干燥后，倒置于已加入一定量吸收液的适宜烧杯中，将套口浸入吸收液液面下（至少 25mm），喷射 10 次或 20 次（注意每次喷射间隔 5 秒并缓缓振摇），取出供试品，用吸收液洗净套口内外，合并吸收液，转移至适宜量瓶中并稀释至刻度后，按各品种含量测定项下的方法测定，所得结果除以取样喷射次数，即为平均每揿主药含量。每揿主药含量应为每揿主药含量标示量的 80% ~ 120%。

4. 喷射速率　非定量气雾剂照下述方法检查，喷射速率应符合规定。

检查法：取供试品 4 瓶，除去帽盖，分别喷射数秒后，擦净，精密称定，将其浸入恒温水浴（25℃ ±1℃）中 30 分钟，取出，擦干，除另有规定外，连续喷射 5 秒钟，擦净，分别精密称重，然后放入恒温水浴（25℃ ±1℃）中，按上法重复操作 3 次，计算每瓶的平均喷射速率（g/s），均应符合各品种项下的规定。

5. 喷出总量　非定量气雾剂照下述方法检查，喷出总量应符合规定。

检查法：取供试品 4 瓶，除去帽盖，精密称定，在通风橱内，分别连续喷射于已加入适量吸收液的容器中，直至喷尽为止，擦净，分别精密称定，每瓶喷出量均不得少于标示装量的 85%。

6. 每揿喷量　定量气雾剂照下述方法检查，应符合规定。

检查法：取供试品 4 瓶，除去帽盖，分别揿压阀门试喷数次后，擦净，精密称定，揿压阀门喷射 1 次，擦净，再精密称定。前后两次重量之差为 1 个喷量。按上法连续测定 3 个喷量；揿压阀门连续喷射，每次间隔 5 秒，弃去，至 $n/2$ 次；再按上法连续测定 4 个喷量；继续揿压阀门连续喷射，弃去，再按上法测定最后 3 个喷量。计算每瓶 10 个喷量的平均值。除另有规定外，应为标示喷量的 80% ~ 120%。凡进行每揿递送剂量均一性检查的气雾剂，不再进行每揿喷量检查。

7. 粒度　除另有规定外，中药吸入用混悬型气雾剂若不进行微细粒子剂量测定，应按下述方法作粒度检查。

检查法：取供试品 1 瓶，充分振摇，除去帽盖，试喷数次，擦干，取清洁干燥的载玻片一块，置距喷嘴垂直方向 5cm 处喷射 1 次，用约 2ml 四氯化碳小心冲洗载玻片上的喷射物，吸干多余的四氯化碳，待干燥，盖上盖玻片，移置具有测微尺的 400 倍显微镜下检视，上下左右移动，检查 25 个视野，计数，原料药物平均粒径应在 5μm 以下，粒径大于 10μm 的粒子不得过 10 粒。

8. 装量　非定量气雾剂照《中国药典》2020 年版四部最低装量检查法（通则 0942）检查，应符合规定。除另有规定外，非定量气雾剂做最低装量检查。

9. 无菌　除另有规定外，用于烧伤［除程度较轻的烧伤（Ⅰ°或浅Ⅱ°）］、严重创伤或临床必须无菌的气雾剂，照《中国药典》2020 年版四部无菌检查法（通则 1101）检查，应符合规定。

10. 微生物限度　除另有规定外，照《中国药典》2020 年版四部非无菌产品微生物限度检查：微生物计数法（通则 1105）和控制菌检查法（通则 1106）及非无菌药品微生物限度标准（通则 1107）检查，应符合规定。

二、气雾剂的组成

气雾剂由抛射剂、药物与附加剂、耐压容器和阀门系统四部分组成。

（一）抛射剂

气雾剂的抛射剂是喷射药液的推动力，可兼做药物溶剂。在常压下沸点多低于室温，需冷却或加压液化，因此，需装入耐压容器中，由阀门系统控制。在阀门开启时，借抛射剂的压力将容器内的药液以雾状喷出达到用药部位。抛射剂的喷射能力的大小直接受其种类和用量的影响，同时也要根据气雾剂用药目的和要求加以合理的选择。

1. 抛射剂的要求 理想的抛射剂应具备以下条件。

（1）在常温下的蒸气压应大于大气压。

（2）无毒、无致敏性和刺激性。

（3）惰性，不与药物等发生反应。

（4）不易燃，不易爆。

（5）无色、无臭、无味。

（6）价廉易得。

（7）环保，不破坏大气臭氧层。

任何一个抛射剂不可能同时满足上述所有要求，应根据用药目的进行选择。

2. 抛射剂的分类 目前常用的抛射剂有以下几类。

（1）氟氯烷烃类（氟利昂） 常作为脂溶性药物的溶剂。其特点是常温下饱和蒸气压略高于大气压，且沸点低，易控制，性质稳定，不易燃烧，液化后密度大，无味，毒性较小，不溶于水。常用的有三氯一氟甲烷（F11）、二氯二氟甲烷（F12）等。由于氟利昂对大气臭氧层有破坏，有关组织已要求停止使用。我国已全面禁止在气雾剂产品中加入氟利昂类物质。目前我国药用气雾剂可选择的替代抛射剂屈指可数，其中四氯乙烷（HFA－134a）是国际通行的替代品，只能用于吸入，不能外用。二甲醚（DME）是我国唯一的注册的非氟利昂药用抛射剂，可用于腔道和黏膜。其他可选择的还有七氟丙烷（HFA－227）、二氟乙烷等。应特别注意的是，中药品种不同，对抛射剂的要求也不同。

（2）碳氢化合物 常与氟氯烷烃类抛射剂合用。作为抛射剂的主要品种有：丙烷、正丁烷和异丁烷。此类抛射剂虽然优点是稳定，密度低，但毒性大，易燃、易爆，工艺要求高。因此，不宜单独应用。异丁烷在国外已被广泛应用于外用气雾剂的抛射剂，且已载入《美国药典》。

（3）压缩气体类 可用作抛射剂的主要有二氧化碳、氮气和一氧化碳等。其物理、化学性质稳定，不与药物发生反应，不易燃。目前已用于消毒、阴道、鼻腔、局部止痛等各类医用气雾剂中。

（二）药物与附加剂

根据药物的理化性质和临床治疗要求决定配制何种类型的气雾剂，进而决定附加剂的使用。

供制备气雾剂使用的药物有液体以及固体药物。中药材一般采用适当的提取方法制成提取物，提取物直接溶解于抛射剂中，或用水或乙醇溶解后再与液化抛射剂混合。为了提高制剂稳定性，可根据药物的性质添加适宜的附加剂。常用的附加剂有潜溶剂、润湿剂、乳化剂和抗氧剂等，必要时还可添加矫味剂、防腐剂等。

（三）耐压容器

气雾剂的容器是贮存药物、抛射剂和附加剂的部件。要求性质稳定，不得与药物和抛射剂发生理化作用，具有一定的耐压性和撞击性，耐腐蚀，价廉易得。常用的有以下几种。

1. 玻璃容器 由中性硬质玻璃制成，具有良好的化学稳定性、耐腐蚀且抗泄露性好。但耐压性和耐撞击性差，故一般用于压力和容积都不大的气雾剂。

2. 金属容器 有铝制、马口铁和不锈钢三种，其中马口铁最常用，其特点是耐压力高、抗腐蚀性好，有利于机械化生产，但成本高。

3. 塑料容器 塑料容器质地轻而耐压，耐腐蚀性和抗撞击性较好。但因通透性较高、成本较高以及塑料添加剂可能存在的影响，药剂工业上少用。

（四）阀门系统

除一般阀门系统外，气雾剂还有供吸入用的定量阀门，供腔道或皮肤等用的泡沫阀门等特殊阀门系统。阀门是控制药物和抛射剂从容器喷射流出的主要部位，其精密程度会直接影响到制剂的质量。

三、气雾剂生产技术 e 微课

（一）工艺流程图

气雾剂的制备工作流程如图 15 - 1 所示。

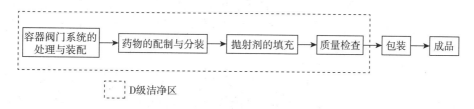

图 15 - 1 气雾剂的制备工艺流程图

（二）制备方法

气雾剂应在规定的洁净环境下进行配制，在整个过程中应注意防止微生物的污染。

1. 容器与阀门系统的处理与装配

（1）容器的处理 气雾剂的容器需洗涤洁净、烘干备用。将玻璃瓶洗净并置于预热至 120～130℃的烘箱中烘干，浸入搪塑液中，使瓶以下粘敷一层浆液，倒置放入 150～170℃烘箱中备用。

（2）阀门系统的处理与装配 橡胶制品、塑料及尼龙零件可用 95% 的乙醇浸泡、烘干，将定量杯与橡胶垫圈套合，阀门杆装上弹簧，并与橡胶垫圈及封帽等阀门结构组合装配。

2. 药物的配制与分装 采用适当的溶剂和提取方法将中药中有效成分提取出来并精制，加入附加剂，进行配制。

（1）溶液型气雾剂 将中药提取物与附加剂溶解于溶剂中，制成澄清均匀的溶液。

（2）混悬型气雾剂 药物用气流粉碎机粉碎后，将潜溶剂与助悬剂在配制罐中混合均匀，加入药物再次搅拌混匀，要严格控制水分含量，防止药物微粉吸附水分。

（3）乳剂型气雾剂 按乳剂的一般制备方法，制成合格、确定的药物乳剂。目前应用较多的是 O/W 型乳剂型气雾剂。

将上述配置好的药液，分别经过质量检查，定量分装在备用容器内，安装阀门，轧封帽铝盖。

3. 抛射剂的填充

（1）压灌法 取已分装药物、扎紧封帽铝盖的气雾剂容器，抽取内部空气，然后通过压力灌溉机将定量的抛射剂压灌于容器内。压罐法的设备简单，不需要低温操作，抛射剂损耗较少，目前我国主要采用此法生产。但是生产速度较慢，且在使用过程中压力的变化幅度大。目前，国外气雾剂的生产主要采用高速旋转压装抛射剂的工艺，产品质量稳定，生产效率大为提高。

（2）冷灌法 将冷灌装置中热交换器冷却至 −20℃ 左右，抛射剂冷却至沸点以下至少5℃。先将冷却的药液灌入容器中，随后加入已冷却抛射剂（也可两者同时进入），立即将阀门装上并扎紧。此法要求操作必须迅速，以减少抛射剂损失，且全部过程均在低温下操作。目前，国内还很少应用。

 实例分析

麝香祛痛气雾剂

处方： 人工麝香0.33g 红花1g 樟脑30g 独活1g 冰片20g 龙血竭0.33g 薄荷脑10g 地黄20g 三七0.33g

制法： 以上九味，取人工麝香、三七、红花，分别用50%乙醇10ml分三次浸渍，每次7天，合并浸渍液，滤过，滤液备用；龙血竭、独活分别用乙醇10ml分三次浸渍，每次7天，合并浸渍液，滤过，滤液备用；冰片、樟脑加乙醇100ml搅拌使溶解，再加入50%乙醇700ml，混匀；加入上述各浸渍液，混匀；将薄荷脑用适量50%乙醇溶解，加入上述药液中，加50%乙醇至总量为1000ml，混匀，静置，滤过，灌装，封口，充入抛射剂适量，即得。

问题： 1. 简述本品的性状及功效。

2. 你在生活中还接触过什么气雾剂？与其他制剂有什么不同？

3. 本品为非定量阀门气雾剂，请问该气雾剂在临床使用过程中有哪些注意事项？

答案解析

四、气雾剂用药指导

（一）用药指导

所有气雾剂使用前应充分摇匀储药罐，使储罐中药品和抛射剂充分混匀。首次使用前或上一次使用超过一周时，应先向空中试喷一次。

吸入气雾剂使用时，患者用药前需张口、头微微向后仰、缓慢地呼气。用手垂直握住雾化吸入器口，开始深而缓慢地吸气并按动气阀，尽量使药物随气流方向进入支气管深部，闭口并屏气2秒钟后用鼻慢慢呼气。若需要再吸一次，应等待至少一分钟后再吸入。吸入结束后使用清水漱口，以清除口腔残留的药物。如使用激素类药物应刷牙，从而避免药物对口腔黏膜和牙齿的损伤。

需要注意的是部分气雾剂（如云南白药气雾剂）有两个瓶子，一个是保险液，起到镇痛作用，是治标；另一个是气雾剂，起到活血化瘀的作用，是治本的。喷洒时，要记住先喷保险液，3分钟后，再喷气雾剂，喷洒要均匀。外用气雾剂喷洒时要注意观察患部，出现皮肤过敏的应停止使用。

气雾剂应置凉暗处贮存，并避免曝晒、受热、敲打、撞击。

（二）常见中成药举例

例 15 − 1 妇得康泡沫气雾剂

【**处方**】苦参总生物碱5.5g 十二醇硫酸钠0.15g 十八醇0.20g 羊毛醇0.15g 甘油5.0g，蒸馏水加至22g F12 5.5～7.5g。

【**制法**】将苦参总生物碱用水溶解后，用5mol/L盐酸中和至pH 8.0，另将十二醇硫酸钠、十八醇、羊毛醇、甘油置水浴中熔化后，倾入苦参总生物碱水溶液中，搅拌均匀后加水至全量，灌入已搪塑并清洗烘干的 30ml 玻璃瓶内，装上阀门轧紧，用压灌法压入 F12，摇匀，即得。

【功能与主治】清热燥湿，杀虫。用于慢性宫颈炎、宫颈糜烂、阴道炎之湿热下注证。

【注意事项】

1. 本品为泡沫气雾剂，用前需振摇。

2. 本品为阴道用气雾剂，应在喷头上装上接合器方可使用。

例 15 −2　止喘灵气雾剂（溶液型气雾剂）

【处方】洋金花生物碱 6.5g　盐酸克仑特罗 2.0g

【制法】取洋金花生物碱和盐酸克仑特罗用乙醇溶解，滤过，并稀释至 5.0ml，灌装于特质阀门系统耐压容器中，制成 100 瓶，封口，压入二氯二氟甲烷，即得。

【功能与主治】本品为抗胆碱药和选择性 β 受体兴奋剂的中西药复方制剂，有舒张血管作用。用于治疗支气管哮喘、哮喘性支气管炎等症。

【注意事项】整个操作过程应注意避免微生物污染，配好的药液立即分装至洁净干燥的容器中，压灌抛射剂时，容器中的空气要抽尽。

例 15 −3　咽速康气雾剂

【处方】人工牛黄 30g　珍珠（制）30g　雄黄（制）20g　蟾酥（制）20g　麝香 20g　冰片 20g　乙醇适量　F12 5.0kg

【制法】以上 6 味，人工牛黄、珍珠、雄黄干燥后粉碎成极细粉。蟾酥、麝香以无水乙醇回流提取 3 次，回流时间分别为 3 小时、2 小时、1.5 小时，滤过，合并滤液，将冰片溶于其中，加人工牛黄、珍珠、雄黄极细粉，以无水乙醇定容至 300ml，再加入 15% 非离子型表面活性剂无水乙醇溶液 100ml，混溶后在不断搅拌条件下，定量分装于气雾剂耐压容器内，压盖后在 800～1000kPa 压力下向瓶内压入经微孔滤膜滤过的抛射剂 F12，即得。制成 1000 瓶。

【功能与主治】解毒、消炎、止痛。用于时疫白喉、咽喉肿痛、单双乳蛾、喉风喉痛、烂喉丹痧。

【用法与用量】喷雾吸入。每次喷 3 下，一日 3 次。或遵医嘱。

即学即练

气雾剂的组成包括下述哪项（　　）

答案解析　A. 抛射剂　　B. 药物与附加剂　　C. 囊材　　D. 耐压容器　　E. 阀门系统

第二节　喷雾剂

PPT

一、概述

喷雾剂系指原料药物或与适宜辅料填充于特制的装置中，使用时借助手动泵的压力、高压气体、超声振动或其他方法将内容物呈雾状物喷出，用于肺部吸入或直接喷至腔道黏膜及皮肤等的制剂。喷雾剂按内容物的组成分为溶液型、乳剂型和混悬型。适应于咽炎、口腔炎或皮肤、黏膜、舌下、鼻腔黏膜给药等。

（一）喷雾剂的特点

喷雾剂与气雾剂相比有以下特点。

1. 喷雾剂不含抛射剂，对大气无污染。

2. 喷雾剂采用惰性气体为动力，减少了副作用和刺激性，增加了药物的稳定性。

3. 生产设备较气雾剂简单，生产成本低，安全性强。

4. 喷雾剂随使用次数的增加，内容物的减少，容器压力也随之下降，喷出的雾滴大小及喷射量不能稳持恒定。所以药效强、安全指数小的药物，需要发挥全身作用的药物不宜制成气雾剂。

5. 喷雾剂与外界隔绝方面不如气雾剂。

（二）喷雾剂的分类

1. 按分散系统分为溶液型、乳剂型及混悬型喷雾剂。

2. 按使用方法分为单剂量和多剂量喷雾剂。

3. 按给药途径分为吸入、非吸入和外用喷雾剂。

4. 按给药定量与否分为定量和非定量喷雾剂。

（三）喷雾剂的质量要求与检查项目

喷雾剂的质量要求内容与气雾剂相似，《中国药典》2020 年版四部规定了喷雾剂（通则 0112）必须进行每瓶总喷次、每喷喷量、每喷主药含量、递送剂量均一性、装量、装量差异、微细粒子剂量、无菌以及微生物限度等项目检查。

二、喷雾剂生产技术

（一）工艺流程图

喷雾剂制备的工艺流程如图 15 - 2 所示。

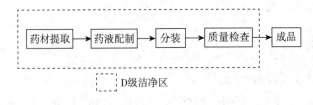

图 15 - 2 喷雾剂制备工艺流程图

（二）制备方法

1. 原料药的制备 喷雾剂使用的中药，不宜直接使用药材细粉，而是选择适宜的溶剂进行提取，精制，以有效成分或有效部位为原料较为合适。

2. 附加剂 喷雾剂常需加入一些附加剂，如增溶剂、助溶剂、防腐剂、pH 调节剂等，其质量应符合药用要求。

3. 阀门系统与容器

（1）气压与阀门系统与气雾剂相似，但阀门的内孔一般有三个，且比较大，以便于物质的流动。

（2）手动泵是采用手压触动器产生的压力使容器内药液以雾滴、乳滴等形式释放的装置。

（3）容器一般选用金属容器。

（4）喷雾器使药物溶液或微粉以粒状喷出。

4. 药液配制与分装

（1）配制　将中药提取物与附加剂配制成所需的分散体系。一般溶液型喷雾剂应制成澄清溶液；混悬型喷雾剂应将药物微粉化。同时严防药物粉末吸湿；乳剂型喷雾剂应制成稳定的乳剂。

（2）分装　将配制好的分散体系定量地分装在容器中，安装阀门，轧紧封帽，压入压缩气体，即得。

三、喷雾剂用药指导

（一）用药指导

喷雾剂需借助手动机械泵产生的压力给药，常见皮肤、体表外用喷雾用药。

鼻喷雾剂使用方法：①首先用清水清洗鼻腔；②使用时摇匀药品，打开瓶盖；③将药瓶上举，食指与中指放在瓶颈处，大拇指放在瓶底，对空气中喷放数次，直到药剂喷出为止；④用手按住一侧鼻孔，将药瓶喷口进另一侧鼻孔，快速下压瓶颈处；⑤换另一鼻孔使用，此为一剂量；⑥使用后清洁药瓶与鼻子接触部位，盖好盖子，另喷完15分钟内，应避免揉鼻子。

外用（烧伤）喷雾剂：外用，将喷头对准患处距15～20cm，连续按压喷头顶部，使药液均匀喷至创面。对软组织损伤所致皮肤瘀血、肿胀、疼痛等症，可直接喷于患处或将药液喷于药棉上，用药棉贴于患处，每日喷2～6次。对新鲜烧烫伤创面，连续喷药3～4次即可止痛，如有水泡，将其刺破，泡皮不须剥落。止痛后，每日用药2～6次（视其轻重，每日也可多喷数次），至痂皮脱落痊愈。

（二）常见中成药举例

例15-4　金花喷雾剂

【处方】金银花　野菊花　鱼腥草　柴胡　薄荷油

【制法】称取处方中金银花、野菊花、鱼腥草、柴胡4味中药，加水浸泡4小时后进行水蒸气蒸馏，收集芳香水为药材的4倍量，然后进行二次蒸馏，收集芳香水约为药材的1.5倍，然后加入薄荷油和吐温80，充分振摇使其澄清，滤过，灌封，即得。

【功能与主治】解表邪、利咽喉、疏风热之功效，临床上主要用于小儿急性上呼吸道感染。

例15-5　买麻藤喷雾剂

【处方】买麻藤总生物碱

【制法】称取买麻藤总生物碱，加适量稀酸溶解，滤过，滤液用碳酸钠溶液调节至微酸性，滤过，滤液加热煮沸，放置冷却，滤去析出的沉淀，调整至每1ml相当于10mg总生物碱，将药液分装，即得。

【功能与主治】止咳、平喘。用于慢性支气管炎。

【用法与用量】雾化吸入，每次1～1.5ml，一日2次，连续10天为一疗程。

PPT

第三节 粉雾剂

一、概述

粉雾剂系指微粉化的药物与附加剂以及载体采用特制的干粉给药装置，由患者主动吸入雾化药物至肺部或喷至腔道黏膜的制剂。粉雾剂按用途可分为吸入粉雾剂、非吸入粉雾剂和外用粉雾剂。目前研究应用较多的主要是吸入粉雾剂。

（一）粉雾剂的主要特点

1. 无抛射剂，可避免对环境的污染。
2. 药物呈干粉状，稳定性高，尤其适合多肽、蛋白质类物质。
3. 不含防腐剂及乙醇等溶剂，对病变黏膜无刺激性。
4. 药物以胶囊或泡囊形式给药，剂量准确。

 知识链接

粉雾剂的发展

粉雾剂是一个新剂型，1971年英国的Bell研制的第一个干粉吸入装置问世以来，粉末吸入装置已由第一代的胶囊型，发展至第三代的贮库型，并有将药物制成脂质体后吸入给药的研究报道，粉雾剂的应用范围也已由传统的肺局部疾病治疗拓展至生物药物和心血管药物等领域。目前，对粉雾剂处方的雾化性能以及雾化机制的研究仍是该领域的热点，同时，由于吸入药物在体内的实际情况不易控制，如何研制出使用方便、重视性好、能够避免患者之间个体差异的高效吸入装置是研究人员仍在探讨的问题。

（二）吸入粉雾剂质量要求与检查项目

根据《中国药典》2020版四部吸入制剂（通则0111），吸入粉雾剂在生产和贮藏中应符合的规定与吸入气雾剂相似，但要求胶囊型、泡囊型吸入粉雾剂说明书应标明：①每粒胶囊或泡囊中药物含量；②胶囊应置于吸入装置中吸入，而非吞服；③有效期；④贮藏条件。同时，除另有规定外，吸入粉雾剂应进行递送剂量均一性、微细粒子剂量、多剂量吸入粉雾剂总吸次、微生物限度等项目检查。

二、粉雾剂生产技术

1. 工艺流程图 如图15-3所示。

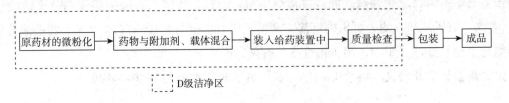

图 15-3 粉雾剂的制备工艺流程图

2. 粉雾剂的处方设计 气雾剂是借助抛射剂作为动力给药形式，粉雾剂是由患者主动吸入或借助特制给药装置。

（1）药物的粒径很大程度上会影响药物疗效，因此药物的微粉化是整个过程比较关键的一步，通过微粉化工艺使药物粒径达到规定范围。如流能磨是一种常用的干燥粉碎法，最小可获得 $2 \sim 3 \mu m$ 的微粉；此外，喷雾干燥可以获得粒径更小的药粉。

（2）载体物质在粉雾剂中加入载体物质的目的是为了阻止微粉聚集，改善粉末流动性。

（3）附加剂可根据需要适当添加少量的附加剂，如润滑剂等。

三、粉雾剂用药指导

吸入粉雾剂采用特制的干粉吸入装置，由患者主动吸入，用药时不需吸气与按压阀门同步。吸入粉雾剂使用方法：①取下保护盖，充分振摇，使内容物充分混匀；②患者用药前需张口、头微微向后仰、缓慢地呼气；③双手包住喷口端，将喷嘴放入口腔；④闭口并屏气 10 秒钟；⑤用鼻慢慢呼气。

目标检测

答案解析

一、名词解释

气雾剂　　喷雾剂　　抛射剂　　粉雾剂

二、A 型选择题

1. 下列关于气雾剂的叙述，正确的是

　　A. 气雾剂系将药物装封于具有特制阀门系统的耐压密封容器制成的制剂

　　B. 按气雾剂相组成可分为一相、二相和三相气雾剂

　　C. 二相气雾剂一般为混悬系统或乳剂系统

　　D. 按医疗用途可分为吸入气雾剂、皮肤和黏膜气雾剂及空间消毒用气雾剂

　　E. 吸入气雾剂的微粒大小以在 $5 \sim 50 \mu m$ 范围为宜

2. 乳剂型气雾剂为

　　A. 单相气雾剂 　　　　　　B. 二相气雾剂 　　　　　　C. 三相气雾剂

　　D. 双相气雾剂 　　　　　　E. 吸入粉雾剂

3. 气雾剂的抛射剂是

　　A. 氟氯烷烃类 　　　　　　B. 卡波姆 　　　　　　C. 聚维酮

　　D. 泊洛沙姆 　　　　　　E. PVA

4. 气雾剂的质量评定不包括

　　A. 喷雾剂量 　　　　　　B. 喷次检查 　　　　　　C. 泄漏率检查

　　D. 抛射剂用量检查 　　　　　　E. 粒度

5. 经肺部吸收的制剂是

　　A. 膜剂 　　　　　　B. 软膏剂 　　　　　　C. 气雾剂

　　D. 栓剂 　　　　　　E. 缓释片

三、B 型选择题

[1～3]

    A. 溶液型气雾剂　　　　B. 乳剂型气雾剂　　　　C. 喷雾剂

    D. 混悬型气雾剂　　　　E. 吸入粉雾剂

1. 二相气雾剂为

2. 借助于手动泵的压力将药液喷成雾状的制剂是

3. 采用特制的干粉吸入装置，由患者主动吸入雾化药物的制剂是

[4～5]

    A. PVP　　　　　　　　B. PVA　　　　　　　　C. 丙二醇

    D. 枸橼酸钠　　　　　　E. 氟氯烷烃

4. 气雾剂中的抛射剂是

5. 气雾剂中的潜溶剂是

四、简答题

1. 气雾剂按分散系统和医疗用途各分为哪几类？

2. 简述气雾剂的主要特点。

3. 气雾剂由哪几部分组成？起动力作用的是哪部分？

4. 简述吸入气雾剂的检查项目和要求。

书网融合……

知识回顾　　　　　微课　　　　　习题

第十六章　其他剂型

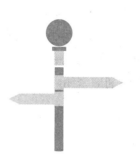

其他剂型主要是指膜剂、胶剂、眼用制剂、鼻用制剂、洗剂、海绵剂和其他传统剂型等，其他传统剂型又包括锭剂、搽剂、茶剂、灸剂、烟剂、烟熏剂、糕剂、钉剂、熨剂、线剂、条剂和香囊剂，以上制剂可内服应用，或可外用，起全身治疗或局部治疗的作用。

虽然该类剂型临床应用不算广泛，但也是不可或缺的一部分。本章主要学习有关其他剂型的基本知识和技能，学会各种其他制剂的制备方法、应用特点及用药指导等。

学习目标

1. **掌握**　膜剂、胶剂、眼用制剂、鼻用制剂、洗剂的特点、分类与质量要求；膜剂常用成膜材料与其他辅料；胶剂的原料、辅料与作用；其他传统制剂的临床应用指导。

2. **熟悉**　膜剂、胶剂、眼用制剂、鼻用制剂、洗剂的概念与制备方法。

3. **了解**　海绵剂与其他传统制剂的概念与制备方法。

第一节　膜　剂

PPT

一、概述

（一）定义

膜剂是由原料药物与适宜的成膜材料经加工制成的膜状制剂，供口服或黏膜用。膜剂的结构类型有单层膜、多层膜（复方）与夹心膜等，近年来，国内对中药膜剂进行了研究和试制，如复方青黛膜、丹参膜、万年青苷膜等，其中某些品种已正式投入大量生产。膜剂的厚度，一般为 0.1～0.2mm。

（二）特点

1. 制备工艺简单，易于掌握。既适用于医院制剂室小量制备，又适于药厂大量生产。
2. 成膜材料用量少，常用无毒的聚乙烯醇（PVA）、邻苯二甲酸醋酸纤维素钠（CAP - Na）等。
3. 膜剂生产与片剂生产相比无粉尘飞扬，有利于车间劳动保护。
4. 如用多层复方膜剂代替复方片剂，便于解决药物之间的配伍禁忌问题及分析上的干扰检验因素问题。

5. 采用不同的成膜材料及辅料可制成不同释药速度的膜剂。

6. 药物含量准确，稳定性好，吸收快，疗效快。

7. 包装时密封在塑料薄膜或涂塑铝箔包装中，再用纸盒作外包装，质量可保持稳定，不易发霉变质，不怕碰撞，重量轻，体积小。

8. 不适于剂量较大的药物，故在品种上受到很大限制。

（三）膜剂质量要求与检查项目

膜剂的质量要求从总体上看，主要有：①成膜材料应无毒、无刺激性，性质稳定，与原料药物兼容性良好；②原料药物如为水溶性，应与成膜材料制成具有一定黏度的溶液；如为不溶性原料药物，应粉碎成极细粉，并与成膜材料混合均匀；③膜剂外观应完整光洁、厚度一致、色泽均匀、无明显气泡。多剂量膜剂，分格压痕应均匀清晰，并能按压痕撕开；④膜剂所用的包装材料应无毒性、能够防止污染、方便使用，并不能与原料药物或成膜材料发生理化反应；⑤除另有规定外，膜剂应密闭贮存，防止受潮、发霉和变质。

除另有规定外，膜剂应进行以下相应检查。

1. 重量差异　照下述方法检查，应符合规定。

检查法：取供试品 20 片，精密称定总重量，求得平均重量，再分别精密称定各片的质量。每片重量与平均重量相比较，按表 16-1 中的规定，超出重量差异限度的不得多于 2 片，并不得有 1 片超出限度的 1 倍。

表 16-1　膜剂重量差异限度

平均重量	重量差异限度
0.02g 及 0.02g 以下	±15%
0.02g 以上至 0.20g	±10%
0.20g 以上	±7.5%

凡进行含量均匀度检查的膜剂，一般不再进行重量差异检查。

2. 微生物限度　除另有规定外，照《中国药典》2020 年版四部非无菌产品微生物限度检查：微生物计数法（通则 1105）和控制菌检查法（通则 1106）及非无菌药品微生物限度标准（通则 1107）检查，应符合规定。

二、膜剂生产技术

（一）工艺流程图

膜剂的生产工艺流程如图 16-1 所示。

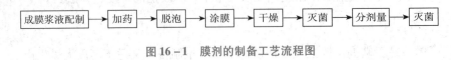

图 16-1　膜剂的制备工艺流程图

（二）膜剂制备方法

1. 成膜材料　目前常用的成膜材料有天然与合成高分子物质两类。天然的有明胶、虫胶、阿拉伯胶、琼脂、海藻酸、玉米朊、白及胶等。合成的有纤维素衍生物、聚乙烯胺类、聚乙烯氨基缩醛衍生物、聚乙烯吡啶衍生物、聚乙烯醇（PVA）等。经实验发现，成膜性能及膜的抗拉强度、柔韧性、吸湿性和水溶性等，均以聚乙烯醇（PVA）为最佳。

2. 膜剂的附加剂

（1）增塑剂　常用的有甘油、三醋酸甘油酯、山梨醇等。它能使膜柔软并具有一定的抗拉强度。

（2）其他辅料　有着色剂、遮光剂、矫味剂、填充剂、表面活性剂等。着色剂常用食用色素；遮光剂常用二氧化钛；制备口服膜剂时用的矫味剂有蔗糖、甜叶菊糖苷等；填充剂有碳酸钙、二氧化硅、淀粉等，用于制备不透明的膜剂；表面活性剂常用的有聚山梨酯80、十二烷基硫酸钠、豆磷脂，在处方中起润湿剂的作用。除常用食用色素应符合食用标准规格外，其他辅料应符合药用标准规格。

3. 膜剂处方组成

主药	≤70%（g/g）
成膜材料（PVA 等）	≥30%
着色剂（色素，二氧化钛等）	≤2%
增塑剂（甘油、山梨醇等）	≤20%
表面活性剂（聚山梨酯80、十二烷基硫酸钠、豆磷脂等）	1%～2%
填充剂（$CaCO_3$、SiO_2、淀粉）	≤20%
矫味剂（甜叶菊糖苷等）	适量
脱膜剂（液状石蜡等）	适量

4. 膜剂的制备

小量制备：将精制的PVA溶解于水中，滤过，往滤液中加入药物，充分搅拌，使其均匀分散或溶解，然后倾注于平板玻璃上涂成一定宽度和厚度的均匀薄层，烘干，取样测定每平方厘米面积的主药含量后，根据含量和剂量的需要，剪成单剂量小格，包装即得。

大量生产：方法同上，只是采用涂膜机涂膜。取配好的药液加入加料斗中，通过可调节流量的流液嘴，将药液按一定的宽度和恒定的流量涂于不锈钢平板循环带上，通过热风80～100℃干燥，迅速成膜。到达主动轮后，药膜从循环带上剥脱被卷入卷膜盘上，再将药膜带烫封在聚乙烯薄膜或涂塑铝箔中，取样测定含量，计算出单剂量的药膜面积，热烫划痕或剪切，包装即得。　🅔微课

三、膜剂用药指导

（一）用药指导

膜剂按给药途径又可分为口服、口含、舌下、眼结膜囊、鼻腔、阴道、体内植入、皮肤创伤等多种给药途径，其中最为常见的为口腔溃疡膜。一般面积为$1cm^2$者供口服，$0.5cm^2$者供眼用，$5cm^2$者供阴道用。膜剂的使用方法是将手和准备贴膜的部位洗净消毒，取出膜剂，视患处大小将膜剂裁剪成合适的面积和形状，贴于患处，必要时用医用胶带将四角固定。贴用口腔溃疡膜时，还应注意膜遇水后的卷曲方向，内曲向贴向创面有利于贴牢。

（二）常见中成药举例

例 16－1　复方青黛散薄膜

【处方】复方青黛散 5.0g　羧甲基纤维素钠溶液（1：10）92.0g　丙二醇 3.0g

【制法】将复方青黛散加入羧甲基纤维素钠溶液，混匀，再加入丙二醇，研匀，放置排除气泡，再均匀涂布于玻璃平板上，制膜，70℃干燥1小时，脱膜，剪成适当大小，包装即得。

【功能与主治】消炎、生肌。用于口腔溃疡及烧伤、烫伤、创伤引起的溃疡等。

【用法与用量】局部贴用，用量酌情而定。

第二节　海绵剂

PPT

一、概述

海绵剂系用亲水性胶体溶液经干燥制成的一种吸水性很强的海绵状固体灭菌制剂，多作外科辅助止血用。海绵剂一般为块状，但亦有粉状或纸状者。海绵剂共分两类：一是用蛋白质为原料制成的，如明胶海绵、血浆海绵、纤维蛋白海绵及含药明胶海绵；二是用淀粉为原料制成的淀粉海绵。淀粉海绵质地松脆易碎；明胶海绵质柔软，止血效果好，临床应用较多。

二、海绵剂制备方法

由于海绵剂所用高分子材料的不同，制备过程略有差异，但一般要经过配料、打泡、固化、冷冻、干燥、灭菌、包装等步骤，最后制成成品。

三、海绵剂用药指导

（一）用药指导

海绵剂作为辅助止血剂在神经外科、普通外科等手术中有良好的止血效果。其原理是海绵剂属于胶原物质，能促进血栓形成，使局部血液加速凝固。另外，海绵剂吸收大量水分后体积膨胀，对出血创面起相当大的均匀的机械压迫作用，使出血停止。使用时将本品平贴在出血面上，1～2分钟后即与出血面黏着而达到止血的效果。故小量的出血用本品覆盖效果较好。大量静脉出血如腔静脉出血、颅内静脉窦出血等亦能呈效。在手术中如遇到较大的渗血面，如脾切除术等，用本品做辅助止血剂能获得良好的止血效果。

（二）常见制剂举例

例16-2　吸收性明胶海绵

【处方】明胶60g　甲醛溶液（37%，g/g）6ml　蒸馏水500ml

【制法】

1. 配料　将粒状明胶60g，加蒸馏水500ml浸泡约1小时，待膨胀软化后，于水浴加温至40～50℃使溶解。必要时用2号或3号垂熔漏斗抽滤，并将明胶液于32～38℃保温备用；另将甲醛溶液6ml，加水50ml稀释备用。

2. 打泡与固化　将上述32～38℃的明胶溶液和已稀释的甲醛溶液（固化剂），同时倒入打泡桶内，用打泡机（转速约900转/分钟）打泡约15分钟，待明胶溶液呈均匀细腻的泡沫后，分装于盒中（制盒的铅丝最好镀锡，在盒子四周均缝一层麻布，盒子上、下、四边可活动便于出料），待冷冻处理。

3. 冰冻 一般在 -20 ~ -10℃冷冻 24 小时。

4. 干燥 将冰冻的海绵置鼓风室，连续鼓 36℃热风至干燥（3~4 天），置于石灰干燥箱备用。

5. 灭菌与包装 干燥后，打开盒子，取出明胶海绵，切去表面较硬的以及有大气泡的部分，切成需要形状，用纸包装后，以 120℃干热灭菌 2 小时，再以无菌操作装入塑料袋中密封。

【作用与用途】 辅助止血剂。用于内脏及外伤止血。

例 16 – 3 淀粉海绵

【处方】 淀粉 15g 注射用水 100ml

【制法】 取淀粉加蒸馏水适量，搅拌混合成 5% ~ 12% 混悬液，在水浴上加热至 70 ~ 100℃，不断搅拌，使成均匀透明的淀粉浆。然后倾入带格的盘中，冷却至室温。再放入冰箱中，于 -4 ~ -2℃冷冻 24 ~ 48 小时，待冷冻彻底后取出，置室温下，先使部分解冻，切除表面冷冻时形成的硬表皮，然后全部解冻。用纱布包裹，轻轻压出水分，按治疗需要切成小块，依次浸入 70%、80%、95% 乙醇及无水乙醇中脱去水分。然后将醇挤出，于温度 50℃以下干燥。再以玻璃纸袋包装，用 120℃干热灭菌 1 小时。

【作用与用途】 辅助止血剂。用于外科手术或外伤止血。

【注意事项】 本品使用时，需先用灭菌生理盐水浸软，取出挤去水分，即可应用。

第三节 胶 剂

PPT

一、概述

（一）定义

胶剂系指动物皮、骨、甲或角用水煎取胶质，浓缩成稠胶状，经干燥后制成的固体块状内服制剂。其主要成分为动物胶原蛋白及其水解产物，尚含多种微量元素。胶剂主要功效：有补血、止血、祛风、调经、滋补强壮作用；用以治疗虚劳羸弱、吐血、衄血、崩漏、腰酸腿软等症。

（二）种类

1. 皮胶类 以动物皮为原料经熬炼制成。用驴皮制成的胶称阿胶，牛皮制成的胶称黄明胶，猪皮制成的胶称新阿胶。

2. 骨胶类 用动物的骨骼熬炼制成，如狗骨胶、鱼骨胶等。

3. 甲胶类 用龟科动物乌龟的背甲及腹甲或鳖科动物鳖的背甲为原料，经熬炼制成，如龟甲胶、鳖甲胶等。

4. 角胶类 用雄鹿骨化的角为原料，经熬炼制成，称鹿角胶。鹿角胶应呈黄棕色或红棕色，半透明，有的上部有黄白色泡沫层。若制备时掺入部分阿胶，则成品颜色加深，呈黑褐色。

5. 其他胶类 凡含蛋白质的动物药材，经水煎提取浓缩，一般均可制成胶剂。如以牛肉制成的霞天胶，以龟甲和鹿角为原料制成的龟鹿二仙胶等。

（三）胶剂质量要求与检查项目

胶剂的质量要求从总体上看，主要有：①胶剂所用原料应用水漂洗或浸漂至净；②加水煎煮浓缩后的胶液在常温下应能凝固；③胶凝前，可按各品种制法项下规定加入适量辅料（如黄酒、冰糖、食用植物油等）；④胶凝后，按规定重量切成块状，阴干；⑤胶剂应为色泽均匀，无异常臭味的半透明固体；⑥一般应检查总灰分、重金属、砷盐等；⑦胶剂应密闭贮存，防止受潮。

除另有规定外，胶剂应进行以下相应检查。

1. 水分 照《中国药典》2020 年版四部水分测定法（通则 0832 第二法）测定，不得过 15.0%。

2. 微生物限度 照《中国药典》2020 年版四部非无菌产品微生物限度检查：微生物计数法（通则 1105）和控制菌检查（通则 1106）及非无菌药品微生物限度标准（通则 1107）检查，应符合规定。

二、胶剂制备方法

（一）胶剂原辅料的选择

1. 原料的选择 胶剂原料的优劣直接影响着产品的质量和出胶率，故应严格选择。各种原料均应选自健康强壮的动物，除去原料上附有的杂质。

2. 辅料的选择 胶剂制备过程中常加入糖、油、酒、明矾等辅料，主要起矫臭矫味、便于加工成型、沉淀杂质及一定的治疗作用。辅料质量的优劣，也直接影响到胶剂的质量。

（1）冰糖 加入冰糖能增加胶硬度与透明度，并有矫味作用。如无冰糖，可用白糖代替。

（2）植物油 多使用花生油、豆油、麻油。质量以纯净无杂质的新制油为佳。酸败者禁用。加少量油的目的是降低胶的黏度，便于切胶，胶块不易变形，且在浓缩收胶时，气泡易于逸散，使胶净透。

（3）酒类 一般用黄酒，以绍兴酒为佳，无黄酒时可用白酒代替。加酒可矫臭矫味，同时，胶剂经浓缩至出胶前，在搅拌下喷入黄酒，有利于气泡逸散，成品胶不会有气泡。

（4）明矾 以色白洁净者为佳。明矾为澄清剂，可加速胶液中的固体杂质沉淀，以提高成品胶的透明度。

（5）阿胶 某些胶剂在浓缩收胶时，常加入少量阿胶，使之黏度增加，易于凝固成型，并在药理上发挥相加作用。

（二）胶剂制备过程

胶剂的工艺流程：原料处理→煎取胶汁→滤过澄清→浓缩收胶→凝胶切胶→干燥包装。

1. 原料的处理 胶剂原料上附有的毛、脂肪、筋、膜和血等杂质，必须处理除去，才能用于熬胶。

2. 煎取胶汁 一般采用蒸球加压煎煮法。蒸球加压提取工艺操作关键是控制适宜的压力、时间和水量。压力一般以 0.08MPa 蒸气压力（表压）为佳。煎提时间和加水量随胶剂原料的种类而定，一般加水量应浸没原料，煎提 8～48 小时，反复 3～7 次，至煎出液中胶质甚少为止，最后一次可将原料残渣压榨，收集全部煎液。为了降低挥发性盐基氮的含量，生产中除应严格控制原料的质量、煎提蒸气压力和加水量外，还应定期减压排气。如用 0.08MPa 蒸气压力（表压）煎煮驴皮，每隔 60 分钟排气 1 次。

3. 滤过澄清 每次煎出的胶液，应趁热用六号筛滤过，再在胶液中加 0.05%～0.1% 明矾（先用水将其溶解后加入），使杂质容易沉降，搅拌后静置数小时，待细小杂质沉降后，分取上层胶液，再用板框压滤机滤过，滤液即可进行浓缩。

4. 浓缩收胶 将所得澄清胶液，先除去大部分水分，再移至蒸气夹层锅中，继续浓缩直至胶液不透纸（将胶液滴于滤纸上，四周不见水迹），含水量 26%～30%，相对密度为 1.25 左右时，加入豆油，搅匀，再加入糖，搅拌使全部溶解，减弱火力，继续浓缩，再用棒挑起胶液则黏附棒上呈片状不坠落即"挂旗"时，在强力搅拌下加入黄酒，此时锅底产生大气泡，俗称"发锅"，待胶液无水蒸气逸出时即可出锅。

各种胶剂的浓缩程度应适当，如鹿角胶应防止"过老"，否则不易凝成胶块；浓缩程度不够，含水量过高，成品胶块在干燥后常出现四周高、中间低的"塌顶"现象。

5. 凝胶与切胶 胶液浓缩至适宜的程度后，趁热倾入已涂有少量麻油的凝胶盘内，置空调室中，调至室温 8~12℃，静置 12~24 小时，胶液即凝固成胶块，此过程称为胶凝，所得到的固体胶称凝胶，俗称胶坨。切胶多用自动切胶机，将凝胶切成一定规格的小片，此过程俗称"开片"。

6. 干燥与包装 胶片切成后，置于有空调防尘设备的晾胶室内，摊放在晾胶床上，也可分层摊放在竹帘上，使其在微风阴凉的条件下干燥。一般每隔 48 小时或 3~5 日翻面 1 次，使两面水分均匀散发，以免成品弯曲变形。数日之后（一般 7~10 天），待胶片干燥至胶片表面干硬，装入木箱内，密闭闷之。使内部水分向胶片表面扩散，称为"闷胶"，也称"伏胶"。约 2~3 天后，将胶片取出，用布拭去表面水分，然后再放到竹帘上晾之。数日后，又将胶片置木箱中闷胶 2~3 天，如此反复操作 2~3 次至胶片充分干燥。将胶片用纸包好，置于石灰干燥箱中，也可以适当缩短干燥时间。

胶片充分干燥后，在紫外线灭菌车间包装。包装前用乙醇微湿的布或新沸过的 60℃ 左右微湿的布拭胶片表面，使之光泽。然后再晾至表面干燥，用紫外线消毒，再用朱砂或金箔印上品名，装盒。胶片应贮存于密闭容器内，置阴凉干燥处，防止受潮、受热、发霉、软化、黏结及变质等，但也不可过分干燥，以免胶片碎裂。

三、胶剂用药指导

（一）用药指导

胶剂服用需加水或黄酒慢慢烊化或服用。目前已有将阿胶制成"阿胶泡腾冲剂"正式投放市场，该制剂可直接加温水冲服，酸甜可口，不需另加调味品。

（二）常见中药举例

例 16-4 阿胶

【处方】 驴皮 50.0kg 冰糖 3.3kg 豆油 1.7kg 黄酒 1.0kg

【制法】 将驴皮浸泡去毛，切块洗净，分次水煎，滤过，合并滤液，浓缩（可分别加入适量的黄酒、冰糖和豆油）至稠膏状，冷凝，切块，晾干，即得。

【功能与主治】 补血滋阴，润燥，止血。用于血虚萎黄，眩晕心悸，肌痿无力，心烦不眠，虚风内动，肺燥咳嗽，劳嗽咯血，吐血尿血，便血崩漏，妊娠胎漏。

【用法与用量】 3~9g，烊化兑服。

答案解析

即学即练

1. 胶剂的原料有哪些？其中阿胶的原料是什么？
2. 胶剂在制备中加入冰糖的作用是什么？

PPT

第四节　眼用制剂

一、概述

（一）含义与分类

1. 含义　眼用制剂系指直接用于眼部发挥治疗作用的无菌制剂。

2. 分类　眼用制剂可分为眼用液体制剂（滴眼剂、洗眼剂、眼内注射溶液等）、眼用半固体制剂（眼膏剂、眼用乳膏剂、眼用凝胶剂等）、眼用固体制剂（眼膜剂、眼丸剂、眼内插入剂等）。眼用液体制剂也可以固态形式包装，另备溶剂，在临用前配成溶液或混悬液。

（1）滴眼剂　系指由原料药物与适宜辅料制成的供滴入眼内的无菌液体制剂。可分为溶液、混悬液或乳状液。

（2）洗眼剂　系指由原料药物制成的无菌澄明水溶液，供冲洗眼部异物或分泌液、中和外来化学物质的眼用液体制剂。

（3）眼内注射溶液　系指由原料药物与适宜辅料制成的无菌液体，供眼周围组织（包括球结膜下、筋膜下及球后）或眼内注射（包括前房注射、前房冲洗、玻璃体内注射、玻璃体内灌注等）的无菌眼用液体制剂。

（4）眼膏剂　系指由原料药物与适宜基质均匀混合，制成溶液型或混悬型膏状的无菌眼用半固体制剂。

（5）眼用乳膏剂　系指由原料药物与适宜基质均匀混合，制成乳膏状的无菌眼用半固体制剂。

（6）眼用凝胶剂　系指原料药物与适宜辅料制成的凝胶状无菌眼用半固体制剂。

（7）眼膜剂　系指原料药物与高分子聚合物制成的无菌药膜，可置于结膜囊内缓慢释放药物的眼用固体制剂。

（8）眼丸剂　系指原料药物与适宜辅料制成的球形、类球形的无菌眼用固体制剂。

（9）眼内插入剂　系指原料药物与适宜辅料制成的适当大小和形状、供插入结膜囊内缓慢释放药物的无菌眼用固体制剂。

（二）眼用制剂质量要求与检查项目

眼用制剂的质量要求从总体上看；主要有：①滴眼剂中可加入各种附加剂，但所用辅料不应降低药效或产生局部刺激。②除另有规定外，滴眼剂应与泪液等渗。混悬型滴眼剂的沉降物不应结块或聚集，经振摇应易再分散，其沉降体积比，应不低于0.90。除另有规定外，每个容器的装量应不超过10ml。③洗眼剂属用量较大的眼用制剂，应尽可能与泪液等渗并具有相近的pH。除另有规定外，每个容器的装量应不超过200ml。④多剂量的眼用制剂一般应加适当抑菌剂，尽量选用安全风险小的抑菌剂，产品标签应标明抑菌剂种类和标示量。除另有规定外，在制剂确定处方时，该处方的抑菌效力应符合抑菌效力检查法（《中国药典》2020年版通则1121）的规定。⑤眼用半固体制剂基质应过滤并灭菌，不溶性原料药物应预先制成极细粉。眼膏剂、眼用乳膏剂、眼用凝胶剂应均匀、细腻、无刺激性，并易涂布于眼部，便于原料药物分散和吸收。除另有规定外，每个容器的装量应不超过5g。⑥眼内注射溶液、眼内插入剂、供外科手术用和急救用的眼用制剂，均不得加抑菌剂或抗氧剂或不适当的附加剂，且应采用一次性使用包装。⑦包装容器应无菌、不易破裂，其透明度应不影响可见异物检查。⑧除另有规定外，眼用制剂还应符合相应剂型通则项下有关规定，如眼用凝胶剂还应符合凝胶剂的规定。⑨除另有规定外，眼用制剂应遮光密封贮存。⑩眼用制剂在启用后最多可使用4周。

除另有规定外，眼用制剂应进行可见异物、粒度、沉降体积比、金属性异物、装量差异、装量、渗透压摩尔浓度、无菌等项目检查，均应符合规定。

实例分析

马应龙八宝眼膏

处方：煅炉甘石32.7g 琥珀0.15g 人工麝香0.38g 人工牛黄0.38g 珍珠0.38g 冰片14.8g 硼砂1.2g 硇砂0.05g

制法：以上八味，煅炉甘石、琥珀、珍珠、硼砂、硇砂分别粉碎呈极细粉；人工麝香、人工牛黄、冰片分别研细，与上述粉末配研，过筛，加至经灭菌、滤过后放冷的液状石蜡20g中，搅匀，再加至已干热灭菌、滤过并冷至约50℃的凡士林890g和羊毛脂40g中，搅匀，使凝固，制成1000g，即得。

性状：本品为浅黄色至浅黄棕色的软膏；气香，有清凉感。

问题：1. 眼膏剂常用的基质是什么？
2. 眼膏剂的质量要求有哪些？为达到这些质量要求马应龙八宝眼膏中采取了哪些措施？

答案解析

二、眼用制剂制备方法

眼用制剂有液体、半固体、固体等形态，故制备时分别按照相应的形态剂型制备。如液体可采用溶解法、混悬法；半固体可常用研合法、乳化法等；固体可采用粉碎法、压片法等。但为达到眼用制剂的质量要求，应加入相应的附加剂和采取一定的措施。关于眼用液体制剂一般有以下三种工艺：①药物性质稳定的沿用液体制剂中小容量注射剂生产工艺生产；②主药不耐热的品种，全部按无菌操作法制备；③对于眼部手术或眼外伤的制剂，应制成单剂量包装，洗眼液用输液瓶包装，按输液剂生产工艺处理。

三、眼用制剂用药指导

（一）用药指导

滴眼剂使用之前，一定要仔细阅读药品使用说明书，并且要查看药品有无异常，如药液有浑浊、絮凝情况，则不得使用。混悬剂型的滴眼剂，如可的松等，用前要摇匀。点药前要洗净双手，以免接触而污染药品。点药时头部尽量后仰或平躺，将药水点在结膜穹窿内，一滴即可，滴眼剂一滴约30微升（25～35μl），结膜囊内可贮存的容量平常只有7μl，一次点很多滴无法容纳，增加浪费。点药过程中，注意不要让睫毛或眼睛接触容器。有全身反应的药物，如阿托品、毛果芸香碱等，点眼后还应压迫泪囊2～3分钟，防止药液流入鼻腔。完成整个点药过程后应闭上眼睛休息几分钟。如需使用2种以上的滴眼液时，间隔时间应在5分钟以上，原则上，希望发挥最大效果的眼药应后滴。

眼膏剂一般适用于睡前使用。使用眼膏剂时应清洁双手，用消毒的剪刀剪开眼膏管口。头后仰，眼往上望，用食指轻轻将下眼睑拉开成一袋状。压挤眼膏软管尾部，使眼膏成线状溢出，将约1cm长的眼膏挤进下眼袋内，轻轻按摩2~3分钟以增加疗效，但注意不要使眼膏管口直接接触眼或眼睑。眨眼数次，以使眼膏分布均匀，后闭眼休息2分钟。用脱脂棉擦去眼外多余药膏，盖好管帽。

眼内注射溶液、眼内插入剂、供外科手术用和急救用的眼用制剂应由专业医护人员给药。

（二）常见中成药举例

例16-5　珍视明滴眼液

【处方】珍珠层粉水250ml　天然冰片0.08g　硼酸11.20g　硼砂1.91g　氯化钠2.10g　乙醇2ml　苯氧乙醇3ml　蒸馏水适量　制成1000ml

【制法】取珍珠层粉，加蒸馏水，搅匀，煮沸，每隔2小时搅拌1次，保温48小时，放冷，滤过，滤液浓缩至适量，放冷，滤过，测定总氮量，备用。取适量蒸馏水，加入硼酸、硼砂和适量的氯化钠，加热，搅拌使溶解，趁热加入适量的苯氧乙醇及上述珍珠层粉提取液，搅匀，加热至100℃并保温30分钟，冷却。另取天然冰片，加适量乙醇使溶解，在搅拌下缓缓加入上述溶液中，搅匀，加蒸馏水至规定量，混匀，滤过，即得。

【功能与主治】明目去翳，清热解痉。用于青少年假性近视、轻度青光眼及缓解眼疲劳。

【用法与用量】每瓶8ml、15ml。滴于眼睑内，每次1~2滴，每日3~5次；必要时可酌情增加。

第五节　鼻用制剂

PPT

一、概述

（一）鼻用制剂的含义

系指直接用于鼻腔，发挥局部或全身治疗作用的制剂。

（二）鼻用制剂的分类

可分为鼻用液体制剂（滴鼻剂、洗鼻剂、喷雾剂等）、鼻用半固体制剂（鼻用软膏剂、鼻用乳膏剂、鼻用凝胶剂等）、鼻用固体制剂（鼻用散剂、鼻用粉雾剂和鼻用棒剂等）。鼻用液体制剂也可以固态形式包装，配套专用溶剂，在临用前配制成溶液或混悬液。

1. **滴鼻剂**　系指由原料药物与适宜辅料制成的澄明溶液、混悬液或乳状液，供滴入鼻腔用的鼻用液体制剂。

2. **洗鼻剂**　系指由原料药物制成符合生理pH范围的等渗水溶液，用于清洗鼻腔的鼻用液体制剂，用于伤口或手术前使用者应无菌。

3. **鼻用气雾剂**　系指由原料药物和附加剂与适宜抛射剂共同装封于耐压容器中，内容物经雾状喷出后，经鼻吸入积于鼻腔的制剂。

4. **鼻用喷雾剂**　系指由原料药物与适宜辅料制成的澄明溶液、混悬液或乳状液，供喷雾器雾化的鼻用液体制剂。

5. **鼻用软膏剂**　系指由原料药物与适宜基质均匀混合，制成溶液型或混悬型膏状的鼻用半固体制剂。

6. 鼻用乳膏剂 系指由原料药物与适宜基质均匀混合，制成乳膏状的鼻用半固体制剂。

7. 鼻用凝胶剂 系指由原料药物与适宜辅料制成凝胶状的鼻用半固体制剂。

8. 鼻用散剂 系指由原料药物与适宜辅料制成的粉末，用适当的工具吹入鼻腔的鼻用固体制剂。

9. 鼻用粉雾剂 系指由原料药物与适宜辅料制成的粉末，用适当的给药装置喷入鼻腔的鼻用固体制剂。

10. 鼻用棒剂 系指由原料药物与适宜基质制成棒状或类棒状，供插入鼻腔用的鼻用固体制剂。

（三）鼻用制剂质量要求与检查项目

鼻用制剂的质量要求从总体上看，主要有：①鼻用制剂可根据主要原料药物的性质和剂型要求选适宜的辅料。②鼻用制剂多剂量包装容器应配有完整和适宜的给药装置，容器应无毒并洁净，不应与原料药物或辅料发生理化用，瓶壁要有一定的厚度且均匀，除另有规定外，容量应不超过 10ml 或 5g。③鼻用溶液剂应澄清，不得有沉淀和异物。鼻用混悬剂若出现沉淀物，经振摇应易分散。鼻用乳状液若出现油相与水相分层，经振摇应易恢复成乳状液。鼻用半固体制剂应软细腻，易涂布。④鼻用粉雾剂中原料药物与适宜辅料的粉末粒径一般为 $30 \sim 150 \mu m$，鼻用气雾剂和鼻用喷雾剂喷出后的雾滴粒径绝大多数应大于 $10 \mu m$。⑤鼻用制剂应无刺激性，对鼻黏膜及其纤毛不应产生副作用。如为水性介质的鼻用制剂应调节 pH 与渗透压。⑥除另有规定外，鼻用制剂还应符合相应制剂通则项下有关规定。

除另有规定外，鼻用制剂应进行沉降体积比、递送剂量均一性、装量差异、装量、无菌以及微生物限度等项目检查，所有检查均应符合规定。

二、鼻用制剂制备方法

鼻用制剂的制备参阅相关剂型的制备方法制备即可，但其质量必须符合鼻用制剂的质量要求。如鼻用液体制剂一般配成等渗或略高渗，滴鼻剂 pH 一般为 $5.5 \sim 7.5$，以不影响鼻腔纤毛运动和分泌液的离子组成。

三、鼻用制剂用药指导

鼻用制剂品种与剂型较多，使用不当易产生副作用，下面简要介绍一下滴鼻剂的使用方法：滴鼻剂用药前应把鼻腔内的鼻涕或脏物洗除。滴鼻时可采取仰头位或侧头位两种姿势。仰头位是指患者仰卧，肩下垫枕头垂直后仰或将头垂直后仰悬于床缘，鼻孔向上，将药液向鼻孔内滴入，一次滴 $2 \sim 3$ 滴，滴完药后，用手指轻按几下鼻翼，休息 5 分钟再起来，使药液充分和鼻腔黏膜接触。侧头位是指头部偏向一侧，肩下垫枕，将药液滴入下方鼻孔 $2 \sim 3$ 滴。双侧可交换滴入，方法同上。滴鼻剂如是混悬液，用前应摇匀后再滴用。滴鼻后，如药液流入口腔内，可将其吐出。滴鼻时滴管头应悬空，不能触及鼻部，以免污染药液；使用滴鼻剂效果差时，应及时找原因或请专科医生诊治，不可长期擅自使用。

除另有规定外，鼻用制剂应密闭贮存。多剂量包装的鼻用制剂在启用后一般不超过 4 周。

常用滴鼻剂有盐酸麻黄碱滴鼻剂、复方薄荷脑滴鼻剂等。

PPT

第六节 洗 剂

一、概述

（一）定义

洗剂指含原料药物的溶液、乳状液、混悬液，供清洗无破损皮肤或腔道用的液体制剂。

（二）质量要求与检查项目

洗剂的质量要求从总体上看，主要有：①洗剂均应无毒、无局部刺激性。②洗剂在贮藏时，乳状液若出现油相与水相分离，经振摇后易重新形成乳状液。混悬液若出现沉淀物，经振摇应易分散，并具足够稳定性，以确保给药剂量的准确。易变质的洗剂应于临用前配制。③除另有规定外，以水或稀乙醇为溶剂的洗剂一般应检查 pH，含乙醇的洗剂应检查乙醇量（《中国药典》2020 年版四部通则 0711）。④除另有规定外，洗剂应密闭贮存。

除另有规定外，洗剂应进行以下相应检查。

1. 装量 除另有规定外，《中国药典》2020 年版最低装量检查法（通则 0942）检查，应符合规定。

2. 微生物限度 除另有规定外，照《中国药典》2020 年版非无菌产品微生物限度检查：微生物计数法（通则 1105）检查和控制菌检查法（通则 1106）及非无菌药品微生物限度标准（通则 1107）检查，应符合规定。

二、洗剂制备方法

将一定份量不溶于水的中药粉与冷开水或蒸馏水相混合。一般含粉量30%～50%。加入少量甘油（约5%），可减缓液体蒸发的速度，亦可增强粉体对皮肤的吸附；加入少量乙醇，则加强水分蒸发速度而增加凉爽皮肤的作用。如三黄洗剂、炉甘石洗剂、颠倒散洗剂、痤疮洗剂。

三、洗剂用药指导

（一）用药指导

洗剂用前应摇匀，然后用棉棒或毛笔刷涂皮损区，每日可 3～5 次；凡老年和体弱者，每次外搽的面积不得超过体表面积的1/3，防止急骤散热带来不良后果。洗剂在冬天不宜用或者少用。

（二）常见中成药举例

例 16－6 三黄洗剂

【处方】大黄 黄柏 黄芩 苦参 各7.5g

【制法】大黄、黄柏、黄芩、苦参各适量，共研细末，每 10～15g 加入蒸馏水 100ml、医用石炭酸 1ml，摇匀。

【用法用量】用时振荡均匀，然后用棉棒或毛笔刷涂皮损区，每日多次。

【功能主治】清热止痒，保护收敛。用于各种急性无渗出性皮炎、单纯性皮肤瘙痒等。

PPT

第七节　其他传统剂型

一、锭剂

（一）含义

锭剂系指饮片细粉与适宜黏合剂（或利用药材本身的黏性）制成不同形状的固体制剂。其黏合剂多为蜂蜜、糯米粉或处方中本身具有黏性的饮片，如蟾酥、胆汁等。

锭剂的形状有球形、长方形、纺锤形、圆柱形、圆锥形、圆片形等。应用时内服多是研细黄酒化服，外用多是研细用醋调敷。

（二）制备

取粉碎好的饮片细粉，加入适量糯米糊，或利用处方中具有黏性的组分作黏合剂（如蟾酥、牛胆汁等），揉制成药坨，用搓捏法或模制法制成一定形状的锭剂，修整后阴干即得。也可用泛制法制备锭剂。需包衣或打光的锭剂，应用各品种制法项下规定的包衣材料进行包衣或打光。

（三）举例

例 16 - 7　万应锭

【处方】胡黄连 100g　黄连 100g　儿茶 100g　冰片 6g　香墨 200g　熊胆粉 20g　人工麝香 5g　牛黄 5g　牛胆汁 160g

【制法】以上九味，胡黄连、黄连、儿茶、香墨粉碎成细粉；将牛黄、冰片、人工麝香研细，与上述粉末配研，过筛，混匀。取熊胆粉加温水适量溶化，牛胆汁浓缩至适量，滤过，与熊胆液混合，泛制成锭，低温干燥，即得。

【性状】本品为黑色光亮的球形小锭；气芳香，味苦，有清凉感。

【功能与主治】清热，解毒，镇惊。用于邪毒内蕴所致的口舌生疮、牙龈咽喉肿痛、小儿高热、烦躁易惊。

【用法与用量】口服。一次 2 ~ 4 锭，一日 2 次；三岁以内小儿酌减。孕妇慎用。

二、搽剂

搽剂系指原料药物用乙醇、油或适宜的溶剂制成的液体制剂，供无破损皮肤揉擦用。搽剂常用的溶剂有水、乙醇、液状石蜡、甘油或植物油等。起保护作用的多用油、液状石蜡为溶剂；起镇痛作用的多用乙醇等为溶剂。搽剂有镇痛、收敛、保护、消炎、抗刺激等作用。常用者有氧化锌搽剂、硝酸咪康唑搽剂等。

三、茶剂

茶剂系指将饮片或提取物（液）与茶叶或其他辅料混合制成的内服制剂，可分为块状茶剂、袋装茶剂和煎煮茶剂。

茶剂具有制法简单，使用方便的特点，其制备方法如下。

1. 块状茶剂 将茶叶或药材粉碎成粗末，混匀，加入适宜的黏合剂压制成块状的茶剂。

2. 袋装茶剂 将茶叶、饮片粗粉或部分饮片粗粉吸收提取液经干燥后，装入袋的茶剂，其中装入饮用茶袋的又称袋泡茶剂。

3. 煎煮茶剂 将饮片适当碎断后，装入袋中，供煎服的茶剂。

四、灸剂

(一) 含义

灸剂系指艾叶捣碾成绒状，加入药材或不加入药材，制成专供熏灼穴位或体表患处的外用固体制剂。

灸治是我国古代发明的一种利用"温热刺激"的物理疗法，早在《黄帝内经》中已有记载。常用的灸剂按形状可分为：艾头、艾柱、艾条三种，都是以艾绒为原料制得的。

(二) 制备

制法：取干燥的艾叶，拣去杂质，筛去灰尘，置石臼或铁研船内捣碾成绵绒状，除去叶脉，并按要求制成一定形状的制品。是目前应用最广的三种灸剂如下所示。

1. 艾头 多由针灸医生临用时自制，取艾绒以手指捻成黄豆般大小的圆球，用时插在针尖上，点燃后在穴位上作近距离的熏灼。

2. 艾柱 与艾头的制法相同，只是形状呈上尖下平的圆锥形。用时先将生姜或大蒜切成约3mm厚的片，置穴位上或患部上，再将艾柱置于姜片或蒜片中央，用火点燃艾柱尖端，使其从上而下地燃烧，烧完为止。此法灸时有灼痛感，可略加移动姜片或蒜片缓解。

3. 艾条 又名艾卷，取艾绒50g置于长、宽均约30cm的桑皮纸上，用人工或机器卷制成圆柱状即成。如在艾条中加入药材，则称为"药艾条"。

(三) 举例

例16-8 复方艾条——雷火针

【处方】 艾绒30g 桃树皮3g 朱砂3g 生川乌3g 硫黄3g 生草乌3g 雄黄3g 制乳香3g 麝香0.15g 制没药3g 穿山甲（醋炙）3g

【制法】 将桃树皮、生川乌、生草乌、穿山甲、制乳香、制没药等粉碎，用24~26目筛过筛，混匀。麝香、硫黄研细，与朱砂、雄黄及其他药碎套研均匀。将艾绒平铺于桑皮纸上，称取药粉9g均匀撒布于艾绒中，将纸的边缘向内折叠，向前推卷，卷至对边的边缘时，接另一张纸，至卷紧如卷烟状，用线扎紧，再卷一层丝棉纸，用浆糊封口，按规定长度两端切齐，贴签，涂上一层蛋清，晾干，附说明书装筒即得。

【功能与主治】 祛风散寒，活络止痛。用于风寒湿痹、手足麻木、肩背疼痛、四肢拘挛、半身不遂等症。

【用法与用量】 用时先将布折叠数层，放穴位或患部上，将雷火针用火点燃，随即熄灭火焰，在布上施行灸法，至感灼痛为止。

五、烟剂

（一）概述

指药物与烟叶或不加烟叶制成香烟状的制剂，专供吸入，用以治疗哮喘和呼吸道疾病，故称为"药烟"。烟剂的制法：是将药材和烟叶切成烟丝，混入药物后用手工或机械卷成香烟状，然后外包裹香烟纸，即得。

（二）举例

例 16 – 9　曼陀罗药烟

【处方】 曼陀罗叶 1g　硝酸钾 0.1g　烟叶 3.9g

【制法】 取曼陀罗叶和烟叶切丝后，再与硝酸钾混合后，卷制成烟，即得。

【功能与主治】 有抗胆碱作用，用于治疗支气管哮喘。

【用法与用量】 哮喘发作时吸 1 支。

六、烟熏剂

（一）含义与特点

烟熏剂系指药材借助某些易燃物质，经燃烧产生的烟雾而杀虫、灭菌和预防、治疗疾病的外用制剂。

烟熏剂属传统气体制剂，应用历史悠久，人们很早就发现野蒿点燃后有驱除蚊蝇作用，点燃艾叶、苍术、香薷等可以避疫。由于制备方法简单，使用方便，故民间仍沿用至今。有报道，苍术、艾叶燃香对病毒、细菌都有不同程度的抑制和杀灭作用。应引起注意的是，烟熏剂在点燃发烟后，烟雾中是否有毒害气体生成，以及吸入剂量的确定等，都是需深入研究的问题。

（二）制法

1. 杀虫、灭菌烟熏剂　这类制剂的处方组成包括三部分。一是具有杀虫、灭菌作用的中药。二是燃料，有些中药材本身具有燃烧性，也有的必须加入燃料，如木屑、纸屑等。三是助燃物质，如氯酸盐、硝酸盐、过氯酸盐等氧化剂。燃料和助燃剂混合，经点燃后，开始作不冒出火焰的燃烧，所产生的热传给药材使之升华或导致有效物质的挥散。它们综合的作用是一种烟熏现象，一般把它们称为烟熏剂。

2. 燃香烟熏剂　燃香是民间家庭广泛使用的烟熏剂，如蚊香、含药香等。以药物细粉和木粉为主，选用适宜的黏合剂经加工制成盘卷状或直条状。可用于驱除蚊蝇、杀虫、灭菌和预防疾病。点燃发烟即起作用。

制作燃香的主要原料有以下几种。

（1）木粉　常用的燃香木粉有杉木粉、柏木粉、松木粉等。

（2）中药　凡含有挥发性成分的药材，均有不同程度的抑菌作用，故能预防感冒和上呼吸道感染性疾病。常用制作燃香的药材有艾叶、桂枝、贯众、茵陈、香薷、苍术、檀香、木香、沉香、防风、荆芥、苏叶、柴胡等。

（3）黏合剂　常用的有甲基纤维素、羧甲基纤维素等。

（4）助燃剂　常用的有硝酸盐、氯酸盐等。因为中药材粉末本身具有易燃性，故只是在某些不具备燃烧性的药物制作燃香时，才加入适量的助燃剂。

（5）其他　色素和香料等。

燃香剂的制法：中药材的炮制加工；粉碎成细粉；各物料加黏合剂制成软材，机械压制成盘卷状或直条状，干燥；严密包装，防潮。

（三）举例

例 16-10　消毒燃香

【处方】香薷粉 50%　木粉 50%　甲基纤维素　助燃剂和色素适量

【制法】取香薷粉、木粉混合均匀，依次加入 6% 甲基纤维素、少许助燃剂和色素，充分混匀，压制成盘卷状，每盘重 20~25g。

【功能与主治】空气消毒，预防感冒等。

【用法与用量】每 15m³ 空间，点燃 1 盘，隔日 1 次。

七、糕剂

（一）含义

糕剂是指饮片细粉与米面、蔗糖蒸制而成的块状制品。

糕剂来源于明代陈实功《外科正宗》卷一，常用的糕剂有万应神曲糕、八珍糕等，清代张秉成《成方便读》中有记载。常应用于小儿脾胃虚弱、面黄肌瘦、慢性消化不良等症。

（二）制法

先将处方中药物粉碎，过筛，取细粉与米面、蔗糖混匀，加入适量冷开水，揉合成松散颗粒，放入模具制成糕状，经蒸熟，晾干，包装，即得。

（三）举例

例 16-11　八珍糕

【处方】党参 60g　茯苓 60g　白扁豆 60g　白术 60g　薏米 60g　莲子肉 60g　山药 60g　芡实 60g　粳米面 30kg　白糖 2.4kg　糯米面 3.0kg

【制法】以上十一味，粳米面、糯米面、白糖预先备好料，其余八味共同粉碎为细粉，过六号筛，与上述辅料混匀，加入适量冷开水，揉合制成松散颗粒，放入模具中制成糕剂，取出蒸熟，晾干，分成每块重 6g，包装，即得。

【功能与主治】养胃健脾，益气和中。用于脾胃虚热、食少腹胀、面黄肌瘦、便溏泄泻。

【用法与用量】开水冲服。婴儿一次 3 块，4 岁以上一次 6 块，一日 2~3 次。

八、钉剂

（一）含义

钉剂系指饮片细粉与糯米粉混匀后加水、加热制成软材，按要求分剂量后，搓成细长而两端尖锐

（或锥形）的外用固体制剂。其长度 2.5cm，重量 0.06g。一般供外用插入。

（二）制法

钉剂的制法类似糊丸，用法类似栓剂。它与线剂、条剂都是中医肛肠科用于治疗瘘管及溃疡性疮疡等的一类剂型，如治疗痔疮、疮疡、颈淋巴结核及骨髓炎等。近年来，有用此剂型治疗早期宫颈癌的报道。

（三）举例

例 16 – 12　枯痔钉

【处方】明矾砒石煅制粉（含 As_2O_3 4%）24g　雄黄 12g　朱砂 3g　乳香 6g　生糯米粉 10g　熟糯米粉 26g

【制法】取明矾砒石煅制粉（其中 As_2O_3 的含量需调至 4%），朱砂、雄黄水飞，乳香去油，生糯米、熟糯米分别过六号筛，备用。

处方中除熟糯米粉外，生糯米粉与以上药粉混匀，置罐内加蒸馏水约 40ml 混合调匀，密闭置沸水浴上加热 30 分钟，再加入熟糯米粉搅拌混匀，使成软硬适宜的软材，然后按剂量搓成湿重 0.08g（干重 0.06g）两端尖锐的钉剂，阴干，灭菌，密封存放。

本品长约 2.5cm，重约 0.06g，具有适宜的硬度，每支暂定含砷以 As_2O_3 计算为 0.5 ~ 0.8mg，制备时应无菌操作，成品经紫外线照射灭菌，并注意保存。

【功能与主治】枯痔、消炎。用于内、外痔疮。

【用法与用量】清洗局部，将本品插入痔核中。每次用量不得超过 20 支。

【注】明矾砒石煅制粉的制备：取砒石 1 份、明矾 2 份研细混匀置瓦罐中，先用文火烧干结晶水，再用武火煅烧透，即得。使用前需研成细粉，经含砷量测定并调整至规定含量后备用。

九、熨剂

（一）含义

熨剂系指铁砂吸附药材的提取物后制得的外用剂型。是我国民间习用的一种物理疗法剂型。其作用类似灸剂，但所用药物与方法不同，熨剂主要用铁砂，并配合一些治风寒湿痹的药物制成。其制法简便，价廉，易于保存，无毒副作用。

《内经》记载"刺布衣者以火碎之，刺大人者以药熨之"，此即用灸用熨有身体强弱之别，其共同点是使热气入内，宣通经络，驱散邪气。

（二）举例

例 16 – 13　坎离砂

【处方】当归 37.5g　川芎 50g　透骨草 50g　防风 50g

【制法】以上四味，粉碎成粗粉，加入适量的铁粉、木粉、活性炭和氯化钠，混匀，制成 10kg，即得。

【性状】本品为黑色的粗粉，质重。

【功能与主治】祛风散寒，活血止痛。用于风寒湿痹，四肢麻木，关节疼痛，脘腹冷痛。

【用法与用量】外用。将布袋抖动至发热后至于患处，一次一袋（62.5g）。

十、线剂

（一）含义

线剂系指丝线或棉线，置药液中先浸后煮，经干燥制成的一种外用制剂。早期在我国外科医疗上线剂已有应用，如清代《医宗金鉴》有"顶大蒂小，用药线勒于痔根，每日紧线，其痔枯落"的记载。

线剂是利用所含药物的轻微腐蚀作用和药线的机械扎紧作用，切断痔核瘘管，使引流畅通，以利于疮口愈合。线剂主要用来治疗瘘管和痔疮等疾患。

近年来，有以线剂结扎治疗法为主，适当辅以药膏来治疗毛细血管瘤，这是线剂应用的发展。线剂的制备方法较为简单，又可免除手术的痛苦，因此在中西医结合治疗中也有应用。

（二）举例

例 16 – 14　芫花线剂

【处方】芫花 6g　巴豆仁 3g　槐米 3g　雄黄 3g　金银花 3g　壁钱 3g

【制法】先将芫花醋制，雄黄水飞，巴豆仁捣成泥，然后与余药共同置容器内，加适量水和丝线一起浸泡 3～5 天，用文火煮干水分，取出丝线置温热沸水中洗净，低温干燥即得。

【功能与主治】有抗菌、消炎和腐蚀的作用。外用结扎痔核及瘘管。

十一、条剂

（一）含义

条剂又称纸捻。系指饮片粉碎过筛，混匀，用桑皮纸粘药膏后搓捻成细条；或用桑皮纸搓捻成条粘一薄层面糊，再黏附药粉而成的外用制剂。

条剂在我国早已用于中医外科，如清代《医宗金鉴》中就有用红升丹和白降丹制成捻条，治疗痈疽和青蛇毒等记载。条剂的制备较为简单，使用方便，用时插入疮口或瘘管内，以引流脓液，具有拔毒去腐、生肌敛口的作用。目前外科采用条剂中西医结合治疗弯曲或分岔瘘管效果较为满意。条剂一般由外科医生自制，未见大量生产，故操作方法尚难统一。近年来中西医结合不断发展，有用羧甲基纤维素钠、聚乙烯醇、海藻酸钠等可溶性多聚物为基质制备条剂。它具有可溶性和适宜的韧性，可以克服纸捻异物残留的缺点，使条剂的制备和应用有了新的发展。

（二）制法与举例

条剂由于加用或不用面糊，分为硬条与软条两种。具体制法见以下两例。

例 16 – 15　红升丹条剂（软条）

【处方】红升丹适量　凡士林适量

【制法】取红升丹置钵内研磨至极细粉，过 120 目筛，混合均匀，瓶装备用。另取桑皮纸剪成 1.5cm 宽纸条，两面均匀涂布很薄一层凡士林或其他消炎软膏后，以拇指和食指搓捻成条状，剪成约 3mm 长，投入红升丹药粉瓶中，摇动，使捻条均匀黏附药粉，取出阴干备用。

【功能与主治】拔毒，去腐，生肌；用于疮疖、痈和痔瘘诸症。

【用法与用量】插入疮口或瘘管内，外面用拔毒生肌膏或其他消炎软膏固定，可引流和逐渐排出脓液，生肌敛口。

【注】此种方法制成的捻条，质软，条短，如遇深部或弯曲分岔瘘管，不易插入或插入不深，有可能陷落在瘘管或疮口内，捻条不易取出。

例 16 – 16　红升丹条剂（硬条）

【处方】红升丹适量

【制法】取桑皮纸剪成宽1cm，长20cm纸条，如上法捻成条状，再搓捻成两股如索线状的捻条，搓紧，在捻条外面涂上一层很薄的面糊；另取红升丹药粉均匀铺在平板上，将捻条在板上来回搓动，使红升丹粉末均匀黏附在捻条表面，阴干即得。

此外，也可将捻条稍剪短并涂搽面糊后，投入红升丹药粉瓶中，摇动，使药粉黏附在捻条上，取出阴干备用。

【功能与主治】与红升丹软条同。

【用法与用量】与红升丹软条同。

十二、香囊剂

（一）含义

将含有挥发性成分的中药，装入布制囊（袋）中，敷于患处或接触机体的剂型。具有调节气机、疏通经络、安神醒脑、安和脏腑、增强免疫，达到内病外治的效果。

（二）制法与举例

将药材粉碎成适当细度，药枕粗粉，香囊细粉，装入细密透气柔软的棉布中，缝合即可。

例 16 – 17　防四时流感香囊袋

【处方】藿香　丁香　木香　羌活　白芷　柴胡　菖蒲　苍术　细辛　各3g

【制法】将上述药材共研成细末，用绛色布缝制小药袋，装入药末，佩戴胸前，时时嗅闻。

目标检测

答案解析

一、A 型选择题

1. 用桑皮纸搓捻成条粘一薄层面糊，再黏附药粉而成的外用制剂

   A. 栓剂　　　　　　　　B. 条剂　　　　　　　　C. 线剂

   D. 棒剂　　　　　　　　E. 钉剂

2. 山梨醇在膜剂中起的作用是

   A. 增塑剂　　　　　　　B. 着色剂　　　　　　　C. 遮光剂

   D. 填充剂　　　　　　　E. 矫味剂

3. 以糯米粉为赋形剂制成的锥形固体，多用于中医肛肠科治疗瘘管及溃疡性疮疡制剂称为

   A. 栓剂　　　　　　　　B. 条剂　　　　　　　　C. 线剂

D. 棒剂   E. 钉剂

4. 用铁砂吸附药材的提取物后制得的外用剂型是

A. 糕剂   B. 熨剂   C. 锭剂

D. 棒剂   E. 钉剂

5. 膜剂中最常用的成膜材料是

A. 聚乙烯醇   B. 明胶   C. 淀粉

D. 醋酸纤维素   E. 聚乙烯

6. 能增加胶剂的透明度和硬度的附加剂是

A. 冰糖   B. 黄酒   C. 阿胶

D. 豆油   E. 明矾

二、简答题

胶剂的制备方法。

书网融合……

知识回顾   微课   习题

第十七章　中药制剂新技术及新剂型

学习引导

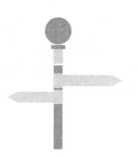

守正创新是中医药发展的不竭动力，如何让古老的中药焕发出青春的活力，中药制剂新技术及新剂型的研究开发与应用是一个重要的途径。那么，目前中药制剂新技术及新剂型的发展方向是什么？它们各自的特点及应用又是怎样？

本章主要介绍环糊精包合技术、微型包囊技术、脂质体的特点与应用，固体分散体的特点、类型与应用；缓（控）释制剂、靶向制剂的特点与分类。

学习目标

1. **掌握**　环糊精包合技术与 β - 环糊精包合物的作用；微型包囊技术、脂质体的特点与应用；固体分散体的特点、类型与应用；缓控释制剂、靶向制剂的特点与分类。

2. **熟悉**　各类新技术、新剂型的概念；β - 环糊精包合物、微型包囊包合物、固体分散体与脂质体的制备方法、质量评价及其在中药制剂中的应用；缓控释制剂、靶向制剂的制备方法。

3. **了解**　缓控释制剂的释药机制；靶向制剂的原理。

第一节　环糊精包合技术

PPT

一、概述

（一）环糊精包合技术的含义

环糊精包合技术系指在一定条件下，采用适宜方法，将某些小分子（又称为客分子）全部或部分包藏于环糊精（cyclodextrin，CD）分子（又称为主分子）的空间结构中，从而形成环糊精包合物的技术。

（二）环糊精包合物的特点

1. 通过包合挥发性成分或油状液体，提高了中药制剂的稳定性，如莪术油。

2. 使液体中药固态化且分散效果好，便于制剂成型及易于吸收，如藿香油。

3. 增加难溶性药物的溶解度，环糊精属于碳水化合物，生物相容，提高了生物利用度，如丹皮酚、芦丁。

4. 降低中药的刺激性且释药缓慢，减少中药副反应的发生，如蟾酥、巴豆油。

5. 掩盖不良气味，增强患者用药的依从性，如大蒜油。

6. 改变药物释放特性，调节药物的释放速度、时间和位点，如樟脑、薄荷油。

 知识链接 ....

环糊精的发展

1891 年，Villiers 发现了环糊精，1975 年，日本掘越弘毅发现嗜碱性芽孢杆菌，培养得到了碱性淀粉酶，实现了 CD 的大规模生产。CD 被广泛地应用于食品、日用化工、药剂、印染、农业等方面，显示了环糊精的巨大实用价值。环糊精包合技术在中药新制剂领域也日趋活跃，通过包合技术用于包合挥发性、难溶性成分或油状液体，降低了有刺激中药的刺激性，掩盖了不良气味，减少中药不良反应的发生，为中药新剂型的开发提供了有效手段，具有良好的发展前景。目前，我国制药行业常用的有 α - 环糊精、β - 环糊精、γ - 环糊精、羟丙基 β - 环糊精，以 β - 环糊精为主。

....

二、制备方法

（一）环糊精包含物的制备方法

1. 重结晶法或共沉淀法

（1）饱和水溶液法　在加热的条件下将环糊精配成饱和水溶液，然后将药物直接加入，恒温持续搅拌一定时间直至包合物形成，然后冷却、抽滤、洗涤、干燥，即得。根据药物性质有不同的加入方法：水溶性药物按摩尔比（1：1）可直接加入环糊精，搅拌约 30 分钟以上；水难溶性药物可先将其溶解于少量有机溶媒（如丙酮、异丙酮等）中后再加入搅拌包合。

（2）液 - 液包合法　将药材置于蒸馏瓶中，加水蒸馏，蒸馏液经冷凝后直接通入到 β - 环糊精饱和水溶液中，不断搅拌一定时间，使提取与包合同时进行，客分子药物被包合，然后滤过、洗涤、干燥即得。

（3）气 - 液包合法　将药材置于蒸馏瓶中，加水加热蒸馏，蒸气不经冷凝后直接通入到 β - 环糊精饱和水溶液中，不断搅拌一定时间，即提取与包合同时进行，其操作同液 - 液包合法。

对难溶性液体药物，如挥发油等，实际生产通常采用后面两种新的包合方法。

2. 研磨法　将环糊精与 2～5 倍量的水研匀，加入客分子化合物（水难溶性者先溶于少量有机溶剂中），充分研磨成糊状，低温干燥后，再用有机溶剂洗净，干燥即可。研磨方法可采用普通研磨法，即在乳钵中进行研磨；另外一种是机械研磨法，即采用胶体研磨机研磨至糊状。手工研磨在乳钵中进行，机械研磨设备有快速磨、立式胶体磨等。

3. 超声波法　将环糊精配成饱和水溶液，加入客分子药物溶解后，立即用超声波破碎仪或超声波清洗机选择合适强度，超声适当时间以代替搅拌力，使客分子被包合，将析出的沉淀过滤、洗涤、干燥即可。此法简便、快捷。

4. 包合物常用的干燥方法

（1）喷雾干燥法　所制得包合物如果具有易溶于水、遇热性质又较稳定的特点，可选用喷雾干燥法干燥。其特点是干燥温度高，受热时间短，所得包合物产率高，减少了生产步骤，节省资源，适用于工业大生产。

（2）冷冻干燥法 所制得包合物在冷冻的过程中使其从溶液中析出，同时也利用低温冷冻的外界条件使其干燥，直接得到干的包合物。此法适合于易溶于水而不易析出结晶，且在加热干燥时易分解、变色的包合物。优点是成品疏松、溶解度好。

（3）真空减压干燥法 利用真空条件，使包合物在低温下进行干燥，以减少对包合物的破坏。同样适用于在加热干燥时易分解、变色、变性的包合物。

（4）其他干燥方法 还有冷风吹干干燥、常温下干燥。

（二）环糊精包合物的质量评定与验证

1. 检查是否形成包合物

（1）显微镜法 包合物与包合材料、药物在形状上有很大的差异，可在显微镜下观察这些差异，判断包合物是否形成。如川芎、青皮的挥发油的包合物检查。

（2）差示扫描量热分析法 在程序控制温度下，测定输入到参比物和样品的能量随温度变化不同，因而可进行分析包合物是否形成。

热分析法包括差示热分析法和差示扫描量热法。差示热分析法（DTA）是在程序控制温度下，测量试样与参比物的温差随温度而变化的一种技术。试样发生某些物理或化学变化时，将放热或吸热，使试样温度暂时升高或降低，DTA曲线上便产生放热峰或吸热峰，测定客分子药物、环糊精、包合物、混合物各自的DTA曲线，由DTA曲线上吸收峰及温差的变化可显示包合物是否形成。差示扫描量热分析法（DSC）具有比DTA反应灵敏、重现性好及分辨率高而且准确的特点。如蟾酥、莪术油、芦丁等包合物的检查。

（3）薄层色谱法 选用适当的溶剂系统，对药物和包合物进行薄层色谱，观察色谱行为。在同样条件下，包合物无展开斑点。如石菖蒲挥发油包合物的检查。

（4）紫外分光光度法 通过比较包合前后紫外吸收光谱图来判断包合物是否形成。形成包合物后，紫外吸收光谱图中吸收峰前后位置和峰高均发生变化。

（5）红外分光光度法 主要用于含羰基药物的包合物检测，如吸收峰降低，位移消失，说明药物与β-环糊精产生了包合作用。

（6）X射线衍射法 各晶体物质在相同的角度处具有不同的晶面间距，从而显示不同的衍射峰。如水飞蓟素难溶于水，分别对水飞蓟素、包合物、机械混合物及β-环糊精4种物质进行测试，β-环糊精和水飞蓟素图谱和机械混合物图谱的衍射峰一一对应，表明无新相产生；包合物图谱与机械混合图谱不同，说明β-环糊精与水飞蓟形成了全新物相。

（7）核磁共振法 从核磁共振图谱上氢原子和碳原子的化学位移大小，推断包合物的形成。可根据药物的化学结构有选择性的采用，一般对含有芳香环的药物可采用^{1}H-NMR技术，而对不含芳香环的药物可采用^{13}C-NMR技术。

（8）溶解度和溶出速度测定法 测定药物、包合物、同比例的药物与包合材料的普通混合物的溶解度或累计溶出百分率，可识别包合物的形成与否。这种方法适合于难溶性药物。

2. 包合物的质量检查 主要通过包合率、稳定性、溶解性、药物定性定量分析、包合物溶出等来检查包合物质量。

三、常见中成药举例

例 17-1　陈皮挥发油-β-环糊精包合物

制法：称取β-环糊精6g，加适量蒸馏水，水浴加热溶解，制成饱和溶液后与陈皮挥发油1ml和乙醇2ml混合，恒温持续搅拌60分钟后冷藏过夜，抽滤，包合物用乙醚洗2次，至无陈皮味，40℃真空干燥，即得。

例 17-2　羌活挥发油-β-环糊精包合物

制法：取60ml蒸馏水置于胶体磨中，加β-环糊精8g研磨5分钟，缓缓加入羌活挥发油1ml和乙醇溶液2ml，再研磨45分钟，冷藏24小时，抽滤，40℃真空干燥，粉碎过80目筛，即得粉末状包合物。

即学即练

环糊精与药物是否形成包合物常用的检查方法有哪些（　　）
A. 显微镜法　　　B. 超声波法　　　C. 差示扫描量热分析法
答案解析　　D. 薄层色谱法　　　E. X射线衍射法

PPT

第二节　微型包囊技术

一、概述

（一）微型包囊技术的含义

微型包囊技术，简称微囊化，是指利用天然的或合成的高分子材料（通称囊材），将固态或者液体药物（通称囊心物）包裹而成的微小囊状物的技术。微小囊状物简称微囊（microcapsules）。

根据直径大小，可将其分为微囊（1~250μm）、亚微囊（0.1~1μm）和纳米微囊（10~100nm）；根据囊膜不同可分为单层膜和双层膜微囊、可溶性膜和不溶性膜微囊；根据给药方式不同，可分为口服、嚼服、注射、涂敷和栓塞微囊；根据性质不同，可分为普通微囊、胃或肠溶微囊、磁性微囊、栓塞性微囊、靶向微囊等。

（二）微囊的特点

1. 增强药物的稳定性。囊膜有隔离外界与药物接触的作用，能有效防止药物氧化、水解、挥发损失等，提高了药物的稳定性。特别适合于易氧化水解药物、挥发性药物及对温度、pH敏感药物的制备，如胡萝卜素、阿司匹林等。

2. 掩盖药物的不良气味或口感。如大蒜素微囊、黄连素微囊等。

3. 防止药物在胃内失活，减少药物对胃肠道的刺激。

4. 缓释或控释药物。采用缓控释材料将药物微囊化后，可延缓药物的释放，延长药物的作用时间，达到长效目的，如缓释1~3个月的黄体生成素、破伤风类毒素疫苗等。

5. 靶向作用。不同粒径的微囊作用不同的人体器官组织，能提高疗效，降低药物对其他器官组织的毒副作用。一般小于 $3\mu m$ 的微囊可被肝、脾中巨噬细胞摄取，$7\sim12\mu m$ 的微囊通常被肺的最小毛细管截留，被巨噬细胞摄取进入肺组织。也可选择特殊的囊材使药物浓集于靶区，达到控释目的，适合一些毒性大的药物及抗肿瘤药物制备。

6. 改变药物的形状。即液体药物固态化，便于运输、贮存与加工成其他剂型，有利于制剂工业生产，还可减少复方制剂中某些药物的配伍禁忌等。

7. 包裹活细胞或生物活性物质。如将胰岛素、血红蛋白等制成微囊，可在体内发挥生物活性作用，并具有良好的生物相容性和稳定性。

8. 载药量有限，不适合剂量大的药物。

二、制备方法

（一）微囊制备方法

制备微囊的过程称为微型包囊术，简称微囊化。目前制备微囊的方法有三类：物理化学法、化学法和物理机械法。可根据药物和囊材性质、微囊所需的粒径、释放及靶向要求，选择不同的制备方法。

1. 物理化学法　又称相分离法，是在芯料与囊材的混合液相（乳状或混悬状）中，通过加入另一种物质（无机盐或非溶剂等），降低囊材的溶解度，使溶解状态的囊材从溶液中析出，并将芯料包裹，形成囊膜，囊膜固化后，完成微囊化的过程。该法所需设备简单，高分子材料来源广泛，已成为目前药物微囊化的主要工艺之一。相分离法根据形成新相方法不同，分为单凝聚法、复凝聚法、溶剂－非溶剂法、改变温度法和液中干燥法。

（1）单凝聚法　在同时含有芯料（药物）和亲水胶体（包囊材料）的亲水溶液中，加入强亲水性非电解质（如乙醇、丙酮）或中性电解质（如硫酸钠、硫酸铵溶液）作为凝聚剂，使亲水胶体在芯料的微粒上发生凝聚而产生相分离形成微囊，再采用适宜的方法使凝聚囊固化的方法。若以明胶作为包囊材料，增加明胶浓度可加速形成凝胶，同一浓度时，温度越低，越易形成凝胶。药物应该难溶于水，但不能过分疏水，否则只能形成不含药物的空囊。由于明胶中有氨离子，在 pH 3.2～3.8，可吸附较多水分子降低凝聚囊－水间的界面张力，凝聚囊的流动性好，易于分散呈小球形。而此时囊可逆，须加入固化剂固化。常用的固化剂为甲醛/戊二醛，通过胺醛缩合反应（Schiff 反应）使明胶分子互相交联而固化。最佳 pH 范围为 8～9。

（2）复凝聚法　利用两种聚合物（囊材）在不同 pH 时电荷的变化（生成相反的电荷）引起相分离－凝聚，将分散的芯料（药物）包裹成微囊的方法，称为复凝聚法。复凝聚法是经典的微囊化法，操作简单，容易掌握，适合于难溶性药物的微囊化。

以明胶和阿拉伯胶作囊材，其复凝聚成囊的机制为：明胶分子结构中的氨基酸在水溶液中可以离解成 $-NH_3^+$ 和 $-COO^-$。pH 低时，$-NH_3^+$ 的数目多于 $-COO^-$，pH 高时，$-COO^-$ 数目多于 $-NH_3^+$，在两种电荷相等时的 pH 即为等电点。pH 在等电点以上明胶分子带负电荷，在等电点以下带正电荷。阿拉伯胶分子仅解离形成 $-COO^-$，带负电荷。复凝聚法操作基本过程：药物先与阿拉伯胶相混合，制成混悬液或乳剂，在温度 40～60℃下与等量明胶溶液（带负电荷）混合后，调节 pH 4～4.5，带正电荷的明胶与带负电荷的阿拉伯胶结合形成络合物，加水稀释，溶解度降低而凝聚微囊。最后固化同单凝聚法。

（3）溶剂－非溶剂法　在某种聚合物（囊材）的溶液中，加入一种对该聚合物为非溶媒的液体（称非溶媒），引起相分离而将药物包成微囊。

（4）改变温度法　本法不用加凝聚剂，通过控制温度成囊。如白蛋白作囊材时，先制成 W/O 型乳状液，再升高温度将其固化；用乙基纤维素作囊材时可先在高温溶解，后降温成囊。

2. 物理机械法　利用一定的设备条件，将药物在气相中进行微囊化的方法。可分为喷雾干燥法、喷雾凝结法、空气悬浮法、多孔离心法、液化床包衣法、超临界萃取法、静电结合法等。

（1）喷雾干燥法　是常用的干燥方法，适合工业扩大化生产。将芯料（药物）分散在囊材溶液中，在惰性的热气流中喷雾，干燥，使溶解在囊材中的溶液迅速蒸发，囊材收缩成壳，将芯料包裹而成微囊的方法。喷雾干燥包括流化床喷雾干燥法（又称空气悬浮法）和液滴喷雾干燥法。流化床喷雾干燥法主要用于固体粉末，利用垂直强气流使芯料悬浮在包衣室中，将囊材溶液通过喷嘴喷射于芯料表面，热气流将溶液挥干，芯料表面形成囊材薄膜而成微囊，制得微粒径范围一般为 $35 \sim 5000 \mu m$。液滴喷雾干燥法可用于固态或液态药物的微囊化，制得微粒径范围为 $600 \mu m$ 以下。这种方法应用更广泛。

（2）喷雾凝结法　将芯料分散于熔融的囊材中，然后将此混合物喷雾于冷气流中，使囊材凝固成膜得到微囊。如蜡类、脂肪酸和脂肪醇在室温为固体，在高温下能熔融的囊材均可采用。

3. 化学法　是指利用溶液中单体或高分子物质通过聚合反应或缩合反应产生囊膜而制成微囊的方法。主要有：界面缩聚法和辐射交联法。

（1）界面缩聚法　也称界面聚合法，是在分散相（水相）与连续相（有机相）的界面上发生单体的聚合成膜，或通过交联剂进行缩合反应在界面成膜而将芯料包裹成微囊。常用的有二胺或亚胺缩聚法。如水相中含有 1，6－己二胺和碱，有机相为含有苯二甲酰氯的环己烷、三氯甲烷溶液，将两相混合搅拌，在水滴界面上发生缩聚反应，生成聚酰胺。由于缩合反应的速率超过 1，6－己二胺向有机相扩散的速率，故反应生成的聚酰胺几乎完全沉积于乳滴界面成为囊材。

（2）辐射化学法　利用 ^{60}Co 产生 γ 射线的能量，使囊材交联、固化形成微囊，然后将微囊浸泡于药物的水溶液中，使其吸收，干燥水分得含有药物的微囊。该工艺简单，但一般仅适合于水溶性药物，并需辐射条件，故不易推广。

（二）微囊的质量评价

1. 微囊的形态与粒径及其分布　微囊的形状可通过光学显微镜或电子显微镜观察。一般多为球形、类球形或椭圆形，也有不规则形，大小视制剂而定，以微囊为原料制成的各种剂型，应符合《中国药典》2020 年版对该剂型的规定。

2. 微囊中载药量和包封率　应符合规定。

3. 微囊中突释效应或渗漏率检查　微囊中药物的突释效应及制剂渗漏率应符合规定。

4. 微囊中有害有机溶剂的限度检查　凡在制剂中采用有机溶剂者，微囊中有机溶剂残留量不得超过有关规定的限量。

5. 氧化程度的检查　根据不同辅料采用适当的方法测定氧化程度，并提出控制指标。

6. 其他规定　符合《中国药典》2020 年版要求。

PPT

第三节 固体分散技术

一、概述

(一) 固体分散技术的含义

固体分散技术是指将药物特别是难溶性药物高度分散于载体之中形成固体分散体 (solid dispersion) 的制剂技术。固体分散体是指药物以分子、胶态、微晶等状态高度分散在某一固态载体物质中所形成的分散物。它作为制剂的中间体，可进一步制成胶囊剂、片剂、软膏剂、栓剂、滴丸剂等。固体分散剂在中药制剂上的应用始于 1970 年芸香油滴丸的上市。现在固体分散剂应用不断扩大，如复方丹参滴丸、速效救心丸、四逆汤滴丸等。

(二) 固体分散体的特点

1. 提高生物利用度 以水溶性高分子材料为载体，增加难溶性药物的溶解度和溶出速率，以提高药物的口服吸收和生物利用度，减少用药剂量。

2. 控制药物释放 同一种药物，用不同的载体制成固体分散体，其药物释放不同。如选用难溶性载体材料制备的固体分散体可产生缓释、控释作用；选用肠溶性载体材料制备的固体分散体可在小肠定位释药。

3. 掩蔽作用 固体分散体中的药物被载体包埋、吸附，一方面可以掩盖药物的不良气味及刺激性，减少药物的不良反应；另一方面，利用载体可将易挥发、易分解的不稳定药物包裹起来，延缓药物的氧化或水解，改善药物的稳定性。

4. 固体化作用 固体分散体可将液体药物固体化，满足制剂生产与贮存。

5. 易老化 固体分散体在长期贮存过程中，药物分子或微晶可能自发聚集结晶，出现硬度变大，俗称老化现象。

6. 载药量小 不适于剂量较大的难溶性药物。

7. 工业化生产困难 生产时需要高温或大量有机溶剂，过程复杂，工业化生产困难。

(三) 固体分散体的类型

1. 根据释药性能分类

(1) **速释型固体分散体** 指用亲水性载体制成的固体分散体。它可改善难溶性药物的润湿性，加快溶出速度，提高生物利用度。如聚乙二醇（PEG）、聚维酮类（PVP）、表面活性剂、2 - 羟丙基 - β - 环糊精、有机酸、糖类、尿素等。

(2) **缓释、控释型固体分散体** 指用难溶性或脂溶性载体制成的固体分散体。如乙基纤维素（EC）、含季铵基团的聚丙烯基树脂类（Eudragi E、RL、RS 等）在胃液中溶胀，在肠液中不溶、胆固醇、β - 谷甾醇等脂质材料。

(3) **肠溶性固体分散体** 指用肠溶性物质作载体，制成的肠道释药的固体分散体。如醋酸纤维素钛酸酯（CAP）、聚丙烯酸树脂（Eudragi L、S）等。

2. 根据药物与载体的分散状态 可分为低共熔混合物、固态溶液、共沉淀物、玻璃溶液。

二、制备方法

1. 熔融法　药物与载体材料混合均匀，水浴或油浴加热至熔融，也可将载体加热熔融后，再加入药物搅拌使熔，迅速冷却成固体，再将固体在一定温度下放置成为易碎物。该法简单、方便，适用于对热稳定的药物和对热稳定、熔点低、不溶于有机物的载体，如聚乙二醇类、枸橼酸、糖类等。

2. 溶剂法　也称共沉淀法，是将药物与载体共同溶解于少量有机溶剂中，再蒸去溶剂，使药物与载体材料同时析出，经干燥得到固体分散体。该法关键是先用较高温度蒸发至黏稠时，突然冷冻固化。适合于易挥发、遇热不稳定、易溶于有机溶剂的药物和载体材料，常用载体有 PVP、PEG、甘露醇、胆酸类等，常用溶剂有乙醇、丙酮、三氯甲烷等。

3. 溶剂-熔融法　先用少量有机溶剂溶解药物，再加入已熔融的载体材料中搅拌混匀，蒸去有机溶剂后，冷却固化，干燥，即得。本法载体材料与熔融法相同，溶剂选用毒性小、易与载体材料混合的溶剂，适合于液态药物（如鱼肝油和维生素 A、D、E 等）或剂量小于 50mg 的固体药物。

4. 研磨法　将药物与较大比例的载体材料混合后，强力持久地研磨一定时间，使药物与载体以氢键结合而形成固体分散体。本法可用于工业化生产，但劳动强度大，费时费力，仅适合于小剂量的药物。

5. 喷雾（冷冻）干燥法　将药物与载体共溶于溶剂中，经喷雾干燥或冷冻干燥除尽溶剂，即得。本法生产效率高，可连续生产。

6. 双螺旋挤压法　将药物与载体材料置于双螺旋挤压机内，经混合、捏制而成固体分散体。本法无需有机溶剂，可用两种以上载体材料，制备温度可低于药物熔点和载体材料的软化点，故药物不易破坏，固体分散体也稳定。

第四节　脂质体制备技术

PPT

一、概述

（一）脂质体的含义

脂质体（liposomes），又称类脂小球或液晶微囊，是将药物包藏在类脂质双分子层形成的薄膜中间所得到的超微型球状体。其粒径大小为几十纳米到几十微米，双分子层厚度约 4nm。其结构类似生物膜，故又称为"人工生物膜"。1971 年英国人 Rymen 等开始将脂质体用做药物载体，可包藏水溶性和脂溶性药物，根据临床需要制成静脉注射、眼内给药、肺部给药、外用以及鼻腔给药等不同给药途径的脂质体。如紫杉醇脂质体、喜树碱脂质体、高三尖杉酯碱脂质体、两性霉素 B 脂质体等。

（二）脂质体的特点

1. 靶向性　通过改变脂质体的给药方式、给药部位和粒径大小来调整其靶向，或在脂质体上连接某种识别分子，通过其与靶细胞的特异性结合，增强了滞留性并实现专一靶向性。抵达靶部位后脂质体释放药物，提高了药物在靶部位的治疗浓度，提高疗效，减少剂量，减低毒性。

2. 缓释性　药物包藏于脂质体内，可延缓肾排泄和代谢，延长药物在血液中滞留时间，使药物在体内缓慢释放，从而延长药物作用时间。

3. 降低药物毒性　药物被脂质体包藏后，主要被网状内皮系统细胞所摄取，有丰富网状内皮系统细胞的器官如肝、脾、骨髓中药物浓度集中，而在心、肾中累积量较少，从而降低了药物的毒性。如紫杉醇脂质体。

4. 提高药物的稳定性　某些不稳定的药物被脂质体包藏后，受到脂质体双层膜的保护，提高了药物的稳定性。如胰岛素、疫苗脂质体。

5. 促进某些中药的吸收，提高生物利用度。

二、制备方法 微课

1. 薄膜分散法　又称干膜（分散）法，是最早而至今仍常用的方法。将磷脂、胆固醇等类脂质和脂溶性药物溶于三氯甲烷或其他有机溶剂中，在烧瓶中旋转蒸发除去溶剂，使脂质在烧瓶内壁形成一层薄膜，将水溶性药物溶解在磷酸盐缓冲溶液中，加入到烧瓶中并不停搅拌振摇，洗脱下来则可形成大多层或大单室脂质体。若需减少粒径，可经超声或高压等分散薄膜法形成类脂膜，即可形成单层或小单室脂质体。

2. 逆相蒸发法　将磷脂溶于有机溶剂（如乙醚、三氯甲烷等），加入含药物的缓冲液，短时超声使其成稳定的 W/O 型乳剂，减压蒸发除去有机溶剂，达到凝胶状态后滴加缓冲液使其脱落，在减压下继续蒸发，制得水性混悬液，通过凝胶色谱法或超速离心法，除去未包入的药物，即得大单室脂质体。本法适合包裹水溶性药物及大分子生物活性物质。

3. 注入法　将磷脂与胆固醇等类脂质及脂溶性药物共溶于有机溶液（一般多采用乙醚）中，在不停搅拌下将药液经注射器缓缓注入 50℃ 的磷酸盐缓冲液，不断搅拌至有机溶剂除尽为止，即得大多孔脂质体，粒径较大不适宜静脉注射，可通过高压乳均机二次形成粒径较小的单室脂质体。

4. pH 梯度法　根据弱酸、弱碱药物在不同 pH 介质中的解离不同，控制脂质体膜内外 pH 梯度，使药物以分子形式跨越磷脂膜而以离子形式被包封在脂质体的内水相中，即得。该法包封率特别高，适合于工业化生产。

第五节　缓释制剂与控释制剂

PPT

一、概述

缓释、控释制剂是指有目的地控制药物释放速度，使药物在人体内保持相对平稳的血药浓度，从而使疗效剂量最优化。缓释、控释制剂的研制起始于 20 世纪 50 年代末，目前已上市的缓释、控释制剂达数百种，如氨茶碱缓释片、新康泰克、布洛芬缓释胶囊等。中药缓释技术起步晚，近年来随着制剂技术的发展和创新，中药缓释、控释制剂的研究日益深入，如正清风痛宁缓释片、雷公藤缓释片、复方丹参骨架缓释片的成功研制等。

（一）缓释、控释制剂的定义

缓释制剂（sustained release preparation）系指在规定的释放介质中，按要求缓慢地非恒速释放药物，与相应的普通制剂比较，给药频率减少一半或有所减少，且能显著增加患者用药依从性的制剂。

控释制剂（controlled release preparation）系指在规定的释放介质中，按要求缓慢地恒速释放药物，与相应的普通制剂比较，给药频率减少一半或有所减少，血药浓度比缓释制剂更加平稳，且能显著增加患者用药依从性的制剂。

（二）缓释、控释制剂的特点

1. 降低给药频率，减少用药总剂量。缓释、控释制剂能在较长时间内保持有效血药浓度，对于半衰期短或需要频繁给药的药物，可减少给药次数，提高患者的顺应性，特别适合于需要长期服药的慢性病患者，如高血压、哮喘、精神失常等，同时也减少了用药的总剂量，用最小剂量达到最大药效。

2. 缓释、控释制剂在体内持续释放药物，使血药浓度平稳，避免了峰谷现象，降低了药物的毒副作用、提高药物的安全性和有效性。而普通制剂为了维持血药浓度必须每日多次给药，而每次给药后血液中药物浓度会有较大起伏，有峰谷现象出现。药物浓度高时，可能会产生副作用甚至中毒，低浓度时又在治疗浓度下。

3. 在临床使用中不可随意调整药物剂量，灵活性降低。

4. 生产成本较高，价格较高。

（三）缓释、控释制剂的分类

1. **按给药途径分类**　分为消化道给药的缓释、控释制剂和非消化道给药缓释、控释制剂（透皮剂、植入剂、腔道剂、注射剂）。

2. **按剂型分类**　含片剂（包衣片、骨架片、多层片）如雷公藤缓释片、丸剂如左金缓释微丸、胶囊剂（肠溶胶囊、药树脂胶囊）如脑络康缓释胶囊、注射剂、栓剂、膜剂、植入剂等。

3. **按制备工艺分类**　含骨架型缓释、控释制剂（如不溶性骨架缓释片、生物溶蚀性骨架缓释片、亲水性凝胶骨架缓释片）、薄膜包衣缓释制剂、缓释乳剂、缓释微囊、注射用缓释制剂、缓释膜剂等。

二、制备方法

目前中药制剂常见的缓释、控释制剂有骨架型、膜控型、生物黏附制剂、多层缓释型和药树脂型等。

（一）骨架型片

是药物与一种或多种骨架材料以及其他辅料，通过压制或融合等制片工艺而成的固体制剂。有片剂、小丸、颗粒等剂型，是临床上使用较多的口服缓释、控释制剂之一。按骨架材料的性质分为以下三类。

1. **不溶性骨架片**　将药物与不溶性骨架材料粉末混匀后直接压片或将不溶性骨架材料（如乙基纤维素）用适量乙醇溶解后，湿法制粒压片。胃肠液渗入骨架空隙后，药物溶解并通过骨架的复杂细小孔径通道缓缓向外扩散而释放，最后骨架不崩解，随大便排出体外，如复方右旋麻黄碱控释片。

2. **亲水性凝胶骨架片**　将药物与遇水或消化液膨胀形成凝胶屏障而控制药物溶出的亲水性骨架材料粉末混匀后直接压片、湿法制粒压片或干法制粒压片。如大黄缓释片。

3. **溶蚀性骨架片**　将药物与不溶解但可溶蚀的蜡质材料如蜂蜡、硬脂醇聚乙二醇等制成，药物随骨架材料的逐渐溶蚀而释放出来。有两种制法，一是熔融法，将药物与辅料直接加入熔融的蜡质中，熔融后的物料再铺开冷却、固化、粉碎成颗粒，压片；或将熔融物倒入一旋转的盘中使成薄片，再研磨过筛制粒，压片。另一种是溶剂分散法，将药物与辅料用适当溶剂溶解后加入熔融的蜡质中，然后将溶剂蒸发除去，得到干燥团块制粒，压片。

（二）薄膜包衣缓释、控释制剂

是将一种或多种包衣材料对颗粒、小丸或片剂的表面进行包衣膜处理，控制和调节药物释放速率和行为的一类制剂。包衣后的颗粒、小丸还可以进一步压制成片剂或灌装胶囊中。

1. 微孔膜包衣片　先按常规方法制备水溶性药物的片芯，再将包衣材料（醋酸纤维素、乙基纤维素等）用乙醇或丙酮溶解，加入水溶性致孔剂（PEG、PVP、滑石、二氧化硅等）其他辅料，用此包衣液包在片芯上，即得。

2. 膜控释小片　先将药物与辅料按常规方法制粒，压制成小片，其直径约为 3mm，用缓释膜包衣后装入硬胶囊使用。每粒胶囊可装入几片或 20 片不等，同一胶囊的小片可包上不同缓释作用的包衣膜或不同厚度的小片组成。此类制剂在生产工艺上较控释微丸剂简便，质量上也易于控制，无论在体内外皆可获得恒定的释药速率，是一种较为理想的口服控释剂型。

3. 膜控释小丸　将药物粉末和辅料制成粒径小于 2.5mm 的圆球状丸芯，再包缓释衣。也可用蜡质物质（脂肪酸、蜡类、脂类等）包衣。制备方法有滚动成丸法、挤压 – 流化造丸法、喷雾冻凝法和喷雾制粒法等。

（三）生物黏附制剂

由具有生物黏合作用的高分子聚合物和药物制成，通过生物黏附作用长时间黏附于口腔、鼻、眼、阴道或消化道表皮细胞黏膜而发挥治疗效果的制剂。是近年来发展较快的一种新型制剂，具有应用方便、黏附力强、药效持久、分散性好、稳定性好、给药部位局部浓度高、可避开首过效应的特点。

（四）药树脂型制剂

将药物反复流经色谱柱或将树脂浸泡在药液中一段时间，待药物与树脂结合后，洗去树脂颗粒间的游离物质，干燥后包衣，与辅料混合制成树脂缓释制剂。

实例分析

缓释、控释制剂的正确服用

实例：小唐有类风湿病，服用正清风痛宁缓释片，一天服用 2 次，每次 1 片。有一天上午他忘记按时服药，下午他自作主张把正清风痛宁缓释片加服半粒。

问题：正清风痛宁缓释片可以掰开吃吗？为什么？

答案解析

第六节　靶向制剂

PPT

一、概述

（一）靶向制剂的含义

靶向制剂亦称靶向给药系统（targeting drug delivery system，TDDS），指采用载体将药物通过循环系统浓集于或接近靶器官、靶组织、靶细胞和细胞内特定结构的一类新制剂，可提高疗效和/或降低对其他组织、器官及全身的毒副作用。靶向制剂不仅要求药物到达病变部位，而且要求具有一定浓度的药物在这些靶部位滞留一定的时间，以便发挥药效，它是对给药部位的控制，是安全高效的药物传递途径和技术，日益受到国内外医药界的广泛重视。我国的靶向制剂研究开始于20世纪80年代，在世界上首创了中药靶向脂质体并投产上市。

（二）靶向制剂的特点

与普通制剂相比，理想的靶向制剂应具备定位浓集（靶向作用）、控制释药（缓释效果）及载体无毒且可生物降解（安全可靠）等四个要素。其意义是提高药效、降低毒副作用，提高药品的安全性、有效性、可靠性和患者的顺从性。

（三）靶向制剂的分类

1. 按载体的不同 分为脂质体（如喜树碱、高三尖杉酯碱、黄芪多糖）、微球（如草乌靶向白蛋白微球）、微囊（汉防己甲素微囊）、纳米粒或毫微粒（如狼毒乙素、盐酸川芎嗪、黄芪多糖、虫草多糖、斑蝥素等）、复合型乳剂（如鸦胆子油乳、薏苡仁乳）等。

2. 按给药途径的不同 分为口腔给药系统、直肠给药系统、结肠给药系统（如便通胶囊）、鼻腔给药系统、皮肤给药系统及眼用给药系统。

3. 按靶向部位的不同 分为肝靶向制剂、肺靶向制剂、脑靶向制剂等。

4. 按释药情况分类 第一级指到达特定的靶组织或靶器官的毛细血管床释药；第二级指到达靶部位的特殊细胞（如肿瘤细胞）释药；第三级指到达细胞内特定的部位，如药物与受体结合形成复合物，经受体介导进入细胞释放药物。

5. 按靶向传递机制 可分为被动、主动、物理化学靶向制剂三种。

（1）**被动靶向制剂** 利用药物载体（即将药物导向特定部位的生物惰性载体），使药物载体被生理过程自然吞噬而实现靶向的制剂，即自然靶向制剂。通常粒径在 $2.5 \sim 10\mu m$ 时，大部分积集在巨噬细胞；小于 $7\mu m$ 时，一般被肝、脾的巨噬细胞摄取；$200 \sim 400nm$ 的集中于肝后迅速被肝清除；小于 $10nm$ 的则积集于骨髓；大于 $7\mu m$ 的微粒通常被肺的最小毛细血管床以机械滤过的方式截留，被单核白细胞摄取进入肺组织或肺气泡。被动靶向制剂的载体：乳剂（有淋巴亲和性）、脂质体、微球和纳米粒等。

（2）**主动靶向制剂** 是用修饰的药物载体作"导弹"，将药物定向地运送到靶区浓集发挥药效，如连接特定的配体、单克隆抗体或前体药物。如果微粒要通过主动靶向到达靶部位而不被毛细血管（直径 $4 \sim 7\mu m$）截留，通常粒径不大于 $4\mu m$。主动靶向制剂包括修饰的药物载体（脂质体、糖基脂质体、纳米球、微乳、微球等）和前体药物（制成磷酸酯或酰胺类前体药物）与药物大分子复合物两大类制剂（药物与聚合物、抗体、配体以共价键形成的分子复合物）。

（3）**物理化学靶向制剂** 是应用某些物理化学方法使靶向制剂在特定部位发挥药效。如磁性微球、栓塞靶向制剂、热敏脂质体、pH敏感脂质体等。

二、制备方法

靶向制剂的制备方法与其微粒载体的类型及所用载体材料有关，如主动靶向制剂修饰载药微粒主要包括脂质体、乳剂、微球等。

1. 靶向乳剂的制备 将配方中油溶性成分配成油溶液，水溶液成分配成水溶液，一次加入适当的亲水性和亲油性乳化剂，通过组织捣碎，匀化和超声处理，即得复乳。缺点是成品的稳定性不易掌握，分散相和连续相的药物分布不易控制。

2. 靶向微球的制备

（1）乳化加热固化法　用蛋白遇热变性的性质制备微球。将含药白蛋白水溶液用植物油乳化成 W/O 型乳浊液，另取油加热至 120～180℃，搅拌加入上述初乳至白蛋白乳滴固化，分离、洗涤即得。

（2）交联固化法　药物与载体溶液混合后，将其分散在互不混溶的介质中，利用带有氨基的高分子材料易和其他化合物相应的活性集团发生反应，在交联剂作用下交联制得微球，材料中的氨基和交联剂的醛基发生缩合反应使微球固化。

（3）挥发油溶媒法　将药物与基质分散于有机溶媒中，搅拌逐滴加到含适当浓度的高分子溶液中成 O/W 型乳浊液。挥发有机溶媒，洗涤、干燥即得。

（4）喷雾干燥法　将药物分散在可降解生物材料的溶液中，用喷雾法将此混合液喷入热气流中，液滴干燥固化即得微球。

3. 靶向脂质体的制备　详见本章第四节脂质体制备。

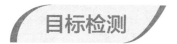

答案解析

一、A 型选择题

1. 下列有关脂质体的叙述中，不正确的有

　　A. 进入人体内可被巨噬细胞作为异物吞噬

　　B. 可用薄膜分散法制备脂质体

　　C. 具有靶向性，易集中在肝、脾部

　　D. 可分为单室脂质体和多室脂质体

　　E. 水溶性药物在多层脂质体中包封量最大

2. 中药最早研发成功的靶向制剂的载体是

　　A. 乳剂　　　　　　　　　B. 脂质体　　　　　　　　　C. 微球

　　D. 纳米粒　　　　　　　　E. 微囊

3. 环糊精包合技术中常用的主分子是

　　A. 直链淀粉　　　　　　　B. 尿素　　　　　　　　　　C. β-环糊精

　　D. 微晶纤维素　　　　　　E. 乙醇

4. 以下关于微囊制备方法的叙述不正确的是

　　A. 以明胶为囊材，加入甲醛进行固化

　　B. 制备方法有物理化学法、物理机械法、化学法

　　C. 单凝胶法属于化学法

　　D. 复凝聚法利用具有相反电荷的高分子材料作囊材

　　E. 化学法特点是不加入凝胶剂

5. 以下关于固体分散剂的叙述错误的是

　　A. 常用的水溶性药物载体有乙基纤维素、胆固醇等

　　B. 可以提高药物稳定性

C. 可以使液体药物固化而利于生产

D. 制备方法有熔融法、溶剂法、研磨法、冷冻干燥法等

E. 长期贮存时有老化现象出现

二、简答题

1. 根据 β – 环糊精的特点，简述一下其在临床应用有什么意义？

2. 靶向制剂的特点及常用载药微粒有哪些？

3. 缓释、控释制剂在临床中应用的优缺点有哪些？

书网融合……

知识回顾　　微课　　习题

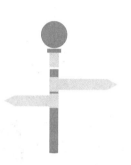

第十八章　中药制剂稳定性

学习引导

在日常生活工作中，人们常认为药物制剂的最基本要求就是安全、有效、稳定，人们会关注在药物制剂生产、贮存、使用过程中，会因哪些因素影响其质量，使药品的稳定性发生变化。那么中药制剂稳定性的影响因素有哪些？怎样能增强中药制剂的稳定性呢？

本章主要介绍影响中药制剂稳定性的因素；提高中药制剂稳定性的方法；中药制剂稳定性试验方法等。

学习目标

1. 掌握　影响中药制剂降解的因素；提高中药制剂稳定性的方法。
2. 熟悉　中药制剂稳定性试验方法。
3. 了解　中药制剂稳定性研究的意义与方法。

第一节　概　述

PPT

一、研究中药制剂稳定性的意义

安全性、有效性和稳定性是对药物制剂的基本要求，而稳定性又是保证药物有效性、安全性的基础。药品的稳定性系指原料药及其制剂保持其物理、化学、生物学的性质。

药品稳定性是保障药品质量的一项重要内容。我国药品监督管理部门规定，新药申请注册必须呈报有关稳定性试验资料。药品稳定性的研究贯穿于药品的研发、生产、包装、储运和使用的全过程。一般始于药品的处方前研究，在药品临床研究期间和上市后仍要继续进行稳定性考察。

中药制剂若发生分解、变质，可导致药效降低，甚至产生或增加毒副作用，危及患者的健康和生命安全。通过对中药制剂在不同条件下（如温度、湿度、光线等）稳定性的研究，掌握其质量随时间变化的规律，不仅可以为中药制剂的生产、包装、贮存、运输条件和有效期的确定提供科学依据，而且对于保障其临床应用的有效和安全也是非常重要的。目前中药制剂已实现了机械化生产，若因产品不稳定而变质，其疗效和安全就不能保证，可能造成重大的危害和经济损失。因此必须重视和研究中药制剂的稳定性。

二、中药制剂稳定性的内容

中药制剂的稳定性变化通常包括化学、物理学和生物学三个方面。化学稳定性变化是指药物由于水解、氧化等化学降解反应，导致含量（或效价）降低、色泽产生变化等。物理学稳定性变化主要是指制剂的物理性状发生变化，如混悬液中药物粒子的粗化、沉淀和结块；乳剂的分层和破裂；溶液剂出现浑浊、沉淀；固体制剂的吸湿；片剂崩解度、溶出度的改变等。生物学稳定性变化一般是指制剂由于受微生物或昆虫的污染，而导致的腐败、变质。各种变化可单独发生，也可同时发生，一种变化还可成为诱因，引起另一种变化。

中药制剂稳定性的研究与考察也主要涉及上述三个方面。中药制剂的化学稳定性若发生变化，不仅可影响其外观，而且可引起有效成分的含量变化和临床疗效的降低，导致药品失效，甚至毒副作用增加，危害较大。本章重点讨论中药制剂的化学稳定性以及与化学稳定性密切相关的固体制剂的吸湿等问题。

PPT

第二节　影响中药制剂稳定性的因素及其改善方法

一、影响中药制剂稳定性的因素

中药制剂在生产、贮运过程中，稳定性受到制剂组成、制备工艺条件等多种因素的影响，概括起来可分为处方因素和外界因素。制剂处方是制剂稳定性的关键，pH、广义酸碱催化、溶剂、离子强度、表面活性剂、赋形剂、附加剂等处方因素对制剂稳定性均有影响。外界因素有温度、光线、空气（氧）、金属离子、湿度和水分、包装材料等。

1. 处方因素对药物制剂稳定性的影响　处方组成对中药制剂的稳定性影响很大。处方设计时，针对药物的性质合理选择附加剂，可改善制剂的稳定性。

（1）pH 的影响　中药制剂中酯类、酰胺类、苷类等有效成分常受 H^+ 或 OH^- 催化水解，这种催化作用称为专属酸碱催化或特殊酸碱催化，其水解速度主要由 pH 决定，pH 对速度常数 k 的影响可用式（18-1）表示。

$$k = k_o + k_{H^+}[H^+] + k_{OH^-}[OH^-] \qquad (18-1)$$

式中，k_o 表示参与反应的水分子的催化速度常数；k_{H^+} 和 k_{OH^-} 分别表示 H^+ 或 OH^- 离子的催化速度常数。在 pH 很低时，主要是酸催化，式（18-1）可表示为：

$$\lg k = \lg k_{H^-} - pH \qquad (18-2)$$

以 $\lg k$ 对 pH 作图得一直线，斜率为 -1。设 k_w 为水的离子积，即 $k_w = [H^+][OH^-]$，在 pH 较高时主要是碱催化，则：

$$\lg k = \lg k_{OH^-} + \lg k_w + pH \qquad (18-3)$$

以 $\lg k$ 对 pH 作图得一直线，斜率为 +1，在此范图内主要由 OH^- 催化。根据上述动力学方程，以 $\lg k$ 为纵坐标，pH 为横坐标作图，得到 pH-速率图。图中最低点对应的横坐标，即为最稳定 pH。

（2）广义酸碱催化的影响　按照 Bronsted-Lowry 酸碱理论，给出质子的物质叫作广义的酸，接受质子的物质叫作广义的碱。有些药物也可被广义的酸碱催化水解，这种催化作用叫作广义的酸碱催化或一般酸碱摧化。为了使一些药物的 pH 稳定，在处方中常加入缓冲剂，如醋酸盐、磷酸盐、枸橼酸盐、硼酸盐等，均为广义的酸碱。

为了观察缓冲液对药物的催化作用，可在保持盐与酸比例不变（pH 恒定）的条件下，增加缓冲剂的浓度配制一系列的缓冲溶液，观察药物在缓冲溶液中的分解情况。如果分解速率随缓冲剂浓度的增加而增加，则可确定该缓冲剂对药物有广义的酸碱催化作用。为了减少这种催化作用的影响，在实际生产处方中缓冲剂应用尽可能低的浓度或选用没有催化作用的缓冲系统。

（3）溶剂的影响　溶剂对药物稳定性的影响比较复杂，对药物的水解影响较大。对于易水解的药物，有时采用非水溶剂，如乙酸、丙二醇、甘油等可使其稳定。但某些非水溶剂可能具有相反作用。

（4）离子强度的影响　制剂处方中常添加某些电解质辅料，如溶液渗透压调节剂、pH 调节剂、某些抗氧化剂等，应当考虑离子强度对药物降解速率的影响。

（5）表面活性剂的影响　一些容易水解的药物被表面活性剂胶束增溶后可增加稳定性，但也存在表面活性剂使某些药物降解加快的现象。因此需通过试验，选择适宜的表面活性剂品种与用量。

（6）处方中辅料的影响　有些半固体或固体制剂中药物的稳定性与制剂处方中的辅料有关。例如硬脂酸镁呈弱碱性，遇碱不稳定的药物不宜使用，硬脂酸镁可与乙酰水杨酸反应形成乙酰水杨酸镁，提高了系统的 pH，使乙酰水杨酸溶解度增加，分解速率加快，因此，生产乙酰水杨酸片时不应使用硬脂酸镁作润滑剂，而需用影响较小的滑石粉或硬脂酸。

半固体或固体制剂选用辅料时应考察药物与辅料的相容性，考察内容包括辅料与药物之间有无相互作用以及辅料对药物稳定性有无影响。试验方法应根据制剂品种的具体情况确定，必要时可用原料药和辅料分别做平行对照试验，以判别是原料药本身的变化还是辅料的影响。

2. 外界因素对药物制剂稳定性的影响

（1）温度的影响　在生产中药制剂时，原药材通常要经过浸提、浓缩、干燥等前处理过程，有些制剂还需加热灭菌，此时应考虑温度对药物稳定性的影响。温度对药物水解、氧化等降解反应影响较大。

（2）光线的影响　对光敏感的药物在光照条件下会产生光化降解，光还能激发氧化反应，加速药物的氧化分解。在制剂生产与产品的贮存过程中，必须考虑光线的影响。

光照稳定性变化的指标，液体制剂可测定其有效成分的含量变化，也可利用其吸收度的变化，反映其变色程度；固体制剂表面层的变化，可应用漫反射光谱法测定其反射率的改变。例如用漫反射光谱法研究人工牛黄样品在人工光源照射下发生颜色变化的光解规律，发现在紫外灯光源下光解速率最快，荧光高压汞灯次之，碘钨灯最慢，表示光解常数与光波长有关，光解时间与光强度成反比。对光敏感的制剂，应选用适宜的遮光容器包装，使其免受光线照射。

（3）空气（氧）的影响　空气中的氧是引起酚类、烯醇类、芳胺类、吡唑酮类、噻嗪类等药物氧化的主要因素。药物氧化分解常是自动氧化，即在大气中氧的影响下缓慢进行。除去制剂中的氧是防止氧化的根本措施，制剂中的氧主要来源于溶剂中溶解的氧以及内包装容器空间中的氧。

（4）金属离子的影响　由制剂原辅料中引入或在生产中由使用的容器设备等引入的微量金属离子对自动氧化反应有显著的催化作用。铜、铁、钴、镍、锌、铅等离子都有促进氧化的作用，可缩短氧化作用的诱导期，增加游离基生成的速率。

（5）湿度和水分的影响　水是化学反应的媒介，湿度和水分对固体制剂稳定性的影响很大。吸湿是中药固体制剂经常发生的现象，是引发其他变化的前提条件。物料吸湿或含水量过高还会影响其流动性、压缩成型性等特性，进而影响制剂的加工过程。为研究固体制剂的吸湿性，可在各种湿度条件下测定其吸湿速率和平衡吸湿量。

平衡吸湿量是样品于一定相对湿度下达到吸湿平衡状态以后的吸湿量。经不同时间连续测定，样品吸湿量如不再变化，即达吸湿平衡。在一定温度下，变更不同的相对湿度，测定各湿度下物料的平衡吸湿量。以平衡吸湿量对相对湿度作图，即可绘出吸湿平衡曲线。从吸湿平衡图上可求得物料吸湿量开始急剧增加时的相对湿度，即临界相对湿度（CRH）。CRH 值可作为物料吸湿性大小的衡量指标，CRH 值越大，越不易吸湿；CRH 值越小，越易吸湿。表 18 - 1 和表 18 - 2 是常用的恒湿溶液配制浓度，将溶液置于密闭容器中，可获得不同的相对湿度条件。

表 18 - 1　不同浓度（质量浓度）硫酸、氢氧化钠、氯化钙水溶液的相对湿度（25℃）

H_2SO_4/%	NaOH/%	$CaCl_2$/%	相对湿度/%	H_2SO_4/%	NaOH/%	$CaCl_2$/%	相对湿度/%
0.00	0.00	0.00	100	38.35	24.66	31.73	60
11.02	5.54	9.33	95	40.75	26.42	33.71	55
17.91	9.83	14.95	90	43.10	28.16	35.64	50
22.83	13.32	19.03	85	45.41	29.86	37.61	45
26.79	16.10	22.25	80	47.71	31.58	29.62	40
30.14	18.80	24.95	75	50.04	33.38	41.83	35
33.09	20.80	27.40	70	52.45	35.29	44.36	30
35.80	22.80	29.64	65	55.01	37.45		25

表 18 - 2　一些盐的饱和溶液在各种温度下的相对湿度

盐的名称	相对湿度/%			盐的名称	相对湿度/%		
	25℃	37℃	40℃		25℃	37℃	40℃
$K_2Cr_2O_7$	98.00	-	-	$NaBr \cdot 2H_2O$	57.70	-	52.4
KNO_3	92.48	91.0	-	$Mg(NO_3)_2 \cdot 6H_2O$	52.86	51.0	-
$BaCl_2 \cdot H_2O$	90.19	-	-	$LiNO_3 \cdot 3H_2O$	47.06		
KCl_2	84.26	-	81.7	$K_2CO_3 \cdot 6H_2O$	42.76	41.0	-
KBr	80.71	81.0	79.6	$MgCl_2 \cdot 6H_2O$	33.00	31.0	-
NaCl	75.28	75.0	74.7	$CH_3COOK \cdot 1.5H_2O$	22.45	23.0	
$NaNO_3$	73.79		71.5	$LiCl \cdot H_2O$	11.05	11.05	
$NaNO_2$	64.00	62.0	61.5				

制剂的处方中多数为两种或两种以上的药物或辅料的混合物，其吸湿性能与处方组成有关。水溶性物质的混合物吸湿性更强，根据 Elder 假说，水溶性药物混合物的 CRH 约等于各成分 CRH 的乘积，而与各成分的量无关。即：

$$CRH_{AB} = CRH_A CRH_B \tag{18 - 4}$$

式中，CRH_{AB} 为 A 与 B 物质混合后的临界相对湿度；CRH_A 和 CRH_B 分别表示 A 物质和 B 物质的临界相对湿度。

使用 Elder 方程的条件是各成分间不发生相互作用，因此，对于含同离子或水溶液中形成复合物的体系不适合。

水不溶性药物的吸湿性随着相对湿度变化而缓慢发生变化，没有临界点，其混合物的吸湿性具有加和性。

（6）包装材料的影响　直接接触药品的包装材料是药品不可分割的一部分，它伴随药品生产、流通、贮存及使用的全过程。不同材质的容器对外界环境的光线、水分、空气（氧）等的阻隔性能不同，有些材料与制剂中药物成分间还存在迁移或吸附等相互作用。常用的包装材料有玻璃、塑料、橡胶、金属等。

玻璃容器常用于注射剂、片剂、口服溶液剂等剂型的包装，按材质可分为硼硅酸玻璃、中性玻璃、钠钙玻璃等不同成分材质的性能有较大差别，玻璃透气、透湿性小；但有些玻璃易释放碱性物质或脱落不溶性玻璃碎片。

塑料常用于片剂、胶囊剂、注射剂、滴眼剂等剂型的包装，按材质可分为高（或低）密度聚乙烯、聚丙烯、聚对苯二甲酸乙二醇酯、聚氯乙烯等，其中添加了增塑剂、稳定剂、润滑剂等附加剂。塑料的优点是质轻、不易破碎，缺点是透气、透湿、不耐热等。制剂中某些成分可被塑料吸附，塑料中的附加剂也可迁移进入药液中。

橡胶主要用于制瓶塞、垫圈、滴头等，按材质可分为异戊二烯、卤代丁基橡胶等。成型时需加入填充剂、软化剂、防老化剂等。橡胶制品也存在吸附某些制剂成分以及附加剂迁移的现象。

金属容器常用于软膏剂、气雾剂等的包装。金属坚固、密封性好，对光线、空气等阻隔性能好，耐高低温；但化学活性较强，有的制剂对金属有腐蚀作用，金属离子又可加速某些药物的降解。现多采用金属容器内壁涂上保护层的方法解决。

在制剂研制过程中，应根据国家药品监督管理局颁布的《药品包装材料与药物相容性试验指导原则》的要求，进行包装材料与药物相容性试验研究，为正确选择包装材料提供依据。结合外界因素对稳定性的影响，选择适宜的制剂包装与贮藏条件是制剂稳定性的重要保障。常见的不同包装要求如下：①遮光，用不透光的容器包装，例如棕色容器或黑色包装材料包裹的无色透明、半透明容器；②密闭，将容器密闭，以防止尘土与异物进入；③密封，是将容器密封，以防止风化、吸潮、挥发或异物进入；④熔封或严封，是将容器熔封或用适宜的材料严封，以防止空气与水分的侵入并防止污染。

制剂的贮藏条件应根据制剂稳定性试验的影响因素及其考察结果确定。常见的贮藏条件如下：①阴凉处，贮藏温度不超过20℃；②凉暗处，在避光条件下贮藏且温度不超过20℃；③冷处，贮藏温度为2～20℃；④常温，贮藏温度为10～30℃。

 实例分析 18 - 1

老李的疑问

实例：老李体弱多病，家里各种药品不断，总是随机堆放，最近老毛病犯了，用了家里备着的原来有效的药品不见好转，很是担心，怀疑是体质差了药品不管用，很是忧愁，告知小李。小李一看药品过了有效期限很久了，且变质、标签模糊、敞着口随意堆放，未按要求避光贮藏。

问题：1. 哪些因素会影响中药制剂的稳定性？
　　　　2. 生活中哪些办法可以提高中药制剂的稳定性？

答案解析

二、改善中药制剂稳定性的方法

在研究分析影响中药制剂稳定性因素的基础上，采用改善制剂稳定性的针对性措施，以此指导处方和制剂工艺设计。

（一）延缓药物成分水解的方法

中药制剂中酯类（包括内酯类）、酰胺类、苷类等药物成分易发生水解，延缓水解主要有以下措施。

1. 调节 pH　药物成分的水解易受酸碱催化，所以液体制剂处方设计时首先应确定制剂最适宜的 pH 范围。可采用以下实验步骤：保持处方中其他成分不变，配制一系列不同 pH 的溶液；将这些溶液置于较高温度下（恒温）下进行加速试验，根据化学动力学原理求出各种 pH 溶液中药物的降解速率常数 k；以 $\lg k$ 对 pH 作图，从图中最低点对应的横坐标就可求出最稳定的 pH。

调节 pH 要兼顾制剂的稳定性、药物溶解度和药效三个方面。例如，大部分生物碱在偏酸性溶液中比较稳定，故注射剂常调节在偏酸范围。但将它们制成滴眼剂时，就应调节在偏中性范围，以减少刺激性，提高疗效。

2. 降低温度　温度降低，药物降解速率减慢。在提取、浓缩、干燥、灭菌、贮存等过程中，应适当降低温度或缩短物料受热时间，以减少水解的发生。

3. 改变溶剂　对于易水解的药物，有时采用非水溶剂，如乙醇、丙二醇、甘油等而使其溶液稳定。

4. 制成干燥固体　对于极易水解的药物，可制成固体剂型。例如可将注射用溶液制成注射用无菌粉末，将口服液制成可溶性颗粒剂等。

5. 改进制剂工艺　在制备颗粒剂、片剂等剂型时，可选择干法制粒、粉末直接压片等工艺，减少物料与水分的接触。中药片剂、丸剂等固体制剂也可通过包衣来降低吸湿性，改善制剂的稳定性。

（二）防止药物氧化的方法

氧化也是药物降解的主要途径之一，酚类、烯醇类、芳胺类、吡唑酮类、噻嗪类药物较易氧化。防止药物氧化有以下措施。

1. 降低温度　在制备和贮存过程中，应适当降低温度，以减少药物的氧化。

2. 避光　光能激发氧化反应，加速药物的氧化分解。因此在制备过程中，应严格避免日光照射，成品选用遮光性好的容器包装，避光贮藏。

3. 驱逐氧气　驱逐氧气是防止药物氧化的根本措施。生产上一般在溶液中和容器空间通入惰性气体如二氧化碳或氮气，置换其中的空气。对于固体药物，可采取真空包装等。

4. 添加抗氧剂　药物的氧化降解常为自动氧化降解，因此，在驱逐氧气的同时，还应加入抗氧剂。根据溶解性能，抗氧剂可分为水溶性抗氧剂与油溶性抗氧剂两大类。一些抗氧剂本身为强还原剂，如抗坏血酸、异抗坏血酸和亚硫酸盐类。焦亚硫酸钠和亚硫酸氢钠常用于弱酸性药液，亚硫酸钠和硫代硫酸钠常用于偏碱性药液。另一些抗氧剂是链反应的阻化剂，能与游离基结合，中断链反应的进行，如维生素 E、没食子酸酯类、叔丁基对羟基茴香醚（BHA）和 2，6 - 二叔丁基对甲酚（BHT）等。此外，还有一些物质能显著增强抗氧剂的效果，通常称为协同剂，如枸橼酸、酒石酸、磷酸等。抗氧剂的用量可参阅有关文献并结合稳定性试验结果来确定。

5. 控制微量金属离子　微量金属离子对自动氧化反应有显著的催化作用。要避免金属离子的影响，在操作过程中应尽可能避免药物与金属器械接触，并可加入金属离子螯合剂，如依地酸盐，有时络合剂与亚硫酸盐类抗氧剂联合应用，效果更佳。依地酸二钠常用量为 0.005% ~ 0.05%。

6. 调节 pH　液体制剂需调节 pH 在最稳定的范围。

7. 制成微囊或包合物　某些药物制成微囊或环糊精包合物后，可减少外界环境如氧气、湿气、光线等对药物的影响，提高其稳定性。

除以上方法外，在不影响药物有效性与安全性的基础上，也可将不稳定成分制成稳定性较好的衍生物或前体药物，以提高制剂的稳定性。

 实例分析 18 - 2

紫杉醇的稳定性

实例： 紫杉醇为临床广泛使用的抗癌药，但因紫杉醇难溶于水，临床所用制剂稳定性差，毒副反应、变态反应发生率高。为解决此问题，某研发单位将其制备成紫杉醇/HP - β - CD/HPMC 三相包合物。

问题： 1. 为什么将紫杉醇制备成紫杉醇/HP - β - CD/HPMC 三相包合物。

2. 改善中药制剂稳定性的方法有哪些？

答案解析

第三节　中药制剂稳定性的考察方法

PPT

稳定性试验的目的是考察原料药或制剂在温度、湿度、光线的影响下随时间变化的规律，为药品的生产、包装、贮存、运输条件提供科学依据，同时通过试验确立药品的有效期。

《中国药典》2020 年版规定了原料药与制剂稳定性试验指导原则。该原则规定的稳定性试验的基本要求是：①稳定性试验包括影响因素试验、加速试验与长期试验。②原料药物供试品应是一定规模生产的。③加速试验与长期试验所用供试品的包装应与拟上市产品一致。④研究药物稳定性，要采用专属性强、准确、精密、灵敏的药物分析方法与有关物质的检查方法，并对方法进行验证，以保证药物稳定性试验结果的可靠性。⑤若放大试验比规模生产的数量要小，则申报者应承诺在获得批准后，从放大试验转入规模生产时，对最初通过生产验证的 3 批规模生产的产品仍需进行加速试验与长期稳定性试验。⑥对包装在有通透性容器内的药物制剂应当考虑药物的湿敏感性或可能的溶剂损失。⑦中药制剂质量的"显著变化"通常定义为：含量与初始值相差 5%。

一、留样观察法

留样观察法又叫长期试验法，是在接近药品的实际贮存条件下进行，其目的是为制定药品的有效期提供依据，其试验方法如下。

供试品在温度 25℃ ±2℃、相对湿度 60% ±5% 的条件下放置 12 个月，或在温度 30℃ ±2℃、相对湿度 65% ±5% 的条件下放置 12 个月。至于上述两种条件选择哪一种由研究者确定。每 3 个月取样一次，分别于 0 个月、3 个月、6 个月、9 个月、12 个月取样，按稳定性重点考察项目进行检测。12 个月以后，仍需继续考察的，分别于 18 个月、24 个月、36 个月取样进行检测。将结果与 0 个月比较以确定药品的有效期。由于实测数据的分散性，一般应按 95% 可信限进行统计分析，得出合理的有效期。如 3 批统计分析结果差别较小，则取其平均值为有效期限。若差别较大，则取其最短的为有效期。数据表明很稳定的药品，不作统计分析。

对温度特别敏感的药品，长期试验可在温度 5℃ ±3℃ 的条件下放置 12 个月，按上述时间要求进行检测，12 个月以后，仍需按规定继续考察，制订在低温贮存条件下的有效期。

对于包装在半透性容器中的药物制剂，则应在温度 25℃ ±2℃、相对湿度 40% ±5%，或 30℃ ±2℃、相对湿度 35% ±5% 的条件进行试验，至于上述两种条件选择哪一种由研究者确定。

对于所有制剂，应充分考虑运输路线、交通工具、距离、时间、条件（温度、湿度、振动情况等）、产品包装（外包装、内包装等）、产品放置和温度监控情况（监控器的数量、位置等）等对产品质量的影响。

此外，有些中药制剂还应考察临用时配制和使用过程中的稳定性。

二、加速试验法 微课

此项试验是在加速条件下进行，其目的是通过加速中药制剂的化学或物理变化，探讨中药制剂的稳定性，为处方设计、工艺改进、质量研究、包装改进、运输、贮存提供必要的资料。

供试品在温度 40℃ ±2℃、相对湿度 75% ±5% 的条件下放置 6 个月。所用设备应能控制温度 ±2℃、相对湿度 ±5%，并能对真实温度与湿度进行监测。在至少包括初始和末次等的 3 个时间点（如 0、3、6 个月）取样，按稳定性考察项目检测。如在 25℃ ±2℃、相对湿度 60% ±5% 条件下进行长期试验，当加速试验 6 个月中任何时间点的质量发生了显著变化，则应进行中间条件试验。中间条件为 30℃ ±2℃、相对湿度 65% ±5%，建议的考察时间为 12 个月，应包括所有的稳定性重点考察项目，检测至少包括初始和末次等的 4 个时间点（如 0、6、9、12 个月）。溶液剂、混悬剂、乳剂、注射液等含有水性介质的制剂可不要求相对湿度。试验所用设备与原料药物相同。

对温度特别敏感的药物制剂，预计只能在冰箱（5℃ ±3℃）内保存使用，此类药物制剂的加速试验，可在温度 25℃ ±2℃、相对湿度 60% ±5% 的条件下进行，时间为 6 个月。

乳剂、混悬剂、软膏剂、乳膏剂、糊剂、凝胶剂、眼膏剂、栓剂、气雾剂、泡腾片及泡腾颗粒宜直接采用温度 30℃ ±2℃、相对湿度 65% ±5% 的条件进行试验，其他要求与上述相同。

对于包装在半透性容器中的药物制剂，则应在温度 40℃ ±2℃、相对湿度 25% ±5% 的条件（可用 $CH_3COOK \cdot 1.5H_2O$ 饱和溶液）进行试验。

即学即练

中药制剂稳定性考察方法中常用于给制定药品有效期提供依据的是（　）
A. 留样观察法　　B. 加速试验法　　C. 减速试验法　　D. 临时观察法

答案解析

三、原料药及制剂稳定性重点考察项目

常见原料药及制剂稳定性重点考察项目见表 18-3。

表 18-3　常见原料药及制剂稳定性重点考察项目

剂型	稳定性重点考察项目
原料药	性状、熔点、含量、有关物质、吸湿剂以及根据品种性质选定的考察项目
片剂	性状、含量、有关物质、崩解时限或溶出度或释放度
胶囊剂	性状、含量、有关物质、崩解时限或溶出度或释放度、水分，软胶囊要检查内容物有无沉淀
注射剂	性状、含量、pH、可见异物、不溶性微粒、有关物质、应考察无菌

续表

剂型	稳定性重点考察项目
栓剂	性状、含量、融变时限、有关物质
软膏剂	性状、均匀性、含量、粒度、有关物质
乳膏剂	性状、均匀性、含量、粒度、有关物质、分层现象
糊剂	性状、均匀性、含量、粒度、有关物质
凝胶剂	性状、均匀性、含量、有关物质、粒度，乳胶剂应检查分层现象
眼用制剂	如为溶液，应考察性状、可见异物、含量、pH、有关物质；如为混悬液，还应考察粒度、再分散性
丸剂	性状、含量、有关物质、溶散时限
糖浆剂	性状、含量、澄清度、相对密度、有关物质、pH
口服液体制剂	性状、含量、澄清度、有关物质
口服乳剂	性状、含量、分层现象、有关物质
口服混悬剂	性状、含量、沉降体积比、有关物质、再分散性
散剂	性状、含量、粒度、有关物质、外观均匀度
气雾剂（非定量）	不同放置方位（正、倒、水平）有关物质、撒射速率、撒出总量、泄漏率
气雾剂（定量）	不同放置方位（正、倒、水平）有关物质、递送剂量均一性、泄漏率
喷雾剂	不同放置方位（正、倒、水平）有关物质、每喷主药含量、递送剂量均一性（混悬型和乳浊型定量鼻用喷雾剂）
吸入气雾剂	不同放置方位（正、倒、水平）有关物质、微细粒子剂量、递送剂量均一性、泄漏率
吸入喷雾剂	不同放置方位（正、水平）有关物质、微细粒子剂量、递送剂量均一性、pH，应考察无菌
吸入粉雾剂	有关物质、微细粒子剂量、递送剂量均一性、水分
吸入液体制剂	有关物质、微细粒子剂量、递送速率及递送总量、pH、含量，应考察无菌
颗粒剂	性状、含量、粒度、有关物质、溶化性或溶出度或释放度
粘剂（透皮贴剂）	性状、含量、有关物质、释放度、黏附力
冲洗剂、洗剂、灌肠剂	性状、含量、有关物质、分层现象（乳状型）、分散性（混悬型），冲洗剂应考察无菌
搽剂、涂剂、涂膜剂	性状、含量、有关物质、分层现象（乳状型）、分散性（混悬型），涂膜剂还应考察成膜性
耳用制剂	性状、含量、有关物质、耳用散剂、喷雾剂与半固体制剂分别按相关剂型要求检查
鼻用制剂	性状、pH、含量、有关物质，鼻用散剂、喷雾剂与半固体制剂分别按相关剂型要求检查

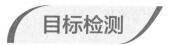

答案解析

一、A 型单选题

1. 下列有关制剂稳定性研究基本任务的叙述，不正确的是

　A. 揭示中药制剂质量变化的实质

　B. 探索中药制剂质量变化的影响因素

　C. 探索避免中药制剂质量变化的措施

　D. 确定中药制剂的使用期限

　E. 确定中药制剂的给药途径

2. 下列不属于中药制剂稳定性研究的内容是

　A. 中药制剂因为水解反应，导致其有效物质含量降低或丧失

　B. 中药因炮制加工，导致其成分转变

C. 中药制剂颜色发生改变

D. 溶液型中药制剂出现浑浊、沉淀

E. 中药制剂生霉、腐败

3. 下列不属于药物降解途径的是

    A. 中和   B. 水解   C. 还原

    D. 氧化   E. 异构化

4. 影响酯类药物降解的主要因素是

    A. 脱羧   B. 水解   C. 还原

    D. 氧化   E. 异构化

5. 下列不影响中药制剂稳定性的因素是

    A. 湿度   B. 温度   C. 包装风格

    D. 空气   E. 制剂工艺

二、X 型选择题

1. 下列影响药物稳定性因素有

    A. 温度   B. 湿度   C. 光线

    D. 制剂工艺   E. 液体制剂的溶剂

2. 改善中药制剂稳定性的方法有

    A. 调节 pH   B. 降低温度   C. 改变溶剂

    D. 制成干燥固体   E. 遮光

3. 下列有关药物稳定性的叙述，正确的是

    A. 含有不饱和键的油脂会发生氧化反应

    B. 酯类、酰胺类和苷类药物易水解

    C. 铜可使维生素 C 氧化速度增加

    D. 将药物制成粉针可防止药物水解

    E. 温度降低可减缓水解反应的速度，但对氧化反应确无影响

4. 药物制剂包装在稳定性的意义是

    A. 美观   B. 抗外力破坏   C. 分剂量

    D. 防潮   E. 避光

5. 加速试验法包括

    A. 台阶型变温法   B. 留样观察法   C. 常规试验法

    D. 经典恒温法   E. 简化法

书网融合……

知识回顾   微课   习题

第十九章 中药制剂生物有效性

学习引导

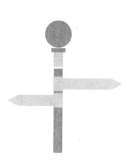

1968 年，澳大利亚生产的苯妥英钠片剂，患者服用疗效一直很好，后来有人将辅料硫酸钙改为乳糖，其他未变，临床上采用相同剂量，结果却连续发生严重中毒事件。之后经研究发现辅料改变引起生物利用度产生较大变化，使体内血药浓度明显增大，最终造成医疗事故。那么，什么是生物利用度？药物在体内是如何被吸收的？药物在体内的分布、代谢、排泄受哪些因素的影响？

本章主要介绍中药制剂的吸收，在体内的分布、代谢、排泄过程，生物利用度和生物等效性试验。

学习目标

1. **掌握** 药物吸收与给药途径；影响药物吸收的因素；生物利用度、生物等效性等术语参数及其应用。
2. **熟悉** 药物在体内的分布、代谢、排泄过程。
3. **了解** 生物利用度的评价指标；中药制剂的生物等效性试验。

第一节 中药制剂的吸收

PPT

中药制剂的给药途径主要分为口服给药途径和非口服给药途径，后者包括注射给药、口腔黏膜给药、皮肤给药、鼻腔黏膜给药、肺部吸入给药、直肠与阴道给药以及眼部给药等。不同给药途径的药物吸收特征与机制及其影响因素较大。本节重点介绍中药制剂口服吸收及其影响。

一、吸收途径与机制

小肠黏膜是药物口服吸收的主要部位，中药活性成分跨膜转运的速率和程度直接影响其临床疗效。

1. 膜转运途径 胃肠道上皮细胞膜转运途径主要有以下两种。

（1）细胞通道转运 系指药物借助其脂溶性或膜内蛋白的载体作用，穿过细胞而被吸收的过程，是脂溶性药物和一些经主动吸收机制药物的吸收途径，也是大多数中药活性成分吸收的主要途径。

（2）细胞旁路通道转运 系指一些小分子活性成分通过细胞间连接处的微孔进入体循环的过程，是小分子水溶性药物的可能吸收途径。

2. 膜转运机制 中药活性成分跨膜转运机制主要有被动扩散、载体媒介转运以及膜动转运。

（1）被动扩散 系指依赖于膜两侧中药活性成分的浓度梯度进行扩散的方式，分为单纯扩散和膜孔转运两种形式。其特点是：①顺浓度梯度扩散；②不需要载体，膜对药物没有选择性；③不消耗能量；④不存在转运饱和现象和同类药物竞争抑制现象。

（2）载体媒介转运　系指借助生物膜上载体蛋白的作用，使药物透过生物膜而吸收的过程，分为促进扩散和主动转运两种形式。

促进扩散又称为易化扩散，是指某些药物在细胞膜载体的帮助下，由膜高浓度一侧向低浓度侧扩散的过程。促进扩散具有结构特异和饱和现象，一种载体蛋白只能转运某种结构的药物成分，与被动转运相同的是促进扩散同样遵循顺浓度扩散原则，不消耗能量。但扩散速度比单纯扩散快得多，某些极性大的药物的促进扩散速度更快。

主动转运借助载体或酶促系统的作用，使药物从膜低浓度侧向膜高浓度侧转运的过程。主动转运是人体重要的转运方式，其转运速率可用米氏（Micheslis – Menten）方程来描述。

即学即练

答案解析

1. 以下哪些是属于被动扩散的特征（　　）

A. 不消耗能量

B. 有部位特异性

C. 由高浓度区域向低浓度区域转运

D. 需借助载体进行转运

E. 无饱和现象和竞争抑制现象

（3）膜动转运　系指通过细胞膜的主动变形将药物摄入细胞内或从细胞内释放到细胞外的转运过程。膜动转运可分为胞饮和吞噬两种方式。一些大分子物质可以此途径转运吸收，如蛋白质、多肽类、脂溶性维生素等，但对一般药物吸收的意义不大。

二、口服吸收的影响因素

药物在一定剂型中产生的效应除了与药物本身的化学结构有关外，还受剂型因素与生物因素的影响，有时这种影响对药物疗效的发挥起着至关重要的作用。因此，具有相同化学结构和含量的药品，其临床疗效并不一定相同。每一种药物都以一定的形式存在，它被赋予一定的剂型，由特定的途径给药，以特定的方式和量被吸收、分布、代谢、排泄，到达作用部位后又以特定的方式和靶点作用，起到治疗疾病的目的。药物发挥治疗作用的好坏与上述所有环节都密切相关。

口服吸收的影响因素有以下几种。

（一）药物因素

1. 药物的解离度与油/水分配系数　药物的吸收取决于药物在胃肠道中的解离状态和油/水分配系数，该学说称之为 pH 分配假说。通常脂溶性较大的未解离型分子容易通过类脂质膜，而解离后的离子型药物难以吸收。

2. 药物的溶解　当药物以分子或离子状态分散于溶剂中形成均匀分散体系时，可制成溶液剂。药物溶解、分散于胃肠液中方可被吸收。影响药物溶解度的主要因素有以下几种。①温度：温度对药物溶解的影响取决于溶解过程是吸热还是放热。对吸热过程而言，溶解度随温度升高而增大；对放热过程而言，温度升高则溶解度降低。②粒径大小：对难溶性药物，当粒径处于微粉状态时，药物溶解度随粒径减小而增加。③晶型：药物的晶型通常有稳定型、亚稳定型和无定形。无定形晶型无晶格束缚，自由能大，溶解度和溶解速率均较结晶型大。④pH：大多数药物属于弱酸、弱碱类，这些药物在水中的溶解度受 pH 的影响很大。⑤增加药物溶解度的方法：根据药物性质和制剂需要，可选择适宜的方法增加药物的溶解度。常用的方法有以下几种：成盐、加入增溶剂、助溶、潜溶、其他方法等。

3. 药物的溶出　溶出度是指药物从片剂或胶囊剂或颗粒剂等固体制剂在规定条件下溶出的速率和程度。固体制剂中药物成分溶出后才有可能经胃肠道吸收，难溶性药物成分的溶出往往是其吸收的限速阶段。溶出度是评价固体制剂质量的重要指标。制剂处方组成和制备工艺会影响药物的溶出度，从而影响其生物利用度和疗效。

影响药物溶出的因素主要有药物的粒径、晶形、溶出介质的 pH 等。因此，提高药物的分散度，减小药物粒度，增加比表面积，可以加快药物的溶出，提高生物利用度。

（二）剂型因素

1. 剂型　药物的吸收与生物利用度取决于剂型释放药物的速率和程度。通常认为，口服剂型生物利用度高低的顺序为：溶液剂 > 混悬剂 > 颗粒剂 > 胶囊剂 > 片剂 > 包衣片剂。

知识链接

部分口服制剂的吸收速度

固体制剂的主要给药方式是口服。药物口服后先溶解，然后透过胃肠道黏膜吸收入血液循环。片剂和胶囊剂口服后崩解成细颗粒状，然后将药物分子溶出，并通过胃肠黏膜吸收进入血液循环中。颗粒剂和散剂没有崩解过程，迅速分散后药物溶解，因此吸收快。混悬剂的颗粒小，因此药物的溶解和吸收过程更快，而溶液剂口服后没有崩解与溶解过程，药物可直接被吸收，药物的起效快。

2. 辅料　辅料不仅能够影响制剂的成型及稳定性，还可能影响制剂的生物利用度。不同性质的辅料如增溶剂、润湿剂、稀释剂、黏合剂、崩解剂、润滑剂、表面活性剂等可能影响药物的溶解与溶出或释放，进而影响药物的吸收及生物利用度。辅料可能通过影响胃肠道 pH 与胃排空以及与药物发生络合、吸附、包合或固体分散等方式影响药物的释放、吸收。

3. 制备工艺　液体制剂的溶解、乳化、混悬等分散程度，固体制剂的混合、制粒、制丸、压片、包衣等工艺均可能影响药物的溶出、吸收与生物利用度。

（三）胃肠道的生理因素

1. 胃肠液的成分及性质　胃液的 pH 呈酸性（空腹时 pH 为 0.9～1.5，饮水或进食后可上升至 3.0～5.0），有利于弱酸性药物的吸收。小肠较高的 pH 环境是弱碱性药物最佳的吸收部位。主动转运的药物在特定部位受载体或酶系统作用，吸收不受 pH 变化的影响。胃肠液中含有的酶类、胆盐及黏蛋白等物质对药物的吸收产生不同的影响。胃蛋白酶可分解多肽与蛋白质药物，故该类药物口服易分解失效。胆盐含有胆酸盐，具有表面活性，能够增加难溶性药物的溶解度，提高其生物利用度。黏液中的黏蛋白可能与药物结合而干扰药物吸收。胃肠道黏膜表面覆盖一层黏性多糖 – 蛋白质复合物，具有保护胃黏膜的作用，有利于药物的吸附吸收，但某些药物可与其结合而不能吸收或吸收不完全。

2. 胃排空和胃排空速率　通常胃排空速率慢，药物在胃中停留时间长，主要在胃中吸收的弱酸性药物的吸收增加。大多数药物在小肠吸收，胃排空速率快，药物进入小肠速度快，起效快，同时有利于药物吸收。影响胃排空的因素有胃内容物的体积、食物类型、药物以及身体位置等。通常随胃内容物的增加，开始阶段胃排空速率增加，继而减慢。脂肪类食物，胃排空速率慢；碳水化合物，胃排空速率快。抗胆碱药、麻醉药、止痛药以及 β - 肾上腺素受体激动剂等均能使胃排空减慢。

3. 肠内运动　小肠的固有运动有节律性分节运动、蠕动运动和黏膜与绒毛运动三种形式。小肠的固有运动可促进固体制剂的崩解、分散，使之与肠分泌液充分混合，药物与肠表面的接触面积增加，有利于难溶性药物的吸收。内容物自小肠、空肠至回肠，其通过速率依次减慢。结肠也具有将内容物向下推进与混合运动，由于水分少于小肠，因而吸收不完全。

4. 食物影响　食物不仅能够改变胃排空速率，也可能影响药物的吸收。其影响表现为以下几方面。

（1）延缓或减少药物的吸收　食物能消耗胃肠内水分，使胃肠黏液减少，固体制剂崩解、药物的溶出减慢，从而延缓药物的吸收。食物可增加胃肠道内容物的黏度，减慢药物的扩散速度而影响吸收。

（2）促进药物的吸收　脂肪类食物具有促进胆汁分泌的作用，从而增加难溶性药物的溶解度，促进吸收。

5. 胃肠血流速率与淋巴循环　胃肠道的血流速率大于药物的跨膜转运速率才能形成较好的漏槽状态，从而有利于药物吸收。淋巴系统的吸收转运通常可以忽略，但对大分子药物的吸收起着重要作用。经淋巴吸收的药物无肝脏的首过作用。

（四）药物的肠内代谢与生物转化

中药活性成分在胃肠道中可能发生以下过程：①活性成分在胃肠道内分解；②活性成分经肠内细菌结构修饰或进行生物转化；③原型化学成分或其转化产物刺激肠系膜产生生物效应（如免疫应答、生物电级联效应、影响肠系膜结构及其物理、化学性质等）；④调节肠内微生态平衡；⑤不被吸收而随粪便排出体外。因此，中药有效成分的肠道代谢可能是有益的，也可能是有害的。另外，口服中药对维持肠道微生态系统的平衡也可能产生影响。

 实例分析

半片双香豆素片的药效变化

实例：国外某药厂生产抗凝血酶药双香豆素片 17 年，疗效一直受到肯定。后因药师反映，某些轻症病人常要服用半片，用时不便，该厂就将药片做大，中间刻上线条，以便分服。但应用后很快发现此药无效，病人的凝血酶原无明显下降。该厂于是将新旧两种片剂进行试验，结果发现两种片剂在含量、崩解度以及当时药典规定的其他所有项目指标都是一致的，且全部合格。之后在人工肠液中进行溶出度试验，发现新片剂的溶出速度比原制剂慢。于是该厂增加溶出度试验为观察指标，改良了处方辅料及生产工艺，提供第三种片剂。不久，病人又反映该片剂药效太强，服用后凝血酶原下降过多，出现出血倾向，必须降低服用剂量。

答案解析

问题：药物是否只要化学结构不变，药效就不会改变？

PPT

第二节　中药制剂的分布、代谢与排泄

一、药物的分布

中药制剂活性成分口服吸收进入血液后，由循环系统运送至体内各脏器、组织、体液和细胞，这种药物在血液和组织之间的转运过程，称为药物的分布。

药物分布主要与药物的理化性质和机体各部位的生理特性有关，如药物的结构特点、药物的脂溶性、药物和蛋白结合力、血流量和血管通透性等。这些因素导致不同活性成分在体内分布的差异，并直接影响中药制剂的疗效，甚至涉及药物在组织的蓄积和毒副作用等。影响中药制剂活性成分分布的因素如下。

1. 血液循环与血管通透性的影响　血液循环对药物分布的影响主要取决于组织的血流速率，又称灌注速率。小分子脂溶性活性成分很容易通过结构疏松的毛细血管壁，此时组织的血流灌注速率成为其分布的主要限速因素。通常血流量大、血液循环好的器官和组织，活性成分的转运速度和转运量相应较大。

毛细血管的通透性是影响中药制剂活性成分分布的另一影响因素，其大小主要取决于管壁的类脂质屏障和管壁上的微孔。大多数中药活性成分以被动方式透过毛细血管壁，小分子的水溶性活性成分可透过微孔转运。

2. 活性成分与血浆蛋白结合率的影响　进入血液的中药活性成分，一部分与血浆蛋白结合成为结合型，一部分在血液中呈非结合的游离型状态。通常只有游离型药物才能透过毛细血管向各组织器官分布。

药物与血浆蛋白的结合是一种可逆过程，具有饱和现象，血浆中游离型药物与结合型药物之间保持着动态平衡，当游离型药物浓度随转运与消除而降低时，一部分结合型药物则转变成游离型，使血浆及作用部位在一定时间内保持一定的血药浓度。

此外，人的种族、性别、生理和病理状态（如年龄、肝脏功能与肾脏功能等）对中药活性成分与血浆蛋白结合有重要影响。

另外，药物的淋巴系统转运分布、脑内转运分布、红细胞内分布、胎儿内分布以及脂肪组织分布尚有其特殊性。

二、药物的代谢

药物代谢过程系指中药活性成分被机体吸收后，在体内各种酶以及体液环境作用下发生一系列化学反应，使药物结构发生改变的过程。通常大多数药物代谢成极性较原型大的代谢产物而利于排出体外。药物代谢可能使活性降低或失去，也可能激活或增强活性，甚至产生毒性。因此，药物代谢不仅直接影响其作用强弱和持续时间，还会影响药物的安全性。

（一）药物代谢酶系统

药物在体内可以直接发生水解等反应而不需要酶的参与，自发进行代谢，但绝大多数药物的体内代谢均是在细胞内特异酶的催化作用下，发生一系列代谢反应而导致药物结构的变化。这些药物代谢酶通常位于细胞内质网、微粒体、细胞液、溶酶体以及核膜和浆膜中。药物代谢酶通常又分为微粒体酶系和非微粒体酶系两大类。

1. 微粒体酶系 微粒体酶系主要存在于肝细胞及小肠黏膜、肾、肾上腺皮质等细胞内质网的亲脂性膜上。

细胞色素 P450 是微粒体中催化药物代谢的活性成分，由一系列同工酶组成。根据氨基酸序列、底物专一性和可诱导性，各种同工酶可被分为不同的家族，对于药物代谢有意义的主要是 CYP1、CYP2 和 CYP3 三个族。

混合功能氧化酶系统催化氧化的机理是：药物首先与氧化型细胞色素 $P450^{3+}$ 结合成胞色素 $P450^{3+}$ – 药物复合物，然后接受由烟酰胺腺嘌呤二核苷酸磷酸（NADPH）传递给还原型黄素蛋白上的电子，形成还原型细胞色素 $P450^{2+}$ – 药物复合物。氧气经活化产生的一原子氧引入细胞色素 P450 – 药物复合物中氧化药物，另一氧原子和两个质子氢生成水。此时还原性细胞色素 $P450^{2+}$ – 药物复合物失去一个电子成氧化型细胞色素 $P450^{3+}$，如此反复发挥催化氧化作用。该酶系的氧化反应特异性不强，可催化氧化多种反应，催化作用主要需要分子氧和 NADPH，酶的活性可受多种药物的诱导或抑制。

2. 非微粒体酶系 非微粒体酶系存在于肝脏和血浆、胎盘、肾、肠黏膜以及其他组织中，参与体内除与葡萄糖醛酸结合以外的其他缩合以及某些氧化、还原及水解（酰胺键除外）。尽管只有少数药物是由该类酶系代谢，但也非常重要。通常结构类似于体内正常物质、脂溶性较小、水溶性较大的药物都由该组酶系代谢。

（二）药物代谢的部位

药物代谢部位与药物代谢酶存在部位及其该部位的血流量有关。体内常见代谢酶的存在部位有以下几种。

1. 混合功能氧化酶系 主要存在于肝内质网，催化氧化和还原药物。

2. 葡萄糖醛酸转移酶 主要存在于肝内质网，可与药物发生结合反应形成葡萄糖酸苷。

3. 醇脱氢酶 主要存在于肝细胞液中，可催化醇氧化反应。

4. 单胺氧化酶 主要存在于肝、肾、肠和神经组织细胞中的线粒体，能使各种内源性胺类如儿茶酚胺、5 – 羟色胺等以及外源性胺氧化脱胺生成醛，继而再氧化灭活。

5. 羧酸酯酶和酰胺酶 主要存在于肝、血浆以及其他组织中，主要催化酯、硫酯和酰胺的水解。

6. 各种功能基的转移酶 广泛存在于肝细胞浆、内质网、线粒体以及许多器官组织的细胞浆中。

（三）代谢反应的类型

药物代谢反应通常分为两大类，即第一相反应，包括氧化、还原、水解反应，是指脂溶性结构上产生极性基团使代谢产物极性增加；第二相反应，即结合反应，是指药物或第一相反应代谢产物中的极性基团与机体内源性物质反应生成结合物。

1. 氧化反应 ①微粒体酶系的氧化反应，主要包括侧链烷基、连接在杂原子上的烷基、杂原子本身氧化等，以及羟化、脱胺和脱硫作用等；②非微粒体酶系氧化，主要包括醇羟基和醛、胺以及嘌呤类的氧化等。

2. 还原反应 主要针对药物结构中的羰基、羟基和偶氮基等功能基团进行反应。微粒体酶系与非微粒体酶系均可催化此反应。

3. 水解反应 水解反应主要是指含有酯、酰胺和酰肼等结构的药物水解成羧酸，或将杂环化合物水解开环。

4. 结合反应 结合反应系指原型药物或经过第一相反应的代谢产物含有某些极性功能团，如羟基、氨基、硝基和羧基等，与体内一些内源性物质发生偶联或结合反应生成各种结合物的过程。生成的结合物通常没有活性，极性较大，易于排出体外。常见的结合反应类型有葡萄糖醛酸结合、硫酸结合、甘氨酸结合、乙酰化结合和甲基结合等。

（四）影响药物代谢的因素

1. 给药途径 给药途径和方法所产生的代谢过程的差异主要与药物代谢酶在体内的分布以及局部器官和组织的血流量有关。由于肝脏和胃肠道存在很多的药物代谢酶，因此，口服药物的首过效应明显，是导致药物体内代谢差异的主要原因。

2. 给药剂量和剂型 机体对药物的代谢能力主要取决于相关代谢酶的活力与数量，通常药物代谢速度与体内药量成正比，但当体内药量增加至超出代谢酶能力时即出现饱和现象，继而引起中毒反应。不同剂型的药物释放速率与部位不同，同样影响药物的代谢。

3. 酶抑制和诱导作用 一些药物重复应用或与其他药物合并使用后可促进酶的合成、抑制酶的降解，或合并用药后竞争结合代谢酶。通常药物代谢被减慢的现象称为酶抑制，能使代谢减慢的物质称为酶抑制剂。药物代谢被促进的现象称为酶诱导，能使代谢加快的物质称为酶诱导剂。有些药物是自身的酶诱导剂，有的药物对一种药物是酶诱导剂，而对另一药物则是酶抑制剂。

4. 生理因素 影响药物代谢的生理因素主要包括年龄、性别、种族和个体差异，以及饮食和疾病状态等，尤其是肝脏疾病对药物代谢影响更大。

三、药物的排泄

排泄是指药物或其代谢产物排出体外的过程，它与生物转化统称为生物消除。肾排泄与胆汁排泄是最重要的途径。

（一）肾排泄

多数药物经肾脏排泄，水溶性药物、分子量小的药物以及肝脏生物转化慢的药物均由肾排泄消除。常采用肾清除率定量描述药物通过肾的排泄效率。肾清除率是指肾脏在单位时间内能将多少容量血浆中所含有的某物质完全清除出去，被完全清除的某物质的血浆容积称为该物质的血浆清除率，常以ml/min表示。影响肾清除率的因素有血浆药物浓度、药物血浆蛋白结合率、尿液的酸碱度和体积等。

（二）胆汁排泄

胆汁排泄是主动分泌过程，能够从胆汁分泌的药物需具备以下几个条件：①极性药物且相对分子质量大于300，但小于5000；②能够主动分泌。从胆汁排泄的药物先贮藏在胆囊中，然后释放进入十二指肠。有些药物可由小肠上皮细胞吸收，有些在肝脏与葡萄糖醛酸结合成代谢产物，在肠道被菌丛水解成母体药物而被重吸收，这些直接或间接发生在小肠和肝脏之间的循环称为肝肠循环。肝肠循环与药物疗效持续时间以及药物不良反应密切相关。

某些药物因肝肠循环可出现两个血药浓度峰，称为双峰现象。这可能受到酶解过程的影响，也可能是受胆汁间歇性排泄的影响，在肠道重吸收后产生第二个血药浓度峰。

第三节　中药制剂生物等效性

生物利用度是评价药物吸收速率与程度的重要指标，通过生物利用度的测定可以表征给药途径、剂型、辅料选择、工艺优选以及药物配伍等的合理性。

一、中药制剂生物利用度评价指标

药物制剂的生物有效性通常可以用生物利用度和其体内 – 体外相关性试验等表示。体内 – 体外相关性是指药物制剂的生物利用度与制剂溶出度之间的相关关系。

（一）生物利用度的含义

生物利用度是指制剂中的药物被吸收进入血液循环的速度和程度。生物利用度包括生物利用速度与生物利用程度两方面内容。

1. 生物利用速度　系指药物进入体循环的快慢。生物利用度研究中，常用血药浓度达到峰浓度的时间比较制剂中药物吸收的快慢。

2. 生物利用程度　系指药物进入血液循环的多少。可通过血药浓度 – 时间曲线下的面积表示，试验制剂与参比制剂的血药浓度 – 时间曲线下面积的比值称为相对生物利用度。当参比制剂是静脉注射剂时，则得到的比值称为绝对生物利用度。

（二）生物利用度的评价指标

在描述血药浓度 – 时间曲线时，有 3 项参数对评价制剂生物利用度具有重要意义。

1. 峰浓度（C_{max}）　峰浓度是指血管外给药后，体内所能达到的最高血药浓度，又称峰值。峰浓度是与治疗效果和毒性水平有关的参数。

2. 达峰时间（t_{max}）　达峰时间是指血药浓度达到峰值的时间。达峰时间是反映药物起效速度的参数。

3. 血药浓度 – 时间曲线下面积（AUC）　血药浓度 – 时间曲线下面积与药物吸收总量成正比，是代表药物吸收程度的参数。

二、药物制剂人体生物利用度和生物等效性试验

生物利用度是指制剂中的药物被吸收进入血液循环的速度和程度。生物利用度包括生物利用速度与生物利用程度两方面内容。生物等效性是指一种药物的不同制剂在相同的试验条件下，给以相同的剂量，反映其吸收速度和程度的主要动力学参数没有明显的统计学差异。

生物利用度是保证药品内在质量的重要指标，而生物等效性则是保证含同一药物的不同制剂质量一致性的主要依据。生物利用度与生物等效性概念虽不完全相同，但试验方法基本一致。

（一）生物利用度和生物等效性试验

1. 受试者的选择　受试者一般选择健康男性志愿者（特殊情况说明原因），年龄 18 ~ 40 岁，同一批受试者年龄不宜相差 10 岁或以上；体重在正常范围内。受试者应经检查确认健康，无过敏史，人数一般为 18 ~ 24 例。人体生物利用度研究必须遵守《药品临床试验管理规范》，研究计划经伦理委员会批

准后，研究者应与受试者签订知情同意书。受试者在试验前两周停用任何药物，试验期间禁烟、酒和含咖啡饮料。

2. 试验制剂与参比制剂 试验制剂应为符合临床应用质量标准的放大产品。测定绝对生物利用度时，应选用上市的静脉注射剂作为参比制剂。进行相对生物利用度研究时，应选择国内外同类上市的主导产品作为参比制剂。参比制剂的安全性和有效性应该合格。

3. 试验设计 通常采用双周期的交叉试验设计。试验时将受试者随机分为 2 组，一组先用受试制剂，后用参比制剂；另一组则先用参比制剂，后用受试制剂。2 个试验周期之间的时间间隔称洗净期，应大于药物的 10 个半衰期，通常为 1 周或 2 周。如果有 2 个受试制剂与 1 个参比制剂比较，可采用 3 × 3 拉丁方设计试验。每个周期之间的洗净期通常为 1 周或 2 周。试验在空腹条件下给药，一般禁食 10 小时以上，早上空腹服药，4 小时后统一进标准餐。

单次给药试验，应根据预试结果一般在吸收相及平衡相各取样 2 ~ 3 次，在消除相采样 4 ~ 8 次，整个采样时间至少 3 ~ 5 个半衰期。如果半衰期未知，采样应持续到血药浓度为峰浓度的 1/10 ~ 1/20 以后。测定尿药浓度，试验至少 7 个半衰期。生物利用度试验通常采用单次给药，对于治疗过程中的患者可以采用多剂量重复给药，达到稳态后测定。多剂量给药试验，一般按临床常规方法连服一定时间，不少于药物 7 个半衰期后，开始测定谷浓度，测定谷浓度至少 3 次，以确定达到稳态。达稳态后至少要测定 1 个剂量间隔（t 从 0 到 τ）的血药浓度 – 时间曲线。

4. 数据分析 列出原始数据，计算平均值与标准差，求出 $t_{1/2}$、t_{max}、C_{max} 和曲线下面积 AUC 等参数，计算生物利用度。所求得的参数及生物利用度均要进行统计分析。

（二）溶出度 e 微课

1. 溶出度的含义 系指药物活性成分从片剂、胶囊剂或颗粒剂等制剂中在规定条件下溶出的速率和程度。凡检查溶出度的制剂，不再进行崩解时限检查。

2. 需进行溶出度测定的制剂 下列情况需进行溶出度测定：①药物不易从制剂中释放；②久贮后药物溶解度降低；③含有在消化液中难溶的药物；④与其他成分易发生相互作用的药物等。⑤可能会发生明显不良反应的制剂如：药理作用强烈、治疗指数窄、吸收迅速的药物，若溶出太快，口服后血中药物浓度很快达到峰值，就可能产生明显的不良反应。含有这类药物的制剂，其溶出度应予控制。

3. 溶出度测定方法 溶出度的测定方法可采用转篮法、桨法、循环法及崩解仪法等数种方法。

（三）溶出度与生物利用度的相关性

确定体外溶出试验与体内生物利用度试验的相关性的主要目的，是将体外溶出作为体内生物利用度研究的替代性试验。一旦这种关系确定后，即可用体外溶出参数作为制剂体内生物利用度特性的评价。同样，也可以用于筛选制剂处方和制备工艺，保证制剂产品体内外性能的一致性。

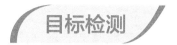

目标检测

答案解析

一、A 型选择题

1. 除下列哪项外，其余都存在吸收过程

    A. 皮下注射   B. 皮内注射   C. 肌肉注射

    D. 静脉注射   E. 腹腔注射

2. 以下关于分布的说法错误的有

    A. 血液循环好、血流量大的器官与组织，药物分布快

    B. 药物与血浆蛋白结合后仍能透过血管壁向组织转运

    C. 淋巴循环使药物避免肝脏首过效应

    D. 血脑屏障不利于药物向脑组织转运

    E. 药物制成微乳等剂型静脉注射后能够改变分布

3. 为迅速达到有效治疗浓度，可采用的措施是

    A. 首剂量加倍   B. 反复给药直至血药峰值   C. 每次用药量加倍

    D. 缩短给药间隔时间   E. 按人体重给药

4. 药物通过细胞膜转运的特点正确的是

    A. 被动转运由高浓度区向低浓度区进行，转运的速度为一级速度

    B. 被动转运需要消耗能量

    C. 主动转运要借助载体，不需要消耗能量

    D. 主动转运不会出现饱和现象

    E. 促进扩散过程不消耗能量，不需载体参与

5. 不影响胃肠道吸收的因素是

    A. 药物的粒度   B. 药物胃肠道中的稳定性   C. 药物成盐与否

    D. 药物的熔点   E. 药物的多晶型

二、X型选择题

1. 易化扩散具有的特征是

    A. 借助载体进行转运   B. 不消耗能量   C. 有饱和状态

    D. 无吸收部位特异性   E. 由高浓度向低浓度转运

2. 胃排空速度加快，有利于吸收和发挥作用的情形有

    A. 在胃内易破坏的药物   B. 主要在胃吸收的药物

    C. 主要在肠道吸收的药物   D. 在肠道特定部位吸收的药物

    E. 作用于胃的药物

3. 不影响药物溶出速度的因素有

    A. 粒子大小   B. 颜色   C. 晶型

    D. 旋光度   E. 溶剂化物

三、简答题

1. 简述药物口服吸收的途径。

2. 简述影响药物口服吸收的因素。

书网融合……

知识回顾   微课   习题

参考文献

[1] 胡志方，李建民．中药药剂学［M］．3 版．北京：人民卫生出版社，2014．

[2] 杨守娟．中药调剂［M］．北京：中国医药科技出版社，2015．

[3] 崔福德．药剂学［M］．北京：人民卫生出版社，2012．

[4] 潘金火．中药药剂学［M］．北京：中国医药科技出版社，2012．

[5] 李永吉．中药药剂学［M］．北京：高等教育出版社，2009．

[6] 傅超美，刘文．中药药剂学［M］．北京：中国医药科技出版社，2014．

[7] 王建新，杨帆．药剂学［M］．北京：人民卫生出版社，2015．

[8] 张炳盛．中药药剂学［M］．北京：中国中医药出版社，2016．

[9] 潘卫三．工业药剂学［M］．3 版．北京：中国医药科技出版社，2015．

[10] 狄留庆，刘汉清．中药药剂学［M］．北京：化学工业出版社，2011．

[11] 张利华，易东阳．中药制药技术［M］．中国医药科技出版社，2015．

[12] 张强，武凤兰．药剂学［M］．北京：北京大学医学出版社，2005．

[13] 何仲贵．药物制剂注解［M］．北京：人民卫生出版社，2009．

[14] 梁秉文，刘淑芝，梁文权．中药经皮给药制剂技术［M］．2 版．北京：化学工业出版社，2013．

[15] 汪小根，刘德军．中药制剂技术［M］．2 版．北京：人民卫生出版社，2013．

[16] 董方言．现代实用中药新剂型新技术［M］．2 版．北京：人民卫生出版社，2007．

[17] 孙进．口服药物吸收与转运［M］．北京：人民卫生出版社，2006．

[18] 易东阳，刘葵．中药药剂学［M］．北京：中国医药科技出版社，2017．